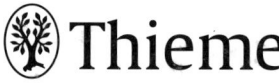

Zusatzweiterbildung Notfallmedizin

1000 kommentierte Prüfungsfragen

Herausgegeben von

Berthold Bein
Jan-Thorsten Gräsner
Patrick Meybohm
Jens Scholz

Mit Beiträgen von

T. Bajorat
S. Beckers
L. Besch
A. Bohn
E. Cavus
M. Fries
I. Gräsner
J.-T. Gräsner
M. Grünewald
N. Haake
H. Hauch
G. Heller

J. Höcker
A. Jatzko
H.-J. Kaatsch
H. Lemke
C. Madler
P. Meybohm
F. Reifferscheid
J. Renner
J.-P. Roesner
M. Roessler
A. Timmermann
F. Worthmann

70 Abbildungen
 7 Tabellen

Georg Thieme Verlag
Stuttgart · New York

*Bibliografische Information
der Deutschen Nationalbibliothek*

Die Deutsche Nationalbibliothek verzeichnet diese Publikation in der Deutschen Nationalbibliografie; detaillierte bibliografische Daten sind im Internet über http://dnb.d-nb.de abrufbar.

Wichtiger Hinweis: Wie jede Wissenschaft ist die Medizin ständigen Entwicklungen unterworfen. Forschung und klinische Erfahrung erweitern unsere Erkenntnisse, insbesondere was Behandlung und medikamentöse Therapie anbelangt. Soweit in diesem Werk eine Dosierung oder eine Applikation erwähnt wird, darf der Leser zwar darauf vertrauen, dass Autoren, Herausgeber und Verlag große Sorgfalt darauf verwandt haben, dass diese Angabe **dem Wissensstand bei Fertigstellung des Werkes** entspricht.

Für Angaben über Dosierungsanweisungen und Applikationsformen kann vom Verlag jedoch keine Gewähr übernommen werden. **Jeder Benutzer ist angehalten**, durch sorgfältige Prüfung der Beipackzettel der verwendeten Präparate und gegebenenfalls nach Konsultation eines Spezialisten festzustellen, ob die dort gegebene Empfehlung für Dosierungen oder die Beachtung von Kontraindikationen gegenüber der Angabe in diesem Buch abweicht. Eine solche Prüfung ist besonders wichtig bei selten verwendeten Präparaten oder solchen, die neu auf den Markt gebracht worden sind. **Jede Dosierung oder Applikation erfolgt auf eigene Gefahr des Benutzers.** Autoren und Verlag appellieren an jeden Benutzer, ihm etwa auffallende Ungenauigkeiten dem Verlag mitzuteilen.

© 2011 Georg Thieme Verlag KG
Rüdigerstr. 14
70469 Stuttgart
Deutschland
Telefon: +49/(0)711/8931-0
Unsere Homepage: www.thieme.de

Printed in Germany

Zeichnungen: Gay & Sender, Bremen
   www.rippenspreizer.de
Umschlaggestaltung: Thieme Verlagsgruppe
Umschlagfoto Notarztwagen: Werkfoto Porsche –
   Abdruck mit freundlicher Genehmigung der
   Porsche AG, Stuttgart
Satz: Druckhaus Götz GmbH, 71636 Ludwigsburg
   gesetzt aus 3B2, Version 9.1, Unicode
Druck: AZ Druck und Datentechnik GmbH, Kempten

ISBN 978-3-13-150651-1   1 2 3 4 5 6

Die aktuelle Situation der Notfallmedizin in Deutschland ist unter anderem durch steigende Einsatzzahlen, knappe Personalressourcen und zunehmende fachliche Ansprüche charakterisiert. Die Tätigkeit als Notärztin oder als Notarzt erfordert mehr denn je eine fundierte Ausbildung, die neben dem Training praktischer Fertigkeiten auch die Vermittlung von theoretischem Fachwissen beinhaltet. Insbesondere in der Notfallmedizin reicht es nicht aus, Fakten nur auswendig zu lernen; die zugrunde liegenden Zusammenhänge müssen auch verstanden werden, um in der konkreten, akuten Situation eine zügige zielgerichtete Diagnostik und Therapie zu ermöglichen.

Im Notfall steht der Arzt mit seinem Team aus Rettungsdienstpersonal vor Entscheidungen, die in der Klinik in Ruhe mit anderen Kollegen diskutiert werden könnten. Vor Ort muss der Notarzt jedoch eigenverantwortlich und unter einer hohen psychischen und physischen Belastung rasch Entscheidungen treffen, die unter Umständen lebensrettend sein können – und er ist in der Regel fachlich die letzte Instanz für den Patienten.

Zur Vorbereitung auf diese Situationen ist es hilfreich, sein eigenes Wissen anhand klar formulierter Fragen zu überprüfen, wichtige Fragestellungen zusätzlich in Form konkreter Fallbeispiele zu durchdenken und anschließend die getroffenen Entscheidungen unter Heranziehung der derzeit besten verfügbaren Evidenz zu verifizieren.

Hierzu und auch zur Vorbereitung auf die Prüfung zur Erlangung der Zusatzbezeichnung Notfallmedizin leistet das vorliegende Buch einen wichtigen Beitrag.

Das in der deutschen Notfallmedizin bekannte Herausgeber-Team konnte Experten aus dem gesamten Bundesgebiet gewinnen, die ihr Fachwissen in didaktisch hervorragender Form vermitteln und den Kolleginnen und Kollegen auch die Prüfungsvorbereitung damit erheblich erleichtern. Das vorliegende Werk erhebt nicht den Anspruch, ein umfangreiches Lehrbuch zu sein oder gar die praktische Ausbildung ersetzen zu können. Es will dem Leser aber explizit – neben der Prüfungsvorbereitung – auch als schnell verfügbares und übersichtlich nach Themengebieten gegliedertes Repetitorium dienen. Da es bereits die neuen Leitlinien zur kardiopulmonalen Reanimation aus dem Jahr 2010 berücksichtigt, stehen dem Leser neben der ausführlichen Darstellung notfallmedizinischer Szenarien und Krankheitsbilder hier auch die aktuellsten Empfehlungen zur Verfügung.

Ich freue mich mit den Herausgebern und Autoren über einen weiteren Baustein zur qualitativen Verbesserung der Wissensvermittlung in der Notfallmedizin und wünsche allen Leserinnen und Lesern viel Vergnügen bei der Beschäftigung mit der „Zusatzweiterbildung Notfallmedizin".

Univ.-Prof. Dr. med. Bernd W. Böttiger,
D.E.A.A., F.E.S.C., F.E.R.C.

Direktor der Klinik für Anästhesiologie und Operative Intensivmedizin
Universitätsklinikum Köln
Chairman European Resuscitation Council

Bei lebensbedrohlichen Notfällen können sehr kurze Zeitspannen über das Schicksal der Patienten entscheiden. Gerade das Leben der am schwersten erkrankten und verletzten Patienten hängt unmittelbar von der Qualität der initial geleisteten medizinischen Versorgung ab. Insofern stellt die Notfallmedizin außergewöhnliche Anforderungen an die fachliche und organisatorische Kompetenz der beteiligten Ersthelfer.

Die primäre Versorgung lebensbedrohlich erkrankter Patienten ist in Deutschland anders organisiert als in den meisten anderen westlichen Industrieländern. Historisch gewachsen wird das Konzept verfolgt, nicht den Patienten zum Arzt, sondern den Arzt zum Patienten zu bringen. Seit den Anfängen in den 50er Jahren des letzten Jahrhunderts ist aufbauend auf dieser Prämisse ein gut organisiertes und effizientes Rettungswesen entstanden, in dem arztbesetzte Rettungsmittel eine zentrale Rolle spielen.

Obwohl es keine klare Evidenz dafür gibt, dass arztbesetzte Rettungsmittel bezüglich des Ergebnisses für den Patienten deutlich besser abschneiden als Rettungssysteme, in denen nichtärztliche Ersthelfer die Primärversorgung übernehmen, ist es aus dem Blickwinkel des Qualitätsmanagements unbedingt wünschenswert, den am besten qualifizierten Experten – in der Regel also den Arzt – beim ersten Patientenkontakt vor Ort verfügbar zu haben, so wie es in Deutschland realisiert ist. Diese hervorragende Strukturqualität des Rettungswesens lässt sich allerdings nur dann aufrechterhalten und die erheblichen Kosten für das Vorhalten arztbesetzter Rettungsmittel in Zeiten knapper Ressourcen lassen sich auch nur dann rechtfertigen, wenn der vor Ort eintreffende Arzt tatsächlich der am besten qualifizierte Experte ist. Um in dieser Hinsicht Qualitätsstandards zu etablieren, wurden von den Landesärztekammern in den letzten Jahren Zusatzbezeichnungen eingeführt, für deren Erwerb eine Prüfung vor der jeweiligen Landesärztekammer abgelegt werden muss.

Das vorliegende Buch wurde speziell dafür konzipiert, die Prüfungsvorbereitung zum Erwerb dieser Zusatzbezeichnungen zu begleiten und zu erleichtern.

Dabei war es das erklärte Ziel von Herausgebern und Autoren, nicht nur prüfungsrelevanten Stoff in Form von Fragen zu vermitteln, die so oder in ähnlicher Form bei realen Prüfungen gestellt wurden oder gestellt werden könnten, sondern auch die Fragen zu beantworten, mit denen Notärztinnen und Notärzte bei ihrer tagtäglichen Tätigkeit vor Ort konfrontiert werden. Ausgewiesene Experten aus allen mit notfallmedizinischen Fragestellungen befassten Fachdisziplinen haben dazu – durchaus aus unterschiedlichem Blickwinkel – prüfungsrelevante Sachverhalte kompetent und umfangreich aufgearbeitet. Auf den Praxisbezug wurde dabei besonders geachtet, da die überwiegende Mehrzahl der Autoren als ärztliche Leiter im Rettungsdienst und praktisch tätige Notärzte die schwierigen Fragen und Entscheidungen vor Ort aus eigener Anschauung sehr gut kennen.

Ein Werk, das wie das vorliegende Buch in besonderem Maße auf die Bedürfnisse seiner Leser zugeschnitten wurde, lebt von der Kommunikation zwischen Herausgebern, Autoren und Lesern. Daher würden wir uns besonders freuen, wenn wir von Ihnen konstruktive Kritik – sei es positiv oder negativ – erfahren würden, die in eine Neuauflage des Buches einfließen könnte.

In diesem Sinne wünschen wir Ihnen viel Freude beim Lesen und eine gelungene Prüfungsvorbereitung.

Ihre

Prof. Dr. med. Berthold Bein, M.A., D.E.A.A.
bein@anaesthesie.uni-kiel.de

Dr. med. Jan-Thorsten Gräsner
graesner@anaesthesie.uni-kiel.de

Priv.-Doz. Dr. med. Patrick Meybohm
meybohm@anaesthesie.uni-kiel.de

Prof. Dr. med. Jens Scholz
jens.scholz@uk-sh.de

Tido Bajorat
    Universitätsklinikum Schleswig Holstein –
    Campus Kiel
    Klinik für Anästhesiologie und
    Operative Intensivmedizin
    Schwanenweg 21
    24105 Kiel

Dr. med. Stefan Beckers
    Universitätsklinikum der RWTH Aachen
    AIXTRA
    Pauwelsstraße 30
    52074 Aachen

Prof. Dr. med. Berthold Bein, M.A., D.E.A.A.
    Universitätsklinikum Schleswig Holstein –
    Campus Kiel
    Klinik für Anästhesiologie und
    Operative Intensivmedizin
    Schwanenweg 21
    24105 Kiel

Priv.-Doz. Dr. med. Lutz Besch
    Universitätsklinikum Schleswig Holstein –
    Campus Kiel
    Klinik für Unfallchirurgie
    Reichenberger Allee 2a
    24146 Kiel

Dr. med. Andreas Bohn
    Berufsfeuerwehr Münster
    Rettungsdienst
    Gorckring 10
    48159 Münster

Dr. med. Erol Cavus
    Universitätsklinikum Schleswig Holstein –
    Campus Kiel
    Klinik für Anästhesiologie und
    Operative Intensivmedizin
    Schwanenweg 21
    24105 Kiel

Priv.-Doz. Dr. med. Michael Fries
    Universitätsklinkum Aachen
    Klinik für Operative Intensivmedizin
    Pauwelsstraße 30
    52074 Aachen

Imola Gräsner
    Nephrologisches Centrum Kiel
    Sedanstraße 16a
    24116 Kiel

Dr. med. Jan-Thorsten Gräsner
    Universitätsklinikum Schleswig-Holstein –
    Campus Kiel
    Klinik für Anästhesiologie und
    Operative Intensivmedizin
    Schwanenweg 21
    24105 Kiel

Dr. med. Matthias Grünewald
    Universitätsklinikum Schleswig Holstein –
    Campus Kiel
    Klinik für Anästhesiologie und
    Operative Intensivmedizin
    Schwanenweg 21
    24105 Kiel

Dr. med. Nils Haake
    Universitätsklinikum Schleswig-Holstein –
    Campus Kiel
    Klinik für Herz- und Gefäßchirurgie
    Arnold-Heller-Straße 3, Haus 18
    24105 Kiel

Dr. med. Holger Hauch
    SLK Kliniken Heilbronn GmbH
    Kinderklinik
    Am Gesundbrunnen 20 – 26
    74078 Heilbronn

Dr. med. Gilbert Heller
    Universitätsklinikum Schleswig-Holstein –
    Campus Kiel
    Klinik für Anästhesiologie und
    Operative Intensivmedizin
    Schwanenweg 21
    24105 Kiel

Dr. med. Jan Höcker
    Universitätsklinikum Schleswig Holstein –
    Campus Kiel
    Klinik für Anästhesiologie und
    Operative Intensivmedizin
    Schwanenweg 21
    24105 Kiel

Dr. med. Alexander Jatzko
    Westpfalz-Klinikum GmbH
    Psychosomatische Abteilung
    Hellmut-Hartert-Straße 1
    67655 Kaiserslautern

Prof. Dr. med. Dr. jur. Hans-Jürgen Kaatsch
    Universitätsklinikum Schleswig-Holstein
    Institut für Rechtsmedizin
    Arnold-Heller-Straße 12
    24105 Kiel

Dr. med. Hans Lemke
   Klinikum Dortmund gGmbH
   Zentrum für Schwerbrandverletzte
   Intensiv- und Notfallmedizin
   Münsterstraße 240
   44145 Dortmund

Prof. Dr. med. Christian Madler
   Westpfalz-Klinikum GmbH
   Institut für Anästhesiologie und Notfallmedizin I
   Hellmut-Hartert-Straße 1
   67655 Kaiserslautern

Priv.-Doz. Dr. med. Patrick Meybohm
   Universitätsklinikum Schleswig-Holstein –
   Campus Kiel
   Klinik für Anästhesiologie und
   Operative Intensivmedizin
   Arnold-Heller-Straße 3, Haus 12
   24105 Kiel

Dr. med. Florian Reifferscheid
   Universitätsklinikum Schleswig-Holstein –
   Campus Kiel
   Klinik für Anästhesiologie und
   Operative Intensivmedizin
   Arnold-Heller-Straße 12, Haus 3
   24105 Kiel

Priv.-Doz. Dr. med. Jochen Renner
   Universitätsklinikum Schleswig Holstein –
   Campus Kiel
   Klinik für Anästhesiologie und
   Operative Intensivmedizin
   Schwanenweg 21
   24105 Kiel

Priv.-Doz. Dr. med. Jan-Patrick Roesner
   Universitätsklinikum Rostock
   Klinik und Poliklinik für Anästhesiologie und
   Intensivtherapie
   Schillingallee 35
   18057 Rostock

Dr. med. Markus Roessler
   Georg-August-Universität
   Universitätsmedizin Göttingen
   Zentrum Anästhesiologie, Rettungs- und
   Intensivmedizin
   Robert-Koch-Straße 40
   37075 Göttingen

Prof. Dr. med. Jens Scholz
   Universitätsklinikum Schleswig-Holstein –
   Campus Kiel
   Arnold-Heller-Straße 3, Haus 3
   24105 Kiel

Priv.-Doz. Dr. med. Arnd Timmermann
   HELIOS Klinikum Emil von Behring
   Klinik für Anästhesiologie
   Walterhöferstraße 11
   14165 Berlin

Dr. med. Frank Worthmann
   Universitätsklinikum Schleswig Holstein –
   Campus Kiel
   Klinik für Anästhesiologie und
   Operative Intensivmedizin
   Schwanenweg 21
   24105 Kiel

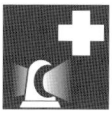

Grundlagen und Basisversorgung ——— 1

Airway-Management, Narkose, Reanimation ——— 31

Internistische Notfälle ——— 61

Traumatologie 111

Sonstige Notfälle 167

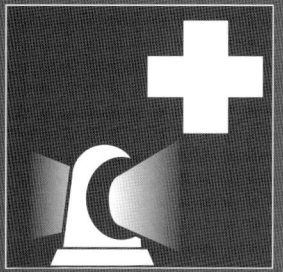

Grundlagen und Basisversorgung

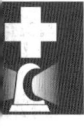

Jan-Thorsten Gräsner

Grundlagen und Basisversorgung

Frage 1

? Welches Personal kommt in Deutschland bei präklinischen Notfallversorgungen zum Einsatz?

! – **Rettungssanitäter,**
– **Rettungsassistenten,**
– **Notärzte.**

i *Die präklinische Notfallversorgung in Deutschland wird interdisziplinär von ärztlichen Mitarbeitern verschiedener Fachrichtungen sowie von nichtärztlichem Rettungsdienst-Fachpersonal geleistet. Das nichtärztliche Personal setzt sich aus Rettungshelfern, Rettungssanitätern und Rettungsassistenten zusammen. Bei den eingesetzten Notärzten, die meist aus den Teilgebieten Anästhesie, Chirurgie oder Innere Medizin stammen, ist die Zusatzbezeichnung Notfallmedizin, mindestens jedoch die Fachkunde Rettungsdienst die Eingangsvoraussetzung zur Teilnahme am Notarztdienst.*

Frage 2

? Welche Rettungsmittel (Fahrzeuge) stehen dem Rettungsdienst/Notarztdienst in Deutschland zur Verfügung?

! – **KTW (Krankentransportwagen),**
– **RTW (Rettungswagen),**
– **NEF (Notarzteinsatzfahrzeug),**
– **NAW (Notarztwagen),**
– **RTH (Rettungshubschrauber),**
– **ITW (Intensivtransportwagen).**

i *Bei den Rettungsmitteln kann unterschieden werden in:*
– bodengebundene vs. Luftrettungsmittel,
– arztbesetzte vs. nicht arztbesetzte und
– Primär- und Sekundärrettungsmittel.

Der Krankentransportwagen ist besetzt mit nichtärztlichem Rettungsdienstpersonal. Er dient sowohl dem Primär- als auch dem Sekundäreinsatz.
Der Rettungswagen ist besetzt mit nichtärztlichem Personal und dient der Notfallrettung. Er kommt bei entsprechender Indikation zusammen mit dem NEF zum Einsatz.
Das Notarzteinsatzfahrzeug ist mit einem Rettungsassistenten und einem Notarzt besetzt und wird bei entsprechender Indikation (Notarzteinsatzkatalog) parallel zu einem Rettungswagen zum Einsatzort alarmiert. Im Rendezvousverfahren treffen beide Rettungsmittel gemeinsam beim Patienten ein.
Der Notarztwagen ist ein ständig arztbesetzter Rettungswagen mit entsprechend zusätzlicher Ausstattung. Die Alarmierung erfolgt bei entsprechender Notarztindikation.

Der Rettungshubschrauber ist besetzt mit einem Rettungsassistenten und einem Notarzt sowie einem Piloten. Er wird vergleichbar einer NEF/RTW-Kombination oder einem NAW eingesetzt.
Der Intensivtransportwagen dient der sekundären Verlegung intensivmedizinisch behandlungspflichtiger Patienten. Daher werden höhere Anforderungen an das eingesetzte ärztliche und nichtärztliche Personal gestellt.

Frage 3

? Welche unterschiedlichen ärztlichen Positionen gibt es in der Notfallmedizin?

! – **Notarzt,**
– **Leitender Notarzt,**
– **Ärztlicher Leiter Rettungsdienst.**

i *Der Notarzt ist für die primäre individualmedizinische Versorgung der Notfallpatienten verantwortlich.*
Der Leitende Notarzt übernimmt beim Massenanfall von Patienten oder besonderen Gefahrenlagen und außergewöhnlichen Einsätzen die Leitungsfunktion im medizinischen Bereich. Die LNA ist allen nichtärztlichen Mitarbeitern gegenüber in medizinischen Fragen weisungsbefugt, in medizinisch-organisatorischen Fragen auch gegenüber den anderen an einer Einsatzstelle eingesetzten Notärzten.
Der Ärztliche Leiter Rettungsdienst ist ein Notarzt, der die medizinische Aufsicht und Weisungsbefugnis in medizinischen Angelegenheiten über mindestens einen Rettungsdienstbereich hat (DIN 13 050).

Frage 4

? Wer regelt rechtlich die Fragen des Rettungsdienstes?

! **Die Landesrettungsdienstgesetze.**

i *Die Notfallmedizin untersteht in Deutschland den jeweiligen Bundesländern mit eigenen Landesrettungsdienstgesetzen. Diese regeln die formalen, finanziellen und organisatorischen Rahmenbedingungen für das jeweilige Bundesland. In diesen Gesetzen sind unter anderem die Mindestqualifikationen für das ärztliche und nichtärztliche Personal festgelegt. Auch die durchschnittlichen Eintreffzeiten am Einsatzort (sog. Hilfsfrist) sind in den einzelnen Bundesländern unterschiedlich geregelt.*

Frage 5

? Wie ist der Rettungsdienst rechtlich organisiert?

! – Landesrettungsdienstgesetz,
– Träger des Rettungsdienstes,
– Durchführung des Rettungsdienstes.

i Träger des Rettungsdienstes für ihr Gebiet (Rettungs-dienstbereich) sind die Kreise und kreisfreien Städte. Sie nehmen den Rettungsdienst unter Beachtung der Grund-sätze der Sparsamkeit und Wirtschaftlichkeit als Selbst-verwaltungsaufgabe wahr. Die Kreise und kreisfreien Städte können die Durchführung des Rettungsdienstes an Hilfsorganisationen oder andere Einrichtungen übertra-gen.

1.2 Gerichtsmedizinische Aspekte der Leichenschau im Rettungsdienst

Hans-Jürgen Kaatsch

Frage 6

? Sie werden zu einem Notfalleinsatz mit der Vorin-formation „nicht ansprechbare, möglicherweise leblose Person" gerufen. Wie gehen Sie vor?

! Sie müssen als erstes die vitalen Parameter überprü-fen, fehlen diese, muss umgehend mit einer Reanima-tion begonnen werden, es sei denn, es liegen sichere Todeszeichen vor.

i Die klassischen sicheren Todeszeichen sind „Totenflecke", „Totenstarre" und „Fäulnis", daneben gelten auch „nicht mit dem Leben zu vereinbarende Verletzungen" und der „Hirntod" als sichere Todeszeichen.
Fehlen sichere Todeszeichen, birgt das Unterlassen einer Reanimation das Risiko eines strafrechtlichen Vorwurfs der unterlassenen Hilfeleistung, eventuell – da der Not-arzt sich in einer Garantenstellung befindet – auch der fahrlässigen Tötung durch Unterlassung, wenn nachge-wiesen werden könnte, dass eine Reanimation erfolgreich gewesen wäre.

Frage 7

? Was fällt unter den Begriff „unsichere Todeszei-chen"?

! – Blässe der Haut,
– Abnahme der Körperwärme,
– Atemstillstand,
– Herz-Kreislauf-Stillstand,
– fehlende Pupillenreaktion,
– fehlende Reflexe,
– Muskelatonie.

i Die typischen Zeichen des klinischen Todes sind gegebe-nenfalls Indikationen für Reanimationsmaßnahmen und dürfen nicht als sichere Todeszeichen missdeutet werden.

Frage 8

? Was versteht man unter „Scheintod" und welche Ursachen gibt es hierfür?

! „Scheintod" oder „vita minima" sind Phänomene einer zunehmenden Verminderung der Lebensfunktionen, die sich einer oberflächlichen Untersuchung entzie-hen und zur falschen Todesfeststellung führen können. Die Ursachen hierfür sind in der sog. Vokalregel zu-sammengefasst:
A– Alkoholintoxikation, Anämie, Anoxämie (z. B. CO-Einatmung)
E– Elektrizität, Erfrieren, Epilepsie
I– Injurie (= Schädel-Hirn-Trauma)
O– Opiate (und andere Betäubungsmittel und zentral wirksame Stoffe)
U– Urämie, andere Stoffwechselkomata

i Zu solchen Phänomenen kann es bei bestimmten krank-heitsbedingten Zuständen, Intoxikationen oder Verlet-zungen kommen. Gefährlich sind Kombinationen aus Al-kohol- und Medikamentenvergiftungen mit Unterküh-lung. Praktische Bedeutung kann dies auch beim Bei-nahe-Ertrinken, insbesondere von Kindern erlangen, da hier verlängerte Reanimationszeiten angezeigt sind und damit gewisse Wiederherstellungschancen bestehen (Käl-teprotektion des Gehirns gegenüber Sauerstoffmangel).

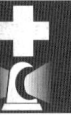

? Wie entstehen Totenflecke?

! Nach Sistieren des Kreislaufs sammelt sich das Blut schwerkraftbedingt in den Kapillargefäßen im Bereich der abhängigen Partien, wobei die Aufliegestellen des Körpers ausgespart bleiben (bei Rückenlage in Form einer „Schmetterlingsfigur"). Solange das Blut noch flüssig ist, lassen sich Totenflecke (Livores) auf Daumendruck aus den Gefäßen wegdrücken, sie blassen ab.
Das erste Auftreten von Totenflecken – in Form „kleinfleckiger" Ausprägung – ist ca. 20 – 30 Minuten nach dem Herz-Kreislauf-Stillstand zu erwarten. Eine flächige Ausprägung (Konfluierung) bildet sich nach ca. 2 – 3 Stunden post mortem. Gute Wegdrückbarkeit der Totenflecke lässt sich in der Regel 8 – 12 Stunden nach dem Todeseintritt beobachten, manchmal auch bis zu ca. 20 Stunden. Die Einschränkung der Wegdrückbarkeit ist zunächst durch eine „Eindickung" des Blutes erklärbar, später (etwa ab dem 3. Tag p. m.) kommt es zur Hämolyse und damit zum Verlust der Wegdrückbarkeit.

i *Die Lokalisation von Totenflecken lässt Rückschlüsse auf die Körperposition zum Zeitpunkt des Ablebens, ggf. auch auf postmortale Leichenveränderungen zu. Wenn z. B. Totenflecke gleichzeitig an der Körpervorderseite und -rückseite vorhanden sind, spricht dies dafür, dass die Leiche etwa in einem Zeitraum zwischen der 6. und 12. Stunde nach dem Tod in ihrer Lage verändert wurde (Umlagerbarkeit der Totenflecke).*
Bei entsprechend hohem hydrostatischem Druck, z. B. bei Kopftieflage, kann es zu intrakutanen Berstungsblutungen im Totenfleckenbereich kommen (sog. Vibices).

? Was ist die typische Farbe von Totenflecken?

! Aufgrund fehlenden Sauerstoffs im Hämoglobin sind Totenflecke normalerweise von livider bzw. dunkelrotvioletter Farbe.

i *Abweichungen von der typischen lividen Verfärbung hin zu kräftig hellroter oder kirschroter Farbe sind Verdachtsmomente auf eine Kohlenmonoxidvergiftung. Aufgrund der hohen Affinität von CO an das Hämoglobin bleibt die Bindung auch postmortal erhalten und die Farbe des Blutes – und damit der Totenflecke – erscheint hellrot.*
Aber auch in einem kalten, feuchten Umgebungsmilieu ist die Farbe der Totenflecke hellrot, da es aufgrund der erhöhten Permeabilität der Haut für Sauerstoff zu einer postmortalen transkutanen Aufsättigung des Hämoglobins mit Sauerstoff kommt und die Totenflecke quasi arterialisiert sind. Dies betrifft jedoch in aller Regel nicht sämtliche Areale des Körpers und insbesondere nicht die Nagelbetten (diese bleiben violett), so dass anhand dieses Befundes zwischen Kältetotenflecken und einer CO-Vergiftung unterschieden werden kann.

? Was bedeutet Totenstarre?

! Die Totenstarre ist die postmortale Erstarrung der glatten und quergestreiften Muskulatur. Nach Eintritt des Todes erschlafft zunächst die Muskulatur. Durch Mangel an Adenosintriphosphat (ATP wird in der Muskelzelle nach dem Tod nicht mehr synthetisiert) kommt es zu einer zunehmenden Vernetzung der Aktin- und Myosinfilamente. Dies führt zu einer Starre der Muskulatur (Rigor mortis), die etwa 2 – 3 Stunden post mortem beginnt (typischerweise am Kiefergelenk) und nach ca. 6 – 10 Stunden in allen Gelenken voll ausgeprägt nachweisbar ist. Die Totenstarre löst sich je nach Umgebungstemperatur nach 2 – 4 Tagen (beginnende Autolyse/Fäulnis).

i *Nach der Nysten-Regel breitet sich die Totenstarre von oben nach unten über die großen Gelenke aus und löst sich auch wieder in dieser Reihenfolge. Es erstarren nicht alle Muskelfasern gleichzeitig.*
Wird die Totenstarre zu einem frühen Zeitpunkt (bis zu 5 Stunden post mortem) gebrochen, d. h., wird ein Gelenk gebeugt oder bewegt, kann sich die Totenstarre ein zweites Mal ausbilden, da ein ATP-Mangel zu diesem Zeitpunkt noch nicht in allen Muskelfasern vorlag.
Muss jedoch von einem ante mortem bestehenden ATP-Mangel ausgegangen werden (z. B. bei großer muskulärer Beanspruchung), kann sich die Totenstarre auch sehr schnell nach dem Todeseintritt ausbilden.

? Welche Methoden können zur Todeszeitbestimmung eingesetzt werden?

! Neben der Einschätzung der Ausprägung und des Verhaltens von Totenflecken und Totenstarre (siehe Fragen 9 – 11) bedient man sich in der Praxis der Messung der Rektaltemperatur sowie der Bestimmung von sog. supravitalen Reaktionen, um den Todeszeitpunkt zu bestimmen.

i *Bei der Temperatur-Todeszeit-Bestimmungsmethode nach Henße wird ein Bezugsnomogramm angewandt, das unter folgenden Bedingungen eingesetzt werden kann:*
– relative Konstanz der Umgebungstemperatur zwischen mutmaßlichem Todes- und Messzeitpunkt,
– keine gravierenden Wärmestrahlungsverhältnisse,
– kein hohes Fieber oder allgemeine Unterkühlung bei Todeseintritt,
– keine extremen Lagerungstemperaturen.

Unter Berücksichtigung der Körperkerntemperatur, der Umgebungstemperatur und der Körpermasse des Verstorbenen lassen sich damit Schätzungen des postmortalen Intervalls vornehmen – mit Bandbreiten von mehreren Stunden.
In der frühen postmortalen Phase (unter max. 8 Stunden) kann eine mechanische oder elektrische Reizung der Skelettmuskulatur ausgelöst werden (idiomuskulärer Wulst nach Schlag auf Bizeps bzw. Erregung/Kontraktion der

mimischen Muskulatur nach Schwachstromdurchleitung). Daneben besteht die Möglichkeit der pharmakologischen Beeinflussung der Pupillenweite durch Einträufeln bzw. Einspritzen entsprechender Miotika oder Mydriatika in die Augenbindehaut.

Gerichtsmedizinische Aspekte der Leichenschau im Rettungsdienst

Frage 13

? Welche Einzelschritte sind bei der Durchführung einer Leichenschau unabdingbar?

! – Sichere Feststellung des Todes,
– Entkleiden der Leiche,
– Umdrehen der Leiche und Inspektion aller Körperöffnungen,
– Eingrenzung der Todeszeit,
– Beurteilung der Todesart,
– Beurteilung von Todesursache und Grunderkrankungen,
– Feststellung der Identität des Verstorbenen,
– Feststellung von übertragbaren Erkrankungen nach dem Infektionsschutzgesetz, ggf. Meldepflichten.

i *Die Durchführung einer Leichenschau wird häufig als lästige Pflicht empfunden, stellt aber den letzten Dienst des Arztes am Patienten dar. Beim Notarzteinsatz stellt sich die Frage nach der Verpflichtung zur Vornahme einer Leichenschau. Da eine sorgfältige Durchführung oft zeitlich nicht gewährleistet werden kann (nächster Notfall, ungünstige Umgebungsbedingungen etc.), ist in vielen Bundesländern die Ausstellung einer „vorläufigen Todesbescheinigung" möglich. Dabei wird nur eine Dokumentation der durchgeführten Maßnahmen und Umstände angefertigt, die Durchführung einer regelrechten Leichenschau mit Identitätsfeststellung, sorgfältiger Untersuchung des Leichnams, Angaben zu Todesursache und Grunderkrankungen erfolgt dann zu einem späteren Zeitpunkt durch den behandelnden Arzt/Hausarzt.*

Frage 14

? Wie kann ein natürlicher Tod definiert werden?

! Ein natürlicher Tod liegt vor, wenn eine Person an einer sicher zu bezeichnenden Krankheit aus innerer Ursache verstorben ist, derentwegen die Person von einem Arzt behandelt wurde und die das Ableben vorhersehbar gemacht hat. Der natürliche Tod muss völlig unabhängig von rechtlich bedeutsamen äußeren Faktoren eingetreten sein.

i *Bei einer solchen Definition spielen im Rahmen der Leichenschau nicht nur medizinische, sondern auch rechtliche Abwägungen eine bedeutsame Rolle. Für die Attestierung eines natürlichen Todes sollte ein hoher Grad an Sicherheit vorliegen. Das geht in der Regel nur dann, wenn der Leichenschauarzt entweder behandelnder Arzt ist oder entsprechend sichere Kenntnisse von Vorerkrankungen des Verstorbenen hat.*
Wird ein natürlicher Tod attestiert, erfolgt in der Regel keine weitere Kontrolle mehr, d. h., der Leichnam wird bestattet.

Frage 15

? Was sind Anhaltspunkte für einen nichtnatürlichen Tod?

! Ein nichtnatürlicher Tod liegt vor, wenn der Tod unabhängig von inneren Faktoren auf äußere Einflüsse zurückzuführen ist. Dies gilt für alle Arten äußerer Gewalteinwirkung, Intoxikationen, Unfälle, Suizide sowie den Tod nach unfallbedingtem Krankenlager. Der Verdacht eines nichtnatürlichen Geschehens ist auch dann zu erheben, wenn der Verstorbene relativ jung ist und keine den Tod erklärbaren Vorerkrankungen hatte, weiterhin bei Fäulnisveränderungen und nicht sicher zu identifizierenden Leichen. Auch bei Behandlungsfehlern, die mit dem Todeseintritt in Verbindung stehen, muss der Verdacht des nichtnatürlichen Todes gestellt werden.

i *Bei häuslichen Unfällen liegt ein nichtnatürlicher Tod vor, auch wenn keine Fremdverursachung offensichtlich ist. Bei Tod nach unfallbedingtem Krankenlager – egal ob selbst oder fremd verschuldet – ist immer der nichtnatürliche Tod zu diagnostizieren, auch wenn die finale Todesursache eine Pneumonie oder Lungenembolie ist. Alle nichtnatürlichen Todesfälle und entsprechende Verdachtsfälle sind sofort der Polizei zu melden.*
In manchen Bundesländern gibt es die „ungeklärte", „unklare" oder „nicht aufgeklärte" Todesart. Hier ist wie bei nichtnatürlichen Todesfällen zu handeln und die Polizei einzuschalten.

Frage 16

? Welche Befunde können bei oberflächlicher Leichenschau übersehen werden?

! – Blut, Erbrochenes, Fremdkörper in den Körperöffnungen,
– Stauungsblutaustritte im Kopfbereich, insbesondere in der Haut der Augenlider, in den Augenbindehäuten, hinter den Ohren oder in den Schleimhäuten des Mundvorhofes,
– Schürfungen oder Hautvertrocknungen am Hals (Würgemale, Drosselmarken, Hämatome),
– Abwehrverletzungen an den oberen Extremitäten,
– alte Narben als Hinweis auf frühere Suizidversuche (sog. Pulsaderschnitte),
– Verschmutzungen bzw. Anhaftungen, wie z. B. Tablettenreste in der Umgebung von Mund und Nase.

i *Für die Durchführung einer ordentlichen Leichenschau sollte man sich optimale Untersuchungsbedingungen schaffen, so vor allem eine gute Beleuchtung. Die systematische Untersuchung der entkleideten Leiche von Kopf bis Fuß an der Bauch- und Rückenseite ist unabdingbar. Die Leichenschau darf nicht unter Zeitdruck erfolgen oder von Erwartungshaltungen z. B. der Polizei oder der Angehörigen („das muss doch aufgrund des hohen Alters ein natürlicher Tod sein") beeinflusst werden.*
Nicht vergessen werden dürfen die Untersuchung der Bekleidung und die Beachtung des Leichenfundortes. Alle Befunde und insbesondere Veränderungen an Leiche oder Fundort sind zu dokumentieren.

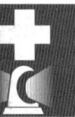

Frage 17

? Wann handelt es sich um eine menschliche Leiche?

! Als Leichnam ist der Körper eines Verstorbenen zu verstehen, solange der gewebliche Zusammenhang noch besteht und nicht infolge von Fäulnis und Skelettierung aufgehoben ist. Bei Totgeborenen handelt es sich um eine Leiche, wenn das Geburtsgewicht über 500 g beträgt, oder – unabhängig vom Gewicht – wenn im Rahmen der Geburt Lebenszeichen bestanden hatten und das Neugeborene anschließend verstorben ist.

i *Jede menschliche Leiche ist nach den Bestattungsgesetzen der einzelnen Bundesländer zur Feststellung des Todes von einem Arzt zu untersuchen und dieser muss darüber eine Todesbescheinigung ausstellen.*

Einzelne Knochen oder Skelettteile sind keine Leiche; hieran kann daher auch keine Leichenschau durchgeführt werden. Gleiches gilt für Totgeborene unter 500 g Körpergewicht.

Jeder Arzt sollte die Leichenschaubestimmungen in den Bestattungsgesetzen oder anderen Gesetzen seines Bundeslandes kennen; im Zweifel muss er sich bei der zuständigen Ärztekammer erkundigen.

Frage 18

? Welche Rechte und Pflichten hat der Leichenbeschauer?

! – Zur sorgfältigen, standardgemäßen Durchführung der Leichenschau ist jeder approbierte Arzt berechtigt und in einigen Bundesländern auch verpflichtet.
– Die Leiche darf bis zum Eintreffen des Leichenbeschauers nicht verändert werden.
– Der Leichenbeschauer ist befugt, den Ort zu betreten, an dem sich die Leiche befindet.
– Der Leichenbeschauer kann den behandelnden Arzt hinsichtlich relevanter Angaben zum Todesfall befragen; insoweit besteht keine Schweigepflicht des vorbehandelnden Arztes, vielmehr sogar eine Auskunftspflicht gegenüber dem Leichenbeschauer.
– Bei Anzeichen oder Verdachtshinweisen auf einen nichtnatürlichen Tod und bei unbekannten oder nicht zu identifizierenden Verstorbenen ist unverzüglich die Polizei zu informieren.

i *Dem Leichenbeschauer muss im Interesse der Aufrechterhaltung der öffentlichen Sicherheit und Ordnung eine gewisse hoheitliche Befugnis übertragen werden, damit er alle für eine ordnungsgemäße Leichenschau erforderlichen Angaben und Kenntnisse erlangen kann.*

Die in vielen Bundesländern festgelegte Pflicht zur Durchführung der Leichenschau für Hausärzte, behandelnde Ärzte und Krankenhausärzte an ihren Patienten erscheint sinnvoll.

Ebenso sinnvoll sind aber auch die Entlastung des Arztes im Rettungsdienst von der Durchführung einer formellen Leichenschau und die Beschränkung auf nur wesentliche Feststellungen zu den Todesumständen, da der Notarzt in der Regel den Patienten vorher nicht gekannt hat und für andere anstehende Notfälle frei gehalten werden sollte.

Frage 19

? Wer hat die Leichenschau zu veranlassen?

! Üblicherweise haben die nächsten Angehörigen in absteigender Reihenfolge der Nähe zum Verstorbenen die Pflicht, „unverzüglich", d. h. ohne schuldhaftes Zögern, die Leichenschau zu veranlassen. Dies hat seinen Grund auch darin, möglichst schnell klären zu können, ob medizinische Maßnahmen noch sinnvoll bzw. erforderlich sind.
Sind keine Angehörigen verfügbar oder befand sich der Verstorbene in einer Einrichtung, tritt an ihre Stelle z. B. die Heimleitung oder Krankenhausleitung.

i *Es muss sichergestellt sein, dass im Interesse des Betroffenen, aber auch der öffentlichen Sicherheit und Ordnung ein Arzt umgehend klärt, ob der Todeseintritt festzustellen ist oder ob Reanimationsmaßnahmen einzuleiten sind.*

Sind Polizeikräfte vor Ort, wird die Leichenschau im Zweifel durch die Behörden veranlasst.

Die Kosten der Leichenschau haben die Veranlassungspflichtigen, also meist die Angehörigen, zu übernehmen. Die Durchführung einer Leichenschau gehört nicht mehr zu den kassenärztlichen Leistungen, sondern wird gesondert in Auftrag gegeben.

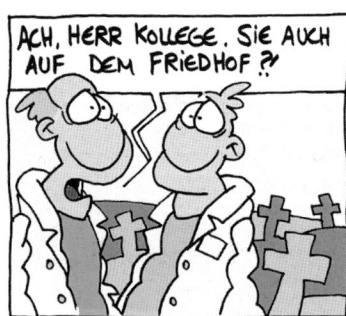

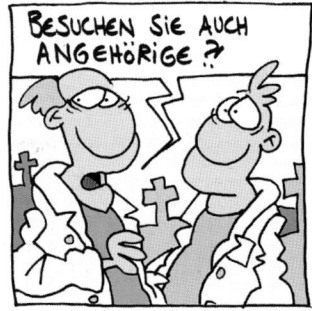

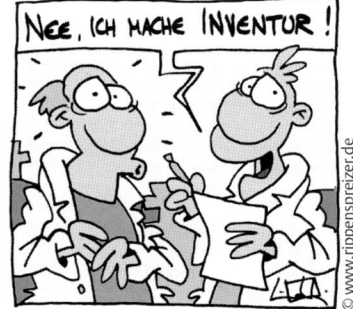

Frage 20

? Unterliegt der Leichenbeschauer der ärztlichen Schweigepflicht?

! **Von der post mortem fortbestehenden Schweigepflicht kann nur der Patient den Arzt entbinden, nicht aber Verwandte oder Freunde. Da der Verstorbene sich aber nicht mehr artikulieren kann, muss der Leichenbeschauer den mutmaßlichen Willen des Patienten eruieren und sich danach verhalten. Er kann also im Einzelfall Angehörigen Auskunft über seine Feststellungen geben.**
Besteht der Verdacht eines nichtnatürlichen Todes und wurde die Polizei eingeschaltet, wird der Verstorbene in der Regel beschlagnahmt. Der Leichenbeschauer nimmt dann im Auftrag der Polizei die Leichenschau vor und ist gegenüber seinem Auftraggeber auskunftspflichtig, die ärztliche Schweigepflicht besteht dann nicht.

i *Bei intakten familiären Verhältnissen und einem natürlichen Tod kann man in der Regel unterstellen, dass es dem Willen und Interesse des Verstorbenen entspricht, wenn der Leichenbeschauer den Angehörigen Fragen nach der Todesursache oder sonstigen Umständen wie z. B. Leidenszustand/Schmerzen etc. beantwortet. Die Angaben im sog. vertraulichen Teil der Todesbescheinigung sind aber in einem verschlossenen Umschlag dem Gesundheitsamt zuzuleiten.*
Bei nichtnatürlichen Todesfällen dürfen Informationen aus der Leichenschau nur an die Polizei bzw. Staatsanwaltschaft weitergegeben werden, nicht aber an Dritte, auch nicht an Familienangehörige, es sei denn, die Ermittlungsbehörden stimmen zu.

Frage 21

? Bei welchen Konstellationen ist die Leichenschau problematisch und mit besonderer Vor- und Umsicht vorzunehmen?

! **– Tod während bzw. unmittelbar nach ärztlicher Behandlung,**
– plötzlicher Tod eines Kindes,
– Tod am Arbeitsplatz,
– Tod am Steuer eines Kraftfahrzeuges,
– Auffindesituationen im Badezimmer bzw. Badewanne (Ertrinken? Strom?),
– Tod im Polizeigewahrsam,
– Tod im Gefängnis,
– Tod in einer psychiatrischen Klinik,
– Tod bei Umständen, nach denen Gift-, Drogen- oder Medikamenteneinwirkung in Betracht kommt.

i *Nach einschlägigen Studien über die Vornahme von Leichenschauen in Deutschland ist davon auszugehen, dass pro Jahr etwa 10 000 – 20 000 nichtnatürliche Todesfälle als natürlich deklariert werden und wenigstens 1000 – 2000 Tötungsdelikte (bei knapp 1000 erkannten Tötungsdelikten im Jahr) vom Leichenbeschauer nicht erkannt oder übersehen werden. Fälschlicherweise nicht erkannte nichtnatürliche Todesfälle können zu zivilrechtlichen (wirtschaftlichen) Nachteilen für Angehörige führen (z. B. keine Zahlung durch die Unfallversicherungen). Aber auch die „übersehenen" Tötungsdelikte führen zu einer Rechtsunsicherheit im Bereich sog. spurenarmer Tötungshandlungen, bei denen keine offensichtlichen Verletzungen vorliegen und die häufig die schwächsten Personengruppen wie z. B. Kleinkinder oder alte, pflegebedürftige, oft widerstandsunfähige Menschen betreffen. Auch Häufungen von Todesfällen in Kliniken mit dem Hintergrund von Serientötungen durch Ärzte oder Pflegepersonal sind besonders problematisch.*
In Zweifelsfällen sollte also besser der Verdacht eines nichtnatürlichen Todes attestiert werden als mit der Annahme eines natürlichen Geschehensablaufs eine leichtfertige Entwarnung zu geben.

Frage 22

? Ist ein iatrogener Todesfall immer als nichtnatürlich zu deklarieren?

! **Der iatrogene Todesfall, also der Todeseintritt im Zusammenhang mit einer ärztlichen Behandlung oder ärztlichen Maßnahmen, ist per se kein nichtnatürliches Ereignis. Besteht allerdings der Verdacht auf eine Fehlbehandlung oder eine fehlerhafte Unterlassung, sollte die Fragestellung sehr kritisch überprüft werden. Gibt es konkrete Hinweise auf vorangegangene fehlerhafte Maßnahmen, sollte der Todesfall gemeldet und nicht aus falsch verstandener Kollegialität als natürlich „weggedrückt" werden.**
Hat sich aber die Schwere einer vorbestehenden Erkrankung ausgewirkt oder ist eine nicht vermeidbare Komplikation eingetreten, besteht prinzipiell keine Meldepflicht. In einer Vielzahl der Fälle wird sich der Todeseintritt auch so erklären lassen.

i *Aus Gründen der Qualitätssicherung und auch im Sinne einer guten „Selbsthygiene" ist trotzdem zu empfehlen, alle sog. iatrogenen Todesfälle, insbesondere bei exitus in tabula oder während eines diagnostischen Eingriffs aufzuklären ist. Dies geht am saubersten über die Meldung des Verdachtes eines nichtnatürlichen Todes an die Polizei – auch unter dem Gesichtspunkt der eigenen Entlastung – und die Durchführung einer gerichtlichen Obduktion durch die unabhängige und objektive Rechtsmedizin. Die Durchführung einer pathologischen Obduktion innerhalb der Klinik kann den Vorwurf der Parteilichkeit oder Befangenheit mit sich bringen.*
Die offensive Klärung von iatrogenen Zwischenfällen verhindert später aufkommende Gerüchte oder Vorwürfe, die dann ohne zeitnahe Aufklärung nur schlecht zu entkräften oder zu widerlegen sind.

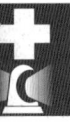

Frage 23

? Die Feststellung des Todes kann mit folgendem Befund als gesichert angenommen werden:
 – EKG-Nulllinie?
 – Reflexlosigkeit?
 – Weite, lichtstarre Pupillen?
 – Livores?
 – Pulslosigkeit?

! **Die Todesfeststellung erfordert den Nachweis eines sicheren Todeszeichens. Von allen angegebenen Befundmöglichkeiten sind nur die Totenflecke (Livores) ein sicheres Todeszeichen. Die übrigen Befunde sind sog. unsichere Todeszeichen.**

i *Die Feststellung des klinischen Todes reicht zur amtlichen Todesfeststellung nicht aus. Wird bei einem Notarzteinsatz bei einem leblosen Patient – ohne sichere Todeszeichen – eine Reanimation durchgeführt und ggf. nach 15 Minuten erfolgloser Herzdruckmassage, künstlicher Beatmung und Defibrillation abgebrochen, kann zu diesem Zeitpunkt noch keine förmliche Leichenschau mit Ausstellung einer Todesbescheinigung vorgenommen werden. Der Notarzt müsste in diesem Fall noch ca. 20 – 30 Minuten warten, bis die ersten sicheren Todeszeichen, nämlich Totenflecke an den abhängigen Partien (bei Rückenlage im Rückenbereich), auftreten. Erst dann wäre die amtliche Todesfeststellung zulässig.*

Frage 24

? Welche Todesart ist natürlich:
 – Lungenentzündung bei Bettlägerigkeit aufgrund einer Schenkelhalsfraktur nach Gebrechlichkeitssturz?
 – Postoperative Lungenembolie nach Schönheitsoperation ohne Komplikationen?
 – Suizid bei infauster Tumorprognose im Finalstadium?
 – Aspirationspneumonie nach Betäubungsmittelintoxikation?
 – Sepsis infolge eines ausgedehnten Dekubitus bei Verdacht auf Pflegemangel?

! **Nur bei der postoperativen Lungenembolie nach komplikationsloser Operation handelt es sich um eine natürliche Todesart. Alle anderen Todesarten sind nichtnatürlich.**

i *Verwirklicht sich ein „normales" Risiko wie eine Thrombose aufgrund des postoperativen Krankenlagers, stellt dies einen natürlichen Tod dar, solange keine Behandlungsfehler vorliegen, der Patient über das Thromboserisiko aufgeklärt war und eine entsprechende Thromboseprophylaxe durchgeführt wurde. Dann ist die Entstehung einer Lungenembolie als schicksalhafte Verwirklichung eines typischen Risikos anzusehen, dessen Folgen der Patient nach eindeutiger Aufklärung auch akzeptiert.*

Frage 25

? Eine Meldung bei der Polizei entfällt,
 – wenn die Identität der Leiche bekannt ist?
 – wenn der Tod offensichtlich im Bett eingetreten ist?
 – wenn die Leiche bekleidet ist?
 – wenn aus der Vorgeschichte ernste Erkrankungen bekannt sind?
 – wenn keine Hinweise für einen nichtnatürlichen Tod vorliegen und die Todesart auch nicht ungewiss ist?

! **Meldepflichten an die Polizei gibt es nur, wenn es sich um die Leiche eines Unbekannten handelt oder Hinweise auf ein nichtnatürliches Geschehen vorliegen. Alle anderen Umstände sind kein Grund für das Einschalen der Polizei.**

i *Bei Anhaltspunkten für einen nichtnatürlichen Vorgang im Zusammenhang mit dem Todesfall, auch bei völlig unklaren Abläufen oder Unkenntnis einer zum Tode führenden Erkrankung, sowie bei fortgeschrittenen Fäulnisveränderungen, die eine sichere Befundung erschweren, ist eine Meldung an die Polizei erforderlich.*

Jan-Thorsten Gräsner

Frage 26

? Welche Formen der Einsatzdokumentation gibt es?

! – Dokumentationsbogen für Rettungsdiensteinsätze,
– Notarzteinsatzprotokoll,
– Intensivtransportprotokoll.

i *Rettungsdienstprotokolle erfassen die durch das nichtärztliche Personal (RTW/KTW) durchgeführten Einsätze. Es existieren Empfehlungen für ein einheitliches DIN-A4-Protokoll.*

Eine Empfehlung für ein bundesweit einheitliches Notarzteinsatzprotokoll wird von der Deutschen Interdisziplinären Vereinigung für Intensiv- und Notfallmedizin (DIVI) herausgegeben und regelmäßig aktualisiert.

Auch für Intensivtransporte hat die DIVI Empfehlungen für einheitliche Protokolle veröffentlicht.

Ziel der Nutzung möglichst einheitlicher Dokumentationssysteme bzw. Datengrundlagen ist es, eine Vergleichbarkeit zwischen unterschiedlichen Rettungsdiensten in Deutschland zu ermöglichen.

Frage 27

? Gibt es eine rechtliche Verpflichtung zur Dokumentation von Notarzteinsätzen?

! Ja.

i *Die Dokumentationspflicht ärztlicher Leistungen ergibt sich aus § 10 der Musterberufsordnung innerhalb des ärztlichen Standesrechts. Darüber hinaus verpflichten die jeweiligen Landesrettungsdienstgesetzte zur Dokumentation der relevanten Befunde und Maßnahmen.*

Frage 28

? Welche Qualitätsmanagementsysteme im Notarztdienst gibt es über die reinen Notarztprotokolle hinaus?

! – Traumaregister,
– Herzinfarktregister,
– Reanimationsregister.

i *Auf der Grundlage der DIVI-Protokolle haben sich zusätzliche Qualitätsmanagementsysteme innerhalb der deutschsprachigen Notfallmedizin etabliert. So untersuchen, meist gestützt durch die jeweilige Fachgesellschaften, unterschiedliche Register spezielle Fragestellungen der Notfallmedizin. Meist sind hierfür wenige zusätzliche Informationen auf den jeweiligen Notarztprotokollen zu erfassen. Das Reanimationsregister erfasst und analysiert sämtliche Versorgungsschritte im Verlauf einer Reanimation und bietet somit den teilnehmenden Standorten Daten für ein eigenes Qualitätsmanagement.*

Frage 29

? Was ist der MIND 2?

! Minimaler Notarztdatensatz MIND 2.

i *Der minimale Notarztdatensatz MIND 2 beinhaltet eine konsentierte Grundmenge von Daten (Merkmalen und Merkmalsausprägungen), die im Rahmen der prähospitalen Notfallrettung von Notarzt und Rettungsdienst dokumentiert und ausgewertet werden sollen. Nach Implementierung in die gängigen Dokumentationsformate der DIVI wird die Datengrundlage für die Notfallmedizin auch unter dem Aspekt des Qualitätsmanagements verbessert. Der Datensatz selbst wird im Internet zum Download bereitgestellt.*

Frage 30

? Was bedeutet MEES?

! Mainz Emergency Evaluation Score.

i *Der Mainz Emergency Evaluation Score (MEES) ist ein Instrument zur Evaluation der Ergebnisqualität von Notarzteinsätzen. Er ist Bestandteil des DIVI-Notarzteinsatzprotokolls. Beim MEES werden 7 Parameter der Vitalfunktionen ausgewertet, die in ihrer Gesamtheit den Zustand des Notfallpatienten zuverlässig beschreiben. Das Bewertungskonzept des MEES beruht auf einer vierstufigen Einteilung aller 7 Vitalparameter. Der physiologische Zustand wird mit 4 MEES-Punkten, ein lebensbedrohlicher Zustand mit 1* MEES-Punkt bewertet. Geringe Abweichungen von der Norm werden mit 3 MEES-Punkten, ein erheblich abweichender Zustand mit 2 MEES-Punkten gekennzeichnet (Tab. 1.1).*

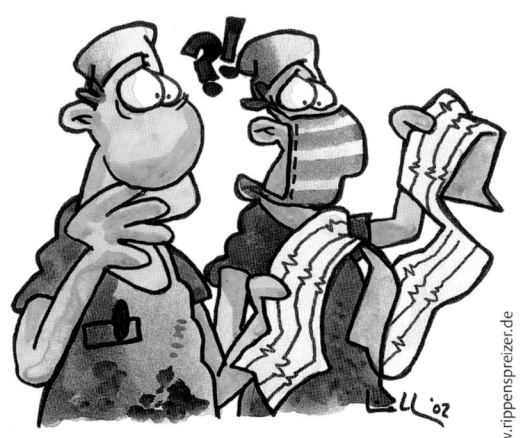

DOPPELBLINDSTUDIE

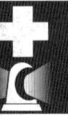

Tabelle 1.1 Mainz Emergency Evaluation Score (MEES) zur Evaluation der Ergebnisqualität von Notarzteinsätzen

Parameter	Punkte	Werte
Bewusstsein (Glasgow Coma Scale)	4	15
	3	14 – 12
	2	11 – 8
	1*	≤ 7
Schmerz	4	kein Schmerz / GCS ≤ 7 / narkotisiert
	3	leichter Schmerz
	2	starker Schmerz
	1*	entfällt
Atemfrequenz ($\min^{-1}$)	4	12 – 18
	3	8 – 11 oder 19 – 24
	2	5 – 7 oder 25 – 30
	1*	≤ 4 oder ≥ 31
Arterielle Sauerstoffsättigung (SpO_2, %)	4	100 – 96
	3	95 – 91
	2	90 – 85
	1*	≤ 85
Herzfrequenz ($\min^{-1}$)	4	60 – 100
	3	50 – 59 oder 101 – 130
	2	40 – 49 oder 131 – 160
	1*	≤ 39 oder ≥ 161
Blutdruck systolisch (mmHg)	4	120 – 140
	3	100 – 119 oder 141 – 159
	2	80 – 99 oder 160 – 229
	1*	≤ 79 oder ≥ 230
Blutdruck diastolisch (mmHg)	4	40 – 94
	3	95 – 109
	2	≤ 39 oder 110 – 119
	1*	≥ 120
EKG-Rhythmus	4	Sinusrhythmus, Schrittmacher (intakt)
	3	AV-Block II, supraventrikuläre Extrasystolen, monotope ventrikuläre Extrasystolen
	2	absolute Arrhythmie, AV-Block III, polytope ventrikuläre Extrasystolen, QRS-Tachykardie (schmal/breit)
	1*	ventrikuläre Tachykardie, Kammerflimmern, elektromechanische Dissoziation, Asystolie

Gilbert Heller

Frage 31

? Welche besondere Indikation gibt es für einen Rettungshubschraubereinsatz (RTH-Einsatz)?

! **Es gibt grundsätzlich keine reinen Hubschraubereinsätze oder Indikationen dafür.**

i *Im Primäreinsatz ist der RTH wie ein normaler bodengebundener Notarztzubringer einsetzbar. Sein Vorteil ist die Überwindung größerer Distanzen in kurzer Zeit (ca. 200–250 km/h; Flug in „Luftlinie"). Zu der Flugzeit kommt eine kurze Startvorlaufzeit und ggf. die Zeit, die vom Landeplatz bis zum Patienten benötigt wird, wenn sich in unmittelbarer Nähe keine Landemöglichkeit darstellt.*
Relative Indikationen: Zu den Vorzügen des RTH-Transportes gehört der erschütterungsarme Transport, von dem gerade traumatisierte Patienten profitieren. Daher ist bei traumatisierten Patienten, insbesondere über größere Entfernungen, ein RTH- dem Bodentransport vorzuziehen.
Eine weitere relative Einsatzindikation ist der Transport von Patienten in weiter entfernt gelegene Krankenhäuser (sowohl primär als auch sekundär).

Frage 32

? Wann kann ein Rettungshubschrauber witterungsbedingt nicht eingesetzt werden?

! **Der RTH kann im Normalfall nur bei Sichtflugbedingungen eingesetzt werden.**

i *Der Rettungshubschrauber steht nur bei Sichtflugbedingungen zur Verfügung. Diese sind definiert, wenn eine Flugsicht von mehr als 1,5 km und eine Mindestflughöhe von 500 ft (152 m) während des gesamten Fluges eingehalten werden kann (unkontrollierter Luftraum). Im Nachtflugbetrieb (vereinzelte Standorte; Nachtflug = Sonnenuntergang plus 30 min bis 30 min vor Sonnenaufgang) sind die Sichtanforderungen für zivile Luftfahrzeuge höher. Im Einzelfall fliegt die Bundeswehr unter den Minima der Sichtfluggrenzen.*

Frage 33

? Welche Lufttransportmittel für Patienten gibt es?

! – **RTH (Rettungstransporthubschrauber),**
– **ITH (Intensivtransporthubschrauber),**
– **G-RTH (Großraum-RTH)**
– **Ambulanzflugzeug,**
– **Linienflugzeug.**

i *RTH: Hubschrauber mit medizinischer Besatzung zum Transport meist eines Patienten.*
ITH: Hubschrauber mit medizinischer Besatzung, der zusätzlich zur normalen RTH-Ausrüstung Medizintechnik zur Versorgung von Intensivpatienten mit sich führt. Wird ein RTH regelhaft auch für Intensivverlegungen genutzt, spricht man von dual-use.
G-RTH: von der Bundeswehr vorgehaltene Hubschrauber, z. T. mit medizinischer Besatzung und/oder Ausrüstung mit Versorgungs- und Transportkapazität von mehreren Verletzten/Erkrankten.
Ambulanzflugzeug: speziell zum Transport von Erkrankten/Verletzten ausgerichtete Propeller- oder Strahltriebwerksflugzeuge. Je nach Größe für einen oder mehrere Patienten geeignet.
Linienflugzeug: Im Linienflugzeug dient ein umgebauter und separierter Sitz zur Beförderung eines Verletzten/Erkrankten.

Frage 34

? Was verändern die Flughöhe und der Luftdruck während des Transportes bei einem Patienten mit Pneumothorax?

! **Eine Luftansammlung in einer (jeder) geschlossenen Körperhöhle dehnt sich mit zunehmender Höhe aus, wenn keine Druckkabine vorhanden ist.**

i *Mit zunehmender Höhe wird der Luftdruck geringer. Nach dem Boyle-Mariott'schen Gasgesetz dehnen sich bei nachlassendem Luftdruck eingeschlossene Gase proportional aus: Halbiert sich der Luftdruck, verdoppelt sich das Gasvolumen, wobei sich feuchte, in Körperhöhlen eingeschlossene Gase infolge der Wasserdampfspannung stärker ausdehnen als trockene Gase.*
Klinisch relevant ist in diesem Zusammenhang ein unversorgter Pneumothorax, der vor einem Flug, insbesondere in größeren Höhen, drainiert werden muss, weil sich das eingeschlossene Luftvolumen im Pleuraspalt vital bedrohlich ausdehnen kann.

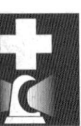

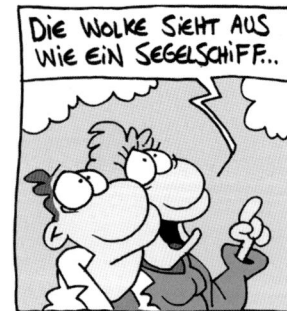

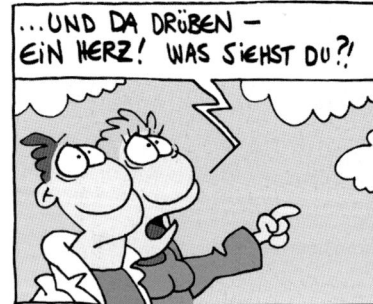

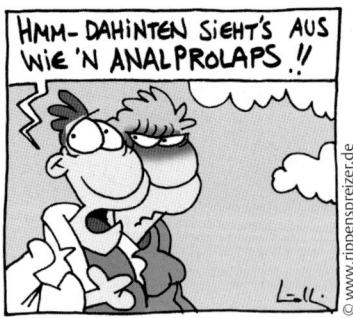

© www.rippenspreizer.de

Frage 35

? Welche Voraussetzungen müssen für eine Hubschrauberlandung am Boden erfüllt sein?

! Eine möglichst ebene Landefläche von ca. 30 × 30 Metern (Sicherheitsregel: 2 Rotorbreiten Abstand zum nächsten Gebäude) und keine losen Gegenstände am Boden. Bei Einsätzen mit Gefahrstoffen (Rauch, Gase) den Landeplatz gegen die Windrichtung anfliegen.

Frage 36

? Ist eine Versorgung des Patienten während eines Hubschraubenfluges möglich?

! Ja, aber durch die räumliche Enge nur sehr eingeschränkt.

i Im Gegensatz zu einem RTW, wo der Patient von 3 Seiten zugänglich sein muss, ist die räumliche Situation im RTH deutlich eingeschränkt (Abb. 1.1). Somit sollte die Grundversorgung vor Transportbeginn abgeschlossen sein. Vor allem die Kommunikation ist aufgrund des Geräuschpegels beeinträchtigt. Dadurch lassen sich insbesondere der Vigilanzzustand des Patienten und mögliche Aspirationsrisiken nur begrenzt beurteilen. Daher sollte die Indikation zur Intubation vor einem Lufttransport großzügig gestellt werden.
Eine notwendige Defibrillation kann während des Fluges gefahrlos durchgeführt werden.

Frage 37

? Warum sollten bewusstseinsgetrübte Patienten vor einem Lufttransport intubiert werden?

! Zur Sicherung der Atemwege und zum Schutz vor unbemerkter Aspiration sollten bewusstseinsgetrübte Patienten vor Flugbeginn intubiert werden.

i Während des Fluges ist die Kommunikation mit dem Patienten nur eingeschränkt möglich. Daher ist bei bewusstseinsgetrübten Patienten mit eingeschränkten Schutzreflexen zu beachten, dass eine mögliche Aspiration nicht rechtzeitig erkannt wird und aufgrund der räumlichen Enge eine Intervention erschwert ist. Deshalb sollte bei Patienten mit eingeschränkten Schutzreflexen bei wechselnden Vigilanzzuständen vor Transportbeginn die Indikation zur Intubation großzügig gestellt werden.

Frage 38

? Welche Besonderheiten sind bei einem Windeneinsatz mit dem RTH zu beachten?

! Neben der Wetterlage (Wind) ist die Hindernisfreiheit nach oben essenziell für einen Windeneinsatz.

i Der Einsatz einer Winde (Winsch) erfordert vom Boden- und Luftteam einige Erfahrung und Training. Insbesondere der Winsch-Operator, der das Seil steuert, braucht große Erfahrung (Abb. 1.2 a, b). Wichtig für das Bodenteam ist, dass das Seil frei und ohne Hindernisse an den Boden kommen kann. Die übliche Länge eines Seiles beträgt 50 Meter. Nicht jeder RTH verfügt über eine Rettungswinde.

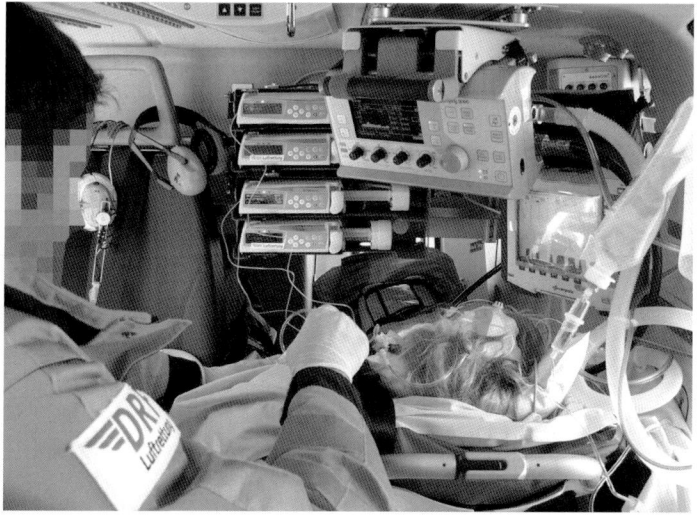

Abb. 1.1 Beengte Verhältnisse im RTH (Mit freundlicher Genehmigung der DRF Luftrettung).

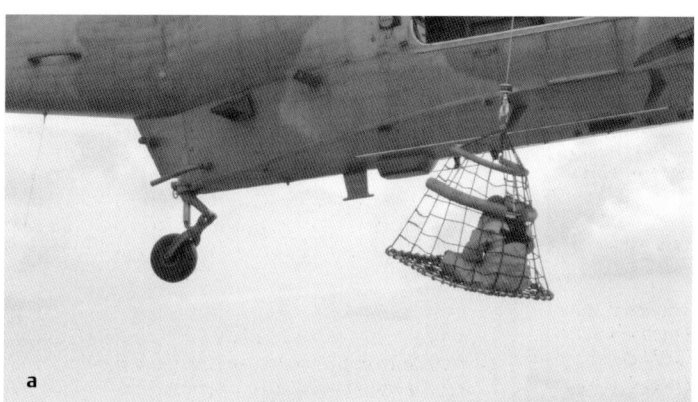

Abb. 1.2 Der Einsatz einer Winde erfordert vom RTH-Team große Erfahrung.

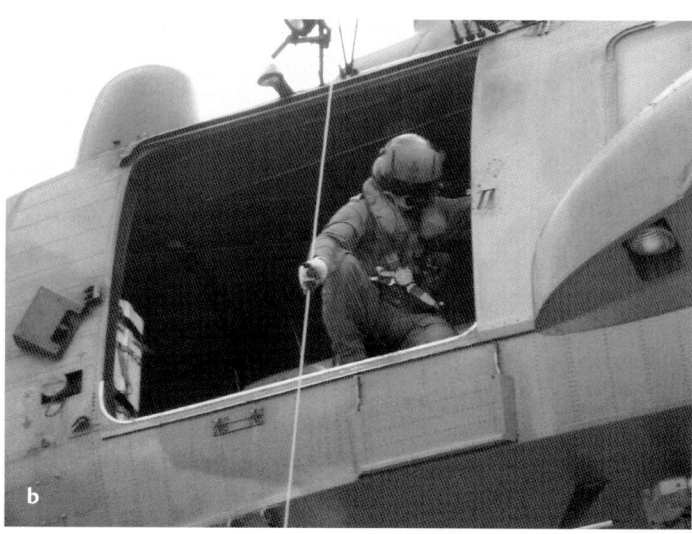

? Warum sollte ein Krankenhaushubschrauberlandeplatz direkt am Aufnahmebereich angegliedert sein?

! **Zur Schonung des Patienten durch weniger Zwischentransporte und zur Vermeidung von Zeitverlusten sollten RTH-Landeplätze in unmittelbarer Erreichbarkeit zur Notaufnahme gelegen sein.**

i *Der Lufttransport kann vor allem bei einer langen Transportstrecke und zu erwartender schlechter Wegstrecke für den Patienten von Vorteil sein. Dieser Zeit- und Wegevorteil wird aber wieder zunichte gemacht, wenn am Zielkrankenhaus lange Wege, möglicherweise noch mit zusätzlichem Transporttrauma durch Fahrzeugtransporte auf dem Klinikgelände, zurückgelegt werden müssen. Daher ist eine Aufnahmemöglichkeit in der Nähe eines Hubschrauberlandeplatzes sinnvoll.*

? Was ist bei der Annäherung an einen RTH am Boden zu beachten?

! **Bei der Annäherung an einen RTH ist die Eigensicherung zu beachten.**

i *Man sollte sich dem Hubschrauber von rechts vorne, in Sichtweite des Piloten nähern. Wann immer möglich, sollte man erst nach Stillstand der Rotoren zum Hubschrauber gehen. Einige Hubschraubermodelle haben keine sichere Stehhöhe unter den Rotorblättern, daher immer mit eingezogenem Kopf zum und vom Hubschrauber gehen und auf Zeichen der Besatzung achten.*

1.5 Taktisches Vorgehen am Notfallort

Jan-Thorsten Gräsner

? Welche Aufgaben hat der Notarzt im Einsatz?

! **– Medizinische Leitung,**
– Durchführung von medizinischen Maßnahmen,
– Kommunikation mit anderen Rettungskräften,
– Transportbegleitung.

i *Der Notarzt ist – auch bei Individualeinsätzen – der medizinische Einsatzleiter. Er ist somit für die Diagnose, die Therapie und alle weiteren den Patienten betreffenden Maßnahmen verantwortlich. Er kann bestimmte Tätigkeiten an das Rettungsdienstpersonal delegieren (z. B. Venenpunktion).*

? Welches sind die ersten organisatorischen Aufgaben im zeitlichen Verlauf eines Notarzteinsatzes?

! **– Annahme des Einsatzes,**
– Organisation der Anfahrt mit dem Rettungsassistenten,
– Lagebeurteilung,
– ggf. Rückmeldung an die Leitstelle.

i *Die notfallmedizinische Versorgung kann in einem breiten Spektrum von unterschiedlichen Notfallsituationen erforderlich sein. Daher hat sich eine „Checkliste" für das eigene Vorgehen bewährt. Primär gilt es nach einem Alarm möglichst schnell gemeinsam mit dem Rettungsdienstpersonal den Einsatzort zu erreichen. Hierzu sind u. U. Navigationshilfen, Kartenunterstützung etc. notwendig. Je nach Meldebild (Verkehrsunfall, internistischer Notfall) sind ggf. weitere Vorbereitungen wie z. B. das Anlegen von Schutzkleidung und Schutzhelm nötig, bevor der Weg aus dem Fahrzeug angetreten wird.*

? Was fällt unter den Begriff der Lagebeurteilung/Lagemeldung bei einem Notarzteinsatz?

! **– Kurze Erfassung der Gesamtsituation,**
– ggf. notwendige Rückmeldung an die Einsatzleitstelle.

i *Eine Lagebeurteilung ist meist bereits innerhalb weniger Sekunden möglich. Handelt es sich um einen Verkehrsunfall, stehen zunächst Fragen zur Absicherung, eingeklemmten Patienten oder weiteren Gefahren im Vordergrund. Im Weiteren muss man sich zügig einen Überblick über die Vitalfunktionen jedes Notfallpatienten verschaffen.*

Wenn weitere Einsatzkräfte für die Bewältigung der aktuellen Lage erforderlich sind, erfolgt schnellst möglich eine Rückmeldung an die Leitstelle.

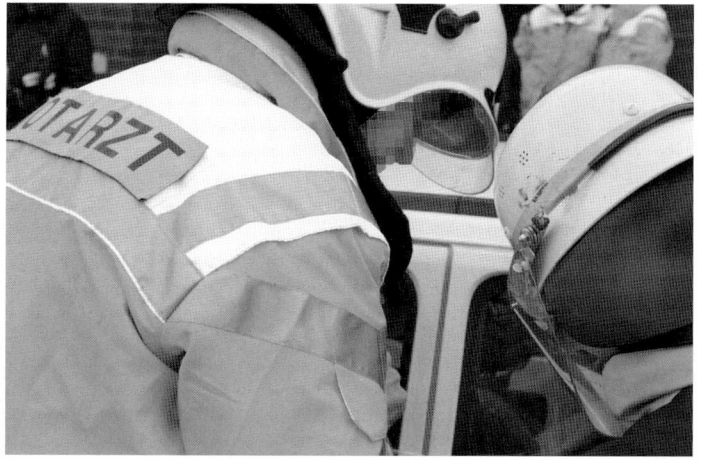

Abb. 1.3 Notarzt in Schutzkleid

Frage 44

? Was gehört zur persönlichen Schutzausrüstung des Notarztes?

! – Einsatzjacke,
– Sicherheitsstiefel,
– Kopfschutz.

i *Für die Bekleidung für den Einsatz im Rettungsdienst gelten die Anforderungen nach GUV-R 2106, Regeln für Sicherheit und Gesundheitsschutz. Demnach muss die Jacke über einen Warnschutz nach EN 471 der Klasse 3 verfügen (Abb. 1.3).*

Zum Schutz vor Verletzungen durch Umknicken, Ausrutschen, Vertreten oder gegen mechanische oder chemische Einwirkungen soll die Besatzung von Krankenkraftwagen Sicherheitsschuhe mindestens der Kategorie S 2 Typ B (mit Zehenschutzkappen, rutschhemmender Sohle, knöchelhohem Schaft der Form „B"), besser S 3 (höhere Durchtrittsicherheit gegen Stichverletzungen der Fußsohle) tragen.

Zum Schutz des Kopfes gegen Anstoßen, pendelnde, herab- bzw. umfallende oder wegfliegende Gegenstände ist für jedes Mitglied der Fahrzeugbesatzung ein Schutzhelm nach DIN EN 443 („Feuerwehrhelme" mit Kinnriemen, Gesichts- und Nackenschutz) zur Verfügung zu stellen.

Frage 45

? Wie soll im Anschluss an die Lagebeurteilung/ Rückmeldung im Notarzteinsatz vorgegangen werden?

! Durchführen von lebensrettenden Sofortmaßnahmen.

i *Nach der Lagebeurteilung und dem Ausschluss von Gefahren für das eigene Leben stehen lebensrettende Sofortmaßnahmen im Vordergrund. Parallel zur Bereitstellung von Material aus den Notfallkoffern, der Diagnostik mittels EKG und Pulsoxymetrie sowie weiterer notwendiger Maßnahmen muss auf akute Lebensgefahr durch starke Blutungen, Luftnot, Kreislaufstillstand reagiert und mit den notwendigen Maßnahmen begonnen werden. Dabei darf der Eigenschutz nicht außer Acht gelassen werden.*

Frage 46

? Welche Informationen sind in einer Notfallanamnese zu erheben?

! – Aktuelle Beschwerden,
– zeitlicher Verlauf,
– Vorerkrankungen,
– Dauermedikation,
– Allergien.

i *Bei der Diagnostik im Notarzteinsatz kommt der kurzen, zielgerichteten und auf die Situation angepassten Anamnese eine Schlüsselrolle zu. Ziel der Anamnese ist es, akute Beschwerden und Symptome sowie deren zeitlichen Verlauf zu erfassen. Relevante Vorerkrankungen, die für die aktuelle Notfallsituation bedeutend sind, sind ebenfalls zu erfragen. Da Notfälle für den Patienten in der Regel Ausnahmesituationen sind, können aufgeregte Patienten oder Angehörige wichtige Aspekte oft nicht direkt berichten. Gerade im Hinblick auf Vorerkrankungen haben sich Fragen nach vorangegangenen Krankenhausaufenthalten sowie der aktuellen Medikation des Patienten bewährt. Aus den Medikamentenangaben kann der Notarzt auch Rückschlüsse auf Vorerkrankungen ziehen, ohne dass eine genaue Angabe seitens des Patienten notwendig ist. Hilfreich ist auch das Vorgehen nach dem SAMPLE-Schema (siehe Frage 47).*

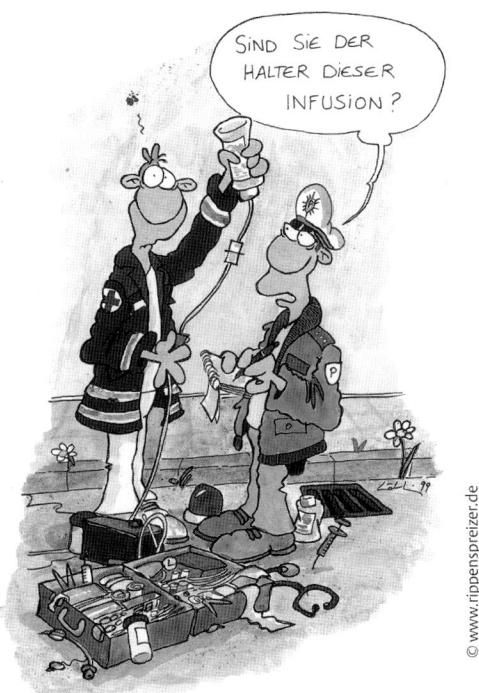

SIND SIE DER HALTER DIESER INFUSION?

© www.rippenspreizer.de

Frage 47

? Was versteht man unter einer SAMPLE-Anamnese im Rettungsdienst?

! **S– Symptome**
A– Allergien
M– Medikamente
P– Patientenvorgeschichte
L– Letzte Mahlzeit, Lebensgewohnheiten
E– Ereignis – was ist neu?

i *SAMPLE-Schema*
- *Symptome: aktuelle Beschwerden, Begleitsymptomatik, Beschwerdebeginn, Beschwerdeverlauf, Schmerzbeurteilung (Ort, Qualität und Dauer).*
- *Allergien: alle bekannten Allergien des Patienten, besonders auf Medikamente, Latex (Handschuhe des Rettungsdienstpersonals).*
- *Medikamente: welche, wie oft, wann, Dosisplan.*
- *Patientenvorgeschichte: vorhergehende Krankenhausaufenthalte, Voroperationen, chronische Erkrankungen (Hypertonus, Diabetes, KHK), regelmäßige Hausarztbesuche (wer ist der Hausarzt?).*
- *Letzte Mahlzeit/Lebensgewohnheiten: Information über Flüssigkeitsaufnahme, Alkohol/Drogenkonsum, Nikotinabusus.*
- *Ereignis: Was ist direkt vor dem Eintritt des Notfalls passiert?*

Frage 48

? Welche Untersuchungsschritte sind nach der Anamnese im Notarzteinsatz sinnvoll?

! – **Körperliche Untersuchung,**
– **apparatives Monitoring.**

i *Zur Vorgehensweise bei der körperlichen Untersuchung gibt es unterschiedliche Schemata: Entweder wird ein einmaliger Ganz-Körpercheck von Kopf bis Fuß an der anatomischen Vorgabe abgearbeitet oder man beginnt mit einem Check der Vitalfunktionen Bewusstsein, Atmung und Puls und schließt dann die weitere Diagnostik an. Ziel ist es, zeitnah lebensbedrohliche Zustände zu erfassen und keine Verletzungen oder Erkrankungen zu übersehen.*

Das apparative Monitoring umfasst als Basismonitoring bei jedem Notfallpatienten eine nichtinvasive Blutdruckmessung, ein EKG (3/6 Ableitungen), die Pulsoxymetrie sowie eine Blutzuckerbestimmung.

Frage 49

? Was versteht man bei der Untersuchung eines Patienten unter dem ABCDE-Algorithmus?

! **Ablaufplan zur Untersuchung, meist aus Konzepten wie dem Advanced Trauma Life Support (ATLS) übernommen.**

i *Das ABCDE-Schema orientiert sich sowohl an der Diagnostik als auch an direkten Maßnahmen, sobald pathologische Zustände erkannt werden.*
- ***A** – Airway: Sicherung der Atemwege unter HWS-Schutz.*
- ***B** – Breathing: Sicherstellung einer adäquaten Ventilation. Hierzu sind nach der Diagnostik (SaO$_2$, Auskultation, Hautkolorit, Atemfrequenz) direkte Maßnahmen wie Sauerstoffinhalation mit mindestens 8 Litern O$_2$ und der Ausschluss lebensbedrohender Zustände wie einem Spannungspneumothorax vorgesehen. Ein erkannter Spannungspneumothorax muss direkt und ohne Zeitverzug entlastet werden, bevor das Schema weiter abgearbeitet wird.*
- ***C** – Circulation: Schockbehandlung und Blutungskontrolle. Venöse Zugänge schaffen, Blutungen stillen.*
- ***D** – Disability: Vigilanzstörungen und neurologischen Status erfassen. Hierzu zählen GCS, Pupillenreaktionen, Paresen oder Plegien.*
- ***E** – Exposure/Enviroment: Bodycheck, Schutz vor Umwelteinflüssen. Dazu gehört neben der Suche nach offensichtlichen Verletzungen am unbekleideten Patienten auch der Wärmeerhalt.*

Wichtig ist, dass dieses Schema im Sinne eines Re-Assessments zeitnah wiederholt wird.

Frage 50

? Welche Schritte schließen sich an die Patientenversorgung am Notfallort an?

! – Vorbereitung des Transportes,
– Herstellung der Transportfähigkeit,
– Auswahl der Zielklinik,
– Transportbegleitung,
– Patientenübergabe.

i Nach Abschluss der notwendigen lebensrettenden Maßnahmen gilt es, den Patienten in ein geeignetes Krankenhaus zu transportieren. Grundsätzlich sollte dies besonders bei internistischen Patienten nach einer Stabilisierung erfolgen, da sowohl der Transport zum Fahrzeug als auch die eigentliche Fahrt mit dem Rettungsmittel zu erneuten medizinischen Problemen führen kann. Die Zielklinik ist nach der Erreichbarkeit sowie der dort vorhandenen therapeutischen Möglichkeiten auszuwählen und bei notärztlich begleiteten Transporten grundsätzlich vorab zu informieren. Hier hat sich ein direktes Arzt-Arzt-Gespräch als vorteilhaft erwiesen, um im Zielkrankenhaus entsprechende Vorbereitungen (z. B. Besetzung des Herzkatheter-Labors) treffen zu können.

1.6 Erstversorgung unter erschwerten Bedingungen

Gilbert Heller

Frage 51

? Welche Möglichkeiten gibt es, um einen eingeklemmten Lastwagenfahrer zu betreuen und zu versorgen?

! Zur Versorgung eines eingeklemmten LKW-Insassen wird eine mobile Bühne verwendet.

i Die meisten Feuerwehren, die in Einsatzgebieten arbeiten, in denen häufiger Lastwagenunfälle zu verzeichnen sind, haben spezielle Bühnen (zusammensteckbare Gerüste) zur Verfügung, die direkt am verunfallten Fahrzeug aufgebaut werden können. Darauf ist ein sicheres Arbeiten während der Rettungsarbeiten gewährleistet. Wenn es keine Bühnen gibt, muss die Betreuung des Fahrers oder Beifahrers auf Leitern vorgenommen werden. Die technische Rettung eines eingeklemmten Lastwageninsassen ist im Vergleich zu einem PKW-Insassen ungleich schwieriger, weil die konstruktionsbedingten Eigenheiten eines Lastwagens eine schnelle Rettung häufig verhindern und außerdem den Beteiligten häufig die Erfahrung fehlt.

Frage 52

? Erläutern Sie den Unterschied zwischen Spineboard und Schaufeltrage.

! Beides sind Rettungsgeräte zur Patientenaufnahme; die Schaufeltrage ist im Gegensatz zum Spineboard teilbar.

i Die Schaufeltrage ist eine zweigeteilte, aus Metall oder Kunststoff gefertigte Trage, die in der Mitte auseinandernehmbar ist und von rechts und links unter den Patienten geschoben werden kann, ohne dass das Achsenskelett bewegt werden muss. Beim Spineboard handelt es sich um ein schmales Brett mit umlaufenden Griffen, auf das der Patient gelegt werden kann. Das Spineboard kommt aus dem angloamerikanischen Sprachraum und hat dort eine Funktion, die sich hier bislang nicht durchgesetzt hat: Der Patient wird auf dem Brett fest verschnürt immobilisiert und bis zur Übergabe in der Klinik nicht bewegt. Auch in der Klinik werden die ersten Untersuchungen (inklusive der Röntgendiagnostik) an dem auf dem Brett liegenden Patienten durchgeführt. Hierzulande werden traumatisierte Patienten dagegen auf einer Vakuummatratze gelagert, deren Vorteil es ist, sich den Konturen auch verletzter und reponierter Extremitäten anzupassen. Außerdem wird das Achsenskelett durch eine Vakuummatratze besser vor Beschleunigungen während des Transportes geschützt. Das Spineboard wird bei uns insbesondere zur technischen Rettung der Insassen verunfallter Fahrzeuge verwendet.

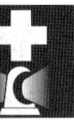

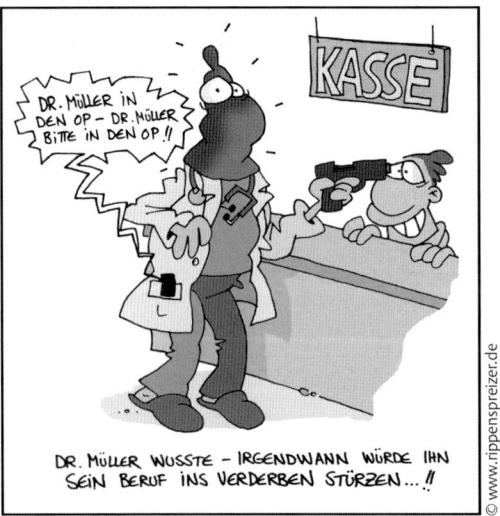

DR. MÜLLER IN DEN OP - DR. MÜLLER BITTE IN DEN OP !!

KASSE

DR. MÜLLER WUSSTE - IRGENDWANN WÜRDE IHN SEIN BERUF INS VERDERBEN STÜRZEN ... !!

© www.rippenspreizer.de

Frage 53

? Wo liegen die Vor- und Nachteile von Schaufeltrage und Spineboard?

! **Die Vor- und Nachteile von Schaufeltrage und Spineboard werden kontrovers diskutiert. Bei der technischen Rettung aus einem Fahrzeug bietet das Spineboard Vorteile wegen der hindernisfreien Oberfläche, die es erlaubt, das Rettungsbrett ohne das Risiko zusätzlicher Verletzungen hinter dem Patienten zu platzieren. Der Vorteil der Schaufeltrage liegt darin, dass der Patient aufgenommen werden kann, ohne dass das Achsenskelett bewegt werden muss. Schwierigkeiten bereitet gelegentlich die Handhabung der Verschlussmechanismen.**

Frage 54

? Sie müssen einen eingeklemmten PKW-Fahrer intubieren. Worauf müssen Sie besonders achten?

! **Auf die Präoxygenierung und die Möglichkeit, beim schwierigen Atemweg unmittelbaren Zugriff auf Hilfsmittel zur Atemwegssicherung zu haben.**

i *Die Intubation in einem Fahrzeug ist schwierig und sollte, wann immer möglich, auf den Zeitpunkt nach der Befreiung des Patienten verschoben werden. Ist eine Intubation unumgänglich, sollte wenn irgend möglich präoxygeniert werden. Zur Kontrolle der erfolgreichen Intubation muss ein Kapnometer eingesetzt werden, da aufgrund der Umgebungsgeräusche oder eines begleitenden Thoraxtraumas ein sicherer Auskultationsbefund nicht erwartet werden kann. Besonderer Wert ist auf das Management des schwierigen Atemweges zu legen: Bei einer eingeleiteten Narkose und nicht durchführbarer Intubation müssen in unmittelbarer Nähe des Patienten alternative Mittel zur Atemwegssicherung bereitliegen (Larynxtubus, Combitubus etc.).*

Frage 55

? Atemwegsmanagement unter erschwerten Bedingungen: Welche Hilfsmittel haben Sie zur Verfügung?

! **Larynxtubus, Larynxmaske, Combitubus.**

i *Neben der normalen Ausrüstung zur endotrachealen Intubation sollte mittlerweile in jedem Rettungsmittel ein Equipment zur alternativen Atemwegssicherung zur Verfügung stehen. Am weitesten verbreitet sind Larynx- und Combituben sowie Larynxmasken. In Zukunft werden videoassistierte Intubationssysteme auch in der Rettungsmedizin Einzug halten.*

Frage 56

? Höhenrettung: Welche Möglichkeiten haben Sie, einen Verletzten oder Erkrankten auf einem Baugerüst oder der Gondel eines Windkraftwerkes zu versorgen?

! **Drehleiter, Mast, Höhenrettungsgruppe.**

i *Im Falle einer Rettung aus großer Höhe können Sie fast überall auf die Unterstützung einer Höhenrettungsgruppe der Feuerwehr hoffen. Wie in der Bergrettung wird der Patient auch hier in Seilen und einem speziellen Bergekorb aus der Höhe (oder auch aus der Tiefe) befreit. Für geringere Höhen stehen normale Drehleiterfahrzeuge zur Verfügung (ca. 30 m), für größere Höhen im Einzelfall spezielle Leiterfahrzeuge mit einem Teleskopmast (Abb. 1.4).*

Frage 57

? Welche besonderen Vorkehrungen müssen Sie bei der Versorgung von Brandverletzten bei einem Feuer treffen?

! **Eigensicherung beachten!**

i *Bei Bränden und Unfällen mit chemischen Gefahrstoffen muss unbedingt auf die Eigensicherung geachtet werden. Insbesondere wenn der Rettungsdienst vor der Feuerwehr an einer Einsatzstelle eintrifft, müssen die Windrichtung sowie die mögliche Ausbreitung von Rauch und Gefahrstoffen Beachtung finden. Außerdem muss die ungehinderte Anfahrt der dann folgenden Rettungskräfte an die Einsatzstelle gewährleistet werden.*

Frage 58

? Was müssen Sie bei der Versorgung von Verletzten/Erkrankten in kontaminierten Bereichen beachten?

! **Neben der Eigensicherung kommt dem Notarzt eine Pflicht zu, die weitere Ausbreitung der Kontamination zu verhindern.**

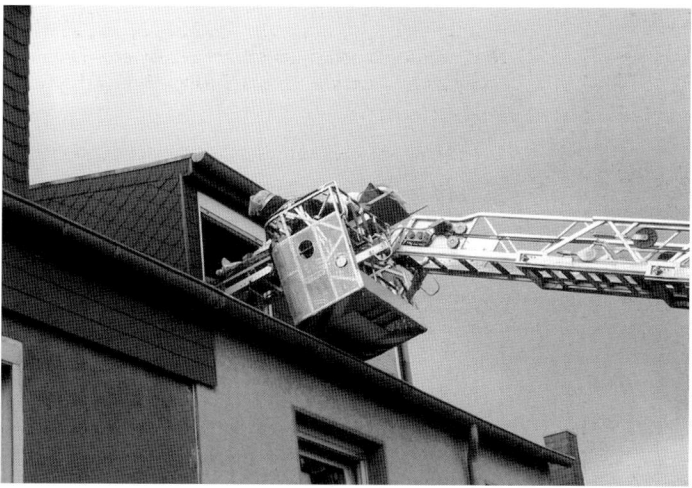

Abb. 1.4 Zur Bergung von Patienten aus großer Höhe hat die Feuerwehr spezielle Drehleiterfahrzeuge zur Verfügung.

i *In kontaminierten Bereichen werden keine Patienten behandelt. Sie werden von der Feuerwehr aus dem primären Gefahrenbereich gerettet und zu einem sicheren Ort für die Erstversorgung gebracht. Sollte in einem Großschadensfall oder einer speziellen Gefahrenlage die Behandlung in einem kontaminierten Bereich erforderlich sein, so dürfen weder Patienten noch Behandler diesen Ort verlassen, ohne erst dekontaminiert zu werden.*

i *Denken Sie unbedingt an Ihre Eigensicherung! Vor allem an sozialen Brennpunkten ist eine Zunahme der Gewalt auch gegen öffentliche Institutionen wie den Rettungsdienst zu verzeichnen. Bei einer Gewalteskalation ist die Hemmschwelle auch gegenüber Helfern niedriger. Daher ist es sinnvoll, erst das Eintreffen der Polizei und die Sicherung der Einsatzstelle abzuwarten und keinesfalls ohne Polizeischutz in einen solchen Einsatz zu gehen.*

Frage 59

? Einsatz unter erschwerten Bedingungen: Wie gehen Sie an einer Einsatzstelle vor, an der jemand durch Gewalteinwirkung von mehreren Personen verletzt worden ist?

! **Auch hier gilt: Erst Eigensicherung beachten, dann handeln und behandeln.**

Frage 60

? Einklemmungsverletzung/Maschinenunfall: Gibt es heute noch Indikationen zur Extremitätenamputation?

! **Eine Extremitätenamputation im Rettungsdienst kommt praktisch nicht mehr vor.**

i *Noch vor wenigen Jahren gehörte ein Amputationsbesteck zur DIN-Ausstattung eines arztbesetzten Rettungsmittels. Dank effektiverer technischer Rettungsmittel wird die Indikation zu einer Notamputation heute extrem selten gestellt. Nur bei aussichtslosen Situationen bei vermeintlich verlorener Extremität kann eine Amputation in Erwägung gezogen werden.*

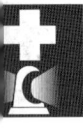

Florian Reifferscheid

Grundlagen und Basisversorgung

Frage 61

? Welches Verfahren zum sicheren Nachweis einer endotrachealen Tubuslage können Sie präklinisch einsetzen?

! **Kapnometrie/Kapnographie.**

i *Die Kapnometrie gehört nach DIN 75 079 in das Lastenheft eines jeden Notarzteinsatzfahrzeugs. Sie ist das einzige präklinisch verfügbare apparative Verfahren zur Verifizierung der korrekten Tubuslage und sollte daher bei jeder Intubation zum Einsatz kommen. Auf Rettungswagen werden vielfach auch Farbumschlagsindikatoren verwendet, die einen qualitativen Kohlendioxidnachweis erlauben. Dieses Verfahren liefert jedoch kein zuverlässiges Ergebnis bei Patienten mit Kreislaufstillstand oder fulminanter Lungenembolie, wenn zu wenig Kohlendioxid abgeatmet wird, um eine korrekte Tubuslage sicher zu bestätigen.*
Cave: Kohlendioxid-Sensoren benötigen häufig eine Aufwärmphase und sollten daher bereits in der Vorbereitung der Intubation eingeschaltet werden.

Frage 62

? Sie kommen als Notarzt zu einem verunglückten Motorradfahrer. Nach einer ersten Untersuchung haben Sie den Verdacht auf ein Wirbelsäulentrauma. Welches Hilfsmittel nutzen Sie, um den Patienten schonend zu immobilisieren und auf die Trage zu lagern?

! **Die Schaufeltrage.**

i *Die Schaufeltrage besteht aus dünnen Aluminium- oder Kunststoffblättern, die durch einen Rahmen verbunden sind und am Kopf- und Fußende geteilt werden können. Beide Hälften können nacheinander unter den Patienten geschoben werden, ohne dass dieser bewegt werden muss. Nach dem Verschließen der Verbindungsstücke kann der Patient auf der Schaufeltrage fixiert und angehoben werden. Neben der Schaufeltrage wird vor allem im angloamerikanischen Raum das Spineboard zur Rettung und Immobilisation verwendet (siehe auch Frage 52 und 53).*

Frage 63

? Sie haben einen polytraumatisierten Patienten mit der Schaufeltrage gerettet. Wie halten Sie die Immobilisation während des Transports in das Krankenhaus aufrecht?

! **Durch Lagerung und Transport auf der Vakuummatratze.**

i *Die Vakuummatratze ist mit kleinen Plastikkügelchen gefüllt und lässt sich daher gut an die Körperform des Patienten anmodellieren. Durch das vollständige Absaugen der Luft aus der Matratze werden die Kügelchen fest aneinander gepresst und die Matratze wird hart, so dass der Patient immobilisiert ist. Vakuummatratzen sind in der Regel durchlässig für Röntgenstrahlen.*

Frage 64

? Welche Maßnahme ist bei Akzelerations- bzw. Dezelerationstraumata sowie bei allen Verletzungen des Schädels obligat?

! **Die Schienung der Halswirbelsäule.**

i *Zur Schienung der Halswirbelsäule (HWS) werden auf allen Rettungsmitteln Zervikalstützen (z. B. Stifneck) vorgehalten. Diese sind entweder in verschiedenen Größen oder in größenverstellbarer Form erhältlich und erlauben durch eine dreieckige Öffnung über der Trachea die Karotispulskontrolle sowie Manipulationen zur Verbesserung der laryngoskopischen Sicht. Die Abstützung erfolgt über die Schultern bzw. den Unterkiefer und das Hinterhaupt, wodurch der Kopf in Neutralposition stabilisiert und eine Kompression der Halsgefäße mit daraus folgender intrakranieller Drucksteigerung verhindert wird.*

Frage 65

? Mit welchen Hilfsmitteln können Sie bei einer Beutel-Masken-Beatmung einen möglichst hohen Sauerstoffanteil (FiO$_2$) in der Inspiration erzielen?

! **Durch den Anschluss eines Sauerstoffschlauchs, eines Reservoirbeutels oder eines Demand-Ventils an den Beatmungsbeutel lässt sich eine hohe inspiratorische Sauerstoffkonzentration erreichen (Tab. 1.2).**

Tabelle 1.2 Durch verschiedene Beatmungstechniken erreichbare inspiratorische Sauerstoffkonzentrationen (FiO$_2$)

Beatmungstechnik	Inspiratorische O$_2$-Konzentration
Mund-zu-Mund-Beatmung (Ausatemluft)	17%
Beutel-Masken-Beatmung (Raumluft)	21%
Beutel-Masken-Beatmung mit Sauerstoffanschluss, 10 l/min Flow	bis 40%
Beutel-Masken-Beatmung mit Reservoirbeutel, 10–15 l/min Flow	bis 95%
Beutel-Masken-Beatmung mit Demand-Ventil	100%

Frage 66

? Sie erhalten als Disponent in einer Rettungsleitstelle den Notruf eines Patienten, der über thorakale Schmerzen mit Ausstrahlung in den linken Arm und Dyspnoe klagt. Welche Rettungsmittel alarmieren Sie für diesen Einsatz?

! **Einen Rettungswagen und ein arztbesetztes Rettungsmittel.**

i *Bei Einsätzen, bei denen das Meldebild eine lebensbedrohliche Situation und damit eine Notarztindikation vermuten lässt, werden in der Regel ein Rettungswagen (RTW) und ein arztbesetztes Rettungsmittel, also Notarzteinsatzfahrzeug, Notarztwagen oder Rettungshubschrauber, eingesetzt. Der Einsatz erfolgt im Rendezvoussystem, d. h., Notarzt und RTW treffen sich erst am Einsatzort. Neben der größeren Personalstärke zur Versorgung und Rettung des Patienten am Einsatzort besteht so der Vorteil, dass der Notarzt den Patiententransport bei Bedarf begleiten oder sich wieder freimelden kann. Er steht so ggf. früher für Folgeeinsätze zur Verfügung.*

Frage 67

? Welche arztbesetzten, bodengebundenen Rettungsmittel kennen Sie?

! **Notarzteinsatzfahrzeug (NEF) und Notarztwagen (NAW).**

i *NEF sind in der Regel mit einem Notarzt und einem Rettungsassistenten (RA) besetzt. Der Notarzt kann dabei ausschließlich im Rettungsdienst eingesetzt sein (Aufenthalt auf der Rettungswache) oder im Krankenhaus tätig (z. B. Intensivstation, Notaufnahme) und nur bedarfsweise auf dem NEF anwesend sein.*
NAW bieten in der Regel durch den größeren Patientenraum mehr Platz für die Patientenversorgung, im Gegensatz zum NEF sind sie zum Transport des Patienten geeignet. Die Besatzung besteht aus 2 Rettungsassistenten und einem Notarzt.

Frage 68

? Sie sind Stationsarzt auf der Intensivstation eines Kreiskrankenhauses und wollen einen Ihrer Patienten, der nach einem Wohnungsbrand zur Erstversorgung eingeliefert wurde, zur weiteren Intensivtherapie in ein Brandverletztenzentrum verlegen. Welches Rettungsmittel fordern Sie von der Rettungsleitstelle für den Transport an?

! **Einen Intensivtransportwagen (ITW).**

i *Intensivtransportwagen (ITW) sind Sekundärrettungsmittel, die zum Interhospitaltransfer intensivüberwachungs- und behandlungspflichtiger Patienten eingesetzt werden (Abb. 1.5). Sie sind mit einem Notarzt (DIVI-Empfehlung: 3 Jahre klinische Weiterbildung, zusätzlich 6 Monate Vollzeittätigkeit auf einer Intensivstation, aktiver Notarzt mit mindestens einjähriger Einsatzerfahrung als Notarzt und zusätzlich 20-stündiger Kurs Intensivtransport) und 2 Rettungsassistenten besetzt. Neben einem großen Sauerstoff- und Medikamentenvorrat sind sie mit mindestens 4 Perfusoren und einem transportablen Intensivrespirator ausgerüstet.*

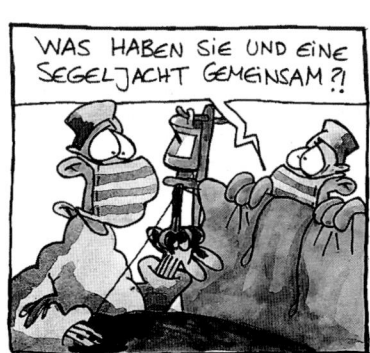
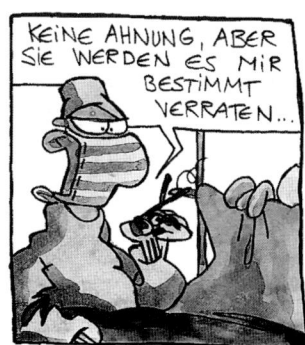
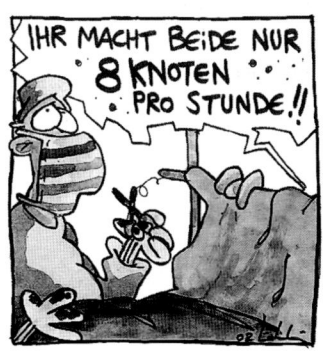

© www.rippenspreizer.de

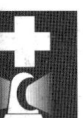
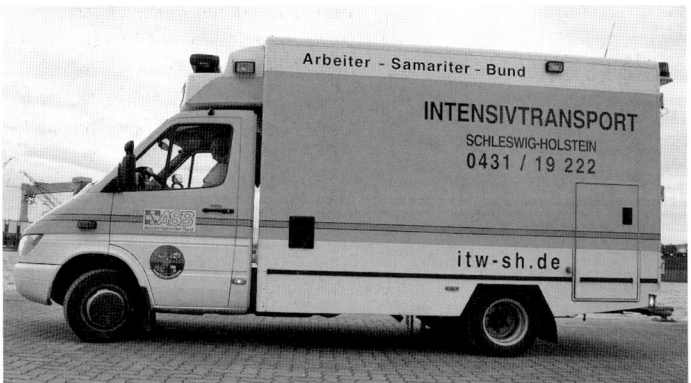

Abb. 1.5 Intensivtransportwagen (ITW), ausgerüstet mit mindestens 4 Perfusoren und einem transportablen Intensivrespirator.

Frage 69

? Welche Beatmungsmodi bietet das Beatmungsgerät eines modernen, arztbesetzten Rettungsmittels?

! **Automatische Beatmungsgeräte bieten volumen- und druckgesteuerte Modi sowie die Möglichkeit zur nichtinvasiven Beatmung (NIV).**

i *Nach DIN 75 079 müssen Notarzteinsatzfahrzeuge mit einem automatischen Beatmungsgerät ausgestattet sein, das nicht nur volumen- oder druckgesteuerte Beatmungsmodi für die invasive Beatmung von Notfallpatienten zulässt, sondern auch eine Option zur nichtinvasiven Beatmung bietet (Abb. 1.6).*

Frage 70

? Welche Funktionen sollte ein auf Rettungswagen oder arztbesetzten Rettungsmitteln eingesetzter Defibrillator bieten?

! – **Defibrillation im AED-Betrieb oder manuell,**
– **EKG-Überwachung,**
– **12-Kanal-EKG,**
– **transkutaner Herzschrittmacher.**

i *Der Defibrillator (Abb. 1.7) dient nicht nur der elektrischen Therapie durch Kardioversion, Defibrillation oder transkutane Stimulation, er ist ein vielseitiger Überwachungsmonitor, mit dem neben einem Standard-EKG auch ein 12-Kanal-EKG zum Ausschluss eines akuten Koronarsyndroms abgeleitet werden kann. Optional sind nichtinvasive Blutdruckmessung und Pulsoxymetrie sowie Kapnometrie oder Kapnographie, invasive Druckmessungen und eine Temperatursonde möglich.*

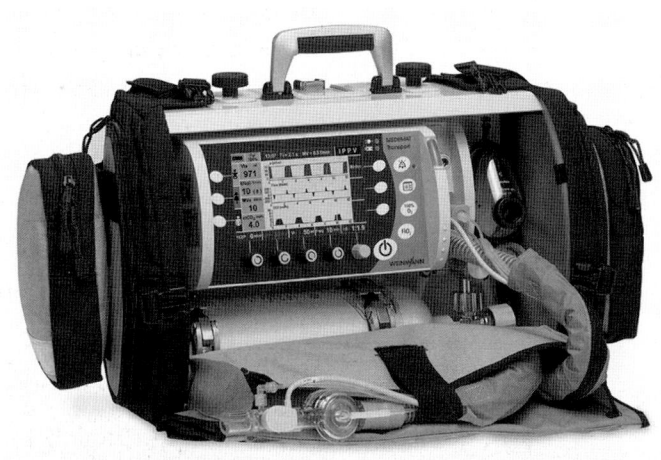

Abb. 1.6 Automatisches Beatmungsgerät zur kontrollierten und assistierten sowie zur invasiven und nichtinvasiven Beatmung (Mit freundlicher Genehmigung der Weinmann Geräte für Medizin GmbH + Co. KG, Hamburg).

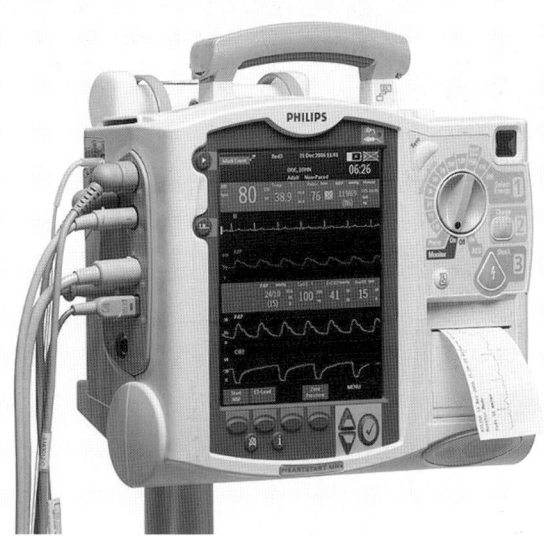

Abb. 1.7 Moderne Defibrillatoren bieten vielfältige Messalgorithmen und Überwachungsfunktionen (Mit freundlicher Genehmigung der Philips GmbH Unternehmensbereich Healthcare, Hamburg).

Frage 71

? Sie bearbeiten als Disponent in einer integrierten Rettungsleitstelle einen Anruf aus einer Arztpraxis. Der Arzt fordert für einen kreislaufstabilen Patienten mit einer isolierten Extremitätenfraktur ein Fahrzeug zum Transport in die nächstgelegene chirurgische Klinik an. Welches Fahrzeug müssen Sie mindestens für diesen Transport einsetzen?

! Einen Krankentransportwagen (KTW).

i *Krankentransportwagen sind für Patienten geeignet, die einer Betreuung durch medizinisches Fachpersonal bedürfen, ohne Notfallpatienten zu sein. Sie kommen zu disponiblen Transporten kreislaufstabiler Patienten innerhalb der ambulanten oder stationären Therapie zum Einsatz (Tab. 1.3). Die personelle Besetzung besteht aus 2 Personen, deren Qualifikation bundesweit nicht einheitlich geregelt ist, mindestens wird ein Rettungssanitäter gefordert. Die Anforderungen an nichtarztbesetzte Fahrzeuge und die Ausstattung im Rettungsdienst werden in der DIN EN 1789 geregelt.*

Tabelle 1.3 Fahrzeugtypen für den Transport, die Überwachung und Behandlung von Patienten nach DIN EN 1789

Typ	Englische Bezeichnung	Deutsche Bezeichnung	Zweck
A1	Patient Transport Ambulance	Krankentransportwagen	qualifizierter Krankentransport (einzelner Patient)
A2	Patient Transport Ambulance	Krankentransportwagen	qualifizierter Krankentransport (mehrere Patienten)
B	Emergency Ambulance	Notfallkrankenwagen	Transport, Erstversorgung und Überwachung von Patienten
C	Mobile Intensive Care Unit	Rettungswagen	Transport, erweiterte Behandlung und Überwachung von Notfallpatienten

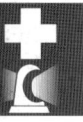

Gilbert Heller

Grundlagen und Basisversorgung

Frage 72

? Wer ist verantwortlich für die Auswahl des Zielkrankenhauses und des Transportmittels für einen Patienten?

! Der Notarzt, der den Patienten befördert.

i *Der behandelnde Notarzt ist für die Auswahl des Transportmittels und des Transportziels ebenso verantwortlich wie für die Entscheidung, ob der Patient arztbegleitet befördert werden soll oder nicht. Eine Ausnahme stellt der Großschadensfall dar, bei dem ein Leitender Notarzt die Verteilung der Patienten übernimmt.*

Frage 73

? Kann sich ein Krankenhaus von der Patientenaufnahme „abmelden"?

! Nein.

i *Ein Krankenhaus muss einen Patienten zumindest zur Erstbehandlung aufnehmen. Ist ein Krankenhaus aus organisatorisch-logistischen Gründen nicht zur definitiven Aufnahme eines Patienten in der Lage, so liegt die Verpflichtung, einen Behandlungsplatz zu organisieren, bei dem Haus, das den Patienten nicht aufnehmen kann.*

Frage 74

? Ist ein „Arzt-Arzt-Gespräch" vor Transportbeginn sinnvoll?

! Wenn der Notarzt die Strukturen der aufnehmenden Klinik gut kennt, kann ein Gespräch von Arzt zu Arzt sinnvoll sein.

i *Ein Gespräch von Arzt zu Arzt vor Transportbeginn ist dann sinnvoll, wenn sich damit ein Zeit- oder Informationsgewinn zum Wohle des Patienten erzielen lässt. Grundsätzlich sollten Patienten allerdings über die Rettungsleitstelle in einem Krankenhaus angemeldet werden, da nur so aus rechtlicher Sicht eine zugesagte Aufnahmekapazität eingefordert werden kann. Häufig genug bleibt im Einsatzgeschehen auch keine Zeit für ein solches Gespräch. Eine Ausnahme bildet das Arzt-Arzt-Gespräch vor einem Sekundärtransport: Hier ist es für die gewissenhafte Transportvorbereitung obligat.*

Frage 75

? Was muss die Anmeldung eines Patienten beinhalten und wie wird sie durchgeführt?

! Eine Information des aufnehmenden Krankenhauses ist zwar nicht obligat, aber insbesondere bei Patienten mit Polytrauma zu empfehlen. Die Anmeldung umfasst bei Traumapatienten folgende Angaben: Unfallmechanismus (Stichwort), Übersicht des Verletzungsmusters mit führender Verletzung, Alter, Geschlecht, Beatmung, Besonderheiten. Bei erkrankten Patienten werden neben Alter und Geschlecht die Verdachtsdiagnose sowie der Vitalstatus übermittelt. Zur schnelleren innerklinischen Patientenversorgung sollte die Anmeldung über die Rettungsleitstelle durchgeführt werden.

Frage 76

? Welches Transportmittel ist für welchen Patienten geeignet?

! – **Krankentransportwagen (KTW): geplante Beförderungen bei Patienten ohne vitale Bedrohung im Liegen, Sitzen oder per Tragestuhl.**
– **Rettungstransportwagen (RTW): dringende Beförderung mit Überwachung durch qualifiziertes Personal ohne ärztliche Intervention.**
– **Notarztwagen (NAW), Rettungshubschrauber (RTH): dringende Patientenbeförderung mit ärztlicher Überwachung und Intervention.**
– **Intensivtransportwagen (ITW), Intensivtransporthubschrauber (ITH): geplante Verlegungen von Intensivpatienten.**

i *Zur geplanten Krankenbeförderung wird ein Krankentransportwagen (KTW) eingesetzt. Ein Patient ohne akute oder zu erwartende vitale Bedrohung, der aber einer medizinischen Überwachung bedarf, wird mit einem Rettungswagen (RTW) befördert. Ist der Patient vital bedroht oder ist diese Bedrohung zu erwarten, muss er in Begleitung eines Arztes transportiert werden (RTW +NEF, NAW). Sind lange Transportstrecken zu überwinden oder liegen Verletzungen vor, die durch Erschütterungen während eines Transportes verschlechtert werden können, so ist ein Lufttransport in Erwägung zu ziehen. Geplante Verlegungen von Patienten sollen nicht von Primärrettungsmitteln durchgeführt werden, um den Sicherstellungsauftrag nicht zu gefährden.*

Frage 77

? Sekundärtransport: Welches Monitoring und welche apparative Ausstattung braucht ein Intensivpatient? Was ist besonders zu beachten?

! Das Monitoring, die Pharmakotherapie und das Beatmungsmuster der abgebenden Intensivstation sollen während des Transports fortgeführt werden können.

i *Das Monitoring während des Intensivtransportes sollte mindestens dem der abgebenden Klinik entsprechen. Eine suffiziente Beatmungstherapie sollte apparativ für den Transport übernommen werden können. Vorsicht ist beim Transport von hoch katecholaminpflichtigen Patienten geboten: Nicht nur bei der Umlagerung vom Bett auf die Trage, sondern auch bei Fahreinflüssen und damit einhergehenden Volumenverschiebungen können diese Patienten kritische Kreislaufsituationen erleben. Auch die Pharmakotherapie sollte beibehalten werden; dazu muss eine entsprechende Anzahl von Spritzenpumpen vorgehalten werden.*

Frage 78

? Übergabe eines Patienten im Schockraum: Wer spricht mit wem? Wie wird umgelagert?

! Bei der Übergabe an den Schockraum informiert der Notarzt über den Unfallhergang, die Rettung, das erhobene Verletzungsmuster sowie die eingeleitete Therapie. Die Umlagerung des Patienten erfolgt als Gemeinschaftsarbeit, bei dem der Kopf das Kommando gibt. Die einzelnen an der Behandlung beteiligten Fachabteilungen fragen den Notarzt nach der Umlagerung bei der laufenden Versorgung.

Frage 79

? Übergabe eines Patienten im Primäreinsatz an einen weiterbehandelnden Notarzt (NEF → RTH): Wer übernimmt die Verantwortung für den Patienten? Kann eine Übernahme abgelehnt werden?

! Die Verantwortung liegt beim übernehmenden Arzt. Er kann theoretisch eine Behandlung ablehnen, wenn es zwingende Gründe dafür gibt.

i *Die Verantwortung für den Patienten übernimmt der weiterbehandelnde Arzt. Im Gegensatz zur Ablehnung eines Sekundärtransportes ist die Verweigerung der Übernahme eines Primärpatienten rechtlich sehr diffizil. Hier erfolgt im Bedarfsfall eher eine Therapieoptimierung oder eine Änderung im Behandlungskonzept mit anschließendem Transport.*

Frage 80

? Welche physikalischen Kräfte wirken auf den Patienten während eines Transportes ein? Wie sollte er gelagert werden?

! Neben den Fliehkräften in Seitrichtung wirken auf den Patienten nicht unerhebliche Brems- und Beschleunigungskräfte in Längsrichtung ein. Eine Federung des Tragetisches im Rettungswagen mildert die Stöße in vertikaler Richtung. Die Lagerung auf einer Vakuummatratze dämpft Stöße aus der vertikalen Ebene und stabilisiert den Patienten gegenüber Flieh- und Beschleunigungskräften.

i *Neben den Beschleunigungskräften wird der Patient auch durch Lärmentwicklung beeinträchtigt.*

1.9 Koordination von medizinischer und taktischer Rettung

Gilbert Heller

Frage 81

? Wer ist an einer Einsatzstelle mit mehreren beteiligten Hilfsorganisationen (Feuerwehr, Rettungsdienst) verantwortlich für den Ablauf der Rettungsmaßnahmen?

! Der Einsatzleiter der Feuerwehr ist zusammen mit dem Notarzt verantwortlich für den Arbeitsablauf an der Einsatzstelle.

i *Verantwortlich für den Ablauf und die Koordinierung der Rettungsmaßnahmen sind auf rettungsdienstlicher Seite der Notarzt und bei der Feuerwehr der Einsatzleiter. Diese beiden Personen, die sich zu Beginn des Einsatzes persönlich vorstellen, besprechen den Ablauf der technischen Rettung.*

Frage 82

? Worin besteht der Unterschied zwischen einer patientengerechten technischen Rettung und einer Crash-Rettung?

! Im Gegensatz zur patientengerechten Rettung nimmt die Crash-Rettung „Kollateralschäden" am Patienten zugunsten einer schnellen Befreiung in Kauf.

i *Bei einer Crash-Rettung besteht eine vitale Bedrohung für den eingeklemmten Patienten, die sich im verunfallten Fahrzeug nicht beheben lässt. Die technische Rettung erfolgt daher so schnell wie irgend möglich unter billigender Inkaufnahme von zusätzlichen Schäden am Patienten.*

Grundlagen und Basisversorgung

Frage 83

? Welche Maßnahmen zur Eigensicherung sollten an einer Einsatzstelle bei einem Verkehrsunfall unbedingt getroffen werden?

! Sicherheitsbekleidung, Helm, Brandschutz, Minimierung der Personenstärke.

i *Die Anzahl der am Patienten arbeitenden Rettungskräfte wird auf ein Minimum beschränkt, die Raumordnung für Feuerwehr und Rettungsdienst wird strikt eingehalten. Das Rettungsdienstpersonal trägt Sicherheitsbekleidung inklusive Helm. Die Einsatzstelle ist abgesichert. Bei eingeklemmten Patienten stellt die Feuerwehr eine Brandwache.*

Frage 84

? Definieren Sie verschiedene Zugangswege zum Patienten, die von der Feuerwehr im Rahmen von technischen Hilfeleistungen geschaffen werden können.

! – Betreuungsöffnung: Zugang zum Fahrzeug für einen Helfer, der den Patienten im Inneren des Unfallfahrzeuges bis zum Abschluss der technischen Rettung betreut. Meist dient die Heckscheibe als Betreuungsöffnung zum Einstieg in das Fahrzeug.
– Versorgungsöffnung: Für den eingeklemmten Fahrer eines PKW wird als Versorgungsöffnung zumeist die geöffnete Seitenscheibe der Fahrertür genutzt. Durch diese Öffnung erfolgen die Halsimmobilisation, das Legen von Zugängen, Monitoring und Pharmakotherapie.
– Rettungsöffnung: Das vollständig abgenommene Dach ermöglicht die achsengerechte Rettung des Patienten aus dem Fahrzeug.

Frage 85

? Welche technischen Hilfsmittel stehen der Feuerwehr im Normalfall zum Öffnen eines verunfallten Fahrzeuges zur Verfügung? Wo liegen die Gefahren bei der technischen Rettung?

! Zur Befreiung eines eingeklemmten PKW-Insassen werden vor allem hydraulische Scheren und Spreizer eingesetzt. Das Fahrzeug wird beim Öffnen gesichert, da sich seine Statik ändert. Die Gefahr geht von umherfliegenden Teilen und der Sicherheitstechnik des Fahrzeuges selber aus: Pyrotechnische Sprengladungen an Airbags und Gurtstraffern, die während des Unfallgeschehens nicht ausgelöst worden sind, stellen ein Sicherheitsrisiko dar (Abb. 1.8).

Frage 86

? Was sind die häufigsten Fehler bei der Versorgung von Schwerverletzten?

! Unterschätzen des Unfallmechanismus und des daraus resultierenden Verletzungsmusters.

i *Der häufigste Fehler bei der Beurteilung der Schwere eines Polytraumas ist die Unterschätzung der Einzelverletzungen, die in Kombination zur vitalen Bedrohung werden. Häufig wird die Möglichkeit der physiologischen Kompensation von großen Mengen an Volumenverlust insbesondere bei jungen Menschen überschätzt. Der Unfallmechanismus trägt maßgeblich zur Diagnosefindung bei!*

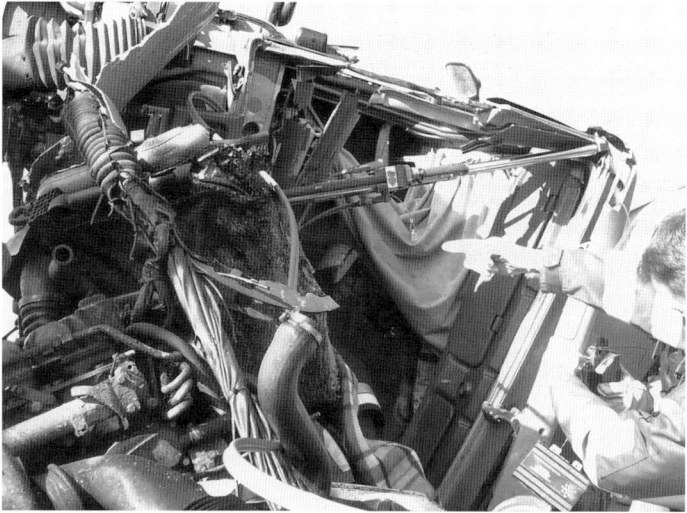

Abb. 1.8 Bei der technischen Rettung eingeklemmter Personen stellen nicht ausgelöste Airbags ein Sicherheitsrisiko dar.

Frage 87

? Wie sollte eine Einsatzstelle bei einem Verkehrunfall mit einem eingeklemmten Patienten räumlich und personell organisiert sein?

! **Einhalten der Raumordnung und Minimieren des Personals.**

i *Sowohl die Feuerwehr als auch der Rettungsdienst gehen mit dem absoluten Minimum an Personal und Material an ein verunfalltes Fahrzeug heran. Beide Gruppen haben eine getrennte Materialablage, auf die sie zugreifen können (Abb. 1.9). Wenn einzelne Therapie- oder Rettungsschritte erfolgt sind, treten nicht benötigte Kräfte wieder zurück.*

Frage 88

? Kennen Sie eine Möglichkeit der Wärmeerhaltung bei einem eingeklemmten Patienten?

! **Wärmeerhalt durch Decken und Licht.**

i *Neben dem Abdecken des Patienten mit feuerfesten Decken (die auch gegen Splitter wirksam sind) ist die Erwärmung mittels Halogenstrahler, die in jedem Rüstwagen vorgehalten werden, eine effektive Möglichkeit zur Wärmeerhaltung.*

Abb. 1.9 Die Materialablage von Rettungsdienst (**a**) und Feuerwehr (**b**) sind räumlich getrennt.

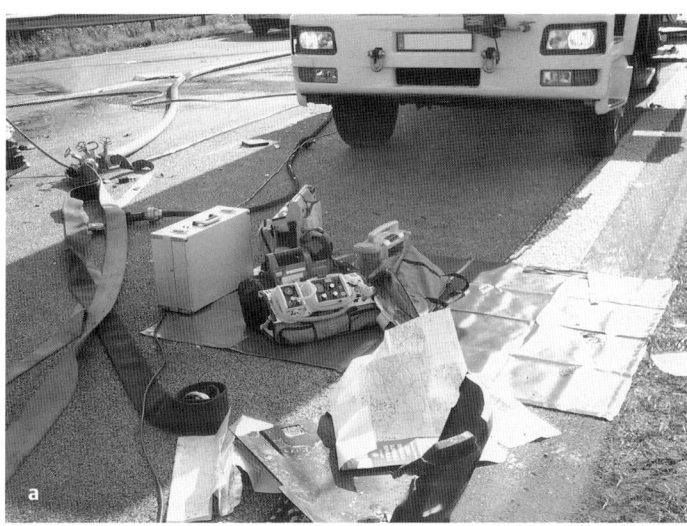

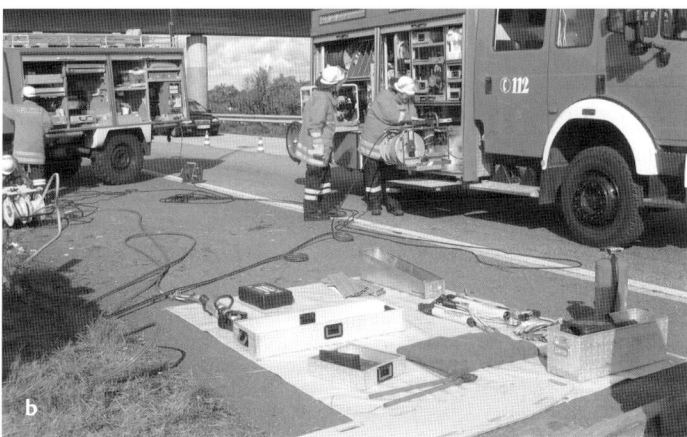

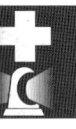

Frage 89

? Was ist die primäre Aufgabe der Polizei bei einem Verkehrsunfall, bei dem die Feuerwehr und der Rettungsdienst im Einsatz sind? Wo sehen Sie mögliche Probleme?

! Sichern der Unfallstelle, Rekonstruktion des Unfallherganges. Um den fließenden Verkehr nicht zu stark zu behindern, erfolgen oft nur beschränkte, kurzzeitige Absperrungen.

i *Die Polizei hat bei einem Verkehrsunfall mehrere Aufgaben: Zum einen steht die Beweissicherung und Rekonstruierung des Unfallherganges im Vordergrund, zum anderen ist die Polizei auch zuständig für den reibungslosen Ablauf der Rettungsmaßnahmen. Dazu gehört unter anderem auch die Absicherung der Unfallstelle. Hier kann es zu Konflikten kommen, da vor allem auf viel befahrenen Straßen die Polizei den Verkehr gerne einge-*

schränkt weiter fließen lässt, was einer sicheren Rettung nicht zuträglich ist.

Frage 90

? Absicherung von Unfallstellen: Wie sollten die Fahrzeuge möglichst taktisch sinnvoll aufgestellt werden?

! Sichern der Unfallstelle durch Aufstellen von großen Fahrzeugen am Anfang des Schadensereignisses.

i *Vor allem bei Verkehrsunfällen, bei deren Rettung die Feuerwehr beteiligt ist, empfiehlt es sich, ein möglichst großes Fahrzeug vor die Unfallstelle zu stellen, um sie einerseits vor Blicken, andererseits auch vor Sekundärschäden durch in die Unfallstelle fahrende Fahrzeuge zu schützen.*

1.10 Einsatztaktik bei einem Massenanfall von Verletzten bzw. akut Erkrankten

Gilbert Heller

Frage 91

? Was kennzeichnet einen Massenanfall von Verletzten/Erkrankten (MANV)?

! Der Regelrettungsdienst wird dem Patientenaufkommen nicht gerecht.

i *Ein Massenanfall von Verletzten/Erkrankten ist dadurch gekennzeichnet, dass die regulären Kräfte des örtlichen Rettungsdienstes mit der Versorgung überfordert sind und über die Grenzen der anliegenden Gebiete hinaus Rettungskräfte hinzugezogen werden müssen.*

Frage 92

? Welche Strukturen stehen Ihnen bei einem Großschadensereignis zur Verfügung?

! Schnell-Einsatz-Gruppen (SEG), Krankenhausalarmpläne

i *Bei einem Großschadensfall werden neben dem Regelrettungsdienst Kräfte der Hilfsorganisationen und des Katastrophenschutzes alarmiert. Vor allem die Schnell-Einsatz-Gruppen (SEG) bringen Helfer, Material und Transportkapazitäten an die Einsatzstelle. Diese Strukturen sind regional sehr unterschiedlich ausgebaut und man tut als Notarzt gut daran, seine örtlichen Gegebenheiten zu kennen. In Analogie zur rettungsdienstlichen Vorbereitung auf den Großschadensfall müssen auch in aufnehmenden Krankenhäusern Alarmpläne vorgehalten und regelhaft beübt werden.*

Frage 93

? Worin besteht der Unterschied zwischen einem MANV und einer Katastrophe?

! Katastrophe bedeutet den Verlust von regionalen Organisationsstrukturen.

i *Bei einer Katastrophe geht man vom Verlust der Funktionsfähigkeit von Teilen des öffentlichen Lebens aus. Hier ist überregionale, zum Teil auch internatonale Hilfe notwendig. Die Hilfe besteht nicht nur aus medizinischer und technischer Hilfeleistung, sondern vor allem in der Wiederherstellung von Infrastrukturen und sozialen Funktionen.*

Frage 94

? Erläutern Sie den Unterschied zwischen Individual- und Massenmedizin in der Erstversorgung.

! – Individualmedizin: Konzentration der Optimaltherapie auf einen bedürftigen Patienten.
– Massenmedizin: Versorgung von vielen Verletzten unter in Kaufnahme einer Minderversorgung und Schädigung Einzelner.

i *Bei einem Massenanfall von Verletzten kann man dem Individuum nicht mehr die optimale medizinische Hilfe zuteil werden lassen, da dies Personal und Material binden würde, die zur Versorgung von anderen Hilfsbedürftigen benötigt wird. Hier steht die ausreichende Grundversorgung des Patientenkollektivs als Behandlungsziel im Vordergrund.*

Tabelle 1.4 Beispiel für Triage-Kategorien. Beim Manchester-Triage-System wird die Dringlichkeit der Behandlung anhand von Leitsymptomen eingeschätzt und die Patienten werden einer von 5 Gruppen zugeordnet

Gruppe	Bezeichnung	Farbe	Maximale Wartezeit
1	sofort	rot	0 Minuten
2	sehr dringend	orange	10 Minuten
3	dringend	gelb	30 Minuten
4	normal	grün	90 Minuten
5	nicht dringend	blau	120 Minuten

Frage 95

? Wie bezeichnet man die Kategorisierung von Patienten bei einem Massenanfall von Verletzten?

! Triage.

i *Unter Triage versteht man die Einteilung der bei einem Großschadensereignis anfallenden Patienten in Sichtungskategorien. Die Kategorisierung hinsichtlich der Behandlungs- und/oder Transportpriorität hat das Ziel, dass möglichst viele Personen das Ereignis mit möglichst wenig Schaden überstehen.*

Frage 96

? Welche Möglichkeiten kennen Sie, die bei einem MANV anfallenden Patienten zu kennzeichnen und zu dokumentieren? Warum ist die Dokumentation sinnvoll?

! **Für den Großschadensfall stehen regional unterschiedliche Systeme zur Erfassung und Dokumentation der Patienten zur Verfügung. Allen gemeinsam ist die farbige Abstufung der Triage-Kategorien (Tab. 1.4). Die Dokumentation sollte schon vom ersten eintreffenden Notarzt begonnen werden. Gerade bei Großschadensfällen gibt es im Einsatzverlauf häufig Nachfragen über das Schicksal einzelner Betroffener. Eine frühzeitig begonnene Dokumentation erleichtert die Suche nach Verletzten und ist unentbehrlich für die Planung von weiteren Behandlungskapazitäten in Krankenhäusern.**

Frage 97

? Es gibt zwei grundsätzlich verschiedene Behandlungsmethoden bei der Organisation eines MANV: Erläutern Sie diese im Ansatz und nennen Sie Vor- und Nachteile.

! **„Stay and play" versus „load and go".**

i *Möglichkeit eins: Triage und Erstversorgung vor Ort. Möglichkeit zwei: sofortiger Abtransport aller (unversorgten) Patienten in verschiedene Krankenhäuser. Bei der hierzulande propagierten ersten Möglichkeit werden Patienten erstbehandelt und anschließend koordiniert in ein geeignetes Krankenhaus gebracht. Die Aufteilung von Patienten nach Verletzungsschwere und Zustand sowie die Information an die aufnehmenden Krankenhäuser sollen eine reibungsarme Weiterbehandlung ermöglichen. Aufgrund der fehlenden Strukturen in den meisten Krankenhäusern für ein Eintreffen von vielen unbehandelten Patienten besteht die Gefahr, das Chaos einer Unfallstelle in das Krankenhaus zu verlegen, ohne den Patienten eine realistische Chance auf eine Behandlung zu geben.*

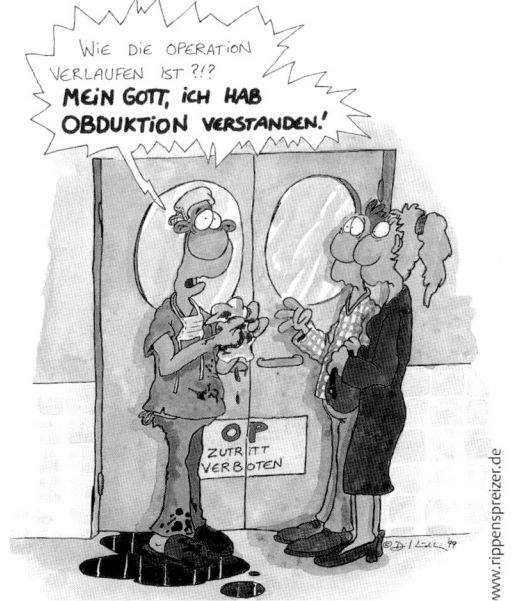

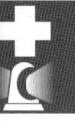

Frage 98

? Welche Aufgaben hat ein Leitender Notarzt (LNA) bei einem Großschadensfall?

! Der LNA koordiniert die Rettungsmaßnahmen und leitet die Patientenströme. Er ist die Schnittstelle zu anderen an dem Einsatz beteiligten Organisationen und ggf. zur Öffentlichkeit.

Frage 99

? Welche Aufgaben hat der Organisatorische Leiter Rettungsdienst (OrgL)?

! Der OrgL unterstützt den LNA bei logistischen Aufgaben und koordiniert in Absprache mit dem LNA die Rettungskräfte. LNA und OrgL bilden eine taktisch-funktionelle Einheit.

Frage 100

? Wie ist der Großschadensfall in Ihrem Krankenhaus geregelt?

! Die Vorhaltung eines funktionierenden Krankenhausalarmplanes ist in den meisten Bundesländern gesetzlich vorgeschrieben.

i *Jedes Krankenhaus muss einen Krankenhausalarmplan vorhalten, in dem die Bewältigung von internen und externen (Groß-)Schadensfällen vorbereitet und dargelegt sein soll. Im Rahmen der Möglichkeiten des Krankenhauses sind hier Strukturen und Abläufe niedergeschrieben, die im Schadensfall greifen können. Es besteht ebenfalls die Verpflichtung, diesen Alarmplan regelmäßig zu beüben.*

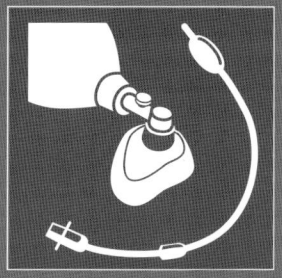

Airway-Management, Narkose, Reanimation

Arnd Timmermann

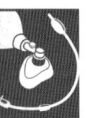

Frage 101

? Welche Techniken zur Freihaltung der Atemwege beim spontan atmenden Patienten mit Verlegung der oberen Atemwege kennen Sie?

! – Inspektion der Mundhöhle,
– Entfernen von Fremdkörpern,
– Überstrecken des Kopfes,
– ggf. Einlegen eines Wendl-Tubus.

i *Zuerst werden die Mundhöhle und – soweit einsehbar – der Pharynx inspiziert und ggf. vorhandene Fremdkörper entfernt. Dann sollte ein Überstrecken des Kopfes bei gleichzeitigem Anheben des Kinns erfolgen (Vorsicht bei vermuteter instabiler HWS!). Sollte dies nicht ausreichend sein, so kann der Esmarch-Handgriff zum Einsatz kommen, bei dem der Unterkiefer vor den Oberkiefer geschoben wird. Als weiteres Hilfsmittel kann ein Wendl-Tubus eingelegt werden.*

Frage 102

? Welche Methoden der Sauerstoff-Gabe kennen Sie?

! Sauerstoff kann prinzipiell über eine O_2-Maske, eine O_2-Brille oder über eine Gesichtsmaske appliziert werden.

Frage 103

? Wie viel Prozent Sauerstoff befinden sich in der Einatemluft, wenn 100 % O_2 über eine Puritanmaske mit einem Flow von 8 l insuffliert werden?

! Der O_2-Gehalt in der Einatemluft beträgt dann ca. 40 %.

i *Inspiratorische Sauerstoffkonzentrationen von mehr als 40 % sind durch Nasensonden oder Gesichtsmasken kaum zu erreichen. Gründe dafür sind einerseits unzureichend abdichtende Gesichtsmasken und andererseits der begrenzte O_2-Flow, der bei üblichen Gasdurchflussröhren maximal 15 l/min beträgt. Da der maximale Inspirationsflow des erwachsenen Menschen weit höhere Werte erreicht, kommt es immer zur Beimischung von Raumluft. Diese ist umso höher, je größer inspiratorischer Sog (= maximaler Inspirationsflow), Atemfrequenz und Atemzugvolumen des Patienten sind. Durch dicht abschließende Masken und Verwendung von gesichtsnahen Sauerstoffreservoirs kann die Beimischung von Raumluft zwar reduziert, aber nicht vollständig verhindert werden.*

Frage 104

? Gibt es Kontraindikationen für eine O_2-Gabe?

! Abgesehen von sehr seltenen Konstellationen, z. B. der längerfristigen Beatmung eines Früh- oder Neugeborenen, sollte dem Patienten bei Bedarf immer ausreichend Sauerstoff angeboten werden. Der sehr seltene Fall, dass O_2 einen Atemstillstand beim COPD-Patienten hervorrufen könnte, steht deutlich im Hintergrund in Anbetracht der Vorteile einer O_2-Gabe. In der Notfallmedizin werden solche Patienten zudem engmaschig überwacht, so dass ein möglicher Atemstillstand sofort erkannt und behandelt werden kann.

i *Zu beachten sind die Kontraindikationen für die Beatmung mit hohen O_2-Konzentrationen: Bei Patienten mit starker bronchialer Sekretion kann es durch Verschluss der Bronchiolen mit Sekret und konsekutivem Ausschluss abhängiger Alveolarregionen von der Ventilation zu einer gravierenden Ausbildung von Resorptionsatelektasen kommen. Eine verminderte Hyperoxietoleranz ist nach stattgehabter Säureaspiration, schweren entzündlichen Alterationen des Lungenparenchyms, bei prämaturen Neonaten und bei Patienten unter Chemotherapie mit Bleomycin und Mitomycin anzunehmen.*

Frage 105

? Wie führen Sie eine Präoxygenierung durch?

! Für die Präoxygenierung wird 100 % Sauerstoff über eine vollständig abschließende Gesichtsmaske mit einem Flow von ≥ 8 l/min oder über ein O_2-Demand-Ventil über einen Zeitraum von ≥ 3 Minuten appliziert. Dabei muss darauf geachtet werden, dass keine Nebenluft durch den eventuell nicht verschlossenen Rand der Gesichtsmaske eindringt und die O_2-Konzentration vermindert.

i *Vor jeder Intubation sollte, wenn möglich, immer 100 % Sauerstoff verabreicht werden, um die Sauerstoffreserven des Organismus vor der Apnoephase maximal aufzufüllen. Wesentliche Bedeutung hat hierbei die O_2-Speicherkapazität der Lungen. Gegenüber der Atmung von Raumluft steigt der intrapulmonale Sauerstoffvorrat bei Atmung von 100 % Sauerstoff etwa um das Fünffache an.*

Frage 106

? Wie erkennen Sie, ob die Präoxygenierung ausreichend durchgeführt wurde?

! Die Präoxygenierung wurde ausreichend durchgeführt, wenn die endexspiratorische Sauerstofffraktion (F_eO_2) > 0,8 ist.

i *Bei optimaler Präoxygenierung beträgt die Apnoetoleranz eines Erwachsenen rechnerisch etwa 10 Minuten (in praxi ca. 6 – 8 Minuten).*

Frage 107

? Wie lange dauert es bei einem lungengesunden Patienten, bis die arterielle Sauerstoffsättigung (S_aO_2) während Apnoe von 98 % auf 90 % fällt, wenn *nicht* präoxygeniert wurde?

! Unter Normoxie beträgt der effektive O_2-Pool bei lungengesunden, 70 kg schweren Erwachsenen ca. 160 ml. Bei einem durchschnittlichen O_2-Verbrauch von ca. 250 ml/min dauert es ca. 40 Sekunden, bis die S_aO_2 auf 90 % abfällt. Dabei ist zu beachten, dass die peripher gemessene partielle Sauerstoffsättigung (S_pO_2) eine zeitliche Latenz (entsprechend der jeweiligen Kreislaufzeit) zur zentralen S_aO_2 aufweist.

i *Ein Abfall der arteriellen Sauerstoffsättigung im Blut (Desaturation) ist immer eine vital bedrohliche Situation, die innerhalb kürzester Zeit erkannt und behandelt werden muss. Die nichtinvasive Messung der funktionellen (partiellen) Sauerstoffsättigung S_pO_2 mittels Pulsoxymetrie ist daher unverzichtbar. Zu beachten ist, dass die S_pO_2 bei Werten < 70 % nicht mehr gut mit der S_aO_2 korreliert.*

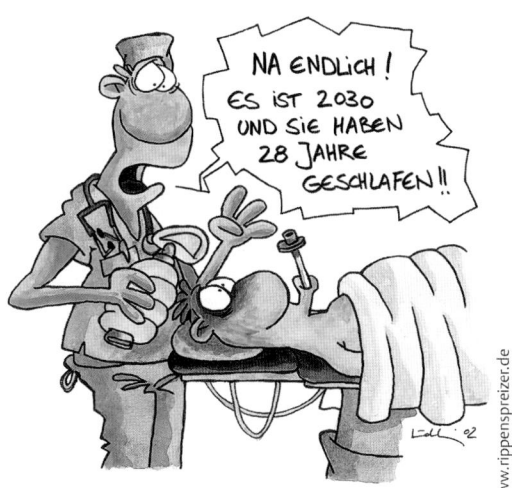

GEMEINE NARKOSEWITZE

© www.rippenspreizer.de

Frage 108

? Wie lange dauert es bei einem lungengesunden Patienten, bis die S_aO_2 während Apnoe abfällt, wenn präoxygeniert wurde?

! Durch eine suffizient durchgeführte Präoxygenierung kann der effektive O_2-Pool auf ca. 2450 ml erhöht werden. Dadurch kann die Zeit bis zum Abfall der S_aO_2 über 9 Minuten betragen.

i *Die kritische Grenze der arteriellen Sauerstoffsättigung liegt bei ca. 75 % und wird bei einem pulmonalen Sauerstoffgehalt von etwa 5 % unterschritten. Der verfügbare Sauerstoffspeicher berechnet sich nach:*

Reserve O_2 = FRC × (Konz. O_2 Norm – Konz. O_2 Apnoe)

Unter Spontanatmung bei Raumluft beträgt die pulmonale Sauerstoffkonzentration durchschnittlich etwa 13 %. Damit errechnet sich für einen Erwachsenen mit einer FRC von 3000 ml eine Reserve von:

Reserve O_2 = 3000 ml × (0,13 – 0,05) = 240 ml

Bei einem Sauerstoffverbrauch in Ruhe von 250 ml/min ist diese Reserve bereits nach etwa einer Minute verbraucht!

Durch Präoxygenierung mit einer inspiratorischen Sauerstoffkonzentration von 1,0 lässt sich die nutzbare Sauerstoffreserve deutlich steigern. Statt 13 % enthält die Lunge jetzt etwa 88 % Sauerstoff. Damit ergibt sich eine Sauerstoffreserve von:

Reserve O_2 = 3000 ml × (0,88 – 0,05) = 2490 ml

Frage 109

? Wie halten Sie die Gesichtsmaske, wenn Sie damit beatmen wollen?

! Mit dem C-Griff.

i *Der kleine Finger liegt hinter dem Kiefergelenk, Ring- und Mittelfinger auf dem Unterkiefer, Daumen und Zeigefinger umschließen die Maske im sogenannten „C-Griff" (Abb. 2.1). Dabei wird der Unterkiefer in die Gesichtsmaske angehoben. Der C-Griff bewirkt durch leichten Druck, dass keine Luft zwischen Gesicht und Maske entweichen kann.*

Frage 110

? Wie erkennen Sie eine suffiziente Maskenbeatmung?

! – Kein hörbarer Luftausstrom zwischen Gesicht und Maske,
– sichtbare Thoraxexkursionen,
– rechtwinklige Kurve in der Kapnographie mit Erreichen eines endexspiratorischen Plateaus.

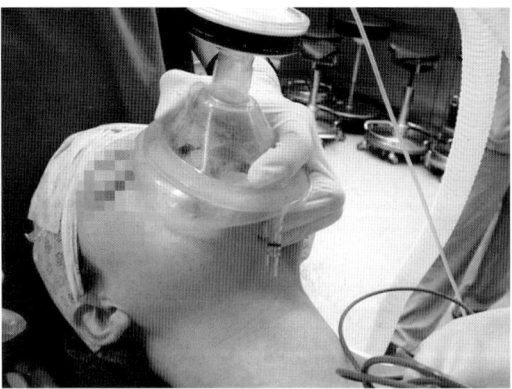

Abb. 2.1 C-Griff: Fixierung der Gesichtsmaske mit Daumen und Zeigefinger, unterstützt durch Mittel-, Ring- und Kleinfinger.

Frage 111

? Wie hoch muss das Tidalvolumen sein, bevor bei einem erwachsenen Patienten Thoraxexkursionen sichtbar werden?

! Ab ca. 300 ml inspiratorischem Tidalvolumen wird eine Thoraxbewegung sichtbar.

Frage 112

? Nennen Sie Prädiktoren für eine schwierige Maskenbeatmung.

! Zu den anatomischen Prädiktoren einer schwierigen Maskenbeatmung gehören:
– ein Body-Mass-Index > 27 kg/m²,
– Schnarchen in der Anamnese,
– fehlende Zähne,
– Alter > 55 Jahre,
– Bartträger,
– Pathologien im Bereich der oberen Luftwege.

Frage 113

? Beschreiben Sie den Circulus vitiosus der schwierigen Maskenbeatmung.

! Ein Atemwegsdruck über dem Verschlussdruck des oberen und unteren Ösophagussphinkters führt zu einer Insufflation von Luft in den Magen. Dies bewirkt eine Ausdehnung des Magenvolumens und einen Anstieg des intragastralen Druckes, wodurch das Zwerchfell nach kranial verschoben wird. Dies wiederum führt zu einer Minderbewegung der Lungen und zu einer Verminderung der respiratorischen Compliance.

Frage 114

? Wie verhält sich der ösophageale Verschlussdruck in der Reanimationssituation? Welche Konsequenzen ergeben sich daraus?

! Der ösophageale Verschlussdruck fällt im Kreislaufstillstand rapide bis auf < 5 cmH₂O ab. Das bedeutet, dass bei Maskenbeatmung oder Fehllage eines supraglottischen Atemwegs der Magen sehr schnell insuffliert wird und es zum o. g. Circulus vitiosus kommt. Dies kann wiederum zur Regurgitation und Aspiration von Mageninhalt führen.

Frage 115

? Nennen Sie potenzielle Vorteile der endotrachealen Intubation (ETI) gegenüber der Maskenbeatmung.

! Die endotracheale Intubation ermöglicht:
– die Sicherung und den Erhalt eines offenen Atemweges,
– einen weitgehenden Schutz vor Aspiration,
– die Beatmung mit positivem Druck,
– die Beatmung mit kontrollierter FiO_2,
– die Applikation von PEEP,
– die tracheale Absaugung und Bronchialtoilette,
– die Applikation von Medikamenten.

i *Die endotracheale Intubation bietet bei der Versorgung respiratorisch insuffizienter Patienten vielfältige Vorteile: Die Atemwege werden gesichert offen gehalten, die Beatmung kann über einen Respirator erfolgen, die Oxygenierung wird durch Applikation einer FiO_2 von 1,0 optimal gewährleistet, die Ventilation lässt sich genau nach den Bedürfnissen des Patienten einstellen und nach erfolgreicher Platzierung herrscht zunächst ein Aspirationsschutz. Weiterhin besteht die Möglichkeit der Beatmung mit hohen inspiratorischen Atemwegsdrücken, wie es zum Beispiel bei einem schweren Lungentrauma notwendig sein kann. Die Applikation von erhöhtem positivem endexspiratorischem Druck ist problemlos möglich. Pulmonale Sekrete können effektiv abgesaugt werden. Die Insufflation von Luft in den Magen wird unter Verwendung blockbarer endotrachealer Tuben verhindert.*

Frage 116

? Welches Equipment benötigen Sie, wenn Sie eine ETI durchführen wollen?

! – Beatmungsgerät, Beatmungsbeutel, Funktionsprüfung,
– O_2-Versorgung, Prüfung ob ausreichend O_2 zur Verfügung steht,
– laufende Absaugvorrichtung, Katheter verschiedener Größen,
– Gesichtsmasken, Guedel- und Wendl-Tuben in verschiedenen Größen,
– Laryngoskop mit verschiedenen Spateln unterschiedlicher Größe,
– Endotrachealtuben in verschiedenen Größen,
– Führungsstab, Magill-Zange,
– beschriftete, aufgezogene Medikamente zur Narkoseeinleitung,
– Standardmonitoring (EKG, RR, SpO_2),
– mindestens eine alternative Methode zur Sicherung der Atemwege.

i Die Intubation sollte prinzipiell nur bei einem ausreichend narkotisierten Patienten durchgeführt werden. Da die Laryngoskopie einen massiven Schmerzreiz darstellt, ist eine suffiziente Analgesie erforderlich. Ist die Narkose unzureichend, kann es neben Würgen und Erbrechen zu einem Bronchospasmus und Laryngospasmus kommen. Dies erschwert die Intubation und gefährdet den Patienten.

Frage 117

? Wie lange sollte die Durchführung einer laryngoskopischen Intubation maximal im Notfall dauern?

! Nach den Richtlinien des European Resuscitation Council sollte die Durchführung einer laryngoskopischen Intubation nicht mehr als 30 Sekunden dauern.

i Kann die Intubation innerhalb dieser Zeit nicht durchgeführt werden, sollte entweder die Maskenbeatmung bis zu einem weiteren Intubationsversuch fortgeführt oder der Einsatz einer supraglottischen Atemwegshilfe erwogen werden.

Frage 118

? Welches sind die sicheren und schnell erkennbaren Zeichen einer trachealen Intubation?

! Zwei Zeichen sind hier zu nennen:
– die laryngoskopische Kontrolle der korrekten Lage des Tubus zwischen den Stimmbändern durch einen Facharzt für Anästhesiologie,
– die wiederholbare, stabile Bestimmung des CO_2 in der Exspirationsphase durch Kapnographie.

i Als weitere sichere Zeichen gelten die fiberoptische Lagekontrolle und radiologische Verfahren (CT, MRT), die aber in der Regel nicht unmittelbar zur Verfügung stehen. Andere Verfahren, wie beispielsweise die Messung der inspiratorischen Änderung der Thoraximpedanz über Defibrillationselektroden, sind noch im Stadium der Erprobung.

Frage 119

? Wie stellen Sie das Beatmungsgerät unmittelbar nach erfolgter Intubation bei einem 70 kg schweren Patienten mit Verdacht auf Schädel-Hirn-Trauma (SHT) ein (FiO_2, AF, V_T, I:E, P_{max})?

! Ziel der Ventilation sollte eine maximale Sauerstoffversorgung des Patienten bei gleichzeitiger Normoventilation sein. Dazu werden die Werte für die Beatmungsparameter folgendermaßen eingestellt:
– $F_IO_2 = 1,0$,
– Atemfrequenz = 12 – 15/min,
– Atemzugvolumen = 6 ml/kg (= 420 ml),
– I:E-Verhältnis = 1:1 bis 1:2,
– PEEP = mindestens 5 mbar.

Frage 120

? Welche Beatmungsparameter kontrollieren Sie bei der Beatmung?

! – die partielle Sauerstoffsättigung (S_pO_2: 96 – 98 %),
– den endexspiratorischen CO_2-Partialdruck ($p_{et}CO_2$: Normoventilation um 35 mmHg),
– den oberen Beatmungsdruck (sollte 30 mbar nicht übersteigen),
– den unteren Beatmungsdruck (sollte als Diskonnektionsalarm über dem PEEP-Niveau eingestellt werden),
– das exspiratorische Atemminutenvolumen (sollte dem inspiratorischen AMV entsprechen).

Frage 121

? Nennen Sie Prädiktoren für die schwierige Laryngoskopie (Werte für Erwachsene).

! Zu den Prädiktoren einer schwierigen Laryngoskopie gehören:
– ein thyreomentaler Abstand < 6,5 cm (Patil-Zeichen),
– eine Mundöffnung < 4(– 6) cm,
– eine Unterkiefer-Protusion < 5 mm
– ein Mallampati-Score > 2,
– lange Zähne, fehlende Frontzähne,
– ein kurzer, dicker Hals,
– eine eingeschränkte Beweglichkeit der HWS oder der Kiefergelenke (rheumatoide Erkrankungen),
– Tumoren, Entzündungen oder Blutungen in Bereich der oberen Atemwege,
– der wichtigste Prädiktor ist die stattgehabte schwierige Intubation.

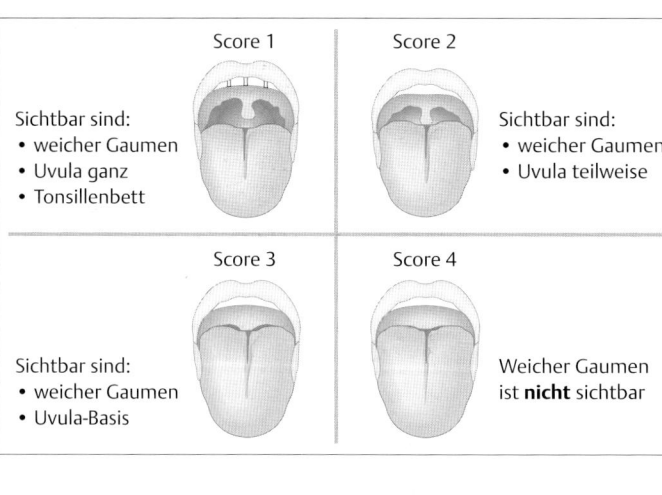

Abb. 2.2 Mallampati-Klassifikation (Score von 1 – 4) (Quelle: Hofstetter. In: Dörges et al. 2010).

Score 1

Sichtbar sind:
• weicher Gaumen
• Uvula ganz
• Tonsillenbett

Score 2

Sichtbar sind:
• weicher Gaumen
• Uvula teilweise

Score 3

Sichtbar sind:
• weicher Gaumen
• Uvula-Basis

Score 4

Weicher Gaumen ist **nicht** sichtbar

---

i *Das Patil-Zeichen entspricht dem Abstand zwischen der Spitze der Mandibula und der Incisura superior des Schildknorpels. Im Normalfall beträgt er mehr als 6,5 cm. Der Mallampati-Score wird am aufrecht sitzenden Patienten bei maximaler Mundöffnung und herausgestreckter Zunge ohne Phonation ermittelt. Erkennbar sein müssen die Uvula von Basis bis Spitze, die Hinterwand des Oropharynx sowie das Tonsillenbett (Abb. 2.2).*

Frage 122

? Welche Maßnahmen zur Verbesserung der Intubationsbedingungen kennen Sie?

! – **Verbesserung der räumlichen Situation (z. B. gut beleuchteter RTW versus Intubationsversuch im Freien),**
– **Vertiefung der Narkose,**
– **Einsatz von Muskelrelaxanzien,**
– **Verbesserung der Lagerung des Kopfes (z. B. verbesserte Jackson-Position, cave: HWS-Verletzungen),**
– **videoassistierte Laryngoskopie,**
– **Verwendung von kleineren/größeren Laryngoskopiespateln.**

i *Für die Intubation wird der Kopf des Patienten idealerweise durch Lagerung auf einem flachen Kissen anteflektiert und im Atlantookzipitalgelenk leicht überstreckt. In dieser als „verbesserte Jackson-Position" bezeichneten Lagerung nähert sich bei der Laryngoskopie die orale Sichtachse den laryngealen und pharyngealen Achsen an, so dass eine gute Sicht auf den Kehlkopf und die Stimmritze besteht (Abb. 2.3).*

Frage 123

? Nennen Sie typische Komplikationen, die bei mehrfachen Intubationsversuchen entstehen können.

! **Neben den primären traumatischen Schädigungen der oberen Atemwege (Zahn-, Schleimhaut-, Weichteil- und laryngeale oder pharyngeale strukturelle Verletzungen) sind es vor allem die sekundären Komplikationen, die den Patienten längerfristig schädigen können. Dazu zählen eine erhöhte Inzidenz an Regurgitationen und Aspirationen, hypoxämischen Phasen und schweren Kreislaufdepressionen bis hin zum Herz-Kreislauf-Stillstand.**

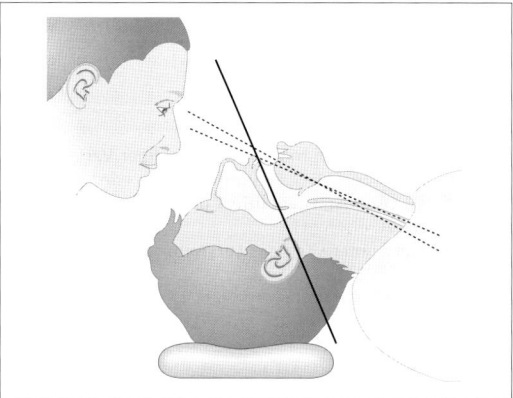

Abb. 2.3 Durch Überstrecken des Kopfes in verbesserter Jackson-Position verbessert sich die Sicht auf den Kehlkopf und die Stimmritze (Quelle: Adams et al. 2007).

? Welche Alternativen zur endotrachealen Intubation kennen Sie?

! – Supraglottische Atemwegshilfen (z. B. Larynxmaske, Intubationslarynxmaske, ösophageale Verschlusstuben),
– Atemwegssicherung durch Koniotomie.

i *Nach einem gescheiterten Intubationsversuch sollte sich die Ventilation über eine Maskenbeatmung unmittelbar anschließen. Alternativ hierzu können auch supraglottische Atemwegshilfen verwendet werden, die nicht unter Sicht in die Luftröhre vorgeschoben werden müssen. Hierzu zählen der Larynxtubus, die Larynxmaske (z. B. die LMA Classic, LMA Proseal oder LMA Supreme) sowie die Intubationslarynxmaske (z. B. LMA Fastrach). Eine andere Alternative stellen die ösophagealen Verschlusstuben da, die eine Ventilation zwischen dem pharyngealen und ösophagealen Cuff ermöglichen. Hierzu gehören der Larynxtubus, der Combitubus und der Easytubus.*

Kann der Patient weder endotracheal intubiert noch über Maske oder einen supraglottischen Atemweg beatmet werden („Cannot intubate, cannot ventilate"-Situation), besteht die Indikation zur Durchführung einer notfallmäßigen Koniotomie.

? Beschreiben Sie, wie es beim Einsatz eines Larynxtubus (LT) möglicherweise zu einer Luftinsufflation in den Magen, Regurgitation und Aspiration kommen kann.

! Eine Luftinsufflation in den Magen kann dadurch entstehen, dass der Larynxtubus nicht weit genug vorgeschoben wurde und der untere Cuff nicht im Ösophagus liegt. Dadurch wird der Beatmungsdruck ungeschützt auf den oberen Ösophagussphinkter appliziert. Somit wird es bei der Reanimation zwangsläufig zur Luftinsufflation kommen, da der ösophageale Verschlussdruck rapide abnimmt.
Kommt der untere Cuff auf Höhe des Larynx zu liegen, so kann dies zu einer Kompression der laryngealen Strukturen führen mit ggf. vollständiger Verlegung des Atemweges. Der Beatmungsdruck wird dann voll auf den Ösophagus appliziert und gleichzeitig die Ventilation erschwert.
Wenn der untere Teil des Larynxtubus abknickt, wird der distale Cuff im Larynx statt im Ösophagus platziert und geblockt. Kommt es nun durch die Fehllagen zur Luftinsufflation und Regurgitation, so muss dies zwangsläufig auch zu einer Aspiration führen, da der obere Cuff im Pharynx einen Abfluss nach oral verhindert.

? Wie erfolgt der Nachweis einer korrekt durchgeführten Notfallkoniotomie?

! Durch die Kapnometrie, die zumindest qualitativ zur Lagekontrolle herangezogen werden kann. Die hinweisenden Zeichen, wie Thoraxexkursionen oder hörbare Atemgeräusche, sind aufgrund des kleinen Tidalvolumens häufig nicht detektierbar.

i *Die Koniotomie sollte innerhalb von Stunden in eine chirurgische Tracheotomie überführt werden, da sonst Druckschäden am Ringknorpel entstehen. Alternativ ist der Patient oro- oder nasotracheal umzuintubieren.*

? Wie beatmen Sie einen Patienten mit einer Notfallkoniotomie?

! Aufgrund des sehr kleinen Tubusdurchmessers muss die Beatmung mit einer sehr hohen Frequenz und mit maximalem Inspirationsdruck (vor dem Tubus) erfolgen. Außerdem muss bei kompletter oberer Atemwegsobstruktion auf eine ausreichende Exspiration geachtet werden, um ein Barotrauma der Lungen zu verhindern.

? Welche Methoden zur Bestimmung des endtidalen CO_2 gibt es?

! – Qualitativer Nachweis mittels Indikator,
– quantitative Analyse mittels Kapnometrie.

i *Für den qualitativen Nachweis von CO_2 im Atemgas genügt ein spezielles Indikatorpapier, das mit der ausgeatmeten Atemluft in Kontakt gebracht wird. Durch chemische Analyse wird dabei vorhandenes Kohlendioxid im vorbeiströmenden Atemgas durch einen reversiblen Farbumschlag angezeigt. Während des Atemzyklus sind auf diese Weise die Inspirations- und Exspirationsphasen getrennt beurteilbar. Bei entsprechender Auslegung des Indikatorpapiers ist sogar eine semiquantitative Abschätzung der aktuellen CO_2-Konzentration des Atemgases über einen relativ weiten Bereich zwischen 0,03 und 5 Vol. % möglich.*

Die Kapnometrie misst den CO_2-Anteil in der Ausatemluft quantitativ in mmHg oder Volumenprozent. Bei der Kapnographie wird der Verlauf der CO_2-Abatmung zusätzlich graphisch dargestellt. Die Messung der CO_2-Konzentration erfolgt nach dem Prinzip der Infrarotspektroskopie. Hierbei wird Licht im Infrarotbereich mit einer Wellenlänge von 426 nm von einer Lichtquelle ausgesandt. In der Messkammer erfolgt die Absorption einer bestimmten Lichtmenge proportional zur Anzahl der vorhandenen CO_2-Gasmoleküle. Das nicht absorbierte Licht wird von einem Detektor erfasst und in ein elektrisches Signal umgewandelt. Für die spektroskopische Analyse der Atemgasproben gibt es 2 Verfahren: Bei den Hauptstrom- oder Inline-Kapnometern wird der Messsensor zwischen Tubus und Y-Stück des Beatmungssystems angebracht,

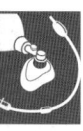

die Messung des CO_2-Anteils der Ausatemluft erfolgt somit direkt im Hauptstrom der Ausatemluft des Patienten. Im Gegensatz hierzu saugen die Nebenstrom- oder Side-Stream-Kapnometer einen Teil der Ausatemluft zum Sensor hin ab, die Analyse des Gases erfolgt dann patientenfern im Gerät.

Frage 129

? Welche Aussagen können Sie anhand der Kapnographie treffen?

! **Die kontinuierliche CO_2-Messung in der Atemluft ermöglicht Rückschlüsse auf die Ventilation, Zirkulation (Perfusion und Diffusion) sowie die Stoffwechselsituation des Patienten. Sind zwei der drei Systeme im Gleichgewicht, so erkennt man durch die Änderung des endexspiratorischen CO_2 eine Störung im dritten System.**

i *Die Messung des endexspiratorischen CO_2 unter den Bedingungen der Notfallmedizin ermöglicht:*
- *die Verifikation der intratrachealen Tubuslage,*
- *die Abschätzung der Effektivität der Thoraxkompression bei CPR,*
- *das Erkennen einer Tubusdislokation oder Diskonnektion,*
- *die adäquate Respiratoreinstellung (besonders wichtig bei Patienten mit Schädel-Hirn-Trauma),*
- *das unmittelbare Feststellen von Änderungen des HZV und der Lungenperfusion,*
- *die Beurteilung von Veränderungen im Metabolismus bei Erwärmung oder Kühlung.*

Frage 130

? Erläutern Sie den Zusammenhang zwischen der endtidalen CO_2-Konzentration und der Herz-Kreislauf-Funktion! Wie ist die Kapnometrie unter kardiopulmonaler Reanimation zu bewerten?

! **Das metabolisch anfallende CO_2 wird als Bikarbonat im Plasma zur Lunge transportiert und dort über die Alveolen abgeatmet. Ein verringertes Herzzeitvolumen, z. B. als Folge eines hypovolämischen Schocks, vermindert die Kapazität der Zirkulation, CO_2 zur Lunge zu transportieren. Es resultiert eine Verminderung des CO_2. Wenn die Zirkulation vollständig unterbrochen ist (Herz-Kreislauf-Stillstand), kann die Zirkulation der Lunge kein CO_2 mehr zuführen und es ist innerhalb kürzester Zeit kein CO_2-Anteil in der Ausatemluft mehr nachweisbar. Auch ein embolisches Geschehen in den Lungenarterien reduziert die Durchblutung der Lunge (Änderung des Ventilations-/Perfusionsverhältnis der Lunge). Somit nimmt der CO_2-Anteil der Ausatemluft proportional zur Größe der verschlossenen Areale ab. Die Kapnometrie liefert Informationen zur Beurteilung der Effektivität der kardiopulmonalen Reanimation: Durch die Herzdruckmassage wird ein Minimalkreislauf (ca. 20 % des Ruhe-HZV) erzeugt, bei dem wieder kapnometrisch CO_2 nachgewiesen werden kann.**

2.2 Analgesie, Sedierung, Narkose und Beatmung im Rettungsdienst

Frank Worthmann, Patrick Meybohm

Frage 131

? Welche verschiedenen Arten von akuten Schmerzen treffen Sie als Notarzt im Rettungsdienst an?

! **– Traumaschmerz,**
– Ischämieschmerz,
– Kolikschmerz,
– muskuloskeletaler Schmerz.

i *Die häufigsten Formen des akuten Schmerzes sind:*
- *Traumaschmerz (mit Gewebezerstörung): direkte Erregung von Nozizeptoren bei einer mechanischen, chemischen oder thermischen Gewalteinwirkung.*
- *Ischämieschmerz: Bei internistischen Patienten steht der durch Ischämie verursachte Schmerz im Vordergrund (z. B. akutes Koronarsyndrom, peripher arterielle Verschlusskrankheit, Lungenembolie).*
- *Kolikschmerz: Die wichtigsten Formen sind die Gallen- und Nierenkolik, die meist durch Steine ausgelöst werden.*
- *Muskuloskeletaler Schmerz: Erkrankungen und Degeneration des Stütz- und Bewegungsapparates gehören zu den häufigsten schweren gesundheitlichen Störungen des Menschen. Dieses Problem wird durch die zunehmende Überalterung unserer Gesellschaft dramatisch verstärkt.*

? Was ist eigentlich Narkose?

! – Bewusstseinsverlust,
– Schmerzausschaltung,
– Muskelentspannung,
– Reflexunterdrückung,
– Erinnerungsverlust.

i *Bei der Narkose handelt es sich im engeren Sinne um einen medikamentös induzierten kontrollierten Zustand der Bewusstlosigkeit, dem nach Bedarf weitere Komponenten beigefügt werden. Eine Narkose setzt sich typischerweise aus folgenden 5 Komponenten zusammen:*
– Bewusstseinsverlust (Hypnose),
– Schmerzausschaltung (Analgesie),
– Muskelentspannung (Relaxierung),
– Reflexunterdrückung (vegetative Dämpfung),
– Erinnerungsverlust (Amnesie).

Durch die Synergieeffekte der verwendeten Medikamente können die benötigten Dosierungen niedrig gehalten und dadurch die Nebenwirkungen reduziert werden. Anders verhält es sich bei den Mononarkosen.

? Welchen Einfluss haben Narkosemedikamente auf die vitalen Parameter?

! – Atemdepression,
– Aufhebung der Schutzreflexe,
– kardiovaskuläre Dysregulation.

i *Die für die Narkose notwendigen Medikamente, speziell Analgetika, Sedativa und Hypnotika, greifen in vitale Funktionen ein und führen zur Atemdepression, Aufhebung von Schutzreflexen und kardiovaskulären Dysregulation.*

? Nennen Sie allgemeine Ziele für eine präklinisch begonnene Narkose.

! – Sicherung der Atemwege durch endotracheale Intubation,
– Oxygenierung und Unterstützung der Vitalfunktionen durch kontrollierte Beatmung,
– Analgesie, Hypnose und Amnesie.

i *Diese Ziele und weniger spezielle Diagnosen stellen die Indikation zur Narkose im Rettungsdienst. Die Narkose ist somit ein komplexes Zusammenspiel mehrerer Einzelmaßnahmen, deren Indikationsstellung dann erfolgt, wenn die Therapieziele auf weniger invasivem Weg nicht erreicht werden können. Untersuchungen haben gezeigt, dass eine frühzeitige Narkoseeinleitung den weiteren Krankheitsverlauf in der Klinik positiv beeinflussen kann.*

? Welche speziellen Hauptindikationen gibt es aber dennoch für die Narkose im Rettungsdienst?

! – Polytrauma,
– Schädel-Hirn-Trauma,
– Thoraxtrauma,
– schwerer Schockzustand,
– ausgedehnte Verbrennungen,
– therapieresistenter Status asthmaticus,
– Status epilepticus.

i *Zur didaktischen Vereinfachung ist eine Orientierung an diesen Hauptdiagnosen sinnvoll. Grundsätzlich geben die Ziele einer Narkose die Indikation vor: Sicherung der Atemwege, Oxygenierung und Normokapnie, Analgesie und Hypnose.*

? Welche Voraussetzungen sollten Medikamente zur Narkose im Rettungsdienst erfüllen?

! – Kurze Halbwertzeit,
– gute Steuerbarkeit,
– geringe Nebenwirkungsrate,
– große therapeutische Breite.

i *Da kein Narkotikum all diese Anforderungen erfüllt, muss mit Medikamentenkombinationen gearbeitet werden. So werden aufgrund von Synergieeffekten geringere Dosierungen der einzelnen Medikamente benötigt und die Nebenwirkungen somit gering gehalten.*

? Mit welchen Substanzen wird eine Narkose durchgeführt?

! – Hypnotikum,
– Sedativum,
– Analgetikum,
– ggf. Muskelrelaxans.

i *Nach Präoxygenierung für 2 – 5 Minuten wird zunächst ein Analgetikum zur Analgesie (sekundär auch Sedierung) appliziert. Die Laryngoskopie stellt durchaus einen starken Reiz dar. Mittel der Wahl wäre z. B. Fentanyl 1 – 2 μg/kg. Die Narkoseinduktion wird dann mit einem Hypnotikum, z. B. Etomidat 0,2 – 0,3 mg/kg durchgeführt. Die Aufrechterhaltung der Narkose erfolgt mittels Sedativum, z. B. Midazolam 0,025 – 0,15 mg/kg, und repetitiver Gabe von Fentanyl 1 – 2 μg/kg. Falls zur Intubation ein Muskelrelaxans benötigt wird, empfiehlt sich Succinylcholin 1 – 1,5 mg/kg. Dies hat die schnellste Anschlagzeit und kürzeste Halbwertzeit.*

2.2

Analgesie, Sedierung, Narkose und Beatmung im Rettungsdienst

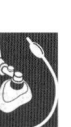
Frage 138

? Sie werden zu einem Patienten mit kolikartigen rechtsseitigen Oberbauchschmerzen gerufen. Nach eingehender Untersuchung mit Anamneseerhebung stellen Sie die Diagnose: Gallengangkolik. Für welches Analgetikum entscheiden Sie sich?

! **Metamizol 20 mg/kg, maximal 1,5 g.**

i *Metamizol hat nur eine begrenzte analgetische Potenz, ist aber von den Nicht-Opioiden am effektivsten. Im Gegensatz zu Morphin eignet es sich sehr gut bei kolikartigen Schmerzen. Cave: Blutdruckabfall bei Bolusapplikation.*

Frage 139

? Welche Nicht-Opioide werden bevorzugt bei Kindern eingesetzt?

! – **Paracetamol,**
– **Ibuprofen.**

i *Paracetamol ist als Suppositorium ein sicheres Analgetikum und Antipyretikum, insbesondere bei Kindern (Loading Dose 20 – 30 mg/kg rektal). Alternativ kann zur Analgesie Ibuprofen (10 mg/kg) als Saft mit Geschmacksverstärkern eingenommen werden.*

Frage 140

? Welche gängigen Opioidanalgetika im Rettungsdienst kennen Sie?

! – **Morphin,**
– **Piritramid,**
– **Fentanyl.**

i *Substanzen wie Morphin und Piritramid sind für die Analgesie im Rettungsdienst sinnvoll, aber wegen der längeren Dauer bis zum Wirkeintritt (5 – 10 Minuten) und der langen Dauer bis zum Wirkmaximum (20 Minuten) für die Einleitung einer präklinischen Narkose nur bedingt einsetzbar. Zur Narkose empfiehlt sich Fentanyl.*

Frage 141

? Wie würden Sie die analgetische Potenz dieser Medikamente in Relation zueinander setzen?

! **Morphin als Referenz-Opioid hat den Faktor 1. Im Vergleich dazu liegt Piritramid bei 0,7 und Fentanyl bei 100.**

i *Fentanyl hat eine bis zu 125-fach stärkere analgetische Potenz als Morphin. Die Anschlagzeit bis zum Wirkmaximum beträgt 4 – 5 Minuten, die Wirkdauer 20 – 30 Minuten. Fentanyl bewirkt eine starke Atemdepression. Narkoseeinleitung mit 0,1 – 0,3 mg (70-kg-Patient).*

Frage 142

? Welche Nebenwirkungen kennen Sie von Opioiden?

! – **Atemdepression,**
– **Sedierung,**
– **Spasmen der glatten Muskulatur,**
– **Übelkeit und Erbrechen,**
– **Histaminfreisetzung,**
– **Thoraxrigidität (hohe Dosierung),**
– **nur geringe Auswirkungen auf das kardiovaskuläre System: Bradykardien (Ökonomisierung der Herzarbeit) und hypotensive Kreislaufregulation.**

i *Eine hohe analgetische Potenz bedeutet auch ein erhöhtes Risiko für eine Atemdepression. Alle Opioide sind zentral wirksam und können Übelkeit und Erbrechen induzieren. Die Histaminfreisetzung ist bei Morphin ausgeprägter als bei den anderen Opiaten, aber insgesamt selten.*

Frage 143

? Sie kommen zu einem Patienten mit akutem Koronarsyndrom. Mit welchem Analgetikum behandeln Sie die Angina pectoris?

! **Mit einem Opiat. Erste Wahl ist Morphin 2 – 10 mg i. v.**

i *Morphin hat eine ausreichende analgetische Potenz bei mäßiger Atemdepression im Vergleich zu Fentanyl. Außerdem senkt es den Druck im kleinen Kreislauf und entlastet somit das Myokard.*

Frage 144

? Was verstehen Sie unter einem Ceiling-Effekt?

! **Die Dosissteigerung eines Medikaments führt zu keiner Steigerung der zu erzielenden Wirkung. Dafür kommt es aber zu einem Anstieg der Nebenwirkungen.**

i *Ein Ceiling-Effekt ist typisch für Partialagonisten wie Buprenorphin oder aber auch Tramadol. Die Steigerung der Dosierung führt nicht mehr zur besseren Analgesie, sondern eher zu Übelkeit und Erbrechen.*

Frage 145

? Welche verschiedenen Hypnotika und Sedativa werden im Rettungsdienst bevorzugt eingesetzt?

! – **Barbiturate,**
– **Etomidat,**
– **Benzodiazepine und**
– **Ketamin.**

i *Für die Sedierung gelten Benzodiazepine (Midazolam, Diazepam) und für die Narkoseeinleitung Thiopental und Etomidat als bevorzugte Substanzen. Ketamin nimmt als Analgosedativum eine Sonderstellung ein.*

Frage 146

? Sie kommen zu einem Verkehrsunfall. Der Patient ist eingeklemmt, ansprechbar, noch kreislaufstabil und gibt stärkste Schmerzen an. Wie würden Sie in dieser Situation die Analgesie durchführen?

! Mit Ketamin bzw. S-Ketamin.

i *Ketamin ist ein potentes Analgetikum, hat eine geringe hypnotische sowie eine sympathomimetische Wirkung, Spontanatmung und Reflexe bleiben erhalten, führt zur Bronchodilatation.*
Dosierung zur Analgesie: 0,125 – 0,5 mg/kg S-Ketamin.

Frage 147

? Warum wird beim Einsatz von Ketamin die Kombination mit Midazolam empfohlen?

! Zur Vermeidung von veränderter Sinneswahrnehmung und alptraumhaftem Empfinden.

i *Ketamin ist chemisch verwandt mit den Halluzinogenen. Das Racemat S-Ketamin hat zwar eine höhere Affinität zum NMDA-Rezeptor und dadurch eine deutlich geringere psychomimetische Wirkung. Dennoch empfiehlt sich immer die Kombination mit Midazolam (1 – 3 mg i. v.), um eine veränderte Sinneswahrnehmung bis hin zum alptraumhaftem Empfinden zu vermeiden. Midazolam verstärkt wie alle Benzodiazepine im zentralen Nervensystem die Wirkung des körpereigenen Überträgerstoffes GABA, der meist hemmend auf die Nervenzellen wirkt.*

Frage 148

? Welche Probleme könnten bei der Anwendung von Ketamin auftreten?

! – Sympathomimetische Wirkung (RR-Anstieg, HF-Anstieg),
– Hypersalivation,
– Hirndruckerhöhung.

i *Aufgrund der sympathomimetischen Wirkungen gelten Anwendungsbeschränkungen bei instabiler Angina pectoris, Myokardinfarkt, gesteigertem Hirndruck, Glaukom, perforierten Augenverletzungen und arteriellem Hypertonus (RR > 180/110 mmHg).*

Frage 149

? Warum könnte die Gabe von Opioiden bei eingeklemmten Personen problematisch sein?

! Bei schwierigem Zugang zu den Patienten führt die Opioid-induzierte Atemdepression zu Hypoxie und Hyperkapnie.

i *Patienten mit ausgeprägtem Verletzungsmuster benötigen wegen der Schmerzintensität eine suffiziente Analgesie. Opioide in diesen notwendigen Dosierungen führen zur Atemdepression. Da der Patient eingeklemmt ist und eine Befreiung oftmals schwierig ist und länger dauern kann, wäre der Patient dann durch eine Hypoxie und Hyperkapnie gefährdet.*

Frage 150

? Der Patient wurde befreit. Bei Ihrer anschließend durchgeführten Untersuchung ist der Patient hypoton, tachykard, das Becken instabil, beide unteren Extremitäten offen frakturiert und die Bauchdecke gespannt. Wie gehen Sie weiter vor?

! Diagnose Polytrauma. Entschluss zur Intubation und Durchführung einer Narkose:
– großlumige Zugänge legen,
– Narkoseeinleitung mit Etomidat 0,15 – 0,3 mg/kg und Fentanyl 0,1 – 0,2 mg,
– ggf. Relaxierung mit Succinylcholin 1,5 mg/kg,
– Aufrechterhaltung der Narkose mit Midazolam 5 – 15 mg und Fentanyl 0,1 – 1 mg i. v. fraktioniert.

i *Die Indikation zur Narkoseeinleitung bei Polytrauma ist abhängig vom Verletzungsmuster und Verletzungsgrad. Sie ergibt sich bei Gefährdung der Vitalfunktionen oder wenn eine ausreichende Analgesie nur durch Narkose zu erreichen ist. Eine prophylaktische Narkoseeinleitung kann notwendig sein, um bei Polytraumatisierten eine Hypoxie, Hyperkapnie und Aspiration zu vermeiden.*

Frage 151

? Welche Vorteile bietet Etomidat als Hypnotikum im Rettungsdienst?

! Geringe Auswirkungen auf den Kreislauf mit hoher therapeutischer Breite.

i *Etomidat ist ein Hypnotikum ohne analgetische Wirkung. Aufgrund seiner geringen kardiozirkulatorischen Nebenwirkung eignet es sich gerade bei hämodynamisch instabilen Patienten und kardialen Risikopatienten zur Narkoseeinleitung. Schlafeintritt nach 30 – 60 Sekunden, Schlafdauer 4 – 8 Minuten.*

Frage 152

? Welche Besonderheiten sind nach Etomidat-Injektion zu beobachten?

! Myoklonien.

i *Myoklonien sind eine häufige Nebenwirkung von Etomidat und dürfen nicht mit Krampfäquivalenten verwechselt werden. Sie werden durch eine Disinhibition des extrapyramidalen Systems ausgelöst.*

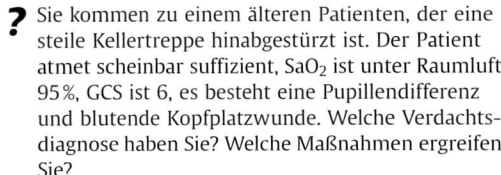
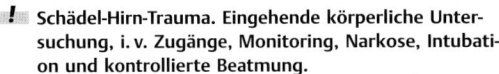

Frage 153

? Sie kommen zu einem älteren Patienten, der eine steile Kellertreppe hinabgestürzt ist. Der Patient atmet scheinbar suffizient, SaO_2 ist unter Raumluft 95 %, GCS ist 6, es besteht eine Pupillendifferenz und blutende Kopfplatzwunde. Welche Verdachtsdiagnose haben Sie? Welche Maßnahmen ergreifen Sie?

! **Schädel-Hirn-Trauma. Eingehende körperliche Untersuchung, i. v. Zugänge, Monitoring, Narkose, Intubation und kontrollierte Beatmung.**

Frage 154

? Wie führen Sie die Narkose durch?

! **– Narkoseeinleitung mit Hypnotikum (Etomidat), Analgesie (Fentanyl), ggf. Muskelrelaxation,**
– Oberkörperhochlagerung um ca. 30 Grad,
– Normoventilation bis geringe Hyperventilation (pCO_2 35 – 40 mmHg),
– niedriger PEEP (5 cm H_2O),
– engmaschig Blutdrucküberwachung.

i *Das traumatisierte Gehirn reagiert sensibel auf einen O_2-Mangel. Außerdem ist nach dem Schädel-Hirn-Trauma der Mechanismus der zerebralen Autoregulation gestört, d. h., die zerebrale Perfusion erfolgt linear zum zerebralen Perfusionsdruck. Mithilfe von Volumensubstitution und Vasopressoren (z. B. Noradrenalin) sollte ein mittlerer arterieller Druck von > 70 – 80 mmHg angestrebt werden. Ein hoher PEEP verhindert den venösen Rückstrom und steigert dadurch das zerebrale Blutvolumen, respektive den zerebralen Hirndruck.*

Frage 155

? Notfallpatienten gelten als nicht nüchtern und sind somit aspirationsgefährdet. Welche Maßnahmen ergreifen Sie zur Vermeidung einer Aspiration?

! **Ausreichende Präoxygenierung mit 100 % O_2, Oberkörperhochlagerung, funktionsbereite Absaugung, möglichst keine Maskenbeatmung, Krikoiddruck, Tubus nach Intubation sofort blocken, Medikamente mit schnellem Wirkungseintritt verwenden.**

i *Krikoiddruck ist eine manuelle Maßnahme, bei der der Kehlkopf nach dorsal gedrückt wird und so den Ösophagus komprimiert. Wenn sich eine Maskenbeatmung nicht vermeiden lässt, darf diese dann nur mit geringem Beatmungsdruck durchgeführt werden.*

Frage 156

? Welche typischen Nebenwirkungen können nach Succinylcholin auftreten?

! **– Herzrhythmusstörungen,**
– Hyperkaliämie,
– Anstieg des Augeninnendruckes,
– Kontrakturen.

i *Das depolarisierende Muskelrelaxans Succinylcholin führt an den nikotinergen Rezeptoren der muskulären Endplatte zu einem Depolarisationsblock (Muskelfaszikulationen nach Injektion).*
– Herz-Kreislauf-System: Sinusbradykardie, Sinus-Arrest, VES (Erregung kardialer muskarinerger Rezeptoren).
– Hyperkaliämie: innerhalb von 2 – 60 Tagen nach Injektion bei Patienten mit neuronaler Denervation, Verbrennungen III°, bettlägerigen Patienten.
– Intraokularer Druck: Kontraindikation bei Patienten mit Glaukom, offenen Augenverletzungen.
– Intrakranieller Druck: Vorsicht bei Patienten mit SHT, Gefahr der Hirndrucksteigerung.

Frage 157

? Welche Alternative gibt es zu dem depolarisierenden Muskelrelaxans Succinylcholin?

! **Nicht depolarisierende Muskelrelaxanzien, z. B. Rocuronium.**

i *Nicht depolarisierende Muskelrelaxanzien konkurrieren mit Acetylcholin (kompetitive Hemmung) um die Bindung am nikotinergen Rezeptor der postsynaptischen Membran. Sie sind von Vorteil wegen des geringeren Nebenwirkungsspektrums im Vergleich zu Succinylcholin bei vergleichbar kurzer Anschlagszeit (z. B. Rocuronium 0,6 – 0,9 mg/kg i. v.).*

Frage 158

? Sie kommen zu einer 80-jährigen Patientin, die gestürzt ist. Sie werden von der RTW-Besatzung zur Analgesie nachgefordert. Das Bein ist verkürzt und außenrotiert. Die Patientin gibt stärkste Schmerzen an. Wie gehen Sie vor?

! **Es handelt sich um eine Oberschenkelhalsfraktur. Nach Kreislaufmonitoring Analgesie mit S-Ketamin/Ketamin unter Sedierung mit Midazolam; alternativ auch Fentanyl 0,05 – 0,1 mg.**

i *S-Ketamin/Ketamin ist hier gut geeignet, da bei stärksten Schmerzen eine entsprechende Dosierung benötigt wird. Es ist in diesem Fall bezüglich Atemdepression die sichere Wahl. Dosis S-Ketamin: 0,25 – 0,5 mg/kg, Ketamin das Doppelte. Vorsicht bei Patienten mit kardialen Risikofaktoren. Die Dosis von Fentanyl im Rahmen einer Analgesie sollte bei älteren Patienten wegen der atemdepressiven Nebenwirkung reduziert werden.*

? Neben der intravenösen Verabreichung können Ketamin und Midazolam auch intramuskulär bzw. Midazolam allein auch nasal und rektal verabreicht werden. In welchen Situationen könnte einer dieser Applikationswege von Vorteil sein? Welchen Alternativzugangsweg gibt es darüber hinaus?

! **Schwierige Venenverhältnisse beim unruhigen Kind mit Mehrfachverletzungen oder Verbrennungen. Intraossärer Zugang als Alternative.**

i *Die Analgosedierung mit Midazolam und Ketamin kann im Notfall beim Kind/Erwachsenen mit schwierigen Venenverhältnissen auch intramuskulär erfolgen. Für die nasale Anwendung von Midazolam stehen kommerzielle Zerstäuber-Systeme zur Verfügung. Alternativ kann in dieser Situation die Anlage einer intraossären Kanüle in Betracht gezogen werden.*

? Unter welchen pathophysiologischen Bedingungen kann eine Beatmungsindikation gegeben sein?

! – **Oxygenierungsstörung,**
– **CO_2-Retention.**

? Durch welche Maßnahmen kann eine Verbesserung der Oxygenierung erreicht werden?

! – **Hohe inspiratorische O_2-Konzentration,**
– **PEEP und**
– **Verlängerung des Inspirations-Exspirations-Verhältnisses.**

? Wie verbessern Sie die alveoläre Ventilation?

! **Erhöhung des Atemminutenvolumens entweder durch Atemfrequenzerhöhung und/oder Erhöhung des Hubvolumens/Tidalvolumens.**

i *Eine Oxygenierungsstörung kann bedingt sein durch eine zu niedrige inspiratorische O_2-Konzentration, durch eine Verlängerung der Diffusionsstrecke über die alveolokapilläre Membran, durch ein Ventilations-Perfusions-Missverhältnis oder durch eine Erhöhung des Rechts-links-Shunts.*
CO_2-Retention: Die CO_2-Clearance wird durch die alveoläre Ventilation gesteuert. Eine zu geringe alveoläre Ventilation führt zur CO_2-Retention. Bewusstlosigkeit tritt ab einem pCO_2 von ca. 60 mmHg ein.

? Wie führen Sie die Grundeinstellung des Respirators durch?

! – **Atemhubvolumen:**   **6 – 10 ml/kg KG**
– **Atemminutenvolumen:**   **120 – 150 ml/kg KG**
– **Atemfrequenz:**   **10 – 14/min**
– **FiO_2:**   **40 – 100 %**
– **I:E-Verhältnis:**   **1 : 2**
– **PEEP:**   **5 – 10 cm H_2O**

i *Bei Zweifel über den Oxygenierungsgrad sollte die inspiratorische Konzentration immer 100 % betragen. Ein PEEP von 5 mmHg verhindert den alveolären Kollaps in der Exspiration und wirkt einer Atelektasenbildung entgegen. Das Inspirations-Exspirations-Verhältnis beträgt physiologischerseits 1:1,5. Eine Verlängerung der Inspiration ermöglicht die Verbesserung der Distribution des Atemgases.*

? Mit welchen Überwachungsmöglichkeiten führen Sie das Beatmungsmonitoring präklinisch durch?

! – **Pulsoxymeter,**
– **Druckmanometer und**
– **Kapnometrie.**

i *Mit der Pulsoxymetrie lässt sich der prozentuale Anteil von oxygeniertem Hämoglobin am Gesamthämoglobin erfassen.*
Der Beatmungsdruck wird mit dem Druckmanometer überprüft. Sehr wichtig: Ein Spitzendruck über 35 mbar sollte nicht überschritten werden wegen der Gefahr des Barotraumas. Zu niedrige Beatmungsdrücke weisen auf eine Diskonnektion oder einen Druckverlust im Cuff des Tubus hin.
Mittels der Kapnometrie wird die endexspiratorische CO_2-Konzentration ermittelt. Dieses Verfahren eignet sich sehr gut zur Lagekontrolle des Tubus: Bei ösophagealer Fehlintubation besteht kein CO_2-Rückfluss. Möglich ist auch eine Effizienzkontrolle der Beatmung (Hyperventilation).

? Sie kommen zu einem durch einen Verkehrsunfall polytraumatisierten Patienten. Sie entschließen sich zur Intubation. Die korrekte Tubuslage wurde kontrolliert. Kurze Zeit nach der Intubation wird der Patient tachykard, hypoton. Woran denken Sie?

! – **Volumenmangel,**
– **Spannungspneumothorax.**

2.2

Analgesie, Sedierung, Narkose und Beatmung im Rettungsdienst

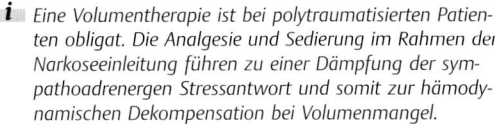

Frage 166

? Welche medikamentösen Maßnahmen führen Sie durch?

! **Volumentherapie.**

i *Eine Volumentherapie ist bei polytraumatisierten Patienten obligat. Die Analgesie und Sedierung im Rahmen der Narkoseeinleitung führen zu einer Dämpfung der sympathoadrenergen Stressantwort und somit zur hämodynamischen Dekompensation bei Volumenmangel.*

Frage 167

? Welche weiteren diagnostischen Überlegungen stellen Sie in dieser Situation an, welche Maßnahmen führen Sie durch?

! **Ausschluss Pneumothorax und Anlage einer Thoraxdrainage.**

i *Wenn auskultatorisch bei korrekt liegendem Tubus ein seitengetrenntes Atemgeräusch vorliegt, handelt es sich meistens um einen Spannungspneumothorax. Hierbei entweicht durch die Überdruckbeatmung Luft aus verletztem Lungenparenchym in den Pleuraspalt. Die Lunge kollabiert und im nächsten Schritt erfolgt eine Verlagerung des Mediastinums zur kontralateralen Seite mit der Folge, dass der venöse Rückstrom zum Herzen und damit das Herzzeitvolumen vermindert werden.*

Frage 168

? Sie wollen einen Patienten intubieren. Die Intubation gestaltet sich schwierig und muss erfolglos abgebrochen werden. Welche alternativen supraglottischen Atemwegshilfen gibt es?

! – **Larynxmaske,**
– **Intubationslarynxmaske,**
– **Larynxtubus**
– **Combitubus.**

i *Die Larynxmaske (Abb. 2.4 b) ist problemlos platzierbar, bietet aber keinen Aspirationsschutz.*
Bei der Intubationslarynxmaske (Abb. 2.4 c) kann über die liegende Maske intubiert werden. Die Intubation erfolgt letztendlich blind und setzt eine korrekte Platzierung der Larynxmaske voraus.
Der Larynxtubus (Abb. 2.4 d, e) wird ohne den Einsatz eines Laryngoskops blind in den Mund eingeführt und kommt dazu im Ösophagus zu liegen. Nach dem Blocken kann über den Beatmungsbeutel beatmet werden.
Der Combitubus (Abb. 2.4 a) wird genauso eingeführt wie der Larynxtubus. Er hat allerdings 2 Lumen und über das tracheal platzierte Lumen kann beatmet werden.

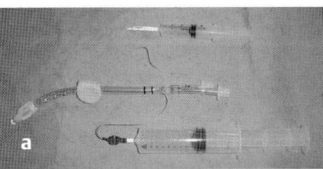
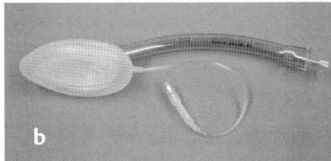
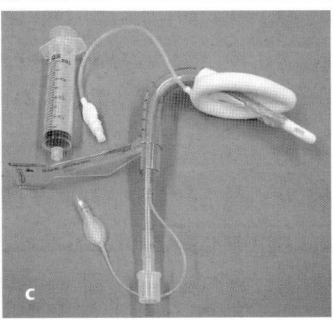
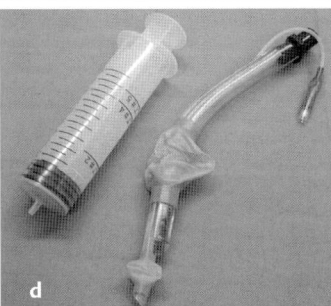
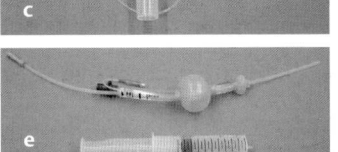

Abb. 2.4 Supraglottische Beatmungshilfen:
a ösophagotrachealer Combitubus,
b Larynxmaske „Classic" (Einmalartikel),
c Intubationslarynxmaske mit eingelegtem Endotrachealtubus (Einmalartikel),
d Larynxtubus mit Blockerspitze (Einmalartikel),
e Larynxtubus S mit integriertem zweitem Lumen zur Platzierung einer Magensonde (Magensonde eingelegt) und Blockerspitze (Einmalartikel) (Quelle: Dörges u. Byhahn. In: Scholz et al. 2008).

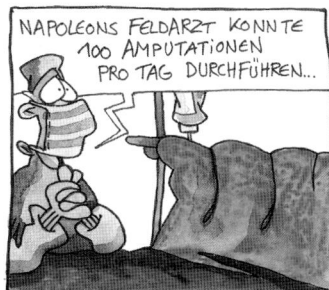
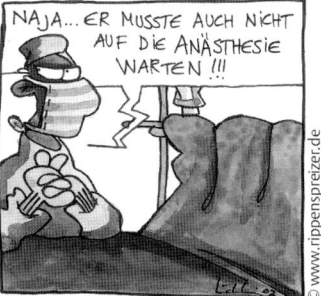

NAPOLEONS FELDARZT KONNTE 100 AMPUTATIONEN PRO TAG DURCHFÜHREN...

NAJA... ER MUSSTE AUCH NICHT AUF DIE ANÄSTHESIE WARTEN !!!

© www.rippenspreizer.de

Frage 169

? Welche weiteren Atemwegshilfen gibt es?

! **Videolaryngoskop.**

i *Das Videolaryngoskop ist ähnlich dem herkömmlichen Laryngoskop, hat allerdings an der Spatelspitze eine Optik, die mittels Monitor eine deutlich bessere Sicht auf die Glottis zulässt. Zu beachten ist hierbei, dass der Tubus mit einem Führungsdraht entsprechend der Videolaryngoskop-Spatelform angepasst werden sollte.*

Frage 170

? Sie kommen zu einer älteren Patientin mit den klinischen Zeichen eines Lungenödems. Welche Alternative gibt es, um eine Intubation und kontrollierte Beatmung zu umgehen?

! **Die nichtinvasive Ventilation (NIV).**

i *Die nichtinvasive Ventilation (NIV) hat den Vorteil, dass die Patienten nicht intubiert werden müssen. Das führt zu einem deutlich besseren Weaning im stationären Verlauf. Dazu wird dem Patienten eine Gesichtsmaske möglichst leckagefrei angelegt. Über einen positiv endexspiratorischen Druck (continuous positive airway pressure, CPAP) kann der Patient dann weiterhin spontan atmen.*

Frage 171

? Sie kommen zu einem Patienten im akuten Asthmaanfall. Die Exspiration ist verlängert, der Patient ist sehr unruhig, er hat Erstickungsangst, SaO_2 < 90 mmHg. Der Anfall ist medikamentös nicht zu durchbrechen (Status asthmaticus). Sie entschließen sich zur Beatmung. Wie gehen Sie vor?

! – **Narkoseeinleitung mit Ketamin und Etomidat,**
– **Intubation.**

i *Präoxygenierung mit 100 % O_2, Oberkörper 30 Grad hochlagern. Narkoseeinleitung mit Ketamin (Ketamin: 2 mg/kg oder S-Ketamin 0,5 – 1 mg/kg) und Etomidat (0,2 mg/kg). Fortführung der Narkose mit halber Initialdosis Ketamin/S-Ketamin und 5 – 15 mg Midazolam, zusätzlich 0,1 – 0,2 mg Fentanyl.*

Frage 172

? Wie stellen Sie den Respirator ein?

! – **Niedriges Atemhubvolumen,**
– **normale bis niedrige Atemfrequenz,**
– **PEEP nicht über 5 mmHg,**
– **verlängertes Exspirium.**

i *Beim Asthmaanfall liegt eine reversible Obstruktion der kleinen Atemwege vor. Es kommt zum Kollaps und somit zum „Air Trapping", einer Luftansammlung im Alveolarbereich. Bei der Beatmung sollte man keine hohen Beatmungsdrücke verwenden, denn es besteht die Gefahr des Barotraumas. Es liegen niedrige pO_2- und hohe pCO_2-Werte vor. Bei der Beatmungseinstellung muss die Exspirationsphase verlängert werden, so dass die Möglichkeit der CO_2-Abgabe gewährleistet ist.*

Frage 173

? Welche negativen Effekte kann eine Hyperventilation (pCO_2 = 20 mmHg) haben?

! – **Zerebrale Vasokonstriktion,**
– **Hypokalzämie,**
– **Alkalose und**
– **Verschlechterung der O_2-Abgabe an das periphere Gewebe.**

i *Die Hypokapnie führt zu folgenden pathophysiologischen Veränderungen:*
– *zerebrale Vasokonstriktion mit konsekutiver Abnahme der Hirndurchblutung,*
– *Alkalose,*
– *Hypokalzämie aufgrund erhöhter Bindung von ionisiertem Kalzium an Albumin,*
– *Linksverschiebung der O_2-Bindungskurve mit erhöhter O_2-Affinität des Hämoglobins und erschwerter O_2-Abgabe an das Gewebe.*

Frage 174

? Sie kommen zu einem Kindernotfall und müssen eine Intubation durchführen. Nach welchen Kriterien wählen Sie den geeigneten Tubus aus?

! **Eine Regel wäre z. B.: 16 + Lebensalter geteilt durch 4 = Innendurchmesser in mm.**

i *Die Wahl des Tubus kann kompliziert sein. Individuelle Parameter wie das Alter des Kindes müssen berücksichtigt werden. In der Praxis hat sich auch die Kleinfingerregel etabliert: Der Tubus muss so groß sein, wie der kleine Finger. Ferner sollte bei der Vorbereitung immer der nächst größere und der nächst kleinere Tubus bereit liegen.*

Frage 175

? Welche anatomischen Besonderheiten bei Säuglingsintubationen sind zu beachten?

! **– Der Kehlkopf steht 2 Halswirbelkörper höher.**
– Die Epiglottis hat eher eine U-Form.
– Die engste Stelle liegt im subglottischen Bereich und nicht in der Stimmbandebene.

i *Durch diese Punkte gestaltet sich die Intubation gegebenenfalls schwieriger. Druck auf den Kehlkopf ist häufiger nötig und durch die U-Form ist die Epiglottis schwerer zu zentrieren.*

2.3 Reanimation (basic life support = BLS und advanced life support = ALS)

Michael Fries, Stefan Beckers

Frage 176

? Welche sind die entscheidenden Glieder der sogenannten „Rettungskette" beim Herz-Kreislauf-Stillstand?

! **– Frühzeitiges Erkennen des Notfalls und Hilferuf,**
– frühzeitige Reanimation durch Ersthelfer,
– frühe Defibrillation,
– frühzeitige erweiterte lebensrettende Maßnahmen und
– hochwertige Postreanimationsbehandlung.

i *– Frühzeitiges Erkennen des Notfalls und Hilferuf: Die Alarmierung des Rettungsdienstes bei entsprechenden Warnsymptomen kann ggf. durch frühe und adäquate Reaktion den Herz-Kreislauf-Stillstand vermeiden.*
– Frühzeitige CPR durch Ersthelfer: Der sofortige Beginn mit Reanimationsbemühungen kann die Überlebenswahrscheinlichkeit deutlich verbessern und man gewinnt Zeit bis zum Einsetzen therapeutischer Maßnahmen.
– Frühe Defibrillation: Eine Reanimation in Verbindung mit der Defibrillation innerhalb von 3 – 5 Minuten nach Auftreten des Stillstandes erzielt sehr gute Überlebensraten. Jede Minute Verzögerung bei der Defibrillation reduziert die Überlebenswahrscheinlichkeit bis zur Entlassung um 10 – 15 %.
– Frühzeitige erweiterte lebensrettende Maßnahmen und Postreanimationsphase: Die Einleitung qualitativ hochwertiger Maßnahmen durch den professionellen Helfer (Notarzt) und eine hochwertige Behandlung in der Postreanimationsphase sind für das neurologische Outcome der Patienten von großer Bedeutung.

Frage 177

? Vor Ihren Augen kollabiert auf einem öffentlichen Platz ein ca. 60 Jahre alter Mann. Wie ist Ihr Vorgehen? Was müssen Sie zunächst beachten und welche Vitalfunktion überprüfen Sie als erstes?

! **Einschätzung, ob die Situation sicher für den Betroffenen und Helfer ist, dann Überprüfung des Bewusstseins.**

i *– Zunächst ist die Einschätzung der Situation wichtig, ob der Betroffene oder Anwesende und Helfer gefährdet sein können.*
– Ist dies nicht der Fall, wird durch Schütteln an den Schultern und lautes Ansprechen, z. B. mit „Ist alles in Ordnung?", die Bewusstseinslage kontrolliert.
– Reagiert der Betroffene und besteht keine weitere Gefahr, sollte versucht werden herauszufinden, ob es ein Problem gibt bzw. wie man weiter verfährt.
– Je nach Situation ist das Hinzuziehen des Rettungsdienstes erforderlich.

Frage 178

? Die kollabierte Person zeigt keine Reaktion auf Ansprache. Was ist als nächstes zu tun?

! **Um Hilfe rufen, um auf sich aufmerksam zu machen.**

i *Weitere Helfer werden in dieser Situation in jedem Fall hilfreich sein, um die weitere Versorgung zu unterstützen und um ggf. im weiteren Verlauf einen Notruf absetzen zu können.*

? Wie überprüfen Sie in dieser Situation die Funktion der Atmung?

! **Durch Freimachen der Atemwege, d. h. Überstrecken des Halses und Anheben des Kinns, und nachfolgendes Hören, Sehen und Fühlen nach normaler Atmung.**

i – *Der Betroffene sollte zunächst in Rückenlage gebracht werden.*
  – *Das Freimachen der Atemwege erfolgt durch gleichzeitiges Überstrecken des Halses („head tilt"), durch Auflegen einer Hand auf die Stirn und Anheben des Kinns („jaw thrust") mit den Fingerspitzen der anderen Hand.*
  – *Alternativ kann bei Verdacht auf Verletzung der Halswirbelsäule der Esmarch-Handgriff zur Anwendung kommen.*
  – *Zur Kontrolle der Atemfunktion hören Sie am Mund nach Atemgeräuschen, sehen Sie nach Bewegungen des Brustkorbs und fühlen Sie nach einem Luftstrom an der Wange.*
  – *Die Atemkontrolle sollte nicht länger als 10 Sekunden in Anspruch nehmen.*
  Cave: Innerhalb der ersten Minuten nach dem Herz-Kreislauf-Stillstand ist es durchaus möglich, dass vereinzelt Atemzüge wahrgenommen werden. Dabei handelt es sich __nicht__ um eine „normale Atmung". Im Zweifelsfall wird die Atmung als __nicht__ normal eingestuft.

Frage 180

? Sie können eine Atemfunktion feststellen. Was ist Ihre nächste Maßnahme?

! **Herstellung der stabilen Seitenlage und Alarmierung des Rettungsdienstes.**

i – *Idealerweise sollten nun weitere Anwesende zur Alarmierung des Rettungsdienstes beauftragt werden.*
  – *Es gibt mehrere Möglichkeiten, die stabile Seitenlage herzustellen, wobei jede Methode besondere Vor- und Nachteile hat und sie sich für bestimmte Patientengruppen eignen.*
  – *Prinzip ist die Herstellung einer Lagerung, die annähernd eine Seitenlage ist und eine Überstreckung des Halses erlaubt. Zudem sollte möglichst wenig Druck auf den Thorax ausgeübt werden, der die Atmung behindern könnte.*
  – *In jedem Fall ist die Atmung regelmäßig zu überprüfen.*

Frage 181

? Sie können keine Atemfunktion feststellen. Was ist Ihre nächste Maßnahme?

! **Absetzung des Notrufes über 112 und Beginn mit der Herzdruckmassage.**

i – *Idealerweise sollten nun weitere Anwesende zur Ansetzung des Notrufes über 112 beauftragt werden.*
  Es ist unverzüglich mit einer Herzdruckmassage zu beginnen:
  – *Patient in Rückenlage auf einer harten Unterlage lagern,*
  – *seitlich neben dem Betroffenen knien,*
  – *Platzierung des Handballens in der Mitte der Brust des Betroffenen,*
  – *Ausübung des Druckes senkrecht über den Brustkorb des Betroffenen mit ausgestreckten Armen,*
  – *Ausübung des Druckes nicht auf die Rippen, den Oberbauch oder das untere Ende des Brustbeins.*

Frage 182

? Welches sind die wichtigen Zielgrößen der Herzdruckmassage bei Erwachsenen?

! – **Drucktiefe mindestens 5(–6) cm,**
  – **Kompressionsfrequenz mindestens 100/min, jedoch nicht schneller als 120/min,**
  – **Druck- und Entlastungsphase gleich lang.**

i – *Das Brustbein sollte mindestens 5 cm nach unten komprimiert werden (max. 6 cm), wobei jeder Kompression eine vollständige Entlastung des Brustkorbs folgt, ohne jedoch den Kontakt zwischen Handballen und dem Brustbein des Patienten zu verlieren.*
  – *Die Kompressionsfrequenz beträgt mindestens 100/min, jedoch nicht schneller als 120/min, idealerweise sollte nach 2 Minuten ein Wechsel des Helfers stattfinden, um eine qualitativ hochwertige Herzdruckmassage gewährleisten zu können.*
  – *In Kombination mit einer Atemspende durch z. B. Mund-zu-Mund-Beatmung folgen auf 30 Kompressionen jeweils 2 Beatmungen.*

Frage 183

? Sie wollen eine Mund-zu-Mund-Beatmung bei dem Betroffenen durchführen. Welche Zielgrößen sind zu beachten?

! – **2 Beatmungen nach 30 Kompressionen,**
  – **Tidalvolumen ca. 500 – 600 ml,**
  – **optimal 1 Sekunde pro Beatmungshub,**
  – **max. 5 Sekunden für die Unterbrechung der Thoraxkompressionen,**
  – **Hyperventilation vermeiden.**

i *Es existiert keine Evidenz für ideale Werte hinsichtlich Tidalvolumen, Beatmungsfrequenz und Sauerstoffkonzentration. Sämtliche Aussagen der aktuellen Leitlinien basieren auf einer geringen Datenlage und auf empirischen Beobachtungen.*

2.3

Reanimation (basic life support = BLS und advanced life support = ALS)

Frage 184

? Wie lange sollen Laienhelfer die Reanimationsbemühungen fortführen?

! **Sie sind angehalten dies zu tun bis**
- **qualifizierte bzw. professionelle Hilfe (z. B. Rettungsdienst) eintrifft und die Maßnahmen fortführt,**
- **der Betroffene wieder anfängt normal zu atmen,**
- **sie selber zu erschöpft sind, um die Maßnahmen fortzuführen.**

Frage 185

? Wie erklärt man sich das Zustandekommen eines gerichteten minimalen Blutflusses durch die Herzdruckmassage?

! **Durch direkte Kompression des Herzens bzw. durch Erhöhung des intrathorakalen Druckes.**

i *Der physiologische Mechanismus, der dem Zustandekommen eines gerichteten minimalen Blutflusses durch die Herzdruckmassage zu Grunde liegt, ist umstritten, wobei zwei verschiedene theoretische Ansätze in Betracht gezogen werden:*
- *Die direkte Kompression des Herzens führt zum Auswurf von Blut (Herzpumpen-Modell).*
- *Eine Erhöhung des intrathorakalen Druck führt zur Kompression von Lungengefäßen, Herz, Aorta usw. und führt so zu einem Minimalkreislauf (Thoraxpumpen-Mechanismus).*

Frage 186

? Sie kommen mit Ihrem Rettungsteam zu einer kollabierten Person und beginnen mit den Reanimationsmaßnahmen. Der Kollaps wurde nicht beobachtet. Bei der initialen Rhythmusanalyse ist ein Kammerflimmern feststellbar. Was ist hinsichtlich der Defibrillation zu beachten?

! **Nach der schnellstmöglichen Rhythmusanalyse ist umgehend eine Defibrillation durchzuführen. Bis dahin ist auf eine qualitativ hochwertige Thoraxkompression zu achten.**

i *Sehr oft ist der Zeitpunkt des Kollapses nicht nachvollziehbar, da er nicht beobachtet wurde. Studien lieferten Hinweise, dass nach protrahiertem Herz-Kreislauf-Stillstand die Durchführung von Thoraxkompressionen vor der ersten Defibrillation einen Überlebensvorteil bringt. Eine generelle Empfehlung zur Durchführung von mindestens 2 min Herzdruckmassage vor der ersten Analyse bzw. dem ersten Schock existiert nicht mehr (Abb. 2.5).*

Frage 187

? Was versteht man unter dem Begriff PEA?

! **Pulslose elektrische Aktivität.**

i *Die PEA wurde früher auch als elektromechanische Entkoppelung oder Dissoziation bezeichnet. Hierunter versteht man alle Zustände im Rahmen eines Herz-Kreislauf-Stillstandes, bei denen eine elektrische Aktivität im EKG feststellbar ist, diese aber nicht mit einer adäquaten Auswurfleistung einhergeht.*
Der PEA können auch bradykarde oder tachykarde Rhythmen zugrunde liegen.
Eine PEA ist immer reanimationspflichtig.

Frage 188

? Bei welchem Alter sind automatisierte externe Defibrillatoren (AED) geeignet?

! **Standard-AED sind zur Anwendung bei Kindern älter als 8 Jahre geeignet.**

i *Generell sind die Herstellerangaben zum jeweiligen AED zu berücksichtigen. Im Alter zwischen 1 und 8 Jahren sollten speziell von den Herstellern angebotene Defibrillatorelektroden verwendet werden, die die abgegebene Energie reduzieren. Bei Säuglingen (< 1 Jahr) sind manuelle Defibrillatoren zu bevorzugen, stehen diese nicht zur Verfügung, sollte ein geeignetes Dämpfungssystem verwendet werden, falls vorhanden.*

Frage 189

? Sie haben im Rahmen einer Reanimation einen automatisierten externen Defibrillator (AED) an den Patienten angeschlossen. Mit welcher Energie führen Sie den ersten Schock bei vorliegendem defibrillierbarem Rhythmus durch?

! **Die Energie ist vom jeweiligen Gerätetyp abhängig und im AED-Modus nicht durch den Anwender zu beeinflussen.**

i *Generell sind die Herstellerangaben zum jeweiligen AED zu berücksichtigen. Empfohlen werden aktuell für den ersten Schock monophasisch 360 J und biphasisch je nach Hersteller 120 – 360 J.*

Frage 190

? Sie haben einen Patienten an einem Überwachungsmonitor mit EKG angeschlossen. Plötzlich kollabiert der Patient, ist nicht mehr ansprechbar und auf dem Monitor erkennen Sie ein Kammerflimmern. Ein Defibrillator steht nicht unmittelbar zur Verfügung. Was ist zu tun?

! **Durchführung eines präkordialen Faustschlags.**

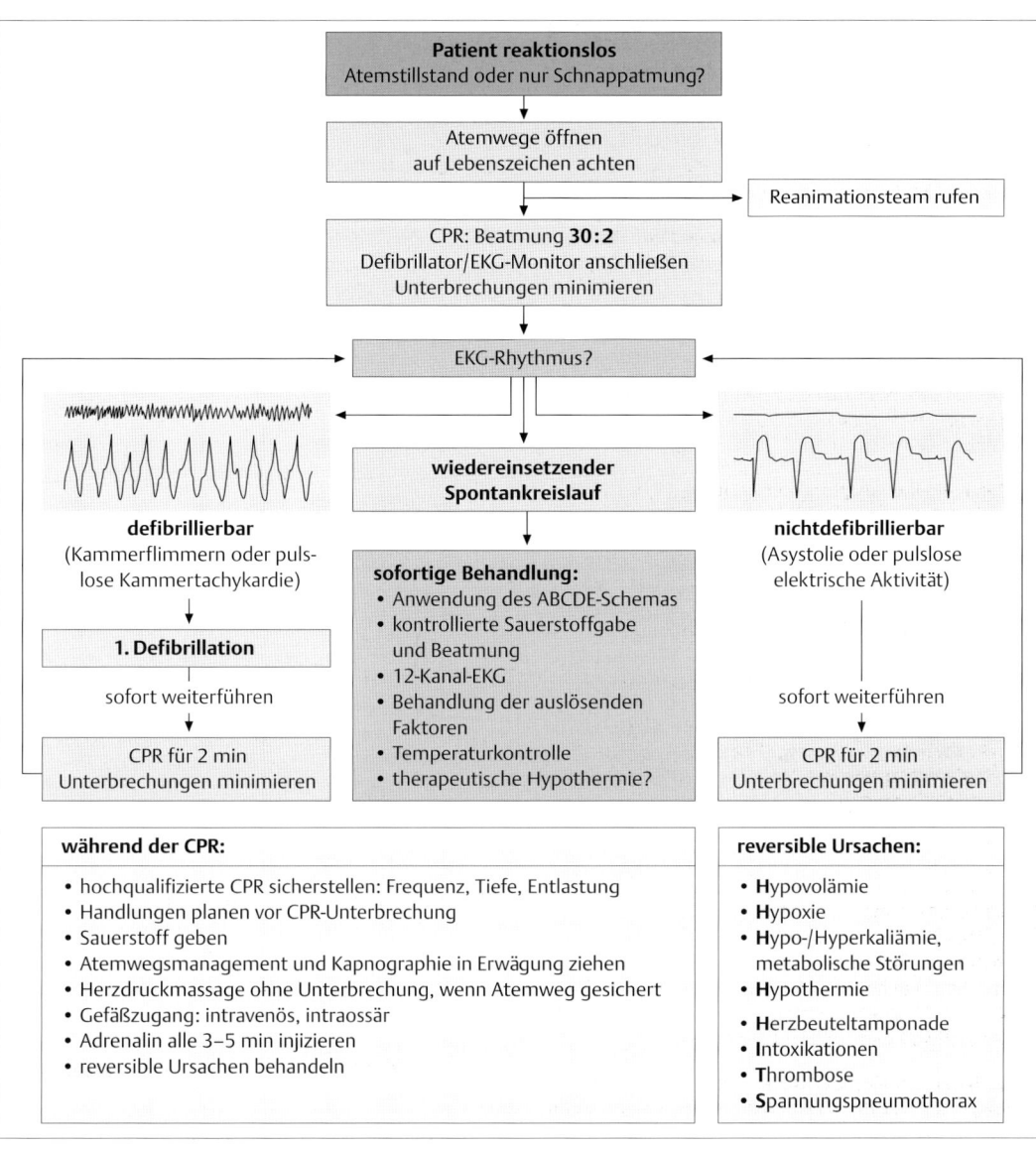

Abb. 2.5 Kardiopulmonale Reanimation bei Erwachsenen (Quelle: Leitlinien zur Reanimation 2010 des European Resuscitation Council).

Reanimation (basic life support = BLS und advanced life support = ALS)

2.3

ℹ️ *Ein präkordialer Faustschlag sollte unmittelbar nach Feststellung des Kreislaufstillstands appliziert werden. Er ist dann indiziert, wenn der Stillstand am Monitor beobachtet wurde, aber kein Defibrillator unmittelbar zur Hand ist.*

Aus einer Höhe von ca. 20 cm wird mit der ulnaren Kante einer geschlossenen Faust (im Sinne eines impulsartigen Reizes) auf die untere Hälfte des Brustbeines ein Schlag verabreicht.

Frage 191

❓ Sie diagnostizieren bei einem Patienten ein Vorhofflimmern. Mit welcher Energie beginnen Sie die Kardioversion?

❗ **Monophasisch 200 J mit stufenweiser Steigerung. Biphasisch 100 – 150 J.**

ℹ️ *Beim Vorhofflimmern ist die Kardioversion mit biphasischer Entladungscharakteristik einer monophasischen vorzuziehen.*

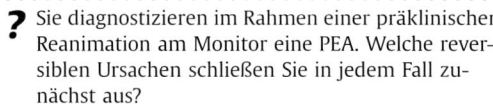
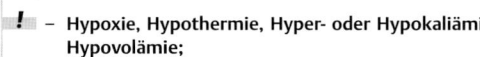

Frage 192

? Sie diagnostizieren im Rahmen einer präklinischen Reanimation am Monitor eine PEA. Welche reversiblen Ursachen schließen Sie in jedem Fall zunächst aus?

! – Hypoxie, Hypothermie, Hyper- oder Hypokaliämie, Hypovolämie;
– Herzbeuteltamponade, Intoxikation, Thromboembolie (koronar oder pulmonal), Spannungspneumothorax.

i *Merke:*
– 4 H = Hypoxie, Hypothermie, Hyper- oder Hypokaliämie, Hypovolämie.
– HITS = Herzbeuteltamponade, Intoxikation, Thromboembolie (koronar oder pulmonal), Spannungspneumothorax.

Frage 193

? Sie diagnostizieren bei einem Patienten ein Vorhofflattern. Mit welcher Energie beginnen Sie die Kardioversion?

! **Monophasisch 100 J mit stufenweiser Steigerung. Biphasisch 70 – 120 J mit stufenweiser Steigerung.**

i *Bei Vorhofflattern sowie bei paroxysmaler supraventrikulärer Tachykardie sind meist geringere Energien zur Kardioversion erforderlich als im Vergleich zum Vorhofflimmern. Auch hier sollte bei Bedarf stufenweise gesteigert werden.*

Frage 194

? Sie diagnostizieren bei einem ansprechbaren Patienten eine ventrikuläre Tachykardie. Mit welcher Energie beginnen Sie die Kardioversion?

! **Monophasisch 200 J mit stufenweiser Steigerung. Biphasisch 120 – 150 J mit stufenweiser Steigerung.**

i *Wie bei jeder Kardioversion sollte bei Bedarf stufenweise die Energie gesteigert werden.*
In jedem Fall ist bei einem ansprechbaren Patienten eine suffiziente Analgosedierung vorzunehmen.

Frage 195

? Was versteht man unter PAD-Programmen?

! **„Public Access Defibrillation"-Programme, bei denen entweder geschulte Helfer als First Responder mit AED alarmiert werden oder AED öffentlich zugänglich sind.**

i *Öffentlich zugängliche AED können eine Verbesserung der Überlebensrate beim Kreislaufstillstand bewirken, wenn sie dort platziert werden, wo sich Stillstände mit größerer Wahrscheinlichkeit ereignen. Voraussetzung ist eine Einbindung dieser Programme in ein funktionierendes Rettungsdienstsystem.*

Frage 196

? Mit welchem Tidalvolumen und welcher Inspirationszeit sollte die Beutel-Masken-Beatmung im Rahmen der Reanimation durchgeführt werden?

! **Das Beatmungsvolumen sollte 400 – 600 ml betragen, jede Beatmung nur 1 Sekunde.**

i *Schnelle, ruckartige Beatmungen sind zu vermeiden.*
Idealerweise wird bei der Beutel-Masken-Beatmung ein Reservoir verwendet, so dass mit einem Sauerstoffflow von ca. 10 l/min eine inspiratorische Sauerstoffkonzentration von ca. 85 % erreicht werden kann.

Frage 197

? Neben der endotrachealen Intubation werden im Rahmen der CPR welche alternativen Hilfsmittel empfohlen?

! **Supraglottische Atemwegshilfen:**
– **Larynxmaske,**
– **Larynxtubus,**
– **iGel.**

i *Die Beatmung mit der Larynxmaske ist wirkungsvoller als die Beutel-Maske-Beatmung. Bei sofortiger Platzierung ist sie der Beutel-Maske-Beatmung vor zuziehen.*
Wird die Larynxmaske bei einer Beatmung mit positivem Druck verwendet, so sollten Beatmungsdrücke über 20 cm H_2O vermieden werden, um das Risiko der Magenblähung zu reduzieren.
Für Ungeübte (ca. < 10 endotracheale Intubationen pro Jahr) ist das erfolgreiche Platzieren alternativer Hilfsmittel leichter als die endotracheale Intubation, so dass diesen dann auch der Vorzug zu geben ist, um die Pausen zwischen den Thoraxkompressionen minimal zu halten.
Cave: Im Vergleich zur endotrachealen Intubation besteht bei den alternativen Beatmungshilfen der Nachteil eines erhöhten Aspirationsrisikos.

Frage 198

? Welche Medikamente können im Rahmen einer Reanimation endobronchial appliziert werden?

! **Die endobronchiale Applikation von Medikamenten ist nicht mehr empfohlen. Primärer alternativer Zugangsweg ist die intraossäre Gabe.**

i *Kann ein intravenöser Zugang nicht oder nur verzögert angelegt werden, so ist alternativ ein intraossärer Zugang indiziert. Die Applikation von Medikamenten über einen endotrachealen Tubus ist in den aktuellen Leitlinien 2010 nicht mehr empfohlen, da Plasmakonzentrationen über diesen Weg im Vergleich zu einer intravenösen oder intraossären Gabe sehr variabel und nur schwer steuerbar sind.*

? Welche Maßnahme ist bei einem ansprechbaren Patienten mit einer Herzfrequenz von 35/min und Hypotonie (RR 80/40 mmHg) am ehesten indiziert?

! Die Gabe von 0,5 mg Atropin i. v.

i Bei Vorliegen sogenannter „bedrohlicher Warnsymptome" ist die Gabe von 0,5 mg Atropin i. v. indiziert. Als bedrohliche Symptome gelten:
- RR systolisch < 90 mmHg,
- Herzfrequenz < 40/min,
- ventrikuläre Arrhythmien, die den Blutdruck beeinträchtigen,
- Zeichen einer Herzinsuffizienz.

? Trotz Ihrer medikamentösen Intervention kommt es zu keiner ausreichenden Reaktion. Welche Möglichkeiten zur Überbrückung haben Sie?

! Weitere Atropingaben bis zu einer Gesamtdosis von 3 mg, niedrigdosierte Adrenalingabe oder transkutane Schrittmacherstimulation.

i Als Überbrückungsmaßnahmen können weitere Atropingaben à 0,5 mg i. v. bis zu einer Gesamtdosis von 3 mg gegeben werden.
Alternativen sind die niedrigdosierte Adrenalingabe von 2 – 10 µg/min sowie die transkutane Schrittmacherstimulation in Verbindung mit suffizienter Analgosedierung.
Weiterhin sind folgende alternative Pharmaka in den aktuellen Leitlinien als Möglichkeiten genannt (z. T. aufgrund regionaler Verfügbarkeit der Pharmaka):
- Theophyllin,
- Isoprenalin,
- Dopamin,
- Glukagon.

? Welche Sofortmaßnahme ist bei einem somnolenten Patienten mit einer Tachykardie (160/min), Hypotonie (RR 60/40 mmHg) und im EKG deutlich verlängerter QRS-Dauer (0,2 s) am ehesten indiziert?

! Kardioversion mit 200 Joule monophasisch.

i Es handelt sich in dieser Situation um einen instabilen Patienten, bei dem eine sofortige elektrische Therapie indiziert ist. Zu den Instabilitätskriterien gehören (wobei herzfrequenzabhängige Symptome bei < 150/min ungewöhnlich sind):
- Bewusstseinstrübung,
- Thoraxschmerz,
- RR systolisch < 90 mmHg,
- Zeichen der Herzinsuffizienz.

? Nach drei frustranen Kardioversionversuchen stellt sich kein Sinusrhythmus ein. Welche Maßnahme ist nun indiziert?

! 300 mg Amiodaron i. v. über 10 – 20 Minuten, dann erneute Kardioversion.

i Nach initial 300 mg Amiodaron i. v. über 10 – 20 Minuten als Kurzinfusion und erneuter Kardioversion folgt eine Aufsättigung mit 900 mg Amiodaron für die nächsten 24 Stunden (insgesamt 1200 mg/24 h).
Nebenwirkungen des Amiodarons sind Blutdruckabfall und Bradykardie, wobei deren Auftreten durch eine langsame Infusion vermieden werden kann.

? Bei der elektrischen Defibrillation können unter Umständen höhere Energiemengen nötig sein als in den Richtlinien vorgeschrieben werden. Wovon hängt die benötigte Energie hauptsächlich ab?

! Die benötigte Energiemenge hängt von der Impedanz des Thorax ab.

i Die Impedanz ist abhängig von der intrathorakalen Gasmenge. Deshalb sollte eine Defibrillation am Ende der Exspiration durchgeführt werden. Bei Patienten mit einem infolge einer pulmonalen Grunderkrankung erhöhten intrathorakalen Luftanteils (Asthma, COPD) können daher eventuell höhere Energiemengen zur erfolgreichen Terminierung eines Kammerflimmerns notwendig sein.

? Elektrolytstörungen können jederzeit zu einer Rhythmusstörung führen, die einen Herz-Kreislauf-Stillstand zur Folge hat. Welche Maßnahmen können Sie ergreifen, um eine Hyperkaliämie zu korrigieren?

! Grundsätzlich ist dies abhängig vom Ausmaß der Hyperkaliämie. Bei einer nur milden Erhöhung auf Werte bis 6,0 mmol/l sollte primär eine Elimination von Kalium angestrebt werden, die sich mit kaliumaustauschenden Harzen (Resinat), Schleifendiuretika (Furosemid, Torasemid) oder Insulin erreichen lässt.
Bei schweren Hyperkaliämien mit bereits eingetretenen EKG-Veränderungen ist vor allem die rasche Gabe von Kalziumchlorid indiziert, um die direkten, negativen Effekte des Kaliums an den Myokardzellen zu unterbrechen. Als Ultima Ratio muss eine Hämodialyse durchgeführt werden.

Frage 205

? Und was tun Sie, wenn eine Hypokaliämie vorliegt?

! Bei ausgeprägten Hypokaliämien (< 2,5 mmol/l) und EKG-Veränderungen sollte rasch Kalium substituiert werden.

i *Die empfohlene Höchstmenge beträgt 20 mmol/h. Grundsätzlich sollte die Substitution über einen zentralen Zugang erfolgen, kann aber in Notfällen auch über eine periphere Vene geschehen.*

Frage 206

? In welchem Szenario können Elektrolytentgleisungen häufig zu Herzrhythmusstörungen und Herz-Kreislauf-Stillständen führen?

! Bei Patienten mit Niereninsuffizienz in fortgeschrittenem Stadium bzw. bei Patienten, die dialysepflichtig sind.

i *Häufig kommen solche Störungen kurz vor oder kurz nach der Dialysebehandlung vor. Bei Verdacht auf einen Hyperkaliämie-bedingten Herz-Kreislauf-Stillstand sollte bei Versagen der konservativen medikamentösen Maßnahmen immer eine kontinuierliche CPR bis zur Verfügbarkeit einer Hämodialyse erwogen werden.*

Frage 207

? Bei Ertrinkungsunfällen, die mit einem Herz-Kreislauf-Stillstand einhergehen, sind einige Besonderheiten zu berücksichtigen. Auf was müssen Sie achten?

! Bei Ertrinkungsunfällen steht die Hypoxie im Vordergrund, die ursächlich zu behandeln ist.

i *Eine unverzügliche Atemspende ist nach Freimachen der Atemwege die vordringlichste Maßnahme zur Verbesserung der Überlebensrate von Ertrinkungsopfern. Wenn sich der Patient noch im Wasser befindet und eine Herzdruckmassage nicht möglich ist, sollte die Atemspende so lange wie möglich durchgeführt werden.*

Frage 208

? Bei einer Wiederbelebung an einem jungen Ertrinkungsopfer, das deutlich unterkühlt ist, erwägen Sie nach ca. 20-minütger Reanimation, Ihre Bemühungen einzustellen, da der Patient kontinuierlich asystol bleibt. Ein zufällig anwesender Kollege drängt Sie jedoch zu einer Fortführung der Reanimation bzw. zu einem Transport in ein Krankenhaus unter laufender Reanimation. Wie reagieren Sie?

! Das ist eine schwierige Situation, so dass man die Frage nicht pauschal beantworten kann. Patienten nach Ertrinkungsunfällen und akzidenteller Hypothermie können durchaus Ischämiezeiten von über 60 Minuten ohne neurologisches Defizit überleben.

i *Die Entscheidung zum Abbruch einer Reanimation ist generell schwierig. Im Rahmen des oben beschriebenen Szenarios ist die Fortführung der Maßnahmen inklusive eines Transports in ein Krankenhaus zu erwägen, weil der Patient jung ist und eine deutliche Hypothermie vorliegt („nobody is dead until he is warm and dead").*

Frage 209

? Sie werden zu einem Notfall gerufen und finden einen ca. 50-jährigen Mann bewusstlos vor. Die Ehefrau berichtet, er habe vor ungefähr 15 Minuten über Luftnot und Brustschmerzen geklagt und sei kurz danach „umgefallen". Danach habe sie den Notruf abgesetzt. Auf die Frage nach Vorerkrankungen oder Medikamenteneinnahme antwortet die Frau lediglich, er sei immer gesund gewesen. Nachdem Sie einen Herz-Kreislauf-Stillstand erkannt haben, beginnen Sie unverzüglich mit Maskenbeatmung und Herzdruckmassage im Verhältnis 30:2. Auf dem durch adhäsive Klebeelektroden eines manuellen Defibrillators abgeleiteten EKG erkennen Sie ein feines Kammerflimmern. Was tun Sie?

! Sie defibrillieren und beginnen sofort wieder mit Herzdruckmassage im Verhältnis 30:2!

i *Das unmittelbare Fortsetzen der Herzdruckmassage ist essenziell, da selbst nach der erfolgreichen Abgabe eines elektrischen Schocks dass Fühlen eines Pulses zunächst unwahrscheinlich ist und durch die Herzdruckmassage das Risiko eines rekurrierenden Kammerflimmerns nicht erhöht ist.*

Frage 210

? Unter weiter laufender Reanimation sehen Sie im EKG wieder Kammerflimmern. Sie stoppen die Herzdruckmassage und sagen dem Rettungsassistent, er solle den Defibrillator aufladen. Danach geben Sie erneut einen Schock ab. Halten Sie dieses Vorgehen für sinnvoll?

! Nein!

i *Auch kurze Verzögerungen zwischen der Beendigung der Herzdruckmassage und der Abgabe des Schocks reduzieren die Wahrscheinlichkeit einer erfolgreichen Defibrillation. Deshalb sollte dieses Intervall so kurz wie möglich sein.*

Frage 211

? Nachdem Sie nach 3 Zyklen Herzdruckmassage und Defibrillation immer wieder Kammerflimmern beobachten, entscheiden Sie sich für die Gabe eines Antiarrhythmikums. Welches verabreichen Sie und in welcher Dosierung?

! Sie verabreichen 300 mg Amiodaron i. v.

i *Die Gabe von Amiodaron hat in zwei kontrollierten Studien einen Überlebensvorteil gegenüber Lidocain gezeigt und ist deshalb erste Wahl bei therapierefraktärem Kammerflimmern.*

Frage 212

? Was halten Sie vom „präkordialen Faustschlag?"

! Der präkordiale Faustschlag kann unter Umständen eine Alternative zur Defibrillation darstellen, wenn ein Herz-Kreislauf-Stillstand an einem überwachten Patienten beobachtet wird und kein Defibrillator unmittelbar verfügbar ist.

i *Diese Maßnahme ist nur in Ausnahmefällen indiziert und nur von professionellem Personal durchzuführen. In seltenen Fällen kann eine präkordiale Gewalteinwirkung bei Gesunden ein Kammerflimmern induzieren (Contusio cordis).*

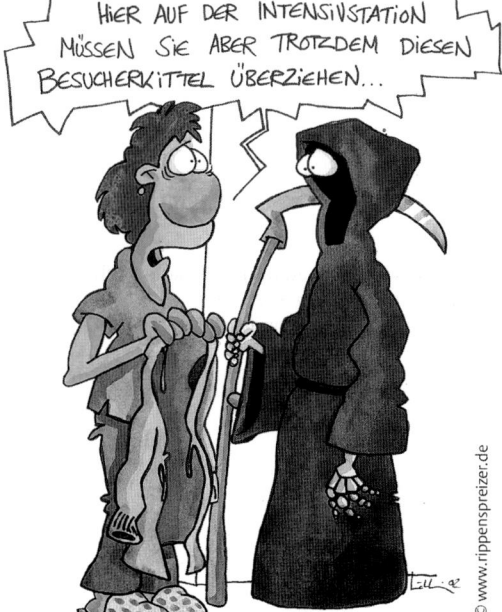

HIER AUF DER INTENSIVSTATION MÜSSEN SIE ABER TROTZDEM DIESEN BESUCHERKITTEL ÜBERZIEHEN...

© www.rippenspreizer.de

Frage 213

? Bei Asystolie im EKG eines Patienten entscheiden Sie sich initial für welche Medikamente, nachdem ein peripherer venöser Zugang gelegt wurde?

! Hier empfehlen die aktuellen Reanimationsrichtlinien die initiale Gabe von 1 mg Adrenalin. Auf die Gabe von 3 mg Atropin soll verzichtet werden.

i *Die Gabe von Adrenalin und Atropin ist nicht evidenzbasiert, sondern beruht auf historischen Entwicklungen und der Vorstellung, dass durch die Gabe eines Vasopressors (Adrenalin) die koronare und zerebrale Perfusion verbessert wird. In der Tat konnten mehrere Studien belegen, dass die Gabe von hochdosiertem Adrenalin die Rate an initial erfolgreichen Wiederbelebungen steigern konnte; hiermit war jedoch kein Langzeitüberlebensvorteil verbunden.*

Frage 214

? Sollte man im Rahmen einer kardiopulmonalen Reanimation die Gabe von Natriumbikarbonat erwägen?

! Nein!

i *Die routinemäßige Anwendung von Natriumbikarbonat ist im Rahmen der kardiopulmonalen Reanimation obsolet. Sie sollte nur beim Vorliegen eines Herz-Kreislauf-Stillstands erfolgen, der im Zusammenhang mit einer Hyperkaliämie oder einer Intoxikation mit trizyklischen Antidepressiva steht.*

Frage 215

? Können sie potenziell reversible Ursachen eines Herz-Kreislauf-Stillstands benennen?

! Dazu gehören Hypoxie, Hypothermie, Hypo-/Hyperkaliämie, Hypovolämie, Thromboembolien, Vergiftungen, Spannungspneumothorax und Perikardtamponade.

i *Für diese 8 potenziell reversiblen Ursachen gibt es einen einfachen englischen Merksatz: the 4 Hs and the 4 Ts:*

Hypoxia	Tension pneumothorax
Hypovolaemia	(Cardiac) Tamponade
Hypo-/hyperkalaemia	Toxins
Hypothermia	Thrombosis (coronary or pulmonary)

Frage 216

? Wie können Sie die korrekte Tubuslage überprüfen, wenn Sie im Rahmen einer kardiopulmonalen Reanimation intubiert haben?

! Zur korrekten Tubuslage sollte idealerweise die quantitative Kapnometrie mit kontinuierlicher Darstellung der Kurve angewendet werden. Als zusätzliche Absicherung wird die Auskultation beider Lungen empfohlen.

i Die graphische Darstellung der Kapnographiekurve hat gegenüber der numerischen Kapnometrie die höchste Sensitivität und Spezifität für die Überprüfung und kontinuierliche Überwachung der korrekten Position eines Endotrachealtubus bei CPR-Patienten und muss daher ergänzend zur klinischen Untersuchung/Auskultation verwendet werden. Durch den während einer Reanimation resultierenden niedrigen Blutfluss kann während der CPR das endtidale Kohlendioxid oft ebenfalls sehr niedrig sein, was eine korrekte Einschätzung jedoch erschwert.

Frage 217

? Können Sie uns etwas mehr über die Kapnometrie im Rahmen der Reanimation sagen?

! Man kann damit die Qualität der Herzdruckmassage überprüfen.

i Die Kapnometrie dient neben der Verifizierung der korrekten Tubuslage als „Monitor" einer adäquaten Perfusion während der kardiopulmonalen Reanimation. Niedrige endtidale CO_2-Werte (< 10 mmHg) sind mit einer geringen Überlebenswahrscheinlichkeit assoziiert. Es ist jedoch zu beachten, dass die endtidalen CO_2-Werte nur unter relativ gleichen Atemminutenvolumina vergleichbar sind. Zusätzlich spiegelt ein plötzlicher Abstieg des endtidalen CO_2 von z. B. 20 mmHg auf 45 mmHg in der Kurve ein Wiedereinsetzen des Spontankreislaufes (ROSC) und damit eine primär erfolgreiche Reanimation häufig wider.

Frage 218

? Im Rahmen einer kardiopulmonalen Reanimation, zu der Sie als Notarzt hinzugerufen wurden, hat ein zufällig anwesender Krankenpfleger bei dem Patienten bereits eine Mund-zu-Mund-Beatmung durchgeführt. Nachdem der Patient stabilisiert werden konnte, fragt der Laienhelfer Sie, ob er sich nun mit einer Krankheit angesteckt haben könnte. Was antworten Sie ihm?

! Ich sage ihm, dass eine Infektion zwar grundsätzlich möglich ist, aber bisher nur wenige Fallberichte eine Infektion mit einem potenziell gefährlichen Erreger wie Tuberkulose oder SARS gezeigt haben. Eine Infektion durch HI-Viren auf diesem Weg ist bisher nicht bekannt.

i Laienhelfer können sich effektiv durch sogenannte „Pocket-Masken" schützen, die während der Mund-zu-Mund-Beatmung über das Gesicht des Patienten gelegt werden.

Frage 219

? Nachdem Sie einen ca. 55-jährigen Patienten, der in der Hausarztpraxis kollabiert war und initial Kammerflimmern zeigte, erfolgreich wiederbelebt haben, leiten Sie ein 12-Kanal-EKG ab und sehen in den Ableitungen V_1 – V_4 deutliche ST-Hebungen. Was sollten Sie nun tun?

! Eine myokardiale Ischämie ist am wahrscheinlichsten die Hauptursache für das Kammerflimmern, so dass Sie über die Leitstelle eine Klinik suchen sollten, in der eine perkutane Koronarintervention möglich ist.

i Einige Rettungsdienste sind dazu übergegangen, 12-Kanal-EKGs per Fax an kardiologische Stationen zu versenden und in Zusammenarbeit mit den Kollegen zu entscheiden, ob der jeweilige Patient für eine interventionelle Therapie in Frage kommt.

Frage 220

? Welche weitere sinnvolle Therapie kennen Sie, die der Patient in der weiteren Versorgung erhalten sollte?

! Milde therapeutische Hypothermie.

i Zur Verbesserung der neurologischen Prognose sollten Patienten, die trotz fehlender Sedierung komatös bleiben, einer therapeutischen Kühlung unterzogen werden, die für 24 Stunden eine Zieltemperatur zwischen 32 und 34 °C vorsieht.

Frage 221

? Bei einer Reanimation haben Sie den starken Verdacht, dass der Patient einen Pneumothorax hat, der ursächlich für den Herz-Kreislauf-Stillstand ist. An welcher Stelle sollten Sie eine Thoraxdrainage/Punktion durchführen, die den Pneumothorax entlastet?

! Zwischen dem 2. und 3. Interkostalraum in der Medioklavikularlinie.

i Thoraxdrainagen/Punktionen in der mittleren Axillarlinie bergen beim Ungeübten grundsätzlich ein höheres Risiko für Verletzungen anderer Organe, so dass im Notfall der relativ einfach und schnell durchzuführenden Punktion im 2. und 3. Interkostalraum in der Medioklavikularlinie der Vorzug zu geben ist.

Frage 222

? Sie werden als Notarzt zu einem älteren Mann gerufen, der offensichtlich bereits seit längerer Zeit tot ist. Welche Maßnahmen gehören zu Ihren Pflichten als Leichenschauarzt?

! Das Überprüfen auf sichere Todeszeichen.

i Zu den sicheren Todeszeichen gehören Totenflecke (Livores), Leichenstarre (Rigor mortes) und Fäulnis. Letztere ist im Rahmen des Rettungsdienstes eher selten anzutreffen. Das Ableiten eines EKGs ist nicht vorgeschrieben, wird aber häufig praktiziert, um das Fehlen einer elektrischen Aktivität des Herzens zu dokumentieren. Dies kann vor allem bei Patienten wichtig sein, bei denen der Verdacht auf eine primäre Hypothermie besteht. Grundsätzlich ist der Patient bei der Leichenschau zu entkleiden und umzudrehen, damit alle Körperöffnungen inspiziert werden können.

Frage 223

? Bei einer laufenden kardiopulmonalen Reanimation hatten Sie zunächst nur ein EKG-Gerät, aber keinen Defibrillator zur Hand, der aber jetzt von einem Rettungssanitäter gebracht wird. Was tun Sie als nächstes?

! **Ich mache eine Rhythmusanalyse und gebe, falls notwendig, einen Schock ab.**

i Die Reanimationsrichtlinien unterscheiden zwischen „defibrillationswürdigen" (Kammerflimmern, ventrikuläre Tachykardie) und „nicht defibrillationswürdigen" Rhythmen (Asystolie, pulslose elektrische Aktivität).

Frage 224

? Mit welcher Stromstärke würden Sie einen Schock abgeben?

! **Dies hängt davon ab, ob es sich um einen mono- oder biphasischen Defibrillator handelt.**

i Die Geräte unterscheiden sich in der Wellenform, mit der sich der elektrische Strom ausbreitet. Grundsätzlich unterscheidet man monophasische Geräte von bi- oder mehrphasischen Geräten. Letztere benötigen zur Terminierung eines Kammerflimmerns weniger Energie und führen dadurch zu einer geringeren Schädigung des Myokards durch die Defibrillation per se. Bei monophasischen Geräten sollte die Energie 360 J betragen, während biphasische Geräte mit 150 – 200 J aufgeladen werden sollten. Bei jeder Defibrillation wird nur ein Schock abgegeben und unmittelbar danach die Herzdruckmassage fortgesetzt.

Frage 225

? Manche Defibrillatoren haben selbstklebende Pads, die auf die Brust des Patienten aufgeklebt werden können. Gibt es dabei Unterschiede zu konventionellen Paddles?

! **Nein, die Rate erfolgreicher Schocks ist mit selbstklebenden Pads und konventionellen Paddles identisch.**

i Selbstklebende Pads haben den Vorteil, dass hierüber auch eine kontinuierliche Rhythmusanalyse durchgeführt werden kann und die Pause zwischen der Unterbrechung der Herzdruckmassage und der Abgabe eines Schocks geringer ist.

Frage 226

? Welche Medikamente können im Rahmen der kardiopulmonalen Reanimation verabreicht werden, um die zerebrale und koronare Perfusion zu verbessern und eine initial erfolgreiche Wiederbelebung zu ermöglichen?

! **Adrenalin und Vasopressin.**

i Obwohl für beide Medikamente kein verbessertes Langzeitüberleben gezeigt werden konnte, ist die Rate primär erfolgreicher Reanimationen wahrscheinlich erhöht, wenn Adrenalin oder Vasopressin verabreicht werden. Eine Kombination beider Medikamente im Wechsel kann durchaus sinnvoll sein.

Frage 227

? Bei einem adipösen Patienten, bei dem Sie eine kardiopulmonale Reanimation durchführen, ist es nicht möglich, einen intravenösen Zugang zu legen. Kennen Sie alternative Methoden, um trotzdem einen Vasopressor zu verabreichen?

! **Grundsätzlich kann man Adrenalin auch über einen intraossären Zugang verabreichen.**

i Wenn Adrenalin über einen intraossären Zugang verabreicht wird, sollten 20 ml NaCl nachgespült werden. Die Medikamentendosis ist nicht anders als bei der intravenösen Gabe.

Frage 228

? Nach welcher Zeit sollten Adrenalin oder Vasopressin im Verlauf der kardiopulmonalen Reanimation verabreicht werden?

! **Sobald ein intravenöser oder intraossärer Zugang verfügbar ist, sollte 1 mg Adrenalin verabreicht werden.**

i Danach sollte die Gabe von 1 mg Adrenalin alle 3 – 5 Minuten wiederholt werden. Ist mit diesem Vorgehen kein Spontankreislauf zu erzielen, kann die Gabe von 40 I.E. Vasopressin erwogen werden.

Reanimation (basic life support = BLS und advanced life support = ALS)

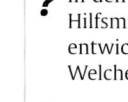

Frage 229

? In den letzten Jahren sind einige mechanische Hilfsmittel für die kardiopulmonale Reanimation entwickelt worden und kommerziell erhältlich. Welchem Zweck dienen diese Hilfsmittel?

! **Diese Geräte dienen der kontinuierlichen, optimalen Herzdruckmassage.**

i *Aktuell verfügbar sind 2 Geräte: ein pneumatisch betriebener Stempel, der vertikal den Thorax komprimiert, und ein elektrisch betriebenes Band, das um den Thorax geschnallt wird. Beide garantieren eine hochwertige und gleichmäßige Herzdruckmassage und können somit die zerebrale und kardiale Perfusion erhöhen.*

Frage 230

? Gibt es noch andere Hilfsmittel, die eine kardiopulmonale Reanimation optimieren können?

! **Ja, es gibt ein sogenanntes „Impedance Threshold Device", mit dem während der Relaxationsphase der Herzdruckmassage der Lufteintritt über den Tubus verringert wird.**

i *Dadurch wird der intrathorakale Druck verringert und der venöse Rückstrom zum Herzen gefördert.*

Frage 231

? Die Qualität der Reanimation ist ein wichtiger Faktor für den Erfolg der Wiederbelebungsmaßnahmen. Häufig wird der Thorax zu selten und mit zu geringer Eindringtiefe massiert. Kennen Sie hierfür noch andere Hilfsmittel?

! **Es gibt Geräte (Feedback-Systeme), die audiovisuell die Frequenz und die Eindringtiefe während der Herzdruckmassage anzeigen.**

i *In Studien mit simulierten Reanimationsszenarien wie auch in klinischen Studien konnte gezeigt werden, dass sich mit diesen Geräten die Qualität der Herzdruckmassage und die Einhaltung des Reanimationsalgorithmus optimieren lassen.*

Frage 232

? Bei der notfallmedizinischen Versorgung können Ihnen Patienten mit kardialen Arrhythmien begegnen, die zu einem Herz-Kreislauf-Stillstand führen können. Aber auch nach einer erfolgreichen Reanimation sind Patienten durch Arrhythmien gefährdet. Welche Zeichen sollten bei einer Rhythmusstörung Anlass zur Behandlung sein?

! **Klinische Zeichen, die ein reduziertes Herzminutenvolumen vermuten lassen.**

i *Hierzu zählen Bewusstseinsstörungen, niedriger systolischer Blutdruck (RR < 90 mmHg) und kalte, blasse Haut. Darüber hinaus können extreme Tachykardien (HF > 150/min) die koronare Durchblutung deutlich vermindern. Extreme Bradykardien (HF < 40/min) können bei Patienten mit eingeschränkter kardialer Reserve das Herzminutenvolumen drastisch reduzieren. In beiden Fällen kann sich dies als Herzversagen mit Rückstau in die Lunge (Lungenödem) oder die peripheren Organe (gestaute Halsvenen, vergrößerte Leber) manifestieren.*

Frage 233

? Sie werden zu einem Patienten gerufen, der schläfrig in einem Sessel sitzend von seiner Frau gefunden wurde. Er sei vor 2 Stunden noch ganz normal gewesen. Bei der kurzen körperlichen Untersuchung stellen sie fest, dass der Patient auf Ansprache zwar reagiert, aber nicht adäquat ist. Er hat kalte Extremitäten und sein Blutdruck beträgt 85/55 mmHg. Im EKG sehen Sie eine Bradyarrhythmia absoluta. Was tun Sie?

! **Sie geben dem Patienten Sauerstoff und legen einen intravenösen Zugang. Danach verabreichen Sie ihm 0,5 mg Atropin.**

i *Die Gabe von Atropin ist sinnvoll, da eindeutig Zeichen einer Organdysfunktion vorliegen, die am ehesten als reduziertes Herzminutenvolumen im Rahmen der Bradykardie zu werten sind. Bei ausbleibender Wirkung können repetitiv Boli von 0,5 mg gegeben werden bis zu einer maximalen Dosis von 3 mg.*

Frage 234

? Die repetitive Gabe von Atropin bleibt ohne Wirkung – welche weiteren Alternativen gibt es?

! **Vorsichtige, titrierte Applikation von Adrenalin, Orciprenalin oder transkutane Schrittmacherelektroden.**

i *Bei der äußerlichen Anwendung von Schrittmacherelektroden ist zu bedenken, dass sich damit unter Umständen keine adäquate elektrische Stimulation erreichen lässt. Darüber hinaus kann die Methode schmerzhaft sein und der Patient muss eventuell leicht sediert werden.*

? Stellen Sie sich vor, dass der oben beschriebene Patient anstatt einer bradykarden Rhythmusstörung im EKG eine tachykarde Rhythmusstörung mit Frequenzen um 150/min zeigt. Ändert sich dadurch Ihr Vorgehen?

! Ja. Tachykarde Rhythmusstörungen mit so hohen Frequenzen und Anzeichen der Organdysfunktion sollten ebenfalls zügig behandelt werden. Hierbei sollte aber primär eine elektrische Kardioversion versucht werden.

i Bei der Kardioversion ist auf eine R-Zacken getriggerte Abgabe des Stroms zu achten, da sonst maligne Rhythmen provoziert werden können. Die empfohlene Energie hängt vom eigentlichen Rhythmus ab. Bei Breitkomplextachykardien und Vorhofflimmern sollten 200 J monophasisch bzw. 120 – 150 J biphasisch abgegeben werden. Paroxysmale Tachykardien und Vorhofflattern sind häufig mit niedrigeren Energien zu konvertieren (100 J monophasisch bzw. 70 – 120 J biphasisch).

? Was halten Sie von einer routinemäßigen Anwendung von Thrombolytika während der kardiopulmonalen Reanimation?

! Die routinemäßige Anwendung von Thrombolytika im Rahmen der kardiopulmonalen Reanimation ist nicht indiziert.

i Der Nutzen von Thrombolytika wie z. B. rt-PA ist nicht eindeutig belegt. Kleinere randomisierte Studien konnten zwar einen Nutzen zeigen, im Rahmen einer randomisierten multizentrischen Studie konnte dies aber nicht bestätigt werden. Die Gabe von rt-PA soll jedoch als Rescue-Lyse erwogen werden, wenn der hochgradige Verdacht auf eine Lungenarterienembolie oder einen akuten Myokardinfarkt mit ST-Strecken-Hebung als Ursache besteht. Nach der rt-PA-Gabe sollte die Reanimation für mindestens 60 Minuten fortgesetzt werden.

? Auf welche Parameter sollte während der Postreanimationsphase auf dem Transport ins Krankenhaus und auf der Intensivstation besonders geachtet werden?

! Auf die Temperatur und den Blutzuckerspiegel.

i In der initialen Phase nach einer erfolgreichen kardiopulmonalen Reanimation kann es häufig zu erhöhten Temperaturen kommen. Jedes Grad Erhöhung der Körpertemperatur über 37 °C geht mit einer deutlichen Verschlechterung der neurologischen Prognose einher, weshalb vor allem bei einer hohen Umgebungstemperatur die Körpertemperatur gemessen werden sollte. Gegebenenfalls können bereits auf dem Transport Maßnahmen zur Kühlung (Icepacks, kalte Infusionslösung etc.) angewendet werden.

Auch initial hohe Blutzuckerspiegel sind mit einer deutlich schlechteren neurologischen Prognose verbunden. Deshalb ist bei der Behandlung auf der Intensivstation auf eine strikte Glukosekontrolle zu achten.

? Die neurologische Prognose ist nach einer kardiopulmonalen Reanimation oftmals ungewiss und viele Ärzte haben die Befürchtung, dass der Patient in einem dauerhaft schlechten Zustand bleibt. Gibt es Möglichkeiten, um die neurologische Prognose vorherzusagen?

! Ja. Die neurologische Prognose lässt sich mittels einfacher neurologischer Untersuchungen, biochemischer Marker und neurophysiologischer Untersuchungen abschätzen, sie kann am Tag 3 nach einer Reanimation vorgenommen werden.

i Das beidseitige Fehlen einer Pupillenreaktion oder das Ausbleiben einer motorischen Reaktion auf Schmerzreize an Tag 3 nach einer Reanimation ist mit hoher Spezifität mit einem schlechten Ergebnis verbunden. Das Fehlen bestimmter charakteristischer Komponenten in somatosensorisch evozierten Potenzialen sagt nach 72 Stunden ebenfalls ein schlechtes neurologisches Ergebnis vorher. Biochemische Marker wie Neuronen-spezifische Enolase (NSE) oder Protein S-100 können ebenfalls prognostische Aussagen ermöglichen. Die Entscheidung zur Limitierung der Therapie darf jedoch nicht nur auf einem einzelnen Test beruhen. Außerdem ist anzumerken, dass die Vorhersagekraft der Untersuchungen nicht auf Patienten übertragbar ist, die einer therapeutischen Hypothermie unterzogen werden.

2.3

Reanimation (basic life support = BLS und advanced life support = ALS)

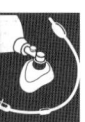

Frage 239

? Obwohl die Mehrzahl der Herz-Kreislauf-Stillstände durch maligne Rhythmusstörungen, oft im Rahmen einer myokardialen Ischämie ausgelöst wird, stellen asphyktisch bedingte Herz-Kreislauf-Stillstände keine Seltenheit dar. Eine Verlegung der Atemwege muss bei der initialen Beurteilung eines bewusstlosen Patienten ausgeschlossen werden. Welche Ursachen für die Verlegung der Atemwege sind denkbar?

! Eine Verlegung der Atemwege (Obstruktion durch Asthma bronchiale, allergische Reaktion, Aspiration, Fremdkörper etc.) kann primär als Auslöser für die Asphyxie in Frage kommen oder sekundär im Rahmen der Bewusstlosigkeit auftreten.

i *Die primären Ursachen für eine Atemwegsobstruktion sind mannigfaltig und müssen im Rahmen der kardiopulmonalen Reanimation mitbehandelt bzw. behoben werden. Bei Bewusstlosigkeit nach Eintreten des Herz-Kreislauf-Stillstandes kommt es meist durch eine Aspiration und/oder eine Relaxation des weichen Gaumens und der Epiglottis zu einer Verlegung des Atemwegs.*

Frage 240

? Wie können Sie relativ einfach das Vorhandensein einer Spontanatmung überprüfen und eine Verlegung des Atemwegs ausschließen?

! Durch „Sehen, Hören, Fühlen".

i *Mit „Sehen, Hören, Fühlen" lässt sich einfach feststellen, ob eine Obstruktion vorliegt: Sehen Sie, ob Bauch oder Brust sich bewegen. Hören und Fühlen Sie, ob Luft aus den Atemwegen strömt bzw. ob Geräusche wahrnehmbar sind.*

Frage 241

? Sie haben bei einem Patienten einen Atemstillstand festgestellt. Was sind Ihre nächsten Maßnahmen?

! Ich führe eine Maskenbeatmung durch und schließe ein Reservoir an, um die inspiratorische Sauerstoffkonzentration zu erhöhen.

i *Bei der Maskenbeatmung muss auf die korrekte Kieferposition und die Dichtigkeit der Maske geachtet werden. Unter Umständen kann es sinnvoll sein, die Maske mit beiden Händen zu halten und eine zweite Person den Beutel drücken zu lassen. Naso- oder oropharyngeale Hilfsmittel wie Guedel- oder Wendl-Tubus können hilfreich sein, um den Atemweg frei zu halten.*

Frage 242

? Sollten Sie eine endotracheale Intubation vornehmen, wenn Sie sich sicher genug fühlen, die Prozedur durchzuführen und das entsprechende Material vorhanden ist?

! Ja.

i *Obwohl keine harten Daten dafür vorliegen, dass eine endotracheale Intubation der Maskenbeatmung hinsichtlich der Aspirationsinzidenz überlegen ist, wird die endotracheale Intubation empfohlen, wenn der Durchführende eine entsprechende Routine in dieser Maßnahme hat.*

Frage 243

? Kennen Sie andere professionelle Hilfsmittel, mit denen eine Beatmung möglich ist?

! Neben dem Endotrachealtubus gibt es alternative Mittel zur Beatmung, beispielsweise die Larynxmaske, den Larynxtubus und den Combitubus.

i *Die Platzierung von alternativen Hilfsmitteln (Larynxmaske, Larynxtubus, Combitubus) gelingt auch bei weniger Geübten einfach, schnell und effektiv und verkürzt die No-flow-Zeiten. Unter Umständen lässt sich damit die initiale Maskenbeatmung übergehen.*

Frage 244

? Eine kardiopulmonale Reanimation bei Schwangeren im letzten Trimenon stellt eine seltene und belastende Situation dar. Zur psychischen Anspannung für das Team kommt eine Vielzahl von physiologischen Veränderungen im Rahmen der Schwangerschaft hinzu, die eine erfolgreiche Reanimation erschweren können. Welche sind das?

! In der Schwangerschaft kommt es zu einem relativen Zwerchfellhochstand und zu einer Abnahme der funktionellen Residualkapazität. Darüber hinaus ist in Rückenlage eine Kompression der Vena cava inferior wahrscheinlich, was einen effektiven Rückfluss von Blut zum Herzen erschweren kann.

i *Aufgrund dieser Veränderungen kann es zu einer deutlich erschwerten Beatmung bzw. einer reduzierten Effektivität der Beatmung kommen. Bei Schwangeren ist darüber hinaus eine endotracheale Intubation häufig erschwert. Zur Verbesserung des venösen Rückstroms ist grundsätzlich eine Linksseitenlage sinnvoll, was aber zu einer ineffektiveren Herzdruckmassage führen würde. Daher wird empfohlen, dass eine Person den Bauch/Uterus vorsichtig zur linken Seite drückt und so einen effektiveren Blutfluss ermöglicht. Sollten die Reanimationsbemühungen nach 15 Minuten nicht erfolgreich sein, muss der Transport in eine geeignet Klinik erwogen werden. In vielen Fällen wurde nach einer Notsektio das Wiedererlangen eines Kreislaufs beschrieben und die Prognose des Kindes ist ebenfalls häufig gut.*

Frage 245

? Bei einer kardiopulmonalen Reanimation, die seit mehr als 20 Minuten durchgeführt wird, bleibt der Patient trotz aller Bemühungen in einer Asystolie. Brechen Sie die Maßnahmen ab?

! **Diese Frage ist nicht pauschal zu beantworten. Die Entscheidung hängt insbesondere davon ab, ob eventuell reversible Ursachen vorliegen.**

i *Sowohl die Entscheidung zum Beginn als auch die zum Abbruch einer Reanimation gehören zu den schwierigsten in der Medizin, da in vielen Fällen oft nur minimale Informationen über den Patientenwillen, seine Vorerkrankungen und das akute Ereignis vorliegen. Generell wird aber eine ca. 20-minütige Phase einer Asystolie bei gleichzeitigem Fehlen einer potenziell reversiblen Ursache als Abbruchkriterium anerkannt.*

Frage 246

? Sie werden zu einer Familie gerufen, deren 5-jähriges Kind einen bekannten Herzfehler hat. Als Sie eintreffen, finden Sie die das Kind bewusstlos und zyanotisch mit Schnappatmung vor. Was tun Sie?

! **Ich überprüfe durch Überstrecken des Halses und Öffnen des Mundes, ob die Atemwege frei sind, und beobachte und fühle nach einer spontanen Atmung. Falls diese nicht vorliegt, beginne ich mit einer Maskenbeatmung.**

i *Nach 5 Beatmungen sollte nach Zeichen der Zirkulation gesucht werden. Die Zyanose und das Fehlen einer Reaktion auf die Überstreckung des Kopfes sind bereits Zeichen einer unzureichenden Zirkulation. Sie sollten für maximal 10 Sekunden nach einem zentralen Puls suchen bzw. das Herz auskultieren. Im Zweifelsfall beginnen Sie immer mit der Herzdruckmassage.*

Frage 247

? Wie häufig sollten Sie den Brustkorb bei diesem Kind komprimieren?

! **15 Mal. Danach folgen 2 Beatmungen.**

i *Die Frequenz beträgt dabei, wie auch bei Erwachsenen, mindestens 100/min. Der optimale Druckpunkt liegt allerdings im unteren Drittel des Sternums.*

Frage 248

? Bei der Ableitung des EKGs sehen Sie, dass bei dem Kind Kammerflimmern vorliegt. Was tun Sie?

! **Defibrillation mit speziellen Paddles, die der Größe des Brustkorbs gerecht werden.**

i *In den letzten Jahren haben mehrere Studien gezeigt, dass ca. 50 % aller Kinder, die einen Herz-Kreislauf-Stillstand erleiden, entweder initial oder im Verlauf der Reanimation Kammerflimmern zeigen. Daher ist die Defibrillation hier ein wesentlicher Bestandteil. Man sollte 4 J/kg Körpergewicht applizieren, um eine Termination des Kammerflimmerns zu erzielen. Dabei unterscheidet sich die Paddle-Position nicht von der bei Erwachsenen.*

Frage 249

? Im Rahmen der weiteren Maßnahmen ist es Ihnen gelungen, einen intravenösen Zugang zu legen. Was sollten Sie nun als nächstes tun?

! **Adrenalin verabreichen.**

i *Auch bei Kindern kann Adrenalin bei der Reanimation angewendet werden. Dabei beträgt die Dosis nicht wie beim Erwachsenen üblich 1 mg, sondern 10 µg/kg Körpergewicht. Auch hier ist es wichtig, dass das Medikament mit einem Bolus von 5 – 10 ml NaCl nachgespült wird.*

Frage 250

? Falls es Ihnen nicht gelingt, einen intravenösen Zugang zu finden, gibt es Alternativen zur intravenösen Applikation?

! **Ja. Man kann generell über einen intraossären Zugang Medikamente verabreichen.**

i *Vor allem die intraossäre Punktion hat sich in den letzten Jahren als effektive und sichere Methode eines Zugangs zur Medikamentenapplikation auch bei Kindern bewährt.*

2.3

Reanimation (basic life support = BLS und advanced life support = ALS)

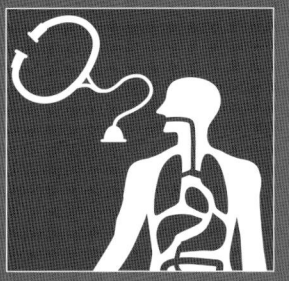

Internistische Notfälle

Jochen Renner, Patrick Meybohm

Internistische Notfälle

? Sie werden als Notarzt zu einer 55-jährigen Patientin gerufen. Bei ihr besteht seit 60 Minuten ein plötzlich aufgetretener, linksthorakaler, drückender, dumpfer Schmerz. Die Patientin raucht seit 20 Jahren. Welches sind die wichtigsten Differenzialdiagnosen?

! **Die wichtigste Differenzialdiagnose ist die koronare Herzkrankheit mit Angina pectoris oder Myokardinfarkt. Darüber hinaus müssen folgende Differenzialdiagnosen berücksichtigt werden: Myokarditis, Aortendissektion, pulmonale Erkrankungen (Lungenarterienembolie), gastrointestinale Erkrankungen (Refluxösophagitis) sowie Erkrankungen des Bewegungsapparates (vertebragene Schmerzen).**

i *Differenzialdiagnose des Thoraxschmerzes*

Kardiovaskuläre Ursachen:
- *koronare Herzkrankheit,*
- *Perikarditis,*
- *Myokarditis,*
- *Aortendissektion.*

Pulmonale Ursachen:
- *Lungenarterienembolie,*
- *Pleuritis,*
- *Pneumothorax,*
- *Pneumonie.*

Gastrointestinale Ursachen:
- *Refluxerkrankung,*
- *Ösophagusruptur,*
- *Ulcera ventriculi et duodeni,*
- *Pankreatitis,*
- *Cholezystitis,*
- *Cholangitis.*

Ursachen im Bewegungsapparat
- *Interkostalneuralgie,*
- *HWS-Syndrom,*
- *BWS-Syndrom.*

Neurologische Ursachen:
- *Herpes zoster.*

Psychosomatische Ursachen:
- *Angststörung.*

? Welches ist die wichtigste Untersuchung, die bereits präklinisch durchgeführt werden muss?

! **12-Kanal-EKG.**

i *Sichere Zeichen eines Myokardinfarkts sind in 60 % der Fälle möglich. In 15 % der Fälle liegt ein unauffälliges EKG vor. Das EKG beim Myokardinfarkt erlaubt Aussagen im Hinblick auf Lokalisation, Größe und Alter des Infarktes.*

? Wie entscheiden Sie, ob der Patient besser stationär eingewiesen werden muss oder eine ambulante Behandlung möglich ist?

! **Primär anhand anamnestischer Angaben und EKG-Befund: Hat der Patient eine kardiale Voranamnese? Gibt es Hinweise auf eine extrakardiale Ursache? Ist die akute Anamnese passend zu einem kardialen Ereignis?**

i *Verdacht auf Myokardinfarkt:*
- *Schmerzcharakter (schwer, retrosternal, ausstrahlend in linken oder rechten Arm, Rücken oder Oberbauch, vernichtend, anhaltend),*
- *Auslöser (körperliche Belastung, Kälte, seelische Belastung),*
- *Begleitbeschwerden (Angst, Unruhe, kaltschweißig, Dyspnoe, Übelkeit, Erbrechen, Schwindel),*
- *Voranamnese (bekannte KHK, Risikofaktoren).*

? Welches sind die wichtigsten Risikofaktoren für eine KHK, die Sie als Notarzt anamnestisch erheben sollten?

! **Man unterscheidet nicht beeinflussbare (Lebensalter, familiäre Belastung, männliches Geschlecht) und beeinflussbare Risikofaktoren (Hyperlipidämie, Hypertonus, Diabetes mellitus, Nikotinabusus, Übergewicht, Bewegungsmangel, Stress).**

i *Nicht beeinflussbare Risikofaktoren:*
- *Lebensalter,*
- *familiäre Belastung,*
- *männliches Geschlecht.*

Beeinflussbare Risikofaktoren:
- *Hyperlipidämie,*
- *Hypertonus,*
- *Diabetes mellitus,*
- *Nikotinabusus,*
- *Übergewicht,*
- *Bewegungsmangel,*
- *psychosozialer Stress,*
- *Hyperhomozysteinämie,*
- *Hyperfibrinogenämie,*
- *Lipoprotein-A-Erhöhung,*
- *Antiphospholipidsyndrom.*

Frage 255

? Was versteht man unter dem Begriff „akutes Koronarsyndrom"?

! Der Begriff „akutes Koronasyndrom" wird als Sammelbegriff für verschiedene Formen der koronaren Herzkrankheit verwendet:
- instabile Angina pectoris,
- Nicht-ST-Hebungsinfarkt (NSTEMI),
- ST-Hebungsinfarkt (STEMI).

i Akutes Koronarsyndrom:
- *Instabile Angina pectoris mit länger als 20 Minuten anhaltenden infarkttypischen Brustschmerzen, aber mit fehlender ST-Strecken-Hebung und fehlendem Troponinanstieg.*
- *Myokardinfarkt ohne ST-Strecken-Hebung mit klinischem Bild der instabilen Angina pectoris, Anstieg von Troponin und fehlender ST-Strecken-Hebung (non-ST-elevation myocardial infarction; NSTEMI).*
- *Klassischer Myokardinfarkt mit ST-Strecken-Hebung und Troponinerhöhung (ST-elevation myocardial infarction; STEMI).*

Die Leitlinien 2010 zum Management das akuten Koronarsyndroms fassen erstmals
- *instabile Angina pectoris und*
- *NSTEMI*

als gemeinsamen Begriff „Nicht-ST-Hebungs-Infarkt-Akutes-Koronarsyndrom" (Non-STEMI-ACS) zusammen, da die Differenzialdiagnose von Biomarkern (Troponin) abhängt, die erst nach mehreren Stunden nachweisbar sind. Die akute Therapie beruht hingegen auf den klinischen Zeichen beim ersten Kontakt.

Frage 256

? Was ist pathophysiologisch die Ursache für ein akutes Koronarsyndrom?

! Die Ursache eines akuten Koronarsyndroms ist ein regionales Missverhältnis zwischen koronarem Sauerstoffangebot und myokardialem Sauerstoffverbrauch.

i Die Ruptur oder Erosion einer atheromatösen Plaque ist Ursache für ein regionales Missverhältnis zwischen koronarem Sauerstoffangebot und myokardialem Sauerstoffverbrauch (Abb. 3.1). Es kommt zur Aktivierung der intrinsischen und extrinsischen Gerinnungskaskade mit Bildung eines plättchenreichen Thrombus, der das Koronargefäß teilweise (NSTEMI) oder vollständig verschließt (STEMI).

Frage 257

? Wie sieht die präklinische Therapie eines akuten Koronarsyndroms aus?

! Das gemeinsame Ziel der verschiedenen Therapiesäulen ist die Wiederherstellung eines ausgeglichenen Verhältnisses von myokardialem Sauerstoffangebot und -bedarf:
- ggf. Sauerstoff per Nasensonde,
- Nitrate,
- Schmerztherapie mit Opioiden,
- ASS,
- Heparin.

i Präklinische Therapie des akuten Koronarsyndroms:
- *ggf. Sauerstoff per Nasensonde (4 l/min; gemäß neuen ERC-Leitlinien 2010 nur bei Patienten mit Hypoxämie, Atemnot oder Lungenstauung. Eine Hyperoxämie kann bei unkompliziertem Infarkt schädlich sein),*
- *Nitroglycerin 0,8 mg s. l. (1 – 2 Hübe),*
- *Analgosedierung (Morphin 5 – 20 mg i. v., Diazepam 5 mg i. v.),*
- *ASS 500 mg i. v. (gemäß neuen ERC-Leitlinien 2010 kann die Anwendung auch durch medizinische Laien nach Anweisung des Leitstellendisponenten liberal erfolgen),*
- *Heparin 5000 I. E i. v.; alternativ Enoxiparin 30 mg i. v.*

Gemäß neuen ERC-Leitlinien 2010 werden Betarezeptorenblocker präklinisch oder in der frühen Notfallaufnahmesituation wegen fehlender Studienlage nicht mehr routinemäßig i. v. verabreicht. In speziellen Situationen, z. B. bei schwerer Hypertension oder Tachyarrhythmie, kann der Einsatz von Betarezeptorenblocker in Erwägung gezogen werden.

Abb. 3.1 Ursache für ein akutes Koronarsyndrom ist eine myokardiale Sauerstoffdysbalance (Quelle: Meybohm u. Böhm 2009).

Myokardiale Sauerstoffdysbalance

Sauerstoffangebot
- koronarer Blutfluss ↓ (Plaque)
- O_2-Gehalt des Blutes ↓
- Strömungswiderstand ↑ (diastolische Wandspannung)
- pharmakologische Intervention (Nitrate, ASS, Heparin)

Sauerstoffbedarf
- Herzfrequenz ↑
- Kontraktilität ↑
- systolische Wandspannung ↑
- pharmakologische Intervention (Metoprolol, Morphin, Diazepam)

Frage 258

? Wie ist der Wirkmechanismus von Nitraten beim akuten Koronarsyndrom?

! **Freisetzung von Stickstoffmonoxid, Dilatation der Lungenstrombahn und der venösen Kapazitätsgefäße mit Reduktion der kardialen Vorlast.**

i *Wirkmechanismus von Nitraten:*
- *Freisetzung von Stickstoffmonoxid (NO) in der Gefäßmuskelzelle,*
- *Aktivierung von Guanylatzyklase und Erhöhung des intrazellulären Gehalts an zyklischem GMP,*
- *Erschlaffung der glatten Muskelzelle,*
- *primär Dilatation der venösen Kapazitätsgefäße mit Reduktion der kardialen Vorlast,*
- *sekundär Dilatation der arteriellen Gefäße (Senkung der Nachlast),*
- *Verbesserung der myokardialen Sauerstoffbilanz.*

Frage 259

? Wie ist der Wirkmechanismus von Betarezeptorenblockern beim akuten Koronarsyndrom?

! **Betarezeptorenblocker wirken negativ chronotrop, negativ bathmotrop, negativ dromotrop und negativ inotrop.**

i *Wirkmechanismus von Betarezeptorenblockern:*
- *Interaktion mit β_1- und β_2-Rezeptoren (metabolische und respiratorische Nebenwirkungen) und in Einzelfällen mit α_1-Rezeptoren,*
- *Senkung der Herzfrequenz (negativ chronotrop),*
- *Senkung der myokardialen Erregbarkeit (negativ bathmotrop),*
- *Senkung der AV-Überleitungsgeschwindigkeit (negativ dromotrop),*
- *Senkung der maximalen Kontraktionskraft (negativ inotrop),*
- *Verbesserung der myokardialen Sauerstoffbilanz.*

Frage 260

? Welchen klinischen Nutzen können Betarezeptorenblocker beim akuten Koronarsyndrom erzielen?

! **Präklinisch und in der Notfallsituation sollen Betarezeptorenblocker wegen des hohen Risikos von Bradykardie und Hypotension nicht mehr routinemäßig i. v. appliziert werden. Nach Stabilisierung des Patienten sollen Betarezeptorenblocker aber oral in niedriger Dosierung begonnen werden.**

i *Gemäß neuen ERC-Leitlinien 2010 werden Betarezeptorenblocker nicht mehr routinemäßig i. v. verabreicht, sondern nur noch in speziellen Situationen, wie z. B. Tachyarrhythmien.*
Klinischer Nutzen einer oralen Langzeitanwendung von Betarezeptorenblocker:
- *Reduktion von Herzinsuffizienz und Sterblichkeit.*

Frage 261

? Welches Analgetikum ist primär beim akuten Koronarsyndrom einzusetzen?

! **Morphin.**

i *Morphin interagiert wie die körpereigenen Enkephaline mit den Opioid-Rezeptoren vom Typ δ, κ und μ. Morphin ist das Schmerzmittel der ersten Wahl beim akuten Koronarsyndrom. Die analgetische Wirkung beruht auf der ubiquitären Verteilung von Opioid-Rezeptoren im zentralen und peripheren Nervensystem. So blockiert Morphin sowohl die Schmerzfortleitung im Rückenmark durch Aktivierung des absteigenden antinozizeptiven Systems als auch die Schmerzverarbeitung in Pons, Thalamus und limbischem System. Neben seiner zentral analgetischen Wirkung senkt Morphin unter anderem durch die Freisetzung von Histamin den Druck im pulmonalen Kreislauf, die kardiale Vorlast (Dilatation der venösen Gefäße) und wirkt sedierend, beruhigend und anxiolytisch.*

Frage 262

? Welche Substanzklasse sollte zur Anxiolyse beim akuten Koronarsyndrom eingesetzt werden?

! **Benzodiazepine, z. B. Diazepam.**

i *Bei unzureichender Anxiolyse sollten zusätzlich Benzodiazepine eingesetzt werden. Wegen seiner längeren Halbwertzeit sollte für eine lang anhaltende Abschirmung des Patienten dem Diazepam gegenüber dem Midazolam der Vorzug gegeben werden.*

Frage 263

? Welcher Thrombozytenfunktionshemmer kommt typischerweise in der präklinischen Notfalltherapie beim akuten Koronarsyndrom zum Einsatz?

! **Acetylsalicylsäure (ASS).**

i *Acetylsalicylsäure sollte bei allen Patienten mit Verdacht auf ein akutes Koronarsyndrom ungeachtet einer bestehenden Dauermedikation so früh wie möglich appliziert werden. Dies scheint vor allem auch deshalb sinnvoll zu sein, da es einen großen Anteil an Non-Respondern bei der p. o. Dauermedikation gibt, die dann aber auf eine höhere i. v. Dosierung (500 mg) reagieren.*
Alternativ ist auch die Gabe von ASS-Kautabletten (160 – 325 mg) in den neuen ERC-Leitlinien 2010 beschrieben.

Frage 264

? Welche Thrombozytenfunktionshemmer kommen typischerweise innerklinisch beim akuten Koronarsyndrom zum Einsatz?

! – **P2Y$_{12}$-Rezeptorblocker (Thienopyridine): Hemmung der ADP-vermittelten Plättchenaktivierung (Clopidogrel, Ticlopidin, Prasugrel).**

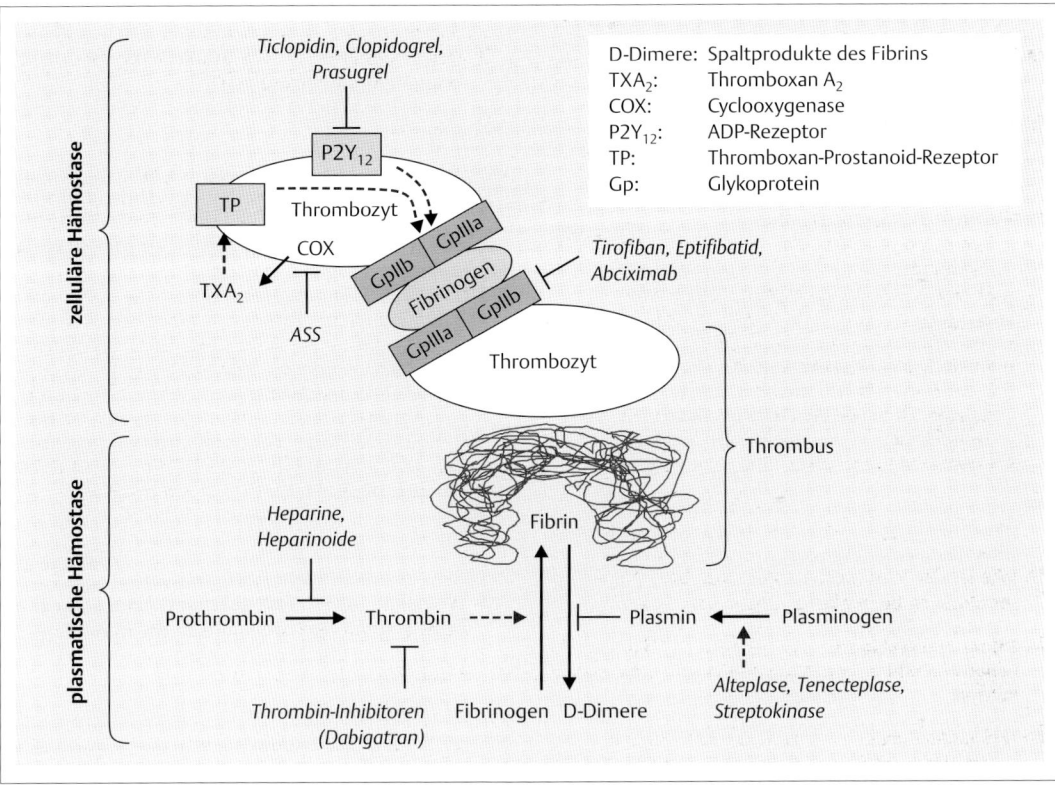

Abb. 3.2 Hämostase und Angriffsorte der Antikoagulanzien. Die zelluläre Hämostase (Thrombozytenaggregation, oben im Bild) und die plasmatische Hämostase (Ausbildung eines Fibrinnetzwerkes, unten im Bild) können an verschiedenen Systemen gehemmt werden. Dicke Pfeile: (bio-)chemische Umwandlungen, dünne Pfeile: Hemmung, gestrichelte Pfeile: Aktivierung (Quelle: Böhm u. Meybohm 2010).

– **Glykoprotein-IIb/IIIa-Inhibitoren (Abciximab, Eptifibatid, Tirofiban).**

i *Nach der Ruptur von atheromatösen Plaques kommt es zur Gerinnungsaktivierung und Thrombozytenaggregation. Eine plättchenhemmende Therapie ist nicht nur in der präklinischen Akutphase des akuten Koronarsyndroms mittels Acetylsalicylsäure notwendig, sondern auch in der nachfolgenden innerklinischen Therapiephase unverzichtbar.*

P2Y12-Rezeptorblocker: Der pharmakologisch aktive Metabolit von Clopidogrel blockiert die Bindung von ADP an dessen Thrombozytenrezeptor (P2Y12-Rezeptor), so dass die ADP-abhängige Thrombozytenaktivierung über den Glykoprotein-IIb/IIIa-Rezeptorkomplex unterbleibt (Abb. 3.2). Prasugrel ist ein neues, oral stärker wirksames Thienopyridin als Clopidogrel. Ticlopidin sollte aufgrund seiner geringen Potenz und der Gefahr einer Agranulozytose nicht mehr verwendet werden.

Glykoprotein-IIb/IIIa-Inhibitoren: Eptifibatid, Tirofiban und Abciximab hemmen Glykoprotein IIb/IIIa, das auf der Oberfläche von Thrombozyten vorkommt und eine wichtige Bindungsstelle für Fibrinogen, von-Willebrand-Faktor

und anderen Adhäsionsmolekülen im Rahmen der Thrombusbildung darstellt (Abb. 3.2).

Gemäß neuen ERC-Leitlinien 2010 wird wegen des hohen Blutungsrisikos von der routinemäßigen Gabe von Glykoprotein-IIa/IIIb-Inhibitoren (vor der Katheterintervention [PCI]) abgeraten.

Frage 265

? Wie lange hält die Thrombozytenfunktionshemmung nach Gabe von Acetylsalicylsäure (ASS), Clopidogrel und Glykoprotein-IIb/IIIa-Inhibitoren jeweils an?

! **Irreversible Hemmung der Thrombozyten (Wirkdauer 5 – 7 Tage) bei ASS und Clopidogrel. Reversible Hemmung der Thrombozytenaggregation bei Abciximab und Tirofiban (Wirkdauer wenige Stunden).**

i *Dauer der Thrombozytenfunktionshemmung:*
   – Acetylsalicylsäure: irreversible Hemmung der thrombozytären Cyclooxygenase für die gesamte Lebensdauer (8 – 11 Tage) des Thrombozyten.

– *Clopidogrel: irreversible Blockierung des P2Y$_{12}$-Rezeptors für die gesamte Lebensdauer (8 – 11 Tage) des Thrombozyten. Die Gerinnungsfähigkeit stellt sich erst mit der Neubildung von Thrombozyten im Laufe von 5 – 7 Tagen wieder ein.*
– *Tirofiban und Eptifibatid hemmen Glykoprotein IIb/IIIa reversibel (aktuell keine Empfehlung mehr).*

Frage 266

? Welchen Unterschied gibt es beim Wirkmechanismus von unfraktioniertem und fraktioniertem Heparin?

! **Unfraktioniertes Heparin: Bindung an Antithrombin III und Hemmung von Thrombin, Faktor Xa, XIa und XIIa. Fraktioniertes (niedermolekulares) Heparin: Bindung an Antithrombin III und selektive Hemmung von Faktor Xa.**

i *Unfraktioniertes Heparin bindet und aktiviert als komplexes Glukosaminoglykan das körpereigene Antithrombin III und beschleunigt dadurch die Hemmung von ebenfalls gebundenen aktivierten Gerinnungsfaktoren wie Thrombin, Faktor Xa, XIa und XIIa. Niedermolekulares Heparin hingegen bindet aufgrund der geringen Molekülgröße neben Antithrombin III nur Faktor Xa selektiv. Der Nutzen einer präklinischen Gabe von fraktioniertem bzw. niedermolekularem Heparin ist bisher durch wissenschaftliche Studien noch nicht endgültig belegt.*

Frage 267

? Was ist die wahrscheinlichste Todesursache eines Patienten, der im Rahmen eines akuten Myokardinfarkts stirbt?

! **Kammerflimmern.**

i *Primäre Todesursache bei Myokardinfarkt sind Kammerflimmern (80%) und Herzinsuffizienz. Die Mortalität bei Myokardinfarkt liegt in der 1. Stunde bis 30% und während des Krankenhausaufenthaltes bei bis zu 10%.*

Frage 268

? Was ist die Ursache der akuten Herzinsuffizienz beim akuten Myokardinfarkt?

! **Der Ausfall der myokardialen Pumpfunktion.**

i *Ursachen der akuten Herzinsuffizienz beim akuten Myokardinfarkt:*
– *Ausfall der myokardialen Pumpfunktion,*
– *Herzrhythmusstörungen,*
– *Ventrikelseptumdefekt, Papillarmuskelabriss, Mitralklappeninsuffizienz, Perikarderguss,*
– *negativ inotrope Substanzen: Betarezeptorenblocker, Antiarrhythmika.*

Frage 269

? Welche typischen EKG-Veränderungen können beim akuten Myokardinfarkt in der präklinischen Phase (Minuten bis Stunden nach Ischämie) auftreten?

! **Früh, aber selten, spitze, hohe T-Welle. Dann ST-Strecken-Hebung.**

i *EKG beim akuten Myokardinfarkt in der frühen Phase:*
– *Stadium 0:*
  – *Dauer: Minuten bis Stunden,*
  – *hohe, spitze T-Welle.*
– *Stadium I:*
  – *Dauer: Stunden bis Tage,*
  – *ST-Strecken-Hebung,*
  – *Abgang der ST-Strecke aus absteigender R-Zacke,*
  – *kleine R-Zacke,*
  – *positive T-Welle,*
  – *ggf. große Q-Zacke.*

Frage 270

? Welche typischen EKG-Veränderungen können beim akuten Myokardinfarkt in der innerklinischen Phase (Tage bis Wochen) auftreten?

! **Q-Zacke.**

i *EKG beim akuten Myokardinfarkt in der späten Phase:*
– *Stadium II:*
  – *Dauer: 2 Wochen bis 6 Monate,*
  – *ST-Strecke wieder isoelektrisch,*
  – *spitze, negative T-Welle,*
  – *kleine R-Zacke,*
  – *große Q-Zacke.*
– *Endstadium:*
  – *Q-Zacke (Breite 0,4 s , > ¼ der Amplitude der nachfolgenden R-Zacke),*
  – *ST-Strecke und T-Welle unauffällig.*

Frage 271

? In welchen Ableitungen erwarten Sie EKG-Veränderungen beim Vorderwandinfarkt?

! **In den Ableitungen I, aVL, V$_2$ – V$_5$.**

i *EKG-Veränderungen beim Vorderwandinfarkt:*
– *anteroseptal: V$_1$ – V$_3$, I, aVL,*
– *apikal: V$_3$, V$_4$,*
– *anterolateral: V$_5$, V$_6$, I, aVL,*
– *komplett: V$_1$ – V$_6$, I, aVL.*

? In welchen Ableitungen erwarten Sie EKG-Veränderungen beim Hinterwandinfarkt?

! **In den Ableitungen II, III, aVF, V$_5$/V$_6$.**

i *EKG-Veränderungen beim Hinterwandinfarkt:*
- *inferolateral: II, III, aVF, V$_5$, V$_6$,*
- *inferior: II, III, aVF,*
- *posterior: V$_5$, V$_6$.*

Frage 273

? Dem Troponin kommt als frühem Marker eines Myokardinfarkts, insbesondere auch im Rahmen eines präklinischen Schnelltestverfahrens, eine besondere Bedeutung zu. Ist die Troponinerhöhung spezifisch für den Myokardinfarkt?

! Nein.

i *Troponinerhöhungen:*
- *kardial: Myokardinfarkt, Myokarditis, akute Linksherzinsuffizienz,*
- *renal: präterminale und terminale Niereninsuffizienz,*
- *pulmonal: Lungenarterienembolie.*

Frage 274

? Wovon machen Sie als Notarzt abhängig, welches Verfahren der koronaren Reperfusion Sie auswählen (Auswahl der Zielklinik)?

! – EKG-Veränderungen,
– Zeitintervall zwischen dem medizinischen Erstkontakt bis zum Erreichen eines Interventionszentrums,
– klinisches Beschwerdebild.

i *Medikamentöse Lysetherapie:*
- *typisches klinisches Bild,*
- *ST-Strecken-Hebung > 0,1 mV in mindestens 2 benachbarten Ableitungen,*
- *Schmerzbeginn < 12 Stunden,*
- *Interventionszentrum innerhalb von 90 Minuten nach medizinischem Erstkontakt nicht erreichbar.*

Akut-Katheterintervention (PCI):
- *Interventionszentrum innerhalb von 90 Minuten nach medizinischem Erstkontakt erreichbar,*
- *typisches klinisches Bild,*
- *ST-Strecken-Hebung > 0,1,mV in mindestens 2 benachbarten Ableitungen,*
- *Schmerzbeginn < 12 Stunden,*
- *Kontraindikationen für Lyse bzw. hohes Risiko für Blutungen unter Lysetherapie,*
- *persistierende Symptomatik nach Lyse („Versagen der Lyse").*

Operative Revaskularisation (Bypass-Operation):
- *erfolglose PCI.*
Von der Strategie einer Routine-PCI unmittelbar nach Fibrinolyse („facilitated PCI") wird abgeraten. Patienten mit

erfolgreicher Fibrinolyse in einem nicht PCI-fähigen Krankenhaus sollen optimalerweise 6 – 24 h nach Fibrinolyse eine PCI erhalten („pharmakoinvasives Vorgehen") (ERC-Leitlinien 2010).

Die Zeitverzögerung bis zur PCI kann durch eine Verbesserung der Versorgungssysteme verkürzt werden:
- *prähospitale EKG-Registrierung und EKG-Übertragung in das Aufnahmekrankenhaus,*
- *direkte Telefonalarmierung des Katheterlabors,*
- *Laborbereitschaft < 20 min hergestellt.*

? Welche absoluten Kontraindikationen beachten Sie bei der Lysetherapie?

! **Absolute Kontraindikationen für die Lysetherapie sind:**
- **anamnestische intrazerebrale Blutung/Hirntumor/Aneurysma,**
- **ischämischer Apoplex/ZNS-Operation/SHT < 2 Monate,**
- **aktive innere Blutung < 1 Monat,**
- **größere Unfälle, größere chirurgische Eingriffe < 3 Wochen,**
- **Aortendissektion,**
- **bekannte Blutungsdiathese,**
- **akute Endokarditis/Sepsis/Pankreatitis.**

Frage 276

? Welche relativen Kontraindikationen beachten Sie bei der Lysetherapie?

! **Es gibt zahlreiche relative Kontraindikationen zu beachten, so vor allem:**
- **orale Antikoagulation (Marcumar),**
- **therapierefraktäre arterielle Hypertonie (RR systolisch > 180 mmHg),**
- **Ulkusleiden,**
- **ischämischer Hirninfarkt/TIA < 6 Monate,**
- **diabetische Retinopathie,**
- **i. m. Injektion < 24 Stunden,**
- **Punktion nicht komprimierbarer Gefäße,**
- **Schwangerschaft und Wochenbett,**
- **nicht kompressible Punktionen,**
- **traumatische Reanimation,**
- **fortgeschrittene Lebererkrankung.**

Frage 277

? Wie ist die instabile Angina pectoris charakterisiert?

! **Sie kann sich aus einer stabilen Angina pectoris entwickeln und ist durch eine Zunahme an Intensität, Häufigkeit und Dauer gekennzeichnet. Zudem wird hierunter jede neu aufgetretene Angina und jede Ruhe-Angina verstanden.**

i *Instabile Angina pectoris:*
- *zunehmende Intensität, Dauer, und Häufigkeit.*
- *Erst-Angina,*
- *Ruhe-Angina.*

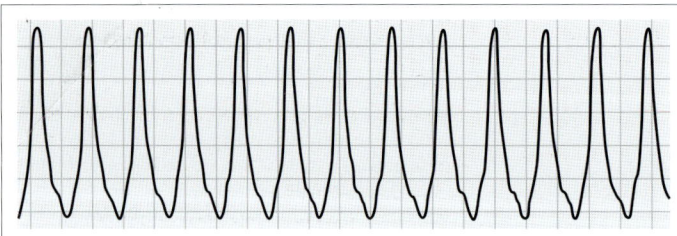

Abb. 3.3 Kammertachykardie, monomorph (Quelle: Rupp. In: Scholz et al. 2008).

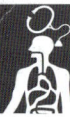

Frage 278

? Nachdem Sie anhand der Anamnese und der ST-Strecken-Hebung im EKG in den Ableitungen V_5, V_6, I, aVL die Verdachtsdiagnose Myokardinfarkt gestellt haben, wird der Patient plötzlich somnolent. Welche Verdachtsdiagnose stellen sie anhand der neuen EKG-Aufzeichnung (Abb. 3.3)? Welches ist das Medikament der ersten Wahl?

! – **Ventrikuläre Tachykardie,**
– **Amiodaron 300 mg i. v. über 10 – 20 min**

i *Ventrikuläre Tachykardie bei Myokardinfarkt (Abb. 3.3):*
– *nicht anhaltend, hämodynamisch stabil: keine zwingende Therapienotwendigkeit.*
– *anhaltend, hämodynamisch stabil: Amiodaron 150 – 300 mg i. v.*
– *hämodynamisch instabil: elektrische Kardioversion.*

Frage 279

? Sie werden in den Nachtstunden als Notarzt zu einem Patienten auf dem Lande gerufen, bei dem Luftnot vorliege. Bei Ankunft sehen Sie einen ca. 75-jährigen, auf der Bettkante sitzenden Mann mit Dyspnoe, Tachypnoe und mäßiger Zyanose. Von der Ehefrau erfahren Sie, dass ihr Mann herzkrank sei. Auskultatorisch hören Sie feuchte Rasselgeräusche, der RR beträgt 170/95 mmHg. Welche Verdachtsdiagnose haben Sie?

! **Akute Linksherzinsuffizienz.**

i *Symptome der akuten Linksherzinsuffizienz:*
– *Orthopnoe,*
– *feuchte Rasselgeräusche,*
– *Husten,*
– *Zyanose,*
– *Tachypnoe,*
– *Tachykardie.*

Frage 280

? Welche Therapieoptionen haben Sie, um eine akute Linksherzinsuffizienz zu behandeln?

! – **Medikamentöse Therapie,**
– **Beatmung,**
– **mechanische Unterstützung der Pumpfunktion.**

i *Therapiemöglichkeiten bei akuter Linksherzinsuffizienz:*
– *Erstmaßnahme: sitzende Position, Sauerstoff-Insufflation,*
– *Medikamente:*
  - *Nitroglycerin 2 – 6 Hübe s. l.,*
  - *Furosemid 20 – 80 mg i. v.,*
  - *Morphin 2 – 5 mg i. v.,*
  - *positiv inotrope Substanzen wie Betarezeptoragonisten, z. B. Dobutamin 2,5 – 12 mg/kg/min),*
– *(nicht-)invasive Beatmung mit PEEP,*
– *mechanische Unterstützung (intraaortale Ballonpumpe).*

Frage 281

? Nachdem Sie bereits 80 mg Furosemid und mehrfach Nitrospray sublingual verabreicht haben, beträgt die Sauerstoffsättigung 80 % unter 10 l/min O_2. RR 75/45 mmHg, HF 115/min, Atemfrequenz 35/min, der Patient ist sehr unruhig. Was unternehmen Sie?

! **Vorbereiten der Intubation und Beatmung. Initial Versuch mit nichtinvasiven Masken-CPAP-Verfahren, bei ausbleibender Besserung Intubation anstreben.**

i *Indikationen zur Intubation und Beatmung bei akuter Linksherzinsuffizienz mit Lungenödem:*
– *zunehmende Erschöpfung und Tachypnoe,*
– *Sauerstoffsättigung < 80 %,*
– *RR systolisch < 80 mmHg mit zunehmender Tachykardie,*
– *neu aufgetretene Arrhythmien,*
– *Somnolenz bei Hyperkapnie.*

Frage 282

? Sie werden als Notarzt zu einer 24-jährigen Patientin in der 28. Schwangerschaftswoche nach Hause gerufen, die seit 2 Wochen Bettruhe bei vorzeitigen Wehen verordnet bekommen hat. Die Patientin klagt über einen plötzlich aufgetretenen rechtsseitigen Thoraxschmerz. Sie finden eine tachypnoeische Patientin vor. Die Herzfrequenz liegt bei 125/min, der RR bei 85/50 mmHg. Welche Verdachtsdiagnose ziehen Sie in Erwägung?

! **Angesichts der Schwangerschaft muss an eine Lungenarterienembolie gedacht werden.**

i Symptomatik bei Lungenembolie:
  – Dyspnoe, Tachypnoe (Atemfrequenz > 20/min): 90%,
  – Thoraxschmerz: 70%,
  – Sinustachykardie: 50%,
  – Angst- und Beklemmungsgefühl: 60%,
  – gestaute Halsvenen: 60%,
  – Schock: 15%.

Frage 283

? Sie untersuchen die Patientin und stellen fest, dass sie keine erkennbare Thrombose hat. Was nun? Welche Zielklinik müssen Sie anfahren, um die Diagnose zu sichern?

! **Eine klinisch fehlende Thrombose im Beinvenenbereich spricht nicht gegen eine Lungenembolie. Die sicherste Methode zum Thrombusnachweis in der pulmonal-arteriellen Strombahn ist die CT-Angiographie.**

i Nur 25% der Patienten mit Lungenembolie haben klinische Zeichen einer tiefen Beinvenenthrombose. Die sicherste Methode zum Embolusnachweis ist die CT-Angiographie. Alternativen zum Nachweis des Embolus sind die Spiral-CT des Thorax und die Perfusions-Ventilations-Szintigraphie.

Frage 284

? Wie häufig sieht man Zeichen der rechtsventrikulären Druckbelastung bei akuter Lungenembolie?

! **Bei etwa 50% sieht man im EKG eine Sinustachykardie, bei < 10% aber typische Veränderungen der Rechtsherzbelastung.**

i EKG-Veränderungen bei akuter Lungenembolie:
  – Sinustachykardie,
  – Rechtstyp,
  – SI-QIII-Typ, SI-SII-SIII-Typ,
  – (in)kompletter RSB,
  – P pulmonale.

Frage 285

? Welche Schweregrade der Lungenembolie gibt es?

! **Die Schweregradeinteilung (I – IV) ist abhängig von der Klinik und Embolusgröße.**

i Schweregrad I:
  – in 80% klinisch stumm,
  – RR normal,
  – periphere Äste verschlossen.

Schweregrad II:
  – akute Dyspnoe, Tachypnoe, thorakaler Schmerz, Angst,
  – RR evtl. leicht erniedrigt,
  – Segmentarterien verschlossen.

---

i Schweregrad III:
  – akute Dyspnoe, Tachypnoe, thorakaler Schmerz, Angst,
  – RR stark erniedrigt,
  – PA-Ast oder mehrere Lappenarterien verschlossen.

Schweregrad IV:
  – Schocksymptomatik,
  – RR stark erniedrigt (RR systolisch < 100 mmHg),
  – ein PA-Ast und mehrere Lappenarterien verschlossen,
  – paO_2 stark erniedrigt.

Frage 286

? Welche Relevanz ergibt sich aus der Schweregradeinordnung für die Therapie?

! **Die Therapieentscheidung (Antikoagulation allein/Fibrinolysetherapie/operative Embolektomie unter Einsatz der Herz-Lungen-Maschine) ist abhängig von der Klinik und dem Schweregrad.**

i Therapie bei Lungenembolie:
  – Grad I – II/(III): Antikoagulation mit Heparin und überlappend Marcumar (INR 2 – 3).
  – Grad (III)/IV: Rekanalisierung (fibrinolytische Behandlung, operative Embolektomie).

Frage 287

? Welche medikamentöse Notfallbehandlung starten Sie als erste Wahl bei der schweren Lungenembolie mit instabiler Hämodynamik?

! **Gabe von Volumen und Vasopressor (Noradrenalin).**

i Aufgrund der akuten Rechtsherzdekompensation bei schwerer Lungenembolie mit einem pulmonalen Hypertonus ist der linke Ventrikel relativ hypovolämisch, so dass das Herzzeitvolumen niedrig ist. Insofern sind die vorsichtige Volumengabe von 500 – 1000 ml kristalloider Infusionslösung und der Einsatz eines Vasopressors (z. B. Noradrenalin) zum Anheben des koronaren Perfusionsdruckes das Verfahren der ersten Wahl. Der Einsatz von Adrenalin verbietet sich in dieser Situation.

Frage 288

? Welches sind die wichtigsten Nebenwirkungen der positiv inotropen Substanzen, wie z. B. Adrenalin?

! – **Steigerung des Sauerstoffverbrauchs,**
   – **arrhythmogene Wirkung.**

i Cave: Wirkungen von positiv inotropen Substanzen im kardiogenen Schock:
  – Anstieg des myokardialen O_2-Verbrauchs,
  – ungünstige Beeinflussung bei bestehender Koronarischämie,
  – ventrikuläre Rhythmusstörungen.

Merke: *„Never push an empty ventricle!"*

Frage 289

? Wie unterscheidet sich die rechtsventrikuläre von der linksventrikulären koronaren Perfusion?

! **Das linksventrikuläre Myokard wird während der Diastole, das rechtsventrikuläre Myokard überwiegend während der Systole perfundiert.**

i *Im linken Ventrikel besteht während der Systole ein hoher intrakavitärer Druck, so dass systolisch kein ausreichender koronarer Perfusionsdruck von den epikardialen Koronararterien nach endokardial erzeugt werden kann. Das linksventrikuläre Myokard wird daher überwiegend in der Diastole perfundiert. Im Gegensatz dazu findet sich im rechten Ventrikel ein geringer systolischer Druck, so dass die rechtsventrikuläre Myokardperfusion während der Systole erfolgt. Daher sollte bei einem führenden rechtsventrikulären Myokardinfarkt und in der Situation einer schweren akuten Lungenembolie mit einem pulmonalen Hypertonus ein höherer systolischer Blutdruck (z. B. durch Noradrenalin) angestrebt werden.*

Frage 290

? Welche Zeitlimits der koronaren Reperfusionstherapie sollten bei Patienten mit einem STEMI eingehalten werden?

! **Maximaler Zeitverlust bis zur Katheterintervention (PCI) versus Fibrinolyse 90 Minuten.**

i *Zeitlimits der koronaren Reperfusionstherapie bei STEMI:*
- *Erstkontakt bis zur präklinischen Fibrinolyse („contact to needle") < 30 Minuten,*
- *maximaler Zeitverlust bis zur PCI versus Fibrinolyse 90 Minuten,*
- *Erstkontakt bis zur PCI („contact to balloon") < 120 Minuten,*
- *Einleitung der primären PCI („door to balloon") < 60 Minuten.*

Die akzeptable Verzögerung zwischen dem Beginn einer Fibrinolyse und einer ersten Ballondilatation ist zudem von Infarktlokalisation, Patientenalter und Symptomdauer abhängig und variiert vielmehr zwischen 45 min und 180 min (ERC-Leitlinien 2010).

Frage 291

? Sie werden als Notarzt für einen Sekundäreinsatz alarmiert, um einen Patienten mit einem akuten NSTEMI zur Katheterdiagnostik und Intervention in ein anderes Krankenhaus zu verlegen. Welches sind die wesentlichen Risikofaktoren für Tod und Myokardinfarkt innerhalb von 30 Tagen, die eine Verlegung innerhalb von 48 Stunden indizieren?

! – **Hämodynamische Instabilität,**
 – **Herzrhythmusstörungen,**
 – **refraktäre Angina pectoris.**

i *Risikofaktoren für Tod und Myokardinfarkt bei akutem NSTEMI:*
- *Troponinerhöhung,*
- *ST-Senkungen > 0,1 mV,*
- *hämodynamische Instabilität,*
- *neue Herzrhythmusstörungen,*
- *refraktäre Angina pectoris,*
- *Diabetes mellitus bzw. Hyperglykämie.*

Frage 292

? Was sind die häufigsten Ursachen der akuten Linksherzdekompensation?

! – **Akute Dekompensation einer chronischen Herzinsuffizienz,**
 – **akutes Koronarsyndrom,**
 – **Herzrhythmusstörungen.**

i *Ursachen der akuten Linksherzdekompensation:*
- *akute Dekompensation bei chronischer Herzinsuffizienz,*
- *akutes Koronarsyndrom,*
- *mechanische Komplikationen des akuten Myokardinfarkts (z. B. Ventrikelseptumdefekt, Papillarmuskelabriss),*
- *hypertensive Krise,*
- *Herzrhythmusstörungen (ventrikuläre Tachykardie, Kammerflimmern, tachyarrhythmisch übergeleitetes Vorhofflimmern, Bradykardie),*
- *Herzklappenvitien (z. B. Aortenklappenstenose, Mitralklappeninsuffizienz),*
- *Myokarditis,*
- *Kardiomyopathien,*
- *Perikardtamponade,*
- *Aortendissektion.*

Frage 293

? Sie werden zu einem 60-jährigen Patienten mit seit Jahren bekannter arterieller Hypertonie und generalisierter Arteriosklerose wegen eines heftigen thorakalen Schmerzereignisses als Notarzt alarmiert. Die primäre klinische Untersuchung ist unauffällig. Im weiteren Verlauf liegt aber eine wechselnde hämodynamische Stabilität vor. Was ist die wahrscheinlichste Differenzialdiagnose?

! **Aortendissektion mit intermittierender myokardialer Ischämie durch Einriss der Dissektionsmembran bis in die Ostien der Herzkranzgefäße.**

i *Die häufigsten Ätiologien der Dissektion der Aorta sind die arteriosklerotisch degenerativen Dissektionen, gefolgt von hereditären Dissektionen (z. B. Marfan-Syndrom) und traumatischen Dissektionen bei Dezelerationstrauma.*
Stanford-Klassifikation:
- *Typ A: Aorta ascendens,*
- *Typ B: Aorta descendens distal des Abgangs der linken A. subclavia.*

? Was beinhaltet das präklinische Management bei einer Aortendissektion?

! – **Klinische Untersuchung inkl. RR-Messung an allen 4 Extremitäten,**
– **Analgosedierung,**
– **engmaschige Kontrolle des Blutdrucks.**

i *Präklinische Management bei Aortendissektion:*
– *klinische Untersuchung,*
– *Blutdruckmessung an allen 4 Extremitäten,*
– *EKG (myokardiale Ischämie durch Einriss der Dissektionsmembran bin in die Ostien der Koronarien)*
– *Analgosedierung (Midazolam, Morphin),*
– *engmaschige Kontrolle des Blutdrucks (RR systolisch < 100 mmHg; Nitrolingual 0,1 – 1 mg/kg/h, Urapidil 0,1 – 1 mg/kg).*

? Welche Maßnahmen gibt es zur Behandlung des Rechtsherzversagens bei pulmonal-arteriellem Hypertonus?

! – **Adäquate Oxygenierung und Ventilation,**
– **Vermeidung einer hypoxisch-pulmonalen Vasokonstriktion,**
– **hoher arterieller Mitteldruck,**
– **inhalative Vasodilatatoren.**

i *Neben der Oberkörper-Hochlagerung kommt bei Patienten mit Rechtsherzversagen der invasiven Beatmung mit adäquater Oxygenierung (Vermeidung einer hypoxisch-pulmonalen Vasokonstriktion) und Ventilation (Vermeidung einer Hyperkapnie), der Katecholamintherapie (z. B. Noradrenalin, um den arteriellen Mitteldruck anzuheben) und ggf. der selektiven pulmonalen Vasodilatation durch inhalative Vasodilatatoren eine besondere Bedeutung zu.*

? Nennen Sie die Kreislaufparameter, die das Herzzeitvolumen beeinflussen?

! – **Vorlast,**
– **Nachlast,**
– **Herzfrequenz und**
– **Dehnbarkeit/Kontraktilität des Herzens.**

i *Das Herzzeitvolumen ist das Volumen des Blutes, das in einer Minute vom Herz über die Aorta ascendens in den Blutkreislauf gepumpt wird. Das Herzzeitvolumen ist also ein Maß für die Pumpfunktion des Herzens und lässt sich durch Multiplikation des Herzschlagvolumens mit der Herzfrequenz berechnen.*

? Welche hämodynamischen Befunde sind für den kardiogenen Schock bei akuter Linksherzinsuffizienz typisch?

! – **Reduziertes Schlag- und Herzzeitvolumen,**
– **Tachykardie,**
– **erhöhter peripherer Widerstand.**

i *Hämodynamische Befunde bei akuter Linksherzinsuffizienz:*
– *Reduziertes Schlagvolumen und erniedrigtes Herzzeitvolumen: Herzinsuffizienz.*
– *Tachykardie: Um bei vermindertem Schlagvolumen das Herzzeitvolumen aufrecht zu halten, ist die Herzfrequenz reaktiv erhöht.*
– *Erhöhter peripherer Gefäßwiderstand: Um bei vermindertem Schlagvolumen den arteriellen Blutdruck aufrecht zu halten, kommt es zur sympathoadrenergen Reaktion mit peripherer Widerstandserhöhung.*
– *Erhöhter pulmonal-kapillärer Druck: Der linke Ventrikel ist nicht in der Lage, das Blut aus dem Lungenkreislauf „wegzupumpen"; es kommt zu einem Rückstau in die Lungenvenen.*

? Sie werden als Notarzt zu einem 58-jährigen Patienten gerufen, der seit 3 Stunden einen akut aufgetretenen Schmerz mit Taubheitsgefühl im rechten Bein verspürt. Welche Verdachtsdiagnose haben Sie? Welche Therapie starten Sie präklinisch?

! – **Akuter arterieller Verschluss,**
– **Analgesie, Antikoagulation.**

i *Ein arterieller Verschluss ist ein akuter endovaskulärer Gefäßverschluss, wobei Embolien in ca. 80% und eine arterielle Thrombosen in ca. 20% der Fälle für den Verschluss verantwortlich sind. Die Leitsymptome können anhand der „6-P-Regel" erfasst werden:*
– *Pain: akut aufgetretener Schmerz, der in dumpf brennend übergeht,*
– *Pulselessness: kein tastbarer Puls an der betroffenen Extremität,*
– *Paraesthesia: Sensibilitätsstörungen, Taubheitsgefühl,*
– *Paresis: Schwäche/Lähmung der betroffenen Extremität,*
– *Pallor: Blässe der verschlossenen, nicht mehr durchbluteten Extremität,*
– *Prostration: Schock.*

Im Rahmen der präklinischen Therapie sollte die Extremität tief gelagert werden, um eine Restdurchblutung zu ermöglichen. Die Analgesie kann mit 5 – 10 mg Morphin i. v. erfolgen, ggf. Antikoagulation mit 5000 – 10 000 I.E. Heparin i. v.

Frage 299

? Welche Differenzialdiagnose müssen Sie bei diesem Patienten noch in Betracht ziehen?

! Akuter venöser Verschluss.

i *Eine Phlebothrombose ist ein akuter Verschluss im tiefen Venensystem. Die Ursache ist multifaktoriell, z. B. Immobilisierung, Störungen im Bereich der Venengefäßwand (Trauma, Operation), Störungen der Blutzusammensetzung (Protein-C- bzw. Protein-S-Mangel, Antithrombinmangel, aPL-Resistenz) oder hormonelle Antikonzeptiva und Schwangerschaft. Klinisch sind Schwellung, Ödem, Zyanose und eine gespannte, überwärmte Haut an der betroffenen Extremität wegweisende Symptome. Therapeutisch wird die betroffene Extremität hochgelagert. Bei starken Schmerzen kann Morphin i. v. zur Analgesie verabreicht werden.*

Frage 300

? Beschreiben sie den Unterschied zwischen einem hypertensiven Notfall und einer hypertensiven Krise?

! Die hypertensive Krise (engl. „hypertensive urgency") definiert sich über eine Blutdruckerhöhung ohne Organmanifestation, wobei der systolische Blutdruckwert > 160 mmHg und der diastolische Blutdruckwert > 100 mmHg liegt.
Der hypertensive Notfall (engl. „hypertensive emergency") definiert sich über einen krisenhaften Blutdruckanstieg mit diastolischen Blutdruckwerten > 120 mmHg und/oder Blutdruckwerten > 180/ 120 mmHg mit Zeichen reversibler oder irreversibler Organschäden an Herz, Aorta, Gehirn und Niere.

i *Hypertensive Krise:*
- *Die häufigsten Symptome sind Kopfschmerz, Epistaxis, Benommenheit und Agitiertheit.*
- *Grundsätzlich sollten alle Patienten mit einer hypertensiven Blutdruckentgleisung als hypertensiver Notfall behandelt werden, bis sicher eine Organmanifestation ausgeschlossen ist.*

Hypertensiver Notfall:
- *Bei ca. 83 % der Patienten betrifft die Organschädigung ein Organ, bei ca. 17 % der Patienten liegen 2 oder mehr Endorganschäden vor.*
- *Die häufigsten Symptome sind Thoraxschmerz, Dyspnoe sowie neurologische Ausfälle.*
- *Häufige Manifestationen sind: Aortendissektion, hypertensives Lungenödem, akutes Koronarsyndrom, ischämischer Insult, hämorrhagischer Insult, intrazerebrale Blutung, Subarachnoidalblutung, akutes Nierenversagen.*

Frage 301

? Wie sollte die Primärversorgung eines hypertensiven Notfalles hinsichtlich der Blutdruck regulierenden Therapie aussehen?

! Therapieziel ist eine rasche Blutdrucksenkung, jedoch ohne primär Normalwerte anzustreben.

i *Eine schnelle Blutdrucksenkung, ohne Normalwerte anzustreben, sollte schnellstmöglich etabliert werden, um (weitere) Endorganschäden abzuwenden.*

Frage 302

? Wie aggressiv sollte die hypertensiven Entgleisung primär gesenkt werden?

! Empfohlen ist eine medikamentöse Senkung um ca. 20 % des Ausgangswerts innerhalb von Minuten bis maximal 2 Stunden.

i *Bei einer zu starken Blutdrucksenkung von 50 % und mehr vom Ausgangswert drohen irreversible ischämische Komplikationen.*

Frage 303

? Ab welchen Blutdruckwerten besteht laut WHO ein arterieller Hypertonus?

! Laut Definition der WHO besteht ab einem Blutdruck > 140/90 mmHg ein arterieller Hypertonus.

i *Laut WHO liegt ein normaler Blutdruck bei 130/ 85 mmHg und niedriger. Optimale Werte liegen bei < 120/80 mmHg, normale Werte bei < 130/85 mmHg, hochnormale Werte bei 130 – 139/85 – 89 mmHg.*

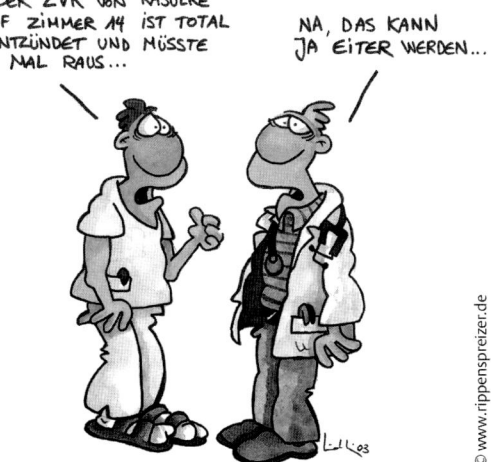

© www.rippenspreizer.de

Frage 304

? Ist es denkbar, bei einer Blutdruckmessung an einem Arm einen Blutdruck von 150/95 mmHg zu messen und am anderen Arm bei deutlich schwächerem peripherem Pulssignal einen Blutdruck von 85/50 mmHg?

! **Bei einer Stenose oder Verlegung der A. subclavia ist diese Konstellation möglich.**

i *Ein einseitig nicht messbarer oder deutlich schwächer messbarer Blutdruck kann Ausdruck einer Stenose oder Verlegung der A. subclavia, A. axillaris oder seltener der A. brachialis sein.*

Frage 305

? Ist es denkbar, dass Sie im Rahmen einer Typ-A-Dissektion am linken Arm einen Blutdruck von 150/95 mmHg messen und am rechten Arm einen Blutdruck von 85/50 mmHg?

! **Im Rahmen einer Dissektion, die sich bis in den Truncus brachiocephalicus erstreckt, ist diese Blutdruckkonstellation möglich.**

Frage 306

? Sie werden zu einer 42-jährigen Patientin gerufen, die sich seit einigen Tagen bei ihrem Hausarzt aufgrund eines wechselhaft erhöhten Blutdruckes in Behandlung befindet. Bei Ankunft messen Sie einen Blutdruck von 220/105 mmHg. Die Patientin klagt darüber hinaus über Kopfschmerzen, Hitzegefühl und Palpitationen. Sie habe zudem in letzter Zeit an Gewicht verloren. Woran müssen sie differenzialdiagnostisch denken?

! **An ein Phäochromozytom.**

i *Das Phäochromozytom ist charakterisiert durch sowohl anfallsartig erhöhte Blutdruckwerte (50 %) als auch dauerhaft erhöhte Blutdruckwerte (ca. 50 %). Zusätzlich zeigen sich Symptome wie Kopfschmerz, Palpitationen, Tachykardien, pektanginöse Beschwerden, Blässe, Gewichtsverlust sowie Schwächeempfinden.*

Frage 307

? Wie kann diesen Patienten akut und chronisch geholfen werden?

! **– Akute Behandlung durch differenzierte Blutdrucksenkung,**
– Chronische Behandlung durch operative Entfernung des Katecholamin-produzierenden Tumors.

i *Die akute Therapie zur Blutdrucksenkung sieht Alphablocker bzw. Alphablocker in Kombination mit Betablockern vor.*

Die chronische Therapie sieht die Entfernung des Katecholamin-produzierenden Tumors vor, der in 90 % der Fälle benigne und in 10 % der Fälle maligne ist. In 85 % der Fälle ist der Tumor im Nebennierenmark lokalisiert, in 15 % extraadrenal.

Frage 308

? Sie werden zu einem Mitte 60-jährigen Patienten gerufen, der vor einigen Jahren einen Schlaganfall erlitten hat, der ohne Residuen geblieben ist. Aktuell zeigt der Patient eine linksseitige Hemiparese bei einem Blutdruck von 190/105 mmHg. Wie verhalten sie sich?

! **Hinsichtlich einer Blutdrucktherapie eher zurückhaltend mit zeitnahen Kontrollen.**

i *Bei Verdacht auf einen akuten Apoplex mit den o. g. Blutdruckwerten ist der Blutdruck häufig erhöht, jedoch nicht ursächlich, sondern reaktiv. Der erhöhte Blutdruck fällt meist spontan in den ersten Stunden wieder ab. Ob ein erhöhter Blutdruck in der Initialphase der akuten Phase eines Apoplex die Prognose verschlechtert, ist zurzeit noch nicht endgültig geklärt. Gesichert ist jedoch, dass eine zu forcierte Blutdrucksenkung den zerebralen Blutfluss verschlechtern kann.*

Frage 309

? Ab welchen Blutdruckwerten sollte man jedoch bei einem akuten Apoplex antihypertensiv behandeln?

! **Ab Werten > 220/120 mmHg.**

i *Die Indikation zur Blutdruckregulierung bei akutem Apoplex ist gegeben bei Werten > 220/120 mmHg, bei diastolischen Blutdruckwerten über 120 mmHg sowie bei hypertensivem Anstieg des Blutdrucks nach einem Apoplex.*

Frage 310

? Worauf sollten sie in dieser Situation hinsichtlich der Blutdrucktherapie denken?

! **– Medikamente niedrig dosieren,**
– den Blutdruck langsam senken,
– keine Präparate mit schnellem Wirkeintritt anwenden.

i *Wenn eine Blutdruckregulierung bei einem Apoplex erforderlich ist, dann muss sie bei niedriger Dosierung langsam erfolgen. Geeignete blutdrucksenkende Medikamente sind Betablocker, ACE-Hemmer und Diuretika (Abb. 3.4). Kalziumantagonisten vom Dihydropyridin-Typ sind kontraindiziert (Gefahr eines Hirnödems).*

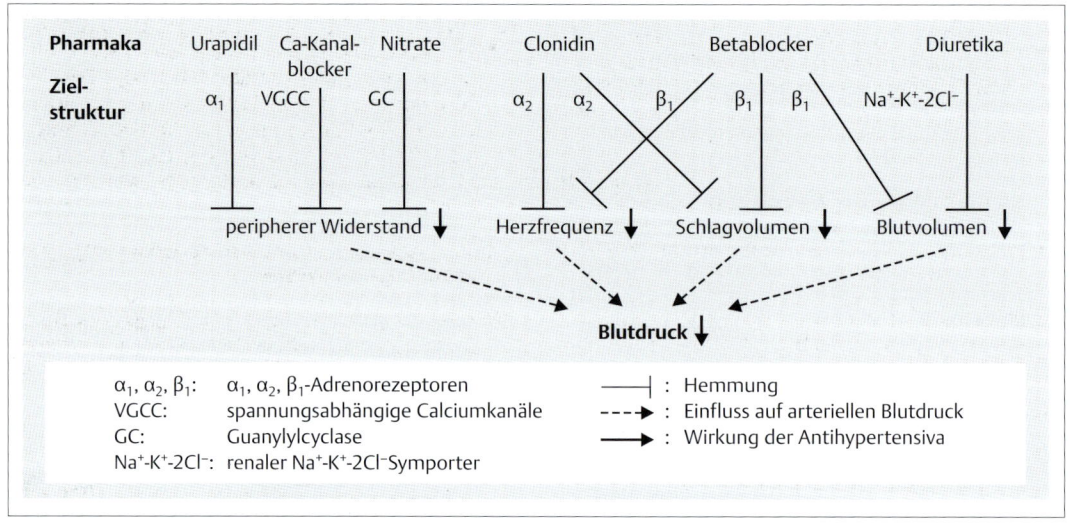

Pharmaka	Urapidil	Ca-Kanal-blocker	Nitrate		Clonidin		Betablocker			Diuretika
Ziel-struktur	α_1	VGCC	GC		α_2	α_2	β_1	β_1	β_1	Na^+-K^+-$2Cl^-$

peripherer Widerstand ↓   Herzfrequenz ↓   Schlagvolumen ↓   Blutvolumen ↓

Blutdruck ↓

$\alpha_1, \alpha_2, \beta_1$: $\alpha_1, \alpha_2, \beta_1$-Adrenorezeptoren
VGCC: spannungsabhängige Calciumkanäle
GC: Guanylylcyclase
Na^+-K^+-$2Cl^-$:   renaler Na^+-K^+-$2Cl^-$-Symporter

⊣ : Hemmung
---→ : Einfluss auf arteriellen Blutdruck
—→ : Wirkung der Antihypertensiva

Abb. 3.4 Pharmakologische Beeinflussung des arteriellen Blutdrucks. Dargestellt sind in der Notfallmedizin genutzte Antihypertensiva und ihre Zielstrukturen, über die sie die verschiedenen kardiovaskulären Komponenten hemmen, die zum Blutdruckanstieg beitragen (Meybohm u. Böhm 2010).

Frage 311

? Sie werden als Notarzt zu einer schwangeren Patientin gerufen, die über Unwohlsein, Abgeschlagenheit und Kopfschmerz klagt. Die Frau befindet sich in der 29. Schwangerschaftswoche. Bei der orientierenden Untersuchung stellen sie Unterschenkelödeme und einen Hypertonus von 175/105 mmHg fest. Woran denken sie?

! An einen schwangerschaftsinduzierten Hypertonus (Gestationshypertonus), insbesondere an eine Präeklampsie.

i *Bei einer Präeklampsie imponieren folgende 3 Symptome:*
- *Hypertonie,*
- *Ödeme (Gewichtszunahme),*
- *Proteinurie.*

Frage 312

? Wie sollte in diesem Fall das weitere Vorgehen aussehen?

! Die Schwangere sollte dringend zur weiteren Therapie stationär aufgenommen werden.

i *Bei Verdacht auf Präeklampsie sollte bei folgender Befundkonstellation die stationäre Einweisung empfohlen werden:*
- *Blutdruck > 160/100 mmHg,*
- *Blutdruck > 140/90 mmHg bei Proteinurie > 0,3 g/l,*
- *Proteinurie in Kombination mit rascher Ödemzunahme.*

Frage 313

? Sollten Sie initial den erhöhten Blutdruck der Schwangeren behandeln?

! Laut Empfehlung sollte initial bei einem Blutdruck > 170/110 mmHg behandelt werden.

i *Bei niedrigeren Blutdruckwerten und dem Verdacht einer Präeklampsie sollte eine blutdruckregulierende Therapie erst in der Klinik begonnen werden, da sich eine Präeklampsie innerhalb weniger Stunden dramatisch zuspitzen kann.*

Folgende Therapieindikationen sind bei Präeklampsie definiert:
- *Blutdruck > 170/110 mmHg,*
- *bei bekanntem Hypertonus,*
- *bei bekanntem Diabetes mellitus,*
- *bei bekannter Nierenerkrankung.*

Der angestrebte initiale Therapiebereich sollte bei 160/90 mmHg liegen.

Frage 314

? Welche Mittel eignen sich zur initialen Blutdrucktherapie bei Präeklampsie?

!
- Nifedipin p. o.,
- Urapidil i. v.,
- Dihydralazin i. v.

i – *Nifedipin p. o. in einer Dosierung von 5 mg.*
– *Urapidil i. v. in einer Dosierung von 10 – 50 mg.*
– *Dihydralazin in einer Dosierung von 6,25 mg.*
– *Zur Dauertherapie ist α-Methyldopa das Mittel der Wahl.*

Frage 315

? Welche Substanzen werden im Rahmen einer Präeklampsie/Eklampsie zur Blutdruckeinstellung nicht angewandt?

! **Nitroprussid, ACE-Hemmer, Angiotensinrezeptorblocker und Esmolol sollten in der Schwangerschaft nicht verabreicht werden.**

i *Bei Frauen mit einer Präeklampsie/Eklampsie sollte vor und unmittelbar während der Geburt der systolische Blutdruck wenn möglich < 160 mmHg und der diastolische Blutdruck < 110 mmHg gesenkt werden. Im Falle einer begleitenden Thrombozytopenie mit Werten < 100 000 mm³ sollte der Blutdruck anhaltend unter 150/100 mmHg gehalten werden. Patientinnen mit Präeklampsie/Eklampsie sollten zur Prophylaxe von Krampfanfällen Magnesiumsulfat i. v. erhalten.*

Frage 316

? Zu ihnen in die Notaufnahme kommt eine Mitte 60-jährige Patientin, die bei einem bekannten arteriellen Hypertonus aktuell Blutdruckwerte von 215/120 mmHg in Kombination mit zunehmender Dyspnoe aufweist. Sie vermuten das Vorliegen einer akuten Linksherzinsuffizienz. Welches Therapieschema zur Senkung des Blutdrucks ist in diesem Fall sinnvoll?

! **Die empfohlenen Substanzen bei systolischen Blutdruckwerten > 140 mmHg sind intravenöse Vasodilatatoren (zusätzlich mit Diuretika) oder sublinguales Nitroglycerin.**

i *Laut Therapierichtlinien sind in der o. g. Situation intravenöse Vasodilatatoren (Enalaprilat, Urapidil, Nitroglycerin) oder sublingual verabreichtes Nitroglycerin Mittel der ersten Wahl, durchaus in Kombination mit adjuvanter Gabe von Diuretika.*

Frage 317

? Eine 60-jährige Patientin klagt seit mehreren Stunden über linksthorakale Schmerzen. Die klinische Situation in Kombination mit dem vorliegenden EKG lässt auf einen akuten Myokardinfarkt schließen. Ist ein Blutdruck von 190/100 mmHg eine Kontraindikation hinsichtlich einer Thrombolyse?

! **Thrombolytika sind ab Blutdruckwerten > 185/100 mmHg kontraindiziert.**

i *Eine antihypertensive Therapie im Rahmen eines akuten Koronarsyndroms sollte ab Blutdruckwerten > 160 mmHg systolisch und/oder > 100 mmHg diastolisch erfolgen. Es sollte initial eine Blutdrucksenkung um 20 – 30 % des Ausgangswertes angestrebt werden.*

Frage 318

? Bei welchem der genannten hypertensiven Notfälle ist eine Blutdrucksenkung von 20 – 30 % vom Ausgangswert nicht indiziert?
Myokardinfarkt, Aortendissektion, hypertensives Lungenödem oder beim akuten ischämischen Insult?

! **Bei einem akuten ischämischen Insult sollte erst eine Blutdrucksenkung bei Werten > 220/120 mmHg durchgeführt werden. Die Blutdrucksenkung sollte dabei nicht > 10 – 15 % des Ausgangswertes betragen.**

i *Bei einer Blutdruckreduktion um > 10 – 15 % des Ausgangswertes besteht die Gefahr einer Reduktion des zerebralen Blutflusses. Empfohlene Antihypertensiva sind Labetolol und Urapidil.*

Frage 319

? Womit müssen Sie im Rahmen einer Therapie des hypertensiven Notfalles rechnen, wenn Sie initial eine Blutdrucksenkung um > 50 % des Ausgangswertes indizieren?

! **Bei einer zu starken frühzeitigen Blutdrucksenkung um mehr als 50 % des Ausgangswertes können irreversible ischämische Komplikationen drohen.**

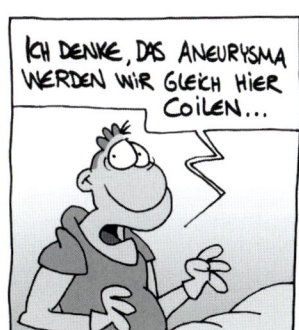

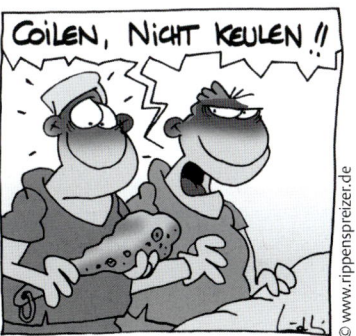

© www.rippenspreizer.de

i Wenn nach dem Einleiten einer blutdrucksenkenden Therapie Symptome einer zentralen oder zerebralen Ischämie neu auftreten, muss auf eine weitere Blutdruckreduktion verzichtet und ggf. ein diastolischer Wert von 110 mmHg akzeptiert werden.

Frage 320

? Warum sollten ACE-Hemmer bei der Akuttherapie eines hypertensiven Notfalls eher zurückhaltend verabreicht werden?

! **Die Therapie mit ACE-Hemmern kann überschießende Blutdruckabfälle induzieren, insbesondere bei begleitender Hypovolämie.**

i Bei der Akuttherapie eines hypertensiven Notfalles kann nicht in jedem Fall sicher eine latente Hypovolämie ausgeschlossen werden. Bei begleitender chronischer Therapie mit Diuretika, bei Dehydratation sowie bei einer bestehenden Nierenarterienstenose kann eine durch ACE-Hemmer induzierte Hypotonie ein akutes Nierenversagen auslösen.

Frage 321

? Die Typ-A-Dissektion ist eine schwerwiegende Komplikation einer hypertensiven Krise. Wie sollte bei diesen Patienten die initiale Blutdruckeinstellung erfolgen?

! **Die initiale blutdruckregulierende Therapie bei einer Typ-A-Dissektion sollte Blutdruckwerte von 100 mmHg systolisch anstreben, sofern die Klinik dies hinsichtlich der Progredienz einer myokardialen Ischämie zulässt.**

i Es ist erwiesen, dass eine deutlich Blutdrucksenkung auf Werte um 100 mmHg systolisch bei Vorliegen eines dissezierenden Aortenaneurysmas die Prognose dieser Patienten deutlich verbessert. Wesentlicher Mechanismus ist die Reduktion der einwirkenden Scherkräfte auf die Gefäßwand durch einen niedrigeren systolischen Blutdruck.

Frage 322

? Welches ist das Mittel der ersten Wahl bei hypertonen Blutdruckwerten und Verdacht auf eine Typ-A-Dissektion?

! **Betablocker.**

i Therapieoptionen bei hypertoner Krise und Verdacht auf Typ-A-Dissektion:
– Betablocker,
– Betablocker plus Nitroprussid.

Die Aortendissektion ist eine der wenigen (Verdachts-)Diagnosen, bei denen der Blutdruck binnen kürzester Zeit deutlich reduziert werden muss.

Frage 323

? Sie werden im Verlauf Ihres Notdienstes zu einem Anfang 60-jährigen Patienten gerufen, der angibt, seit einigen Stunden bei sich einen erhöhten Blutdruck gemessen zu haben, der immer etwas über „200" liegt. Seine Angaben bestätigen sich mit einem aktuellen Wert von 200/100 mmHg. Bei ihm ist ein Hypertonus bekannt, der ansonsten mit einem ACE-Hemmer immer gut eingestellt war. Weitere Symptome gibt der Patient nicht an, es geht ihm gut. Wie gehen Sie vor?

! **Sie empfehlen ihm, weitere Kontrollen durchzuführen und sich umgehend bei seinem Hausarzt vorzustellen, wenn der Blutdruck sich nicht wieder reguliert.**

i Ein erhöhter Blutdruck bei bekanntem Hypertonus ist nicht in jedem Fall eine Indikation zur medikamentösen Intervention, sofern keine weiteren Symptome wie z. B. Kopfschmerz, Palpitation, Tachykardie, Stenokardie, TIA oder apoplektischer Insult vorliegen.

Frage 324

? Würden Sie anders entscheiden, wenn Sie bei diesem Patienten einen Blutdruck von 240/130 mmHg gemessen hätten?

! **Ja.**

i Bei einem Blutdruck >220/120 mmHg sowie auch bei niedrigeren Werten in Kombination mit den o. g. Begleitsymptomen muss unverzüglich therapiert werden, um in erster Linie das Risiko einer hypertensiven Enzephalopathie zu kontrollieren.

Frage 325

? Sie werden zu einem Patienten gerufen, der einen deutlich erhöhten Blutdruck von 205/110 mmHg aufweist, in Kombination mit Kopfschmerz und gelegentlichem Schwindelgefühl. Darüber hinaus ist bei ihm eine schwere chronisch obstruktive Lungenerkrankung bekannt. Wie gehen Sie vor?

! **Eine sofortige Blutdrucksenkung ist indiziert.**

i Mittel der Wahl bei der vorliegenden Befundkonstellation ist die Gabe eines Kalziumantagonisten. Mittel der zweiten Wahl wäre ein α₁-Blocker. Absolut kontraindiziert ist hier die Gabe eines Betablockers.

Internistische Notfälle

Frage 326

? Sie werden als Notarzt zu einer 74-jährigen Patientin ins Altenheim gerufen, die über starke Luftnot klagt. Bei Ankunft sehen Sie eine Patientin, die auf der Bettkante sitzt, die Arme aufgestützt, dyspnoisch und tachypnoisch. Anamnestisch erfahren Sie von der betreuenden Pflegekraft, dass eine Herzinsuffizienz bekannt wäre. Auskultatorisch hören Sie beidseits grobe Rasselgeräusche, der Blutdruck liegt bei 195/105 mmHg, es bestehen periphere Beinödeme beidseits. Wie ist Ihre Verdachtsdiagnose?

! **Akute Linksherzinsuffizienz.**

i *Häufige Symptomkonstellation bei akuter Linksherzinsuffizienz:*
- *Orthopnoe,*
- *Tachypnoe,*
- *Belastungsdyspnoe,*
- *auskultatorische Rasselgeräusche,*
- *Husten.*

Frage 327

? Wie werden Sie in diesem Fall weiter vorgehen?

! - **Stationäre Einweisung vorbereiten,**
- **sitzende Position der Patientin möglichst beibehalten,**
- **Sauerstoffgabe.**

i *Behandlung der akuten Linksherzinsuffizienz mit beginnendem Lungenödem:*
- *medikamentöse Ersttherapie mit Nitro-Spray sublingual,*
- *intravenösen Zugang anlegen und Gabe von Furosemid 40 mg i. v.,*
- *wenn nötig, leichte Sedierung (z. B. Morphin),*
- *bei beginnendem kardiogenem Schock positiv inotrope Substanzen (z. B. Dobutamin),*
- *ggf. Intubation und Beatmung mit positiv endexpiratorischem Druck.*

Frage 328

? Sie werden in eine Dialysepraxis zu einem terminal niereninsuffizienten Patienten gerufen, der kurz vor Beginn seiner Dialyse folgendes klinisches Bild zeigt: deutlich agitiert, akute Atemnot in Kombination mit Husten. Der Blutdruck des Patienten wurde vor Ort mit 190/100 mmHg gemessen. Die Sauerstoffsättigung beträgt ohne O_2-Gabe 88 %. Welche Verdachtsdiagnose haben Sie?

! **Verdacht auf Hyperhydratation mit konsekutivem Lungenödem bei terminaler Niereninsuffizienz.**

i *Die akute Überwässerung mit konsekutivem Lungenödem stellt eine häufige Komplikation bei Dialysepatienten dar, insbesondere bei längerem Dialyseintervalls und keiner Restausscheidung. Bei der körperlichen Untersuchung finden sich häufig Zeichen der Hyperhydratation wie Zunahme des Körpergewichts, Hypertonie, Zunahme peripherer und generalisierter Ödeme und ggf. eine obere Einflussstauung.*

Frage 329

? Wie gehen Sie bei diesem Fall weiter vor?

! **Mit hoher Wahrscheinlichkeit lässt die Situation den Verbleib in der Dialysepraxis nicht zu. Die Indikation zur stationären Aufnahme sollte großzügig gestellt werden.**

i *Initial gelten bei dialysepflichtigen Patienten mit beginnendem oder manifestem Lungenödem auf dem Boden einer Hyperhydratation ähnliche Therapieempfehlungen wie bei der akuten Linksherzdekompensation:*
- *Oberkörperhochlagerung mit abgesenkten Beinen (sog. „Herzbettlagerung"),*
- *Sauerstoffgabe,*
- *Nitro-Spray s. l.,*
- *Urapidil i. v.,*
- *Morphin zur Abschirmung,*
- *bei respiratorischer Dekompensation ggf. nichtinvasive Beatmung (NIV) oder Intubation und kontrollierte Beatmung mit PEEP.*

Frage 330

? Sie werden am späten Vormittag zu einem kollabierten Patienten an seinen Büroarbeitsplatz gerufen. Bei Ankunft finden Sie einen von seinen Kollegen umringten 54-jährigen Mann vor, der auf dem Boden liegt, jedoch klar bei Bewusstsein ist. Er berichtet von einem stechenden thorakalen Schmerz als Erstsymptom. Als er aufstehen und sich ein Glas Wasser holen wollte, habe ihn schlagartig die Kraft in den Beinen verlassen und er ist gestürzt. Bei der grob orientierenden Untersuchung fallen deutlich unterschiedliche Blutdruckwerte an den Armen auf: rechter Arm: RR 60/40 mmHg; linker Arm: 190/100 mmHg. Die Beine sind kühl, Pulse sind nicht tastbar. Woran denken Sie?

! **Typ-A-Dissektion.**

i *Aneurysmen und Dissektionen sind die häufigsten Pathologien der thorakalen Aorta. Etwa 50 % der Aneurysmen sind im Bereich der Aorta ascendens lokalisiert, 38 % in der A. descendens, 11 % im Bereich des Aortenbogens und ca. 10 % thorakoabdominell. Männer (im Mittel 65 Jahre) sind häufiger betroffen als Frauen (im Mittel 77 Jahre).*

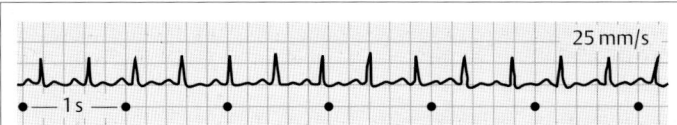

Abb. 3.5 EKG bei Sinustachykardie.

Frage 331

? Wie ist Ihr weiteres Vorgehen bei diesem Patienten?

! Die sofortige Verlegung in ein Krankenhaus der Maximalversorgung muss unverzüglich vorbereitet werden.

i *Die Mortalität der Typ-A-Dissektion steigt pro Stunde um 1 – 2 %, um die eine chirurgische Therapie verzögert wird. Eine zügige Blutdrucksenkung, wenn möglich bis auf Werte um 100 mmHg systolisch, sollte angestrebt werden.*

Frage 332

? Sie werden als Notarzt zu einer 20-jährigen Patientin gerufen, die über einen seit Stunden unangenehm erhöhten Herzschlag klagt. Zudem beklagt sie das Gefühl gelegentlichen Herzklopfens. Sie sehen folgendes EKG (Abb. 3.**5**). Wie lautet Ihre Diagnose?

! Es handelt sich um eine Sinustachykardie.

i *Definition der Sinustachykardie:*
  - *Herzfrequenz > 100/min,*
  - *regelmäßiger Rhythmus,*
  - *P-Welle.*

Frage 333

? Können Sie anhand dieses EKG-Streifens, der mit einer Papiergeschwindigkeit von 25 mm/s geschrieben wurde, die Herzfrequenz abschätzen?

! Ja, sogar relativ exakt.

i *Bei einer Papiergeschwindigkeit von 25 mm/s entsprechen 5 kleine Kästchen 1 Sekunde, d. h., eine Herzfrequenz von 100/min entspricht 100 Schlägen pro 300 Kästchen (5 × 60 s), d. h. 1 Schlag pro 3 Kästchen.*

Frage 334

? Sehen Sie akuten Handlungsbedarf? Welche Differenzialdiagnosen müssen bedacht werden?

! Akuter Handlungsbedarf besteht nicht.

i *Bei jungen Menschen handelt es sich in aller Regel nur um einen erhöhten Sympathikotonus ohne klinische Relevanz. Jedoch müssen weitere Differenzialdiagnosen bedacht werden: Hyperthyreose, Phäochromozytom, entzündliche Prozesse, um nur einige zu nennen.*

Frage 335

? Sie werden am späten Vormittag zu einem 82-jährigen Patienten gerufen, der über einen leicht anhaltenden linksthorakale Druck klagt. Echte linksthorakale Schmerzen hatte er jedoch am gestrigen Nachmittag beim Schneeschieben, so dass er aufhören musste. Sehr viel unangenehmer empfindet er das nun seit einigen Stunden anhaltende Herzstolpern. In dem vor Ort abgeleiteten EKG sehen Sie monomorphe ventrikuläre Extrasystolen sowie eine kurze Phase einer ventrikulären Tachykardie. Woran müssen Sie denken?

! Diese Herzrhythmusproblematik kann auf einer koronaren Herzerkrankung beruhen. Sie ist in jedem Fall potenziell lebensbedrohlich.

i *Man unterscheidet monomorphe von polymorphen ventrikulären Tachykardien:*
  - *Monomorphe Tachykardien sind durch konstante QRS-Komplexe definiert, sie treten am häufigsten in der Postinfarktphase auf.*
  - *Polymorphe ventrikuläre Tachykardien sind durch eine wechselnde QRS-Morphologie charakterisiert. Sie werden gehäuft bei einem akuten Koronarsyndrom beobachtet, können jedoch ihren Ursprung in selteneren angeborenen QT-Zeit-Verlängerungen haben.*

Frage 336

? Wie sollten Sie diesen Patienten in dieser Situation behandeln?

! Dieser Patient muss zum Ausschluss einer myokardialen Ischämie unverzüglich in eine internistisch-kardiologische Klinik verlegt werden, die idealerweise die Möglichkeit der Herzkatheterintervention bietet.

i *In dieser Situation hängt die initiale Therapie im Wesentlichen von der hämodynamischen Stabilität des Patienten ab. Sauerstoff sollte in jedem Fall verabreicht werden. Bei hämodynamischer Stabilität können vorsichtig Magnesium und Kalium substituiert werden, ggf. Amiodaron i. v. als Kurzinfusion (150 – 300 mg) über mindestens 15 Minuten, um einen raschen Blutdruckabfall und ausgeprägte Bradykardien zu vermeiden. Im Falle einer anhaltenden ventrikulären Tachykardie ist eine R-Zacken-synchronisierte Kardioversion oder eine Defibrillation in Kurznarkose erforderlich.*

Frage 337

? Sie werden in ein Altenheim zu einem 85-jährigen Mann gerufen, der am Waschbecken kollabiert ist, jedoch recht schnell wieder bei Bewusstsein war und vorgibt, dass es ihm wie immer geht. Bei Ankunft sehen Sie einen freundlichen, zugewandten älteren Herrn, der ihnen mitteilt, dass er schon häufiger mal kurz „weg" gewesen wäre, das würde er kennen. Er nimmt mehrere blutdrucksenkende Medikamente ein, ansonsten sei er gesund. Die Altenpflegerin hatte unmittelbar nach dem Ereignis einen eher hohen und unregelmäßigen Puls getastet. Als Sie bei dem Patienten ein EKG ableiten, sehen sie folgenden Befund (Abb. 3.6). Was hat der Patient?

! Hier liegt ein Sick-Sinus-Syndrom vor, möglicherweise in einer Bradykardie-Tachykardie-Variante.

i *Das Sick-Sinus-Syndrom beruht meist auf degenerativen fibrotischen Veränderungen im Bereich des Sinusknoten, meist auf dem Boden einer koronaren Herzerkrankung, einer Myokarditis, einer rheumatischen Herzerkrankung und/oder einer Kardiomyopathie. Aus nicht geklärter Ursache tritt das Sick-Sinus-Syndrom bei Frauen doppelt so häufig auf wie bei Männern.*

Frage 338

? Sehen Sie akut einen Handlungsbedarf bei diesem Patienten?

! Die stationäre Abklärung dieser Rhythmusstörungen ist empfehlenswert.

i *Wesentliche Komplikationen des Sick-Sinus-Syndroms sind die Synkope (40 – 70 % der Fälle) sowie der Schlaganfall (1 – 3 %) im Rahmen eines persistierenden Vorhofflimmerns. Weil Arrhythmien und Symptome häufig in langen Zeitintervallen auftreten, ist die Diagnose häufig anhand eines Holter-EKGs nicht möglich. Hier ist eine Ereignis-Holter-Registrierung über 1 – 2 Wochen erforderlich.*

Frage 339

? Zu Ihnen in die Notaufnahme kommt ein stark erregter 45-jähriger Zahnarzt direkt aus seiner Praxis, der eine kleine tragbare Sauerstoffflasche mitbringt, über die er sich Sauerstoff verabreicht. Vor 45 Minuten ist ein plötzliches Herzrasen eingetreten, das sich nicht wieder selbst terminiert hat und ihm nun zunehmend Atemnot bereitet. In seiner Praxis habe man eine Herzfrequenz von 155/min ausgezählt. Welche Vermutung haben Sie?

! Ohne zunächst weitere Diagnostika kommen grundsätzlich verschiedene Formen tachykarder Herzrhythmusstörungen in Frage. Die Tachykardie in Kombination mit Atemnot stellt eine potenzielle Gefährdung dar.

i *Die Gefährdung des Patienten besteht sowohl in einer zunehmenden hämodynamischen Instabilität als auch in einer zunehmenden Gefahr, dass ein Kammerflimmern auftritt.*

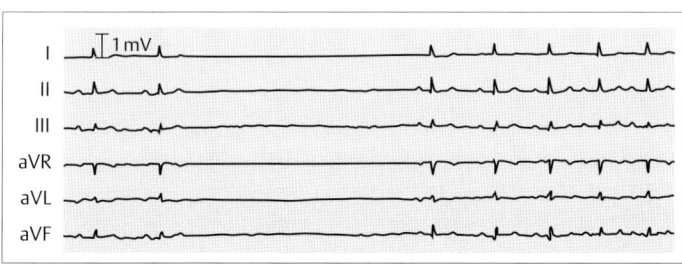

Abb. 3.6 EKG bei Sick-Sinus-Syndrom.

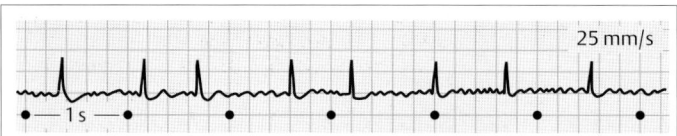

Abb. 3.7 EKG bei absoluter Tachyarrhythmie bei Vorhofflimmern.

Frage 340

? Das von Ihnen durchgeführte EKG zeigt folgenden Befund (Abb. 3.7). Wie lautet die Diagnose?

! **Absolute Tachyarrhythmie bei Vorhofflimmern.**

i *Zeichen des Vorhofflimmerns im EKG:*
- *Vorhofflimmerwellen,*
- *unregelmäßige Kammeraktionen (unregelmäßiger R-R-Abstand),*
- *meist gut zu erkennen in Ableitung V$_1$.*

Frage 341

? Muss ein tachykardes Vorhofflimmern in jedem Fall mit weiteren Symptomen einhergehen?

! **Nein.**

i *Sofern das Vorhofflimmern nichtkardialer Ursache ist, kann es durchaus ohne weitere Beschwerden auftreten. „Herzgesunde" Patienten verspüren möglicherweise den erhöhten Herzschlag, fühlen sich jedoch häufig nicht eingeschränkt.*

Frage 342

? Dieser Patient nun zeigte begleitend zunehmend Luftnot. Welche Symptome können bei tachykardem Vorhofflimmern auftreten?

! **Bei einem Vorhofflimmern kardialer Ursache sowie bei älteren Patienten mit entsprechenden Co-Morbiditäten (z. B. Lungenerkrankungen) kann es zu einer Vielzahl von Symptomen kommen. Möglicherweise beruht das tachykarde Vorhofflimmern bei diesem Patienten auf einer koronaren Herzerkrankung und ist somit Ursache einer beginnenden kardialen Dekompensation.**

i *Mögliche Symptome bei Vorhofflimmern:*
- *Bei Tachykardie:*
  - *Palpitationen,*
  - *Herzrasen,*
  - *pektanginöse Beschwerden,*
  - *Unruhe.*
- *Bei kardialer Dekompensation:*
  - *Atemnot,*
  - *Schwindel,*
  - *Synkopen,*
  - *pektanginöse Beschwerden.*

Frage 343

? Welche Grunderkrankungen können zu einem Vorhofflimmern führen?

! **Im Wesentlichen beruht das Vorhofflimmern auf einer kardialen Genese, hier ist an erster Stelle die koronare Herzerkrankung zu nennen. Eine mögliche nichtkardiale Ursache für ein Vorhofflimmern kann eine unbehandelte Hyperthyreose sein.**

i *Kardiale Ursachen für ein Vorhofflimmern:*
- *KHK,*
- *Hypertonus,*
- *Vitien,*
- *Kardiomyopathie,*
- *Herzinsuffizienz.*

Nichtkardiale Ursache für ein Vorhofflimmern:
- *Hyperthyreose,*
- *Phäochromozytom,*
- *Lungenembolie,*
- *Alkoholabusus,*
- *hohes Alter,*
- *idiopathisches Vorhofflimmern (in 5 – 10 % ohne erkennbare Ursache).*

Frage 344

? Wie würden Sie bei diesem Patienten das tachykarde Vorhofflimmern initial therapieren?

! **Eine Herzfrequenznormalisierung anstreben.**

i *Mittel der Wahl zur initialen Herzfrequenznormalisierung sind Verapamil (5 – 10 mg i. v. fraktioniert) oder Metoprolol (2 – 10 mg i. v. fraktioniert). Primäres Ziel sollte in diesem Fall eine Frequenznormalisierung sein (HF < 100/ min), da der Patient offensichtlich über die Tachykardie in eine beginnende kardiale Dekompensation geraten ist.*

Frage 345

? Sollte bei diesem Patienten nicht primäres Ziel der Therapie die Rhythmisierung sein?

! **Nein. Wichtiger ist zunächst die Frequenznormalisierung.**

i *Da wir in diesem Fall nicht sicher ausschließen können, dass das Vorhofflimmern möglicherweise schon seit mehreren Tagen besteht, darf eine Rhythmisierung erst nach erfolgter transösophagealer Echokardiographie zum Ausschluss intrakardialer Thromben oder nach einer 3-wöchigen Antikoagulation erfolgen. Ein Vorhofflimmern,* das weniger als 48 Stunden besteht, kann ohne vorherige transösophageale Echokardiographie bzw. ohne vorherige Antikoagulation kardiovertiert werden.

? Welche Möglichkeiten der Kardioversion bieten sich an?

! **Medikamentös und elektrisch.**

i *Kardioversion nennt man die Wiederherstellung des Sinusrhythmus beim Vorliegen von supraventrikulären oder ventrikulären Tachykardien, insbesondere Vorhofflimmern oder Vorhofflattern.*
Bei der medikamentösen Kardioversion wird als Antiarrhythmikum heute standardmäßig Amiodaron (150–300 mg i. v. als Kurzinfusion) angewandt. Amiodaron zählt zu den Antiarrhythmika der Klasse III nach der Vaughan-Williams-Klassifikation. Es hemmt den kardialen langsamen Repolarisationsstrom IKr, der durch den hERG-Kaliumkanal vermittelt wird, und nichtkompetitiv und schwach auch α_1- und β_1-Adrenorezeptoren. Damit werden Ektopien unterdrückt und die Refraktärzeit des Herzens verlängert. Die Hemmung der α_1-Adrenorezeptoren führt insbesondere im Rahmen einer schnellen Bolusgabe zur ausgeprägten Vasodilatation mit konsekutivem Blutdruckabfall.
Bei der elektrischen Kardioversion wird der Schock im Gegensatz zur Defibrillation
– mit einer geringeren Initialdosis (meist 50–100 Joule) abgegeben und
– EKG-getriggert ausgelöst. Das bedeutet, dass das Gerät die R-Zacke im EKG, also den Zeitpunkt der Kontraktion der noch synchron arbeitenden Herzmuskelzellen, registriert und den Schock gleichzeitig dazu appliziert. Dies reduziert das Risiko von Kammerflimmern.
– Nicht bewusstlose Patienten werden zuvor analgosediert.

? Sie werden als Notarzt zu einem 73-jährigen Patienten gerufen, der von seiner Ehefrau leblos auf dem Sofa aufgefunden wurde. Das abgeleitete EKG zeigt folgenden Befund (Abb. 3.**8**). Was liegt hier vor und wie gehen Sie weiter vor?

! **Asystolie.**

i *Die Behandlung des Herz-Kreislaufstill-Standes bei Asystolie sieht folgenden Algorithmus vor:*
– Thoraxkompression und Ventilation im Verhältnis 30:2,
– schnellstmöglich Adrenalin 1 mg i. v.,
– Wiederholungsgaben alle 3–5 Minuten,
– regelmäßige Rhythmuskontrolle.

? Hat der präkordiale Faustschlag klinisch tatsächlich noch eine Wertigkeit?

! **Ja, er kann durchaus versucht werden.**

i *Sofern der Herz-Kreislauf-Stillstand beobachtet oder gar am Monitor abgeleitet wurde, kann der einmalige Versuch des präkordialen Faustschlages versucht werden. Der Therapieerfolg eines präkordialen Faustschlages sinkt dramatisch, wenn er später als 30 Sekunden nach dem Ereignis durchgeführt wird.*

? Ihre Reanimationsbemühungen bei diesem Patienten führen bei einer Rhythmuskontrolle zu folgendem Bild (Abb. 3.**9**). Was liegt nun vor und wie ändert sich Ihre Therapie?

! **Kammerflimmern.**

i *Die Therapie bei Kammerflimmern, Kammerflattern oder pulsloser Kammertachykardie ist neben der Fortführung der Herzdruckmassage und der Ventilation die Defibrillation:*
– Thoraxkompression und Ventilation im Verhältnis 30:2,
– schnellstmöglich erste Defibrillation,
– erneute Rhythmuskontrolle erst nach erneuter 2-minütiger Herzdruckmassage und Ventilation,
– Wiederholung der Defibrillation alle 2 Minuten, sofern indiziert,
– nach frustraner Defibrillation Adrenalin 1 mg i. v.,
– nach dritter frustraner Defibrillation Gabe von Amiodaron 300 mg i. v.,
– ggf. erneute Gabe von 150 mg Amiodaron,
– Fortsetzen der Reanimationsbemühungen, solange das Kammerflimmern, Kammerflattern oder die pulslose Kammertachykardie persistiert.

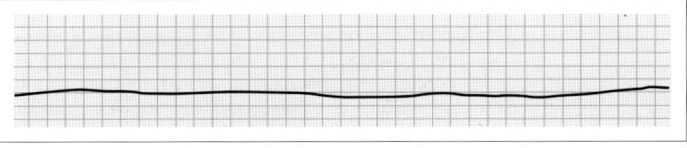

Abb. 3.8 EKG bei Asystolie.

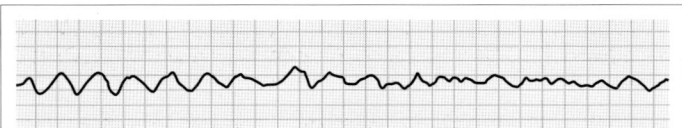

Abb. 3.9 EKG bei Kammerflimmern.

Frage 350

? Wie würden Sie in diesem Zusammenhang die Konversion des Kammerflimmerns in eine pulslose elektrische Aktivität (PEA), die elektromechanische Dissoziation (EMD), beurteilen und wie würde sich gegebenenfalls Ihr Vorgehen ändern?

! **Die Konversion zur PEA ist ein prognostisch ungünstiges Zeichen.**

i *Die elektromechanische Dissoziation imponiert im EKG durch sichtbare QRS-Komplexe, die jedoch keine gerichtete, effektive myokardiale Kontraktion bedingen und somit keinen effektiven Kreislauf ermöglichen. Es handelt sich um eine pulslose elektrische Aktivität, die prognostisch mit einem schlechteren Outcome assoziiert ist.*

Frage 351

? Welche Unterform der tachykarden Herzrhythmusstörung würden Sie vorzugsweise mit Adenosin behandeln?

! **Die AV-Reentry-Tachykardie.**

i *Die AV-Reentry-Tachykardie tritt anfallsweise auf. Sie entsteht durch kreisende Erregungen zwischen Herzvorhof und Kammer, wobei der AV-Knoten und ein angeborener Kurzschluss (akzessorische Bahn) zwischen Vorhof und Kammer Teile der Kreisbahn sind. Sie kann asymptomatisch oder symptomatisch verlaufen. Die Patienten bemerken in der Regel ein plötzlich einsetzendes Herzrasen, das auch spontan wieder verschwinden kann.*

Als Akuttherapie ist das Antiarrhythmikum Adenosin (6 – max. 12 mg i. v.) das Mittel der Wahl. Es führt zu einem kurzfristigen AV-Block III. Grades und unterbricht damit die kreisende Erregung. Versuchsweise kann auch das sogenannte Valsalva-Manöver ausgeführt werden, dabei wird während eines Anfalls, beispielsweise durch Luftanhalten, Druck auf den Brustkorb ausgeübt, um den Herzschlag zu beeinflussen. Bei hämodynamischer Instabilität erfolgt die elektrische Kardioversion.

Zur längerfristigen Behandlung bzw. zur Heilung wird heutzutage mittels einer Herzkatheteruntersuchung die akzessorische Bahn im Herzen aufgesucht und anschließend mit elektrischer Hochfrequenzapplikation verödet.

3.2 Leitsymptom thorakaler Schmerz

Matthias Grünewald

Frage 352

? Welche Organsysteme spielen beim Leitsymptom „Thoraxschmerz" eine wichtige Rolle?

! **Wichtige Organsysteme sind Herz, Lunge, Gefäße, Knochen/Wirbelsäule, Gastrointestinaltrakt; es spielen aber auch funktionelle Beschwerden eine Rolle.**

i *Von Angina pectoris bis Zoster, der Brustschmerz kann Ausdruck einer großen Anzahl von Erkrankungen sein. Für den Notarzt ist es daher wichtig, differenzialdiagnostisch die Schmerzen einzuordnen und die adäquate Therapie zu beginnen. Aufgrund der eingeschränkten Untersuchungsmöglichkeiten ist dies nicht immer möglich.*

Frage 353

? Sie werden als Notarzt zu einem Patienten mit thorakalen Schmerzen gerufen. Welche Fragen stellen Sie zur weiteren Differenzierung der Symptomatik?

! **Wie? Wohin ausstrahlend? Atemabhängig? Auslösende Faktoren?**

i *Differenzialdiagnostisch wichtige Antwortvorgaben:*
- *Wo? – rechts/links, Brustbein, Rippe, Seite, Rücken.*
- *Wie? – stechend, dumpf, brennend, Druckgefühl.*
- *Wohin ausstrahlend? – linker Arm, Rücken, Unterkiefer, Oberbauch.*
- *Atemabhängig? – kardiale oder pulmonale Ursache.*
- *Auslösende Faktoren? – Belastung, Stress, bei Bewegungen, Pressen, Trauma.*

? Welche Diagnose ist im Rettungsdienst am häufigsten mit dem Leitsymptom „akuter Thoraxschmerz" assoziiert?

! **Das akute Koronarsyndrom.**

i *Das akute Koronarsyndrom wird bei etwa jedem zweiten Patienten mit „akutem Thoraxschmerz" im Rettungsdienst diagnostiziert. Die typische Angina pectoris ist wegweisend. Diese Patienten sind vital gefährdet und müssen schnellstmöglich in einem adäquaten Behandlungszentrum mit der Möglichkeit der Koronarintervention weiterversorgt werden.*

? Wie schildert Ihnen ein Patient die typische Schmerzsymptomatik bei einer Angina pectoris?

! **Die Patienten beschreiben einen retrosternalen Druck mit Beklemmungsgefühl (Stenokardie). Die Schmerzen sind unscharf begrenzt und strahlen in den linken Arm, die linke Schulter, den Unterkiefer oder den Oberbauch aus. Körperliche oder psychische Belastungen sind häufig die auslösenden Ursachen.**

i *Die Angina pectoris wird durch ein Missverhältnis von Sauerstoffangebot und Sauerstoffverbrauch ausgelöst (Ischämieschmerz). Dieser typische Brustschmerz stellt das Leitsymptom für das akute Koronarsyndrom dar und wird in die Stadien 0 – V der Canadian Cardiovascular Society (CCS) eingeteilt.*

? Wie unterscheiden Sie eine stabile und instabile Angina pectoris?

! **Die Angina pectoris wird anhand der Häufigkeit, Belastungsstärke und Progredienz unterschieden.**

i *Stabile Angina pectoris:*
– nur bei Belastung auftretend,
– kurzzeitig,
– gleichbleibend.

Instabile Angina pectoris:
– jede neu aufgetretene Angina pectoris,
– in der Stärke und Dauer zunehmend,
– bereits in Ruhe auftretend.

? Ist das akute Koronarsyndrom immer mit Thoraxschmerzen assoziiert?

! **Nein, es gibt eine hohe Anzahl atypischer Verläufe.**

i *Bis zu einem Drittel aller Patienten mit akutem Koronarsyndrom haben keine eindeutige Schmerzsymptomatik. Die betroffenen Patienten und behandelnden Ärzte unterschätzen daher häufig die Akutsituation, was zu einem schlechteren Outcome führt.*

? Bei welchen Patienten mit akutem Koronarsyndrom kann die Angina pectoris atypisch verlaufen oder fehlen?

! **Atypische Brustschmerzen können vor allem bei Patienten mit Diabetes mellitus auftreten.**

i *Die diabetische Neuropathie verschleiert die typischen Symptome der Angina pectoris. Des Weiteren ist die Diagnostik einer koronaren Herzkrankheit mittels Belastungsergometrie aufgrund der chronotropen Inkompetenz dieser Patienten erschwert. Atypische Verläufe der Angina pectoris treten auch bei jüngeren (< 40 Jahre) und älteren (> 75 Jahre) Patienten sowie bei Frauen gehäuft auf.*

? Sie werden zu einem 34-jährigen Patienten mit der Einsatzmeldung „akutes Koronarsyndrom" gerufen? Bei der Anfahrt berichtet Ihnen die Rettungsassistentin, dass sie den Patienten schon aus früheren Einsätzen kenne. Sie finden den ängstlich wirkenden Patienten auf dem Sofa sitzend, schnell atmend und die Hand über die Herzregion haltend auf. „Frau Doktor, ich habe solche Schmerzen in der Brust. Diesmal zieht es bis in den linken Unterarm." Im 12-Kanal-EKG diagnostizieren Sie einen Indifferenztyp, eine Sinustachykardie von 100/min, einen normalen QRS-Komplex und eine unauffällige Erregungsrückbildung. Der Blutdruck ist 145/95 mmHg, die periphere Sauerstoffsättigung beträgt 100%. An welche Differenzialdiagnose des akuten Koronarsyndroms denken Sie?

! **Funktionelle Herzbeschwerden.**

i *Die Diagnose „funktionelle Herzbeschwerden" ist eine Ausschlussdiagnose und kann somit nicht im präklinischen Bereich gestellt werden. Dennoch ist die Patientenzahl mit dieser Diagnose nicht gering. Bis zum Beweis des Gegenteils sollten die Beschwerden ernst genommen werden. Auch ein Patient mit funktionellen Herzbeschwerden in der Vorgeschichte kann an einem Myokardinfarkt, einer Lungenarterienembolie oder an Herzrhythmusstörungen erkranken.*

3.2

Leitsymptom thorakaler Schmerz

Frage 360

? Schildern Sie die Schmerzsymptomatik bei einer Aortendissektion.

! **Sehr starke, schneidende (messerstichartig) Schmerzen, die häufig retrosternal vorkommen oder in den Rücken ausstrahlen (Zerreißungsschmerzen).**

i *Die Aortendissektion (Aneurysma dissecans, akutes Aortensyndrom) stellt eine akut lebensbedrohliche Notfallsituation dar. Nach Einriss der Intima bildet sich ein falsches Gefäßlumen, das sich nach distal und proximal ausdehnen kann. Der eindrucksvoll geschilderte Schmerz wird häufig von neurologischen Ausfallerscheinungen begleitet.*

Frage 361

? Wie wird die Aortendissektion nach ihrer Lokalisation eingeteilt?

! **Nach der Stanford-Klassifikation in Typ A und Typ B.**

i *Typ A:*
– proximaler Typ, Aorta ascendens und Aortenbogen,
– überwiegend retrosternale Schmerzen.

Typ B:
– distaler Typ, Aorta descendens,
– überwiegend in den Rücken ausstrahlende Schmerzen (zwischen den Schulterblättern).

Eine weitere Einteilung der Lokalisation erfolgt nach De-Bakey.

Frage 362

? Mit welchen zusätzlichen Komplikationen müssen Sie bei einer Aortendissektion rechnen?

! **– Massenblutung,**
– Verlegung wichtiger Gefäße (Herzinfarkt, Apoplex),
– Perikardtamponade,
– Aortenklappeninsuffizienz.

i *Der Einriss des falschen Aortenlumens mit Einblutung in die angrenzenden Höhlen (Hämatothorax/Perikardtamponade) ist eine gefürchtete Komplikation. Aufgrund des Intimaeinrisses können die Karotiden sowie die Koronararterien verlegt werden. In diesen Fällen treten häufig neurologische Ausfallerscheinungen auf. Eine Aortendissektion kann einen akuten Myokardinfarkt auslösen und mit typischer ST-Strecken-Hebung im EKG einhergehen.*

Frage 363

? Eine nichtpulmonale Differenzialdiagnose des Thoraxschmerzes ist die Myokarditis. Welche Ursachen kann sie haben?

! **Die häufigsten Ursachen sind virale oder bakterielle Infekte des Respirationstraktes.**

i *Die infektiöse Myokarditis ist in Europa die häufigste Form der Myokarditis. Vor allem die kardiotropen Viren, wie z. B. Coxsackie-Viren, spielen eine wichtige Rolle. Des Weiteren treten Myokarditiden sekundär bei systemischen Erkrankungen (Sarkoidose) gehäuft auf.*

Frage 364

? Welche Erkrankungen stehen im Zusammenhang mit der akuten Perikarditis?

! **Infektionen, Kollagenerkrankungen, Autoimmunerkrankungen, Traumen, Neoplasien und idiopathische Ursachen können eine akute Perikarditis auslösen.**

i *Im Gegensatz zu den Beschwerden beim akuten Koronarsyndrom sind die Thoraxschmerzen bei der akuten Perikarditis häufig atemabhängig und im Liegen verstärkt. Die Schmerzen sind bei Reiben des viszeralen und parietalen Perikards besonders betont und lassen bei zunehmendem Erguss nach.*

Frage 365

? Welche Befunde erheben Sie bei einer Perikardtamponade?

! **– Tachykardie,**
– Hypotonie,
– verminderte Herztöne,
– Niedervoltage im EKG,
– Einflussstauung,
– Pulsus paradoxus.

i *Eine Perikardtamponade kann eine lebensbedrohliche Situation darstellen. Die akute Form ist überwiegend traumatisch bedingt. Die Kompensationsmechanismen des Herzens sind aufgrund der eingeschränkten Dehnbarkeit des Perikards schnell erschöpft. Die Sicherung der Diagnose erfolgt durch die Echokardiographie.*

Frage 366

? Sie erhalten von der Leitstelle folgende Notfallmeldung: 23-jähriger männlicher Patient mit Atemnot, linksseitigem Brustschmerz, Kreislaufdepression in der örtlichen Diskothek. Welche Differenzialdiagnosen überlegen Sie sich auf der Anfahrt?

! – **Pneumothorax,**
   – **Lungenarterienembolie,**
   – **Asthma bronchiale,**
   – **Myokardinfarkt,**
   – **Myokarditis,**
   – **Intoxikation.**

i *Das Alter, Geschlecht sowie die Kombination aus Atemnot, Thoraxschmerz und Kreislaufdepression lassen einen spontanen Pneumothorax vermuten. Differenzialdiagnostisch müssen weitere pulmonale und nichtpulmonale Erkrankungen bedacht werden.*

Frage 367

? Wie versuchen Sie Ihre Verdachtsdiagnose Spontanpneumothorax zu sichern?

! – **Inspektion der Atembewegung und der Thoraxwand,**
   – **Auskultation,**
   – **Perkussion,**
   – **Messung der peripheren Sauerstoffsättigung,**
   – **Messung des Blutdrucks.**

i *Inspektion:*
   – *Tachypnoe,*
   – *asymmetrische Atembewegung,*
   – *erweiterte Interkostalräume,*
   – *Hautemphysem.*

Auskultation:
   – *einseitige Abschwächung/Aufhebung des Atemgeräusches.*

Perkussion:
   – *tympanitischer Klopfschall.*

Frage 368

? Welche Maßnahmen müssen Sie im Fall einer instabilen Kreislaufsituation ergreifen?

! – **Entlastungspunktion,**
   – **Anlage einer Thoraxdrainage.**

i *Bei instabilen Kreislaufverhältnissen mit der Verdachtsdiagnose Spannungspneumothorax ist die zügige medioklavikuläre Entlastungspunktion im 2. Interkostalraum die Therapie der Wahl. Im Anschluss sollte eine Thoraxdrainage gelegt werden.*

Frage 369

? Sie werden in ein Altenheim zu einer 82-jährigen Patientin mit dem Stichwort „Atemnot" gerufen. Sie klagt seit einer Woche über zunehmende linksseitig thorakale Schmerzen, welche sie als dumpf, inspirationsbetont und in den Rücken ziehend beschreibt. Ihr Allgemeinzustand ist reduziert, sie ist seit 3 Tagen bettlägerig, klagt über Appetitlosigkeit und die Schwester berichtet Ihnen von einer Temperatur von 38,8 °C. Wie gehen Sie vor?

! – **Oberkörperhochlagerung,**
   – **Sauerstoffgabe,**
   – **weitere Erstdiagnostik.**

i *Oberkörperhochlagerung:*
   – *verbesserte Zwerchfellmotorik,*
   – *Eröffnung dorsaler Atelektasen,*
   – *Nutzung der Atemhilfsmuskulatur.*

Sauerstoffgabe:
   – *verbessertes Sauerstoffangebot.*

Weitere Erstdiagnostik:
   – *Pulsoxymetrie,*
   – *nichtinvasive Blutdruckmessung,*
   – *EKG,*
   – *Auskultation,*
   – *Krankheits- und Medikamentenanamnese.*

Frage 370

? Die periphere Sauerstoffsättigung beträgt mit Sauerstoffmaske 91 %, der Blutdruck 90/55 mmHg, die Herzfrequenz 105/min, im EKG diagnostizieren Sie einen Rechtsschenkelblock, Sie hören linksbasal feinblasige Rasselgeräusche nach weiter basal deutlich abgeschwächt. Die adipöse Patientin hat einen arteriellen Hypertonus und nimmt täglich 5 mg Ramipril und 100 mg ASS p. o. ein. Welche Verdachtsdiagnose stellen Sie?

! **Pneumonie mit Begleitpleuritis.**

i *Der sich subakut entwickelnde, zunehmende atemabhängige Thoraxschmerz in Verbindung mit Fieber, pathologischem Auskultationsbefund, Rechtsherzbelastung, Appetitlosigkeit und Verschlechterung des Allgemeinzustands spricht für eine Pneumonie mit schmerzverursachender Begleitpleuritis.*

Frage 371

? Sie werden zu einem 54-jährigen Patienten mit inspiratorisch betonten Thoraxschmerzen gerufen. Der im Badezimmer liegende ängstliche Patient hat eine ausgeprägte Tachypnoe und Dyspnoe, hustet blutiges Sputum und ist kaltschweißig. Seine Ehefrau berichtet von gelegentlichen Ohnmachtsanfällen in den vergangenen 4 Wochen. Wie lautet Ihre Verdachtsdiagnose?

! Lungenarterienembolie (LAE).

i *Bei einer Lungenarterienembolie verschließt sich eine Lungenarterie häufig durch einen peripher gelösten Thrombus. Körperliche Anstrengung, Pressen beim Stuhlgang und morgendliches Aufstehen sind vielfach Auslöser. In der Anamnese lassen sich Synkopen, Herzrhythmusstörungen und unklares Fieber eruieren.*

Frage 372

? Welche EKG-Befunde würden Ihre Verdachtsdiagnose erhärten?

! – Sinustachykardie,
– S_IQ_{III}-Typ,
– neuer Rechtsschenkelblock,
– pulmonales P.

i *Aufgrund der arteriellen Hypoxämie und der akuten Rechtsherzbelastung kommt es zu den oben beschriebenen EKG-Veränderungen. Allerdings müssen diese EKG-Veränderungen nicht unbedingt auftreten.*

Frage 373

? Der Wells-Score hilft Ihnen, die Wahrscheinlichkeit einer LAE einzuordnen. Nennen Sie die Kriterien.

!
– Klinische Zeichen einer TVT	3 Punkte
– alternative Diagnosen unwahrscheinlich	3 Punkte
– Herzfrequenz > 100/min	1,5 Punkte
– Immobilisation oder OP < 4 Wochen	1,5 Punkte
– anamnestisch LAE oder TVT	1,5 Punkte
– Hämoptysen	1 Punkt
– Neoplasie	1 Punkt

i *Bei einem Punktescore < 2 Punkte besteht eine geringe LAE-Wahrscheinlichkeit, bei 2 – 6 Punkten eine mittlere LAE-Wahrscheinlichkeit und bei > 6 Punkten eine hohe LAE-Wahrscheinlichkeit.*

Frage 374

? Während der Rettung aus der Wohnung verliert der Patient plötzlich das Bewusstsein. Im EKG diagnostizieren Sie Kammerflimmern. Was tun Sie?

! Reanimation nach den aktuellen ERC-Leitlinien 2010.

i *Ein Patient mit LAE hat ein hohes Rezidivrisiko. Daher ist ein schonender Transport sehr wichtig. Im beschriebenen Fall ist ein weiterer Embolus wahrscheinlich ursächlich für ein akutes Rechtsherzversagen, das zur Reanimationssituation führt. Die Reanimation sollte leitlinienkonform durchgeführt werden. Dabei ist an eine systemische Thrombolyse mit dem Ziel der Rekanalisierung zu denken.*

Frage 375

? Nennen Sie einige Erkrankungen des Gastrointestinaltrakts, die Thoraxschmerzen verursachen können.

! – **Refluxösophagitis,**
– **Gastritis,**
– **Ulzera des Magens oder Duodenums,**
– **Cholezystitis,**
– **Cholezystolithiasis,**
– **Pankreatitis.**

i *Sehr häufig verursachen gastrointestinale Erkrankungen thorakale Schmerzen und sind differentialdiagnostisch in Erwägung zu ziehen. Die sorgfältige Anamnese hilft dem Notarzt weiter.*

Frage 376

? Sie werden von einem Krankentransportwagen zu einer 46-jährigen Patientin nachalarmiert. Die alkoholkranke Patientin hatte sich dem Hausarzt mit Brustschmerzen vorgestellt und sollte wegen zunehmend schlechterem Allgemeinzustand zur stationären Behandlung eingewiesen werden. Sie finden eine blasse, kaum kontaktierbare Patientin mit Tachykardie und nicht palpablen Pulsen vor. Wie lautet Ihre Verdachtsdiagnose?

! Akute gastrointestinale Blutung mit vitaler Gefährdung.

i *Eine gastrointestinale Blutung kann zunächst nur mit Thoraxschmerzen imponieren. Die wegweisende Hämatemesis kann fehlen. Im beschriebenen Fall sind zusätzlich die vermutete Leberzirrhose und Anämie richtungsweisend.*

Frage 377

? Welche Maßnahmen ergreifen Sie bei dieser Patientin?

! – **Anlage großlumiger Zugänge,**
– **Volumengabe,**
– **Katecholamingabe,**
– **Erwägen einer Intubation bei Gefahr der Aspiration.**

i *Die Sicherung der Vitalfunktionen hat höchste Priorität. Über großlumige periphere Venenwege werden kristalloide und kolloidale Lösungen gegebenenfalls als Druckinfusion verabreicht. Eine Intubation zur Sicherung der Atemwege und Aspirationsprophylaxe kann notwendig werden. Das Krankenhaus sollte voralarmiert werden.*

? Was versteht man unter dem Boerhaave-Syndrom?

! **Als Boerhaave-Syndrom wird die spontane Ösophagusruptur bezeichnet.**

i *Zur spontanen Ösophagusruptur (Boerhaave-Syndrom) kommt es durch einen plötzlichen und starken Druckanstieg im Ösophagus, wie beispielsweise beim Erbrechen. Die Patienten klagen nach dem Erbrechen über starke Schmerzen, Atemnot, Bluterbrechen und sind vital gefährdet.*

? An welche Erkrankung denken Sie bei brennenden retrosternalen Schmerzen, die vor allem nachts sowie nach dem Genuss von süßen Speisen, Alkohol oder Tabak auftreten?

! **Refluxösophagitis.**

i *Die Refluxösophagitis ist eine entzündliche Erkrankung der Speiseröhre, die durch einen vermehrten Reflux von Magensäure in den Ösophagus ausgelöst wird. Die Symptomatik kann der einer Angina pectoris ähneln.*

? Sie kommen zu einer 39-jährigen, adipösen Patientin. Diese berichtet aufgeregt von einem nun seit 2 Stunden andauernden konstanten Oberbauchschmerz, der in den Rücken und die rechte Schulter ausstrahlt. Außerdem hätte sie sich schon mehrfach übergeben. Es ginge ihr sehr schlecht. Welche Verdachtsdiagnose stellen Sie? An welche Differenzialdiagnosen müssen Sie denken?

! **Die Symptomatik spricht für eine Gallenkolik. Differenzialdiagnostisch ist an ein Ulcus ventriculi/duodeni, eine Pankreatitis, einen Herzinfarkt, eine Lungenarterienembolie oder eine Appendizitis zu denken.**

i *Gallenkoliken sind charakteristisch für ein Gallensteinleiden. Risikofaktoren sind Geschlecht (w > m), Alter (mittleres Alter), Adipositas, mehrere Kinder sowie hereditäre Faktoren (5 × F = female, forty, fat, fertile, fair).*

? Können Sie durch die klinische Untersuchung Ihren Verdacht erhärten? Wenn ja, wie?

! **Mittels Murphy-Zeichen.**

i *Das nach einem amerikanischen Chirurgen benannte Zeichen ist typisch für eine Cholezystitis. Am sitzenden Patienten palpiert man medial unterhalb des rechten Rippenbogens und fordert den Patienten zu einer tiefen Einatmung auf. Eine entzündliche Gallenblase drückt hierbei gegen die palpierenden Finger und löst einen Druckschmerz aus.*

? Wie therapieren Sie die Koliken?

! **Schmerztherapie mit N-Butylscopolamin und Metamizol (1 g langsam i. v.).**

i *Zur analgetischen Therapie der akuten Gallenkolik werden Spasmolytika, wie z. B. 20 – 40 mg N-Butylscopolamin i. v., kombiniert mit einem Nicht-Opioid-Analgetikum eingesetzt. Bei stärksten Schmerzen werden Opiatderivate eingesetzt. Eine Relaxation des Sphincter Oddi kann auch durch Nitroglycerin-Gabe erreicht werden.*

? Zur Differenzialdiagnose des Thoraxschmerzes gehört die akute Pankreatitis. Beschreiben Sie die klinische Symptomatik einer akuten Pankreatitis.

! **Die Patienten beschreiben einen unspezifischen Abdominalschmerz, der gürtelförmig in den Rücken ausstrahlen kann. Typisch ist weiterhin der zu palpierende „Gummibauch".**

i *Die akute Pankreatitis ist mit einer Inzidenz von 20/100 000 Personen pro Jahr eine relativ häufige Erkrankung in Deutschland. Männer sind häufiger betroffen als Frauen. Die Genese ist zum überwiegenden Teil biliär oder äthyltoxisch. Sehr häufig findet man Übelkeit, Erbrechen, erhöhte Temperatur, Meteorismus und Aszites.*

? Eine 57-jährige Patientin klagt seit 3 Tagen über Müdigkeit, Abgeschlagenheit und leichtes Fieber. Nun beschreibt sie einen sehr unangenehmen linksseitigen Brustschmerz mit brennendem Charakter. Bei der Untersuchung fällt eine Hautrötung entlang des 4. Interkostalraumes auf. Welche in diesem Stadium häufig als Herzinfarkt fehldiagnostizierte, dermatologische Erkrankung fällt Ihnen ein?

! **Zoster thoracicus.**

i *Reaktivierte Varicella-Zoster-Viren wandern entlang der sensorischen Nerven und führen zum charakteristischen Bild des dermatomalen schmerzhaften Zosters. Im Anschluss an ein Prodromalstadium imponiert der Zoster zunächst mit Erythemen und später gruppiert stehenden papulovesikulösen, pustulösen Hautveränderungen. Die starken Schmerzen werden als zosterassoziierte Schmerzen bezeichnet und können vor dem Hautausschlag auftreten. Dies führt nicht selten zu einer Fehldiagnose.*

3.2

Leitsymptom thorakaler Schmerz

Frage 385

? Gibt es auch einen Zoster ohne die typischen dermatomalen Hauteffloreszenzen?

! **Zoster sine herpete.**

i *Der Zoster ohne das typische Hautexanthem wird als Zoster sine herpete bezeichnet. Er kann jedoch mit der gleichen Schmerzsymptomatik einhergehen.*

Frage 386

? An welche Erkrankungen ist bei der einseitigen, radikulären Schmerzsymptomatik noch zu denken?

! – **Funktionsstörungen von Wirbelsäule und Rippen (Rippenfrakturen, Funktionsstörungen des Rippengelenkes),**
   – **Wurzelkompressionssyndrom,**
   – **Myalgie der Interkostalmuskulatur,**
   – **Pleuraerkrankungen.**

i *Der gesamte Bereich der muskuloskelettalen Erkrankungen muss beim Leitsymptom Thoraxschmerz mitbedacht werden. Häufig fallen diese Patienten durch eine Zwangshaltung und neurologische Ausfallerscheinungen auf. Die Beschwerden sind auffällig stark durch emotionale Einflüsse modellierbar. Oft findet sich ein Trauma in der Anamnese.*

3.3 Respiratorische Notfälle

Tido Bajorat, Jan Höcker

Frage 387

? Sie behandeln einen 60-jährigen Patienten mit starker Atemnot. Eine genaue Anamnese ist wegen der Atemnot nicht möglich. Auf dem Tisch findet sich eine noch brennende Zigarette und „Berotec"-Spray. Untersuchungsbefund: Lippen- und Akrozyanose, Sauerstoffsättigung 78%, Herzfrequenz 118/min rhythmisch, auskultatorisch: Giemen und Brummen über beiden Lungen. Was ist Ihre Verdachtsdiagnose?

! **Akute Exazerbation einer chronisch-obstruktiven Lungenerkrankung (COPD).**

i *Definition der COPD: chronische Lungenerkrankung mit progredienter, nicht vollständig reversibler Atemwegsobstruktion auf dem Boden einer chronischen Bronchitis bzw. eines Lungenemphysems.*
Symptome: Husten, Auswurf. Bei akuter Exazerbation: Dyspnoe/Tachypnoe, Zyanose, Tachykardie, sitzende/vornüber gebeugte Haltung (Einsatz der Atemhilfsmuskulatur).

Frage 388

? Welche Maßnahmen veranlassen Sie?

! – **Löschen der Zigarette, Lüften,**
   – **Zufuhr von Sauerstoff über eine Gesichtsmaske (initial ca. 4 – 6 (8) l/min),**
   – **verbales Beruhigen des Patienten,**
   – **Anlage eines i. v. Zuganges,**
   – **fortgesetztes Monitoring der Vitalparameter Sauerstoffsättigung, Herzfrequenz, Blutdruck.**

i *Eine akute Exazerbation wird häufig ausgelöst durch pulmonale Infekte, Noxen (z. B. Zigarettenrauch), Linksherzdekompensation. Primäres Therapieziel ist die Beseitigung der Hypoxie. Zunächst medikamentöse Therapie, bei Versagen endotracheale Intubation und Beatmung (strenge Indikation). Falls möglich, nichtinvasive Beatmung.*

Frage 389

? Welche Medikamente verabreichen Sie zusätzlich zum Sauerstoff?

! – **Bronchiodilatatoren (p. i. / i. v.) (z. B. Fenoterol, Ipratropiumbromid),**
   – **Glukokortikoide (i. v. / p. i.) (z. B. Methylprednisolon),**
   – **bei Ansprechen der Therapie ggf. Methylxanthine (z. B. Theophyllin),**
   – **ggf. (vorsichtig titrierend!) Sedativa (z. B. Midazolam).**

i Bronchodilatoren (β-Sympathikomimetika, Anticholinergika) werden häufig vom Patienten bereits mehrfach selbstständig eingenommen. In diesem Fall zurückhaltende Anwendung!
Glukokortikoide haben eine antiinflammatorische Wirkung und -permissiven Effekt.
Methylxanthine (z. B. Theophyllin) begünstigen Tachykardien mit gesteigertem Sauerstoffverbrauch und haben eine geringe therapeutische Breite.

Frage 390

? Einer der Sie unterstützenden Rettungssanitäter merkt an, seiner Ansicht nach sollten bei einer COPD nicht mehr als 2 l Sauerstoff/min appliziert werden. Was antworten Sie?

! **Richtig ist: Der Atemantrieb wird bei COPD-Patienten als Folge der chronischen Hyperkapnie über den Sauerstoffpartialdruck gesteuert. Daher besteht die Gefahr der Hypoventilation. Trotzdem ist das primäre Therapieziel die Beseitigung der Hypoxämie. Deshalb müssen auch diese Patienten initial unter sorgfältiger Überwachung höhere Dosierungen Sauerstoff erhalten. Besondere Vorsicht ist in Kombination mit Sedativa geboten!**

Frage 391

? Als Notarzt werden sie zu einem 18-jährigen Schüler gerufen, bei dem im Sportunterricht plötzlich Luftnot auftrat. Sie finden einen aufgeregten, schlanken Patienten mit Dys- und Tachypnoe (Sauerstoffsättigung 91 %, Herzfrequenz 113/min, rhythmisch, Blutdruck 150/90 mmHg, keine Zyanose).
Der Patient habe keinerlei Vorerkrankungen, sei jedoch Raucher. Die Symptome seien erstmalig aufgetreten. Welche Verdachtsdiagnose stellen Sie und wie sichern Sie diese?

! **Verdachtsdiagnose: Spontanpneumothorax, DD: Asthma bronchiale.**
Diagnosesicherung: Auskultation, ggf. Perkussion.

i Ein Spontanpneumothorax tritt häufig bei jungen, schlanken Rauchern auf.
– Leitsymptome: Dyspnoe, einseitiger atemabhängiger Thoraxschmerz.
– Auskultationsbefund: fehlendes oder (häufiger!) abgeschwächtes Atemgeräusch auf der betroffenen Seite.
– Asthma bronchiale: seitengleiche trockene Rasselgeräusche.
– Weitere Maßnahmen: Transport in die Klinik unter Überwachung zur Röntgendiagnostik und ggf. Anlage einer Bülau-Drainage.

Frage 392

? Bei dem Schüler kommt es während des Transportes in die Klinik zu einer Zunahme der Dyspnoe und Verschlechterung der Vitalparameter (Sauerstoffsättigung 85 %, Herzfrequenz 143/min, Blutdruck 100/60 mmHg). Was tun Sie?

! **– Auskultation des Patienten (fakultativ Zunahme der Seitendifferenz des Atemgeräusches).**
– Verdachtsdiagnose: Spannungspneumothorax.
– Therapie: Entlastung durch Punktion mit großlumiger Venenverweilkanüle in Monaldi-Position.

i Cave: Jeder Pneumothorax kann prinzipiell zum Spannungspneumothorax werden!
Zusätzliche Symptome: Hypotonie, obere Einflussstauung, ggf. Zyanose.

Frage 393

? Nach einer Explosion im Chemieraum einer Schule erleidet ein Schüler zweit- und drittgradige Verbrennungen im Gesicht. Die explodierte Substanz ist zunächst unklar. Neben der Verbrennung imponieren Husten und Dyspnoe. Was müssen Sie zusätzlich zu der Versorgung der Brandwunden bedenken?

! **Die Inhalation von heißen oder toxischen Gasen kann zu supraglottischer Ödembildung bzw. toxischem Lungenödem führen.**
Leitsymptome:
– Dyspnoe,
– Husten,
– Bronchospastik.

Therapie bei Reizgasen:
– optional inhalative Glukokortikoide/Betamimetika (Wirkung beim Inhalationstrauma nicht eindeutig belegt!),
– ggf. Intubation und Beatmung.

i In Abhängigkeit von der Noxe zeigt sich ein unterschiedliches Schädigungsmuster: Bei heißen Gasen kommt es aufgrund des Schutzreflexes der Stimmlippen meist nur zu einer supraglottischen Schädigung, während z. B. Nitrosegase auch in die tiefen Atemwege gelangen. Bei Schädigung der unteren Luftwege und Alveolen besteht häufig eine symptomfreie Latenzphase (bis 48 Stunden) und daher eine Überwachungspflichtigkeit!

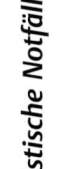

? Welche Medikamente können zur Therapie einer Rauchgasvergiftung, wie sie bei einem Wohnungsbrand auftreten kann, verwendet werden?

! Die nach Rauchgasexposition häufig auftretende Kombination einer CO- und einer Zyanid-Vergiftung (ggf. zusätzlich Reizgasvergiftung) wird therapiert mit:
– O_2 in maximaler Konzentration (ggf. Intubation/hyperbare O_2-Therapie),
– Natriumthiosulfat und/oder Hydroxocobalamin (binden CN^-),
– ggf. Glukokortikoiden bzw. Betamimetika.

i *Bei kombinierter CO/CN^--Vergiftung keine Applikation von Methämoglobinbildnern wie Amylnitrit, Natriumnitrit, 4-Dimethylaminophenol (4-DMAP)!*

? Wie gehen Sie vor bei einem 4 Jahre alten Kind, das beim Essen plötzlich Husten und Luftnot entwickelt hat?

! Hier besteht der dringende Verdacht auf Fremdkörperaspiration!
Bei ineffizientem Husten: Unterstützung durch Schläge auf den Rücken mit flacher Hand, ggf. Kind in Bauchlage mit gesenktem Kopf bringen.
Alternativ (altersabhängig): Oberbauchkompression von hinten durch Heimlich-Manöver.

i *Cave: Kein Heimlich-Manöver bei Kindern < 1 Jahr. Differenzialdiagnose: Asthmaanfall (Anamnese, Auskultation!)*

? Nach einem Sturz auf eisglatter Straße klagt eine 73-jährige Frau über linksseitige Thoraxschmerzen und Luftnot. Anamnestisch ist eine KHK bekannt. Wie gehen Sie vor?

! – Anamneseerhebung: Atemabhängigkeit und Ausstrahlung der Schmerzen? Begleitsymptomatik?
– Auskultation und Untersuchung: Rasselgeräusche? Seitendifferentes Atemgeräusch? Druckschmerz? Frakturzeichen?
– EKG: Hinweis auf Myokardischämie, Rechtsherzbelastung?

i *Bei entsprechender Anamnese sind Abgrenzung und Diagnosestellung oft schwierig. Atemabhängige Schmerzen sprechen eher für eine traumatische Ursache*

? Was ist Ihre Verdachtsdiagnose, welche möglichen Differenzialdiagnosen gibt es?

! Verdacht auf stumpfes Thoraxtrauma mit Rippenprellung/-fraktur(en).
Differenzialdiagnosen: akutes Koronarsyndrom, Lungenarterienembolie.

i *Zur Diagnosesicherung und Überwachung sollte die Patientin ins Krankenhaus eingewiesen werden.*
Bei Rippenfrakturen: möglicher geschlossener traumatischer Pneumothorax mit Komplikation Spannungspneumothorax (akute vitale Bedrohung!)

? Eine 89-jährige demente bettlägerige Patientin im Pflegeheim hätte plötzlich angefangen zu „röcheln" und sei zyanotisch geworden. Sie finden eine bedingt ansprechbare Patientin mit Dyspnoe und Lippenzyanose, feuchten Rasselgeräuschen über beiden Lungen, links abgeschwächt erscheinend. Die Patientin sei in den letzten Wochen immer schwächer geworden und musste zuletzt sogar gefüttert werden. Welche Verdachtsdiagnose stellen Sie?

! Verdacht auf Aspiration von Mageninhalt ggf. mit begleitender Pneumonie.

i *Bei Patienten mit Bewusstseinstrübung (Drogen, Alkohol, Medikamente, geriatrische Patienten) liegt häufig eine sogenannte stille Aspiration vor, u. U. mit nachfolgender Pneumonie (Fieber?).*

? Welche Maßnahmen ergreifen Sie?

! – Inspektion des Mund-/Rachenraumes ggf. reinigen,
– Applikation von Sauerstoff über Nasensonde bzw. Maske,
– Überwachung der Kreislauffunktion,
– bei Verdacht auf Bronchospasmus Applikation von Bronchospasmolytika (inhalative Betamimetika/Glukokortikoide p. i. bzw. i. v.).

i *Die Inspektion des Mund-/Rachenraumes ist bei „stiller Aspiration" häufig unauffällig. Eine Aspirationspneumonie bildet sich anatomisch bedingt meist rechts aus, da hier der Hauptbronchus steiler verläuft.*

Frage 400

? Sie werden zu einem 61-jährigen Patienten mit starker Luftnot, Stridor und Lippenzyanose nach Hause gerufen. Die Ehefrau erklärt, ihr Mann leide an einem Tumor „im Rachen", wäre aber nach Diagnosestellung nicht mehr zum Arzt gegangen. Wie gehen Sie vor?

! – **Zunächst Applikation von Sauerstoff und verbales Beruhigen des Patienten.**
– **Anamnese, Inspektion, Auskultation.**
– **Bei Verdacht auf einen stenosierenden Tumor als Ursache der Dyspnoe (Ausschluss pulmonaler Ursache) schnellstmöglicher Transport in geeignetes Krankenhaus.**

i *Eine progrediente Obstruktion bis zu Stenosen von < 90 % ist häufig asymptomatisch. Stridor bei supra- und subglottischer Stenose vor allem inspiratorisch, bei subglottischer Stenose in- und exspiratorisch.*

Frage 401

? Während des Transports kommt es zu einer progredienten respiratorischen Erschöpfung mit Zunahme der Zyanose und Abfall der Sauerstoffsättigung auf 76 %. Was tun Sie?

! **Bei respiratorischer Erschöpfung vorsichtige Sedierung und assistierte (ggf. CPAP-)Beatmung. Intubationsversuche vermeiden (unklarer Befund!).**

i *Eine Intubation ist bei pharyngealen, laryngealen oder trachealen Tumoren häufig konventionell unmöglich bzw. mit einem unkalkulierbaren Blutungsrisiko behaftet.*

Frage 402

? Sie werden zu einem Patienten gerufen, der plötzlich hellrotes schaumiges Blut aushustet und Atemnot hat. Der Patient ist blass, sehr aufgeregt und ängstlich. Welche Differenzialdiagnosen ziehen Sie in Betracht?

! **Abhängig von der Lokalisation der Blutung:**
– **Untere Atemwege (Hämoptoe): begleitend bei Pneumonie oder Bronchitis, Blutung aus: Bronchiektasen, Tumoren, TBC-Kavernen, Aneurysmata der Pulmonalarterien bzw. (selten) Aorta mit Wühlblutung in die Lunge.**
– **Oberer Gastrointestinaltrakt (OGT): Blutung aus: Ösophagusvarizen, Ösophagus- oder Magentumoren.**
– **Nasen-Rachen-Raum: Nasenbluten, Blutung aus Tumoren des Pharynx/Larynx, Nachblutung nach Tonsillektomie < 7 Tage postoperativ.**

i *Dyspnoe ist häufig bei Pneumonie, Bronchitis und Atelektasen.*
Blut aus dem OGT ist häufig dunkelrot-schwarz und mit Erbrechen assoziiert (Hämatemesis).

Frage 403

? Sie versorgen einen Motorradfahrer nach schwerem Verkehrsunfall im RTW.
– Anamnese: Schmerzen im Thorax.
– Befund: ansprechbar, nicht orientiert, Dys-/Tachypnoe, Atemgeräusche über beiden Lungen, links abgeschwächt.
– Vitalparameter: Blutdruck 100/60 mmHg, Herzfrequenz 123/min, Sauerstoffsättigung 87 %.

Welche Verdachtsdiagnose stellen Sie?

! **Polytrauma (Definition s. u.) mit Verdacht auf Thoraxtrauma und (Hämato-)Pneumothorax links, Verdacht auf Volumenmangelschock.**

i *Anamnese und Befundkonstellation deuten auf einen traumatischen Hämato- bzw. Pneumothorax hin.*
Differenzialdiagnosen: traumatische Perikardtamponade (selten!; Atemgeräusch meist normal), Pneumomediastinum (meist mit Hautemphysem!).

Frage 404

? Welche Maßnahmen ergreifen Sie im Hinblick auf die respiratorische Situation?

! – **In der Regel Intubation und Beatmung mit 100 % Sauerstoff,**
– **Volumensubstitution,**
– **nach erneuter Auskultation Anlage einer Thoraxdrainage links (ggf. beidseits).**

i *Cave: eine einseitige (zu tiefe) Intubation kann einen Hämato-/Pneumothorax vortäuschen!*

Frage 405

? Auf einer Gartenparty bekommt eine 48-jährige Frau plötzlich Luftnot.
– Anamnese: plötzliches Auftreten, keine bekannten Vorerkrankungen.
– Befund: wache, ängstliche Patientin, inspiratorischer Stridor, vesikuläres Atemgeräusch über beiden Lungen, gut tastbarer Puls, Herzfrequenz ca. 110/min.
Welche Verdachtsdiagnose haben Sie?

! **Angioödem der Glottis bzw. des Larynx (Synonym: Quincke-Ödem).**
Differenzialdiagnose: Fremdkörperaspiration (Anamnese!).

i *Quincke-Ödem sind gelegentlich auftretende Ödeme der Haut oder Schleimhäute (Zunge, Glottis, Larynx); man unterscheidet folgende Formen:*
– *Histamin-vermitteltes Angioödem (häufigste Form),*
– *durch C 1-Esterase-Inhibitor-Mangel induziertes Angioödem,*
– *durch ACE-Hemmer induziertes Angioödem (vor allem Zunge betroffen).*

Frage 406

? Wie gehen Sie vor?

! – Verbales Beruhigen der Patientin,
– Sauerstoffgabe über Nasensonde/Maske,
– intravenöse Applikation von H$_1$- und H$_2$-Antihistaminika (z. B. Clemastin und Ranitidin) und Kortikosteroiden (z. B. Methylprednisolon),
– begleiteter Transport in geeignete Klinik,
– ggf. Intubation und Beatmung (falls unmöglich: Koniotomie).

i *Antihistaminika und Kortikosteroide sind nur bei Histamin-vermitteltem Angioödem effektiv, präklinisch ist jedoch keine sichere Differenzierung möglich.*

Frage 407

? Sie werden zu einem 53-jährigen Patienten gerufen, der zu Hause von Angehörigen verwirrt, mit Sprachstörungen und Atemnot aufgefunden wurde. Es seien wiederholt Suizidabsichten geäußert worden. Befund bei Eintreffen: Patient liegt eingenässt auf dem Boden, bedingt ansprechbar, generalisierte Muskelfaszikulationen, starker Speichelfluss aus dem Mund, Herzfrequenz 36/min, Blutdruck 90/60 mmHg. Welche Verdachtsdiagnose stellen Sie?

! Vergiftung mit Alkylphosphaten, Carbamaten (Pestizide), Pilzen.
Differenzialdiagnose: Krampfanfall.

i *Alkylphosphate (z. B. E 605) bewirken eine irreversible, Carbamate eine reversible Hemmung der Acetylcholinesterase mit überschießender Aktivierung muskarinerger und nikotinerger Acetylcholinrezeptoren (cholinerge Krise). Die Häufigkeit dieser Vergiftungen ist in Relation zum Krampfanfall selten, daher muss eine genaue Anamneseerhebung erfolgen und nach Hinweisen auf eine mögliche Vergiftungsquelle gesucht werden. Eigenschutz!*

Frage 408

? Welche Maßnahmen ergreifen Sie?

! – Eigenschutz (Handschuhe!, Frischluft),
– Antidottherapie mit Atropin initial 2 – 5 mg i. v. (Erwachsene), Wiederholung ggf. alle 2 – 5 Minuten,
– ggf. bei Alkylphosphatintoxikation zusätzliche Oxime,
– Atemwegssicherung: Freihalten der Atemwege, ggf. Intubation und Beatmung,
– Kreislaufüberwachung.

i *Alkylphosphate besitzen eine hohe transdermale Penetrationsfähigkeit! Bis maximal 1 Stunde nach oraler Einnahme wird die Applikation von Aktivkohle empfohlen.*

Frage 409

? Sie werden durch den Ehemann zu einer Schwangeren (21 Jahre, 6. SS-Monat) gerufen, die plötzlich Atemnot und Angst hat zu ersticken. Die Patientin weint und ist sehr aufgeregt, es habe zuvor einen Streit mit ihrer Mutter gegeben. Ansonsten seien keine Vorerkrankungen bekannt, der Schwangerschaftsverlauf war bisher unauffällig. Wie gehen Sie vor?

! – Verbale Beruhigung und Anleitung zum kontrollierten Atmen,
– weitere Eigen-/Fremdanamneseerhebung (Schmerz? Fieber? Husten?),
– Inspektion (Blässe, Zyanose?),
– Auskultation, ggf. Perkussion (Stridor? Giemen/Brummen/Rasselgeräusche?),
– Überwachung der Vitalparameter,
– ggf. Sauerstoffapplikation.

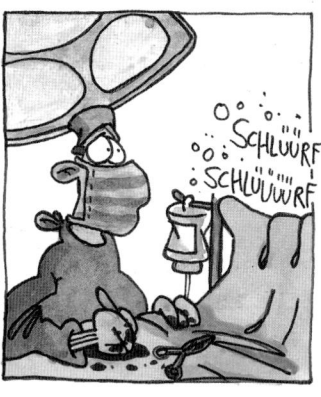
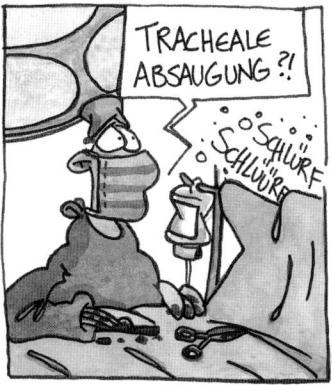
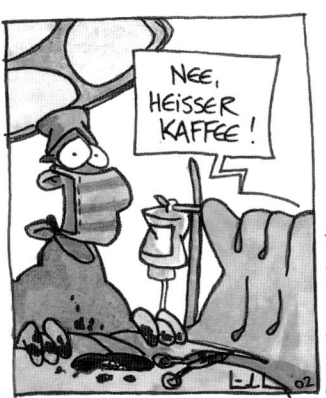

? Die körperliche Untersuchung ist unauffällig, Atemfrequenz 32/min, vesikuläres Atemgeräusch beidseits, Herzfrequenz 145/min, Sauerstoffsättigung bei 97%. Die weitere Anamnese führt lediglich leichten Schwindel und Kribbeln in den Fingern zutage. Was ist Ihre Verdachtsdiagnose?

! Verdacht auf Hyperventilationssyndrom.

i *Symptome bei Hyperventilationssyndrom:*
- *Dys-/Tachypnoe,*
- *Erregtheit/Unruhe (Auslöser!),*
- *Schwindel,*
- *ggf. sogenannte Pfötchenstellung der Hände durch gesteigerte neuromuskuläre Erregbarkeit als Folge der respiratorischen Alkalose mit Verminderung des ionisierten Kalziums,*
- *ggf. positives Chvostek-Zeichen.*

? Wie therapieren Sie?

! – Beruhigung und Aufklärung darüber, dass keine schwere Krankheit vorliegt,
- Anleitung zum kontrollierten Atmen,
- ggf. in Plastikbeutel ein- und ausatmen lassen (Rückatmung von CO_2),
- Versuch, den Auslöser der Hyperventilation zu ergründen (z. B. Stress infolge des Streits?).

i *Hyperventilationssyndrome sind häufig! Die Dyspnoe verstärkt die zugrunde liegende Erregung. Ggf. ist eine leichte medikamentöse Sedierung sinnvoll.*

? Ein 63-jähriger Patient mit bekannter Asbestose, Pleuramesotheliom und Heim-Sauerstofftherapie beklagt eine seit 3 Tagen allmählich zunehmende Dyspnoe sowie Husten. In den letzten Stunden sei die Luftnot so schlimm geworden, dass kein Aufstehen aus dem Bett mehr möglich sei. Er fühle sich erschöpft und fiebrig. Wie gehen Sie vor?

! – Weitere Anamneseerhebung (Schmerzen? Auswurf?),
- Inspektion, Auskultation, ggf. Perkussion,
- Überwachung der Vitalparameter, Temperaturmessung,
- Applikation von (mehr) Sauerstoff.

? Was ist differenzialdiagnostisch zu bedenken?

! Bei dem chronischen Krankheitsverlauf sind verschiedene Ursachen der akuten Verschlechterung denkbar: Pneumonie, Linksherzinsuffizienz mit Lungenstauung, Pleuritis, Pleuraempyem, Pleuraerguss. Eine definitive Abklärung sollte in der Klinik erfolgen.

i *Befunde bei Asbestose:*
- *fibrotischer Umbau der Lunge mit primär restriktiver Ventilationsstörung,*
- *Fieber: entzündliche Genese?*
- *Lungenstauung/-ödem (Auskultationsbefund!).*

? Sie werden zu einem Patienten gerufen, der in suizidaler Absicht eine größere Menge Bittermandeln gegessen hat. Der Patient ist vigilanzgemindert, aber noch ansprechbar, klagt über Dyspnoe, Kopfschmerz und Schwindel. Vitalparameter: Sauerstoffsättigung 90%, Blutdruck 90/60 mmHg, Herzfrequenz 135/min. Wie therapieren Sie?

! – Sauerstoffgabe über Maske (> 8 l/min),
- Kreislaufstabilisierung (Infusionstherapie, ggf. Katecholamine, z. B. Akrinor),
- Antidottherapie:
  - Hydroxocobalamin (5 g, Kinder 2,5 g i. v.)
  - oder
  - 4-Dimethylaminophenol (4-DMAP, 3 mg/kg KG i. v.), anschließend Natriumthiosulfat i. v. (50 – 100 mg/kg KG).

i *Eine Magenspülung bzw. die Gabe von Aktivkohle ist nur bei ausreichender Vigilanz bzw. gesichertem Atemweg sinnvoll (cave: Aspiration!).*

? Warum ist Hydroxocobalamin besser geeignet als 4-DMAP?

! Hydroxocobalamin fördert die renale Ausscheidung von Zyanid durch Bindung an Kobalt. 4-DMAP induziert die Bildung von Methämoglobin (Zyanid bindet an Fe^{3+}) und muss deswegen mit Natriumthiosulfat kombiniert werden.

i *Hydroxocobalamin ist deutlich teurer!*

? Sie werden in ein Pflegeheim zu einer Patientin mit apallischem Syndrom und Trachealkanüle gerufen. Die Patientin ist zyanotisch und „ringt nach Luft". Was tun Sie?

- Bei Verdacht auf eine mechanische Verlegung der Trachealkanüle: Absaugen mit großlumigem Saugkatheter, ggf. Entfernen der Kanüle,
- ggf. vorsichtiges Platzieren einer neuen Trachealkanüle bzw. eines Endotrachealtubus durch das Tracheostoma – alternativ: konventionelle Intubation und Beatmung.

Bei Neuplatzierung besteht die Gefahr einer Trachealverletzung/Fehllage (Via falsa). Dieses Risiko lässt sich z. B. durch Verwendung eines Absaugkatheters als Führungsschiene in Seldinger-Technik verringern.

Frage 417

? Beschreiben Sie die klinischen Symptome des akuten Asthmaanfalls.

! Bei einem schweren Asthmaanfall fällt dem Patienten das Sprechen schwer, da er unter Dyspnoe bis Orthopnoe mit exspiratorischem Stridor leidet. Unter Einsatz der Atemhilfsmuskulatur atmet er mit hohen Atemfrequenzen (> 25/min). Die Herzfrequenz ist zunächst tachykard, bei akuter Hypoxie am Herzen wird sie bradykard. Die respiratorische Insuffizienz führt zu Zyanose und Hyperkapnie, die durch eine CO_2-Narkose zur Somnolenz führen kann. Bei der Auskultation des Thorax fallen ein verlängertes Exspirium und exspiratorisches Giemen und Brummen auf. Bei einem lebensbedrohlichen Asthmaanfall können die Atemnebengeräusche fehlen („silent chest").

Für die Auskultation gilt: Je lauter die Geräusche, desto harmloser die Situation.

Frage 418

? Wie gehen Sie bei der Behandlung des akuten Asthmaanfalls vor?

!
- Gegebenenfalls sofortige Allergenkarenz,
- Stabilisierung der Vitalfunktionen,
- sitzende Position, Kleidung öffnen, Patienten beruhigen,
- O_2-Gabe über Maske,
- sicherer Venenzugang,
- medikamentöse Therapie mit β₂-Mimetika, Kortikosteroiden, zusätzlich können Adrenalin, Anticholinergika, Magnesiumsulfat, Ketamin und Propofol gegeben werden,
- Diagnostik vervollständigen.

Sedativa sollten wegen ihrer atemdepressiven Wirkung vermieden werden. Zur Diagnostik gehören Anamnese und körperliche Untersuchung (Inspektion, Auskultation, Perkussion eines hypersonoren Klopfschalls), Monitoring von EKG, Blutdruck und die Sauerstoffsättigung.

Frage 419

? Nennen Sie wichtige Medikamente bei der Behandlung des Asthmaanfalls.

!
- Kurzwirksame β₂-Mimetika (Fenoterol, Salbutamol, Reproterol),
- Kortikosteroide (Prednisolon),
- weitere Medikamente (Adrenalin, Ipratropiumbromid, Mg²⁺, Ketamin).

Kurzwirksame β₂-Mimetika zur Bronchodilatation wie Fenoterol oder Salbutamol können inhaliert werden (2 Hübe, Wiederholung alle 15 Minuten). Reproterol (0,09 mg i. v.) eignet sich zur i. v. Applikation. Vorsichtige i. v. Applikation von β₂-Mimetika bei Patienten mit kardialer Vorgeschichte, da Tachykardien ausgelöst werden können.

Systemische Kortikosteroide wie Prednisolon (250 mg i. v.) wirken membranstabilisierend und antiinflammatorisch. Die Patienten profitieren von inhalativen Kortikosteroiden wie Beclometason, Budesonid und Fluticason auch im akuten Asthmaanfall. Bei langjährigem, schwierigem Asthma kann eine Glukokortikoidresistenz vorliegen.

Die bronchodilatatorische Wirkung von verschiedenen weiteren Medikamenten kann bei der Behandlung des akuten Asthmaanfalls genutzt werden. Hierzu gehören: Adrenalin inhalativ, s. c. oder i. v., Anticholinergika wie Ipratropiumbromid, Magnesiumsulfat, Ketamin und Propofol. Ketamin sollte wegen psychomimetischer Nebenwirkung nur in Kombination mit Benzodiazepinen angewandt werden.

Methylxanthine wie Theophyllin führen nach β₂-Mimetika- und Kortikosteroidgabe zu keiner weiteren Besserung der Bronchospastik beim akuten Asthmaanfall, während eine klinische Besserung bei der akuten COPD-Infektexazerbation beschrieben worden ist.

Frage 420

? Wann und wie würden Sie eine Beatmung eines Patienten mit akutem schwerem Asthmaanfall (Status asthmaticus) vornehmen?

! Bei einer respiratorischen Erschöpfung ist die maschinelle Beatmung indiziert. Nach der Narkoseeinleitung erfolgen die Intubation und Beatmung. Die Beatmung sollte idealerweise druckkontrolliert (Atemzugvolumen von 6 ml/kg) mit normalen Frequenzen (10 – 15/min) und mit einem PEEP von 5 – 10 cmH₂O erfolgen. $F_iO_2 = 1,0$ und I:E-Verhältnis = 1:3.

Die Narkoseeinleitung erfolgt als Nichtnüchterneinleitung (rapid sequence induction). Die Intubation sollte in tiefer Narkose mit einem großlumigen Tubus erfolgen. Obwohl im akuten Asthmaanfall ein erhöhter Auto-PEEP vorliegt, ist initial häufig ein PEEP von 10 cmH₂O erforderlich, um den endexspiratorischen Kollaps der kleinen Atemwege zu verhindern.

Frage 421

? Sie werden zu einem 10-jährigen Jungen gerufen, der nach einem Insektenstich unter akuter Luftnot leidet. Der Patient ist kreislaufstabil. In der Auskultation hören Sie einen Bronchospasmus mit Giemen und Pfeifen. Welche Therapie nehmen Sie vor Ort vor?

! – Patienten und Bezugspersonen beruhigen, Verhinderung weiterer Insektenstiche (ggf. Ortswechsel),
– O$_2$-Gabe über O$_2$-Brille, sitzende Position, Venenweg legen,
– unter Blutdruckkontrolle Volumentherapie mit Kristalloiden (30 ml/kg),
– frühzeitig Adrenalingabe (10 µg/kg intramuskulär, bei Schock 10 µg/kg i. v. oder intraossär),
– Gabe von Antihistaminika wie Dimetinden (0,1 mg/kg) oder Cimetidin (4 – 5 mg/kg) und von Kortikoiden wie Prednisolon (20 mg/kg),
– Inhalation von β$_2$-Mimetika,
– eventuell Theophyllin (5 mg/kg langsam i. v.),
– Intubationsbereitschaft herstellen und bei Verlegung der Atemwege frühzeitige Narkoseeinleitung und Intubation.

ℹ *Die Volumentherapie wirkt dem relativen Volumenmangel bei Vasodilatation entgegen.*

Adrenalin ist das Medikament der Wahl bei schwerer Anaphylaxie, da es als α$_1$-Rezeptoragonist der Vasodilatation und dem Schock entgegenwirkt und als β$_2$-Rezeptoragonist eine Bronchodilatation bewirkt. Ferner steigert es die Inotropie und unterdrückt die Mediatorfreisetzung. Adrenalin kann ggf. nach Intubation endobronchial appliziert werden (100 µg/kg).

Antihistaminika verhindern weitere Histaminwirkungen. Kortikoide wirken membranstabilisierend und dämpfen eine allergische Spätreaktion. Wegen der drohenden Spätreaktion sollte der Patient in jedem Fall einer stationären Überwachung für 24 Stunden zugeführt werden.

Frage 422

? Nach welchem pathophysiologischen Mechanismus kam es in diesem Fall zur Bronchokonstriktion?

! Anaphylaktische Reaktion (Sofortreaktion).

ℹ *Nach einem Erstkontakt mit dem Antigen (Insektengift) kommt es zur immunologischen Sensibilisierung: B-Zellen werden zu Plasmazellen und produzieren spezifische IgE, die sich auf Mastzellen und basophilen Granulozyten binden.*

Beim Zweitkontakt mit dem Antigen erfolgt die anaphylaktische Reaktion (Sofortreaktion): Das Antigen (Insektengift) bindet an die zellständigen IgE, so dass die Mastzellen und basophilen Granulozyten degranulieren und Mediatoren freisetzen (Histamin, Leukotriene). Die Organreaktionen wie Vasodilatation mit Schock, Bronchokonstriktion und Ödembildung durch Auflockerung

der Gefäßbarriere werden durch die Bindung der Mediatoren an entsprechende Rezeptoren ausgelöst. Durch Blocken dieser Rezeptoren (Antihistaminika) soll ein Fortschreiten der Organreaktionen verhindert werden. Kortikoide stabilisieren die Membranen der Immun- und Gefäßzellen und wirken antiinflammatorisch.

Frage 423

? Beschreiben Sie die Symptome der Epiglottitis.

! Die betroffenen Kinder im Alter von 3 – 6 Jahren haben hohes Fieber und wirken schwer krank. Sie verhalten sich ruhig, sind nach vorne gebeugt und versuchen durch Überstrecken des Kopfes den Luftweg geöffnet zu halten. Die Kinder leiden unter Schluckbeschwerden, so dass meist Speichelfluss besteht. Die Sprache ist kloßig und leise. Es können Begleitinfektionen wie Meningitis, Otitis oder Pneumonie vorliegen.

ℹ *Ein inspiratorischer Stridor tritt erst kurz vor dem kompletten Atemwegsverschluss auf.*

Frage 424

? Wie gehen Sie am Notfallort bei einem Kind mit Epiglottitis vor?

! Das Kind sollte bei der Mutter bleiben und jeglicher Stress sollte vermieden werden. Vorsichtige O$_2$-Gabe und ggf. sanfte Maskenbeatmung am sitzenden Kind. Zügiger Transport in die Klinik (HNO). Intubation nur nach strenger Indikationsstellung, da durch die Intubation ein weiteres Zuschwellen im Glottisbereich ausgelöst wird. In diesem Fall bleibt nur noch die Koniotomie oder Trachealpunktion.

ℹ *Stress wie eine Venenpunktion oder Manipulationen im Rachenraum können zur Dekompensation der respiratorischen Situation führen. Bei Intubation wird der Tubus 1 – 2 Nummern kleiner als altersentsprechend gewählt.*

Frage 425

? Anhand welcher klinischer Kriterien lassen sich Epiglottitis und Krupp-Syndrom differenzieren?

! Das Krupp-Syndrom tritt bei jüngeren Kindern (0,5 – 3 Jahre) auf (Epiglottitis 3 – 6 Jahre). Die Kinder sind unruhig und agitiert. Der Verlauf ist protrahierter. Der Allgemeinzustand ist weniger beeinträchtigt und meist fehlt das Fieber. Im Gegensatz zur Epiglottitis kommen in- und exspiratorischer Stridor vor. Die Atmung ist schnell und mühevoll, während sie bei der Epiglottitis langsam und ruhig ist. Die Kinder husten bellend. Kinder mit Krupp-Syndrom haben meist keine Schluckbeschwerden und keinen Speichelfluss. Ihre Stimme ist heiser.

i Das Krupp-Syndrom ist eine viral bedingte Laryngotracheitis, bei der es zur Schwellung der Subglottis kommt. Die Epiglottitis ist eine bakterielle Entzündung der Epiglottis und angrenzender Strukturen, meist verursacht durch Haemophilus influenzae Typ B. Seit der Impfung gegen diesen Erreger ist die Inzidenz der Epiglottitis stark gesunken.

Frage 426

? Nennen Sie die verschiedenen Schweregrade des Krupp-Syndroms.

! – **Schweregrad I: bellender Husten, Heiserkeit, leiser Stridor.**
– **Schweregrad II: Ruhestridor, beginnende Dyspnoe.**
– **Schweregrad III: Ruhedyspnoe, thorakale Einziehungen, Tachykardie > 160/min.**
– **Schweregrad IV: hochgradige Dyspnoe, zunehmende Ateminsuffizienz, Zyanose, Bradykardie (!), Somnolenz, Erstickungsgefahr.**

i Da die Schweregradeinteilung fließend ist, muss anhand der Klinik im Einzelfall beurteilt werden, inwiefern die Therapie an die Symptome anzupassen ist.

Frage 427

? Je nach Schweregrad des Krupp-Syndroms wird die Therapie angepasst. Welche Maßnahmen gehören dazu?

! **Bei leichtem Krupp-Syndrom reicht die Inhalation von kalter, feuchter Luft (offenes Fenster, Bad mit laufender Dusche).**
Bei schweren Formen ist die Gabe von Kortikoiden erforderlich. Die Epinephrin-Lösung InfectoKrup Inhal wirkt schneller abschwellend. Alternativ kann Epinephrin 2 – 5 ml unverdünnt über die Maske inhaliert werden.

i Kortikoiddosierung: z. B. Prednisolon 100 mg rektal oder Dexamethason 0,6 mg/kg, maximal 10 mg p. o. Die Gabe von Kortikoiden reduziert die Intubationsnotwendigkeit. Kortikoide vermindern die Entzündungsreaktion und das submuköse Ödem durch Membranstabilisierung.
Bei Anwendung von Epinephrin ist eine Überwachung der Herzfrequenz erforderlich.

Frage 428

? Warum sollte gerade bei kleineren Kindern die Indikation zur stationären Überwachung großzügig gestellt werden?

! **Ein zunächst unkompliziert erscheinendes Krupp-Syndrom kann über ein respiratorisches Versagen zu einem Herz-Kreislauf-Stillstand führen.**

i Eine Intubation ist selten erforderlich.

Frage 429

? Nennen Sie die Symptome bei Verdacht auf einen retropharyngealen Abszess.

! – **Plötzlich hohes Fieber,**
– **Halsschmerzen und Nackensteife nach einigen Tagen unspezifischer respiratorischer Symptome,**
– **evtl. inspiratorischer Stridor.**

i Betroffen sind jüngere Kinder mit noch nicht atrophiertem retropharyngealem lymphatischem Gewebe.

Frage 430

? Neben der Sauerstoffgabe kann eine vorsichtige Maskenbeatmung nötig sein. Auf welche Komplikation müssen Sie bei einem Patienten mit retropharyngealem Abszess vorbereitet sein?

! **Bei Abszessruptur besteht das Risiko einer Aspiration von Eiter.**

i In der Klinik erfolgt die Abszessspaltung in Intubationsnarkose.

Frage 431

? Anhand welcher klinischer Zeichen stellen Sie die Verdachtsdiagnose akute Pneumonie?

! **Die betroffenen Patienten haben Fieber und Husten mit Sputum, Rhinitis, Myalgien/Athralgien, Kopfschmerzen, Meningismus, Nausea und ggf. Sinusitis, Otitis media, Laryngotracheitis und Pleuritis.**

i Durch Gasaustausch- und Diffusionsstörung kommt es zur Partial- bis Globalinsuffizienz. Bei schwergradigen Pneumonien kann es zum septischen Schock kommen.

Frage 432

? Welche Differenzialdiagnosen sollten Sie bedenken?

! **Husten findet sich auch bei der akuten Bronchitis. Hier liegt meist ein trockener, schmerzhafter Husten, meist ohne Fieber vor. Husten ist ein Symptom bei Lungenarterienembolie, Lungeninfarkt und Neoplasien. Akute Dyspnoe findet sich als Leitsymptom verschiedener Erkrankungen wie Erkältungskrankheit, akutem Koronarsyndrom, gastroösophagealem Reflux, Apoplex, metabolischer Azidose, Panikattacken, Angst, Schmerz, Bronchiolitis und Krupp-Syndrom.**

i Die akute Bronchitis wird präklinisch wie die akute Pneumonie behandelt.

? Welche Maßnahmen ergreifen Sie vor Ort?

!
– Oberkörperhochlagerung,
– O$_2$-Gabe über O$_2$-Brille,
– Venenzugang legen,
– Sicherung der Vitalfunktionen,
– Volumensubstitution,
– β$_2$-Mimetika bei Bronchokonstriktion.

i *Die Sicherung der Vitalfunktionen beinhaltet die Bereitschaft, bei respiratorischer Dekompensation Narkose, Intubation und Beatmung vorzunehmen. Durch die Narkoseeinleitung kann es zu ausgeprägten Blutdruckabfällen und zur Kreislaufinsuffizienz kommen. Daher ist ein vorausschauendes Handeln mit frühzeitiger Gabe von Vasopressoren wichtig.*

? Nennen Sie Indikationen für die Klinikeinweisung.

! Die stationäre Aufnahme ist indiziert:
– bei schwerer Pneumonie, schlechtem Allgemeinzustand oder Komorbiditäten wie kardialer Vorgeschichte,
– bei einem Rezidiv einer stationär behandelten Pneumonie,
– bei verwirrten Patienten,
– bei Tachypnoe (> 30/min), Blutdruck < 90 mmHg systolisch oder Lebensalter ≥ 65 Jahre,
– bei Patienten mit Risikofaktoren wie Glukokortikoidtherapie, HIV-Infektion oder nach Transplantationen.

i *Zeichen der schweren Pneumonie sind:*
– *Vorliegen einer akuten respiratorischen Insuffizienz mit Atemfrequenzen > 30/min, p_aO_2/F_iO_2 < 250,*
– *Zeichen des septischen Schocks (systolischer Blutdruck < 90 mmHg, Organdysfunktionen, Notwendigkeit einer Vasopressortherapie, Fieber ≥ 38 °C oder Hypothermie ≤ 36 °C, Tachykardie ≥ 90/min, Tachypnoe > 30/min),*
– *klinischer Nachweis ausgedehnter pulmonaler Infiltrate.*

? In welcher präklinischen Situation denken Sie an das Vorliegen einer Bronchiolits?

! Meist sind Kinder in den ersten 2 Lebensjahren betroffen. In der kalten Jahreszeit bestehen zunächst die Symptome eines unspezifischen respiratorischen Infekts. Im Verlauf entstehen Atemnot sowie Tachypnoe mit thorakalen Einziehungen. Es kann eine Zyanose vorliegen. Der Thorax ist überbläht mit hypersonorem Klopfschall und es lassen sich ein Giemen und feinblasige Rasselgeräusche auskultieren.

i *Die Bronchiolitis wird durch das Respiratory Syncytial Virus (RSV) ausgelöst. Es entwickelt sich eine seltene Verlaufsform der obstruktiven Bronchitis, wobei eine lebensbedrohliche Obstruktion der tiefen Luftwege entstehen kann. Je leiser das Atemgeräusch und je jünger das Kind, desto schwerer ist das Krankheitsbild.*

? Wie behandeln Sie eine Bronchiolitis?

!
– O$_2$-Gabe in halbsitzender Position,
– Salbutamol zur Inhalation (8 Tropfen auf 2 ml 0,9 % NaCl), alternativ Inhalation von Epinephrin-Lösung,
– optional Theophyllin- oder Kortikosteroidgabe,
– ggf. Maskenbeatmung und nötigenfalls endotracheale Intubation mit Beatmung.

i *Bei Gabe von Theophyllin oder Inhalation von Epinephrin sollte ein Monitoring der Herzfrequenz vorgenommen werden. Bei Fieber und Exsikkose sollten Kristalloide infundiert werden.*

3.3

Respiratorische Notfälle

Tido Bajorat

Internistische Notfälle

Frage 437

? Nennen Sie häufige Ursachen der akuten Dyspnoe.

! Die häufigen Ursachen lassen sich nach Organsystemen einteilen:
- Herz: Myokardinfarkt, koronare Herzkrankheit, Arrhythmie, Herzinsuffizienz.
- Lunge: COPD, Asthma bronchiale, Pneumonie, Pneumothorax, Lungenarterienembolie, Pleuraerguss, Lungenödem, Aspiration, interstitielle Lungenerkrankungen.
- Psychogen: Panikattacke, Schmerzen, Angst.
- Endokrin: ketoazidotisches Koma.
- Pädiatrisch: Fremdkörperaspiration, Krupp-Syndrom, Epiglottitis, Bronchiolitis.
- Sonstige: neuromuskuläre Störungen, Anämie, Schock, Sepsis, Anaphylaxie, Medikamente.

i *Jede pulmonale oder kardiale Erkrankung führt mit hoher Wahrscheinlichkeit irgendwann zur Dyspnoe.*

Frage 438

? Erläutern Sie die Schweregradeinteilung der Dyspnoe bei vermuteter Herzinsuffizienz.

! Die Einteilung erfolgt nach der Klassifikation der New York Heart Association in die Grade NYHA I – IV:
- NYHA I: normale körperliche Belastungsfähigkeit, keine Beschwerden,
- NYHA II: Luftnot bei stärkerer Belastung,
- NYHA III: Luftnot bei geringer Belastung,
- NYHA IV: Ruhedyspnoe.

i *Eine stärkere Belastung im Alltag ist das Treppensteigen, während das Geradeausgehen im normalen Tempo eine geringe Belastung darstellt.*

Frage 439

? Kennen Sie den CURB-65-Index für die Schweregradabschätzung von ambulant erworbenen Pneumonien?

! CURB-65 ist ein Akronym und steht für 5 Kriterien:
- C: Confusion, Verwirrtheit.
- U: Urea, Serumharnstoff > 7 mmol/l.
- R: Respiratory rate, Atemfrequenz > 30/min.
- B: Blood pressure, Blutdruck diastolisch < 60 mmHg, systolisch < 90 mmHg.
- 65: Alter > 65 Jahre.

Für jedes Kriterium wird bei seinem Vorliegen ein Punkt vergeben. Bereits ab 1 Punkt ist die stationäre Aufnahme zu erwägen.

i *CURB-65 kann präklinisch auf CRB-65 reduziert werden. Verwirrtheit und reduzierte Vigilanz geben wahrscheinlich Hinweise auf eine CO_2-Retention.*

Frage 440

? Nennen Sie allgemeine therapeutische Maßnahmen bei Atemnot.

! Beruhigung des Patienten und der Angehörigen. Kleidung lockern. Oberkörperhochlagerung, Sauerstoffgabe. Manchmal lindert kühle Luft durch Öffnen eines Fensters die Atemnot. Monitoring mit Pulsoxymetrie, EKG und Blutdruckmessung sollte etabliert werden. Ein sicherer venöser Zugang ermöglicht die Applikation von i. v. Medikamenten. Zügige spezifische Behandlung der Grunderkrankung beginnen. Bei einer respiratorischen Erschöpfung kann eine Intubation mit maschineller Beatmung und Analgosedierung notwendig werden.

i *Patienten mit akuter Dyspnoe sind meist Notfallpatienten, so dass Anamnese, Untersuchung, Diagnostik und erste therapeutische Maßnahmen gleichzeitig ablaufen müssen.*

Frage 441

? Nach der möglicherweise richtungsweisenden Anamnese sollte eine orientierende körperliche Untersuchung zur Abklärung der akuten Dyspnoe erfolgen. Welche Elemente gehören dazu?

!
- Zeichen der gestörten Atmung: Atemfrequenz, Atemtiefe, Atemtyp, Atemgeräusche wie Stridor, Giemen, Brummen, Rasselgeräusche, Einsatz der Atemhilfsmuskulatur.
- Dyspnoeschweregrad: Ruhedyspnoe, Dyspnoe bei leichter Belastung,
- pulmonaler Auskultations- und Perkussionsbefund im Seitenvergleich,
- kardialer Auskultationsbefund,
- körperliche Untersuchung von Kopf, Hals und Thorax (Jugularvenenstauung, Überblähung, etc.),
- Zeichen der respiratorischen Insuffizienz: Zyanose, Kaltschweißigkeit, Unruhe, Vigilanzstörung, Kreislaufinstabilität.

i *Das genaue Vorgehen wird durch die jeweils vorliegenden Symptome bestimmt und muss entsprechend modifiziert werden.*

Frage 442

? Steht die Möglichkeit der Blutgasanalyse (BGA) zur Verfügung, so lässt sich die respiratorische Insuffizienz durch die Messung von p_aO_2 und p_aCO_2 abschätzen. Welche Normwerte kennen Sie für diese Blutgase?

! Für 20-Jährige wird ein mittlerer p_aO_2 von 95 mmHg und für 60-Jährige ein p_aO_2-Mittelwert von 75 mmHg angenommen.
Der p_aCO_2 ist altersunabhängig und liegt zwischen 35 und 45 mmHg.

i *Ein Abfall des pH-Werts < 7,25 aus respiratorischer Ursache zeigt eine respiratorische Dekompensation an.*

Frage 443

? Ein häufiger Grund für Rettungsdiensteinsätze ist die Diagnose akute Herzinsuffizienz. Erklären Sie den Begriff der akuten Herzinsuffizienz.

! Die akute Herzinsuffizienz ist keine eigenständige kardiale Erkrankung, sondern ein klinisches Syndrom. Es liegt eine Pumpstörung des Herzens durch mangelhafte Kontraktion, Volumen- oder Druckbelastung vor. Beim Rückwärtsversagen besteht eine schwere Lungenstauung durch erhöhte linksventrikuläre Füllungsdrücke, so dass klinisch ein Lungenödem mit Dyspnoe imponiert. Beim Vorwärtsversagen ist das Herzzeitvolumen erniedrigt, die Sauerstoffversorgung des Gesamtorganismus, insbesondere des Gehirns, ist unzureichend. Meist liegt beides kombiniert vor. Man kann die akute Herzinsuffizienz in eine Linksherz- und Rechtsherzinsuffizienz einteilen. Im Verlauf entwickelt sich aus einer Linksherzinsuffizienz häufig eine biventrikuläre Herzinsuffizienz.

i *Akute Herzinsuffizienz und akuter Myokardinfarkt führen gleich häufig zu Rettungsdiensteinsätzen.*

Frage 444

? Nennen Sie die entsprechenden klinischen Symptome der akuten Herzinsuffizienz.

! – Symptome des Vorwärtsversagens sind die Zeichen der peripheren Hypoperfusion.
– Das Rückwärtsversagen zeigt sich an Überwässerung und Rückstau.

Weiterhin kann man zuordnen:
– Linksherzinsuffizienz: Dyspnoe, Husten, blutiger Auswurf, Galopprhythmus, blasse Zyanose, Kaltschweißigkeit, Stauungsbronchitis, verlängertes Exspirium.
– Rechtsherzinsuffizienz: Halsvenenstauung, Leberstauung (Schmerz), Zyanose, Ödeme, Aszites, Nykturie

i *Durch die kardiale Auskultation kann ein Galopprhythmus als Zeichen der Herzinsuffizienz identifiziert werden. Der Galopprhythmus kommt durch einen 3. Herzton („da-da-dub", Kammerfüllungston) bei abrupter Beendigung der Kammerfüllung durch Volumenbelastung zustande. Nebenbei können bei der Auskultation relevante kardiale Vitien wie Mitralklappeninsuffizienz, Aortenklappeninsuffizienz oder -stenose differenziert werden. Durch die pulmonale Auskultation lassen sich differenzialdiagnostisch COPD, Asthma (Giemen, Brummen, Spastik) und Spontanpneumothorax („silent lung") abgrenzen.*

Frage 445

? Nennen Sie verschiedene Ursachen, die eine akute Herzinsuffizienz auslösen.

! Zur Linksherzinsuffizienz kommt es bei der Dekompensation einer chronischen Herzinsuffizienz, bei koronarer Herzkrankheit, hypertoner Entgleisung, Kardiomyopathie, Herzklappenfehlern, Myokarditis und Herzrhythmusstörungen.
Die Rechtsherzinsuffizienz entsteht durch eine Linksherzinsuffizienz, seltener durch eine Lungenarterienembolie, Herzbeuteltamponade, einen Herzinfarkt oder Spannungspneumothorax.

i *Bei einem Infarkt geht meist linksventrikuläres, seltener rechtsventrikuläres Myokard zugrunde.*

Frage 446

? Welche allgemeinen Maßnahmen ergreifen Sie bei akuter Herzinsuffizienz?

! – Immobilisation, Oberkörperhochlagerung, bei kardiogenem Schock flache Lagerung,
– Sauerstoffgabe über Maske,
– laufendes Atem- und Kreislaufmonitoring (EKG, Pulsoxymetrie),
– Anamnese (mögliche Ursache der akuten Herzinsuffizienz?), pulmonale und kardiale Auskultation (Rasselgeräusche, Galopprhythmus),
– 12-Kanal-EKG (STEMI, Herzrhythmusstörungen),
– sicherer i. v. Zugang,
– Furosemid (20 – 40 mg i. v.), Sedierung mit Midazolam (2 – 5 mg i. v.), Morphin 5 – 10 mg i. v. (1:10 verdünnt) fraktioniert,
– ggf. Intubation und kontrollierte Beatmung,
– Reanimationsbereitschaft,
– Zügiger Transport mit Arztbegleitung, Voranmeldung auf Intensivstation.

i *Die Medikamentenanamnese und mögliche Complianceprobleme sollten erörtert werden. In der Anamnese sollten laut American Heart Association (AHA) unter anderem folgende Erkrankungen abgefragt werden: arterieller Hypertonus, Diabetes mellitus, Klappenerkrankungen, koronare Herzkrankheit (KHK), periphere arterielle Verschlusskrankheit (pAVK), Bestrahlung des Mediastinums, Alkoholkonsum, Rauchverhalten.*

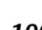

Internistische Notfälle

Frage 447

? Wie behandeln Sie, wenn zugleich eine arterielle Hypertonie vorliegt?

! Bei Hypertonie > 200 mmHg systolisch Nitroglycerin (1 – 2 Hübe), ggf. Nifedipin (10 mg sublingual), Nitrendipin (1 Phiole) oder Urapidil (10 – 50 mg i. v. fraktioniert).

i *Bei arterieller Hypotonie Gabe von Katecholaminen wie Dobutamin und Noradrenalin.*

Frage 448

? Kennen Sie ein System der Klassifikation der akuten Herzinsuffizienz?

! Die Clinical Severity Classification eignet sich für die Evaluierung von Patienten mit akuter Herzinsuffizienz in der prähospitalen Phase. Die Patienten werden nach peripherer Perfusion (warm versus kalt) und pulmonaler Stauung (trocken versus feucht) in 4 Gruppen der hämodynamischen Konstellation eingeteilt:
- Gruppe A – warm und trocken,
- Gruppe B – warm und feucht,
- Gruppe L – kalt und trocken,
- Gruppe C – kalt und feucht.

Klinische Zeichen der peripheren Minderperfusion (kalt) sind flacher fadenförmiger Puls, eine kalte und feuchte Haut sowie hypotensive Blutdruckwerte. Die klinische Beurteilung der Stauung (feucht) erfolgt über die Beobachtung der Jugularvenen. Diese sollten in 45° Oberkörperhochlagerung am Jugulum kollabiert sein. Eine Füllung und Pulsation der V. jugularis externa spricht für einen pathologischen ZVD > 8 cm und erhöhte rechtsventrikuläre Drücke.

i *Durch die Clinical Severity Classification lassen sich ohne weitere technisch-apparative Diagnostik wichtige ursächliche Krankheitsbilder differenzieren und therapieren. Die Clinical Severity Classification wurde aus der Forrester-Klassifikation abgeleitet. Diese unterscheidet durch invasive Messung (Swan-Ganz-Katheter) normale periphere Perfusion von Hypoperfusion und pulmonale Stauung von Hypovolämie. Die Jugularvenenstauung ist bei Vorhofflimmern nur eingeschränkt zu beurteilen.*
Die Killip-Klassifikation kann bei Patienten mit akutem Myokardinfarkt angewandt werden:
- *Killip I: keine klinischen Dekompensationszeichen,*
- *Killip II: Herzinsuffizienz: Rasselgeräusche, Galopprhythmus, Lungenstauung mit Rasselgeräuschen in der unteren Lungenhälfte,*
- *Killip III: schwere Herzinsuffizienz: Lungenödem und Rasselgeräusche über der gesamten Lunge,*
- *Killip IV: kardiogener Schock: Hypotonie, periphere Vasokonstriktion mit Kaltschweißigkeit, Zyanose und Oligurie.*

Frage 449

? Welche klinischen Zeichen können auf eine Lungenarterienembolie hinweisen?

! Die Symptome der Lungenarterienembolie sind vielgestaltig und unspezifisch. Im Vordergrund stehen Dyspnoe, Thoraxschmerz und Hämoptysen. Auf klinische Zeichen einer Beinvenenthrombose ist zu achten. Auch finden sich Tachykardie, Tachypnoe und Zyanose. Bei rechtsventrikulärer Insuffizienz können die Jugularvenen gestaut sein. Bei einem massiven Verlauf kann es zum kardiogenen Schock und Herz-Kreislauf-Stillstand kommen.

i *Die Einschwemmung thrombotischen Materials in die Lungenstrombahn kann zur mechanischen Obstruktion sowie zum plötzlichen Anstieg des pulmonalarteriellen Drucks und der rechtsventrikulären Nachlast führen. Eine Linksverlagerung des interventrikulären Septums bei Vergrößerung des rechten Ventrikels behindert die Füllung des linken Ventrikels. Hieraus resultiert ein Abfall des Herzzeitvolumens.*

Frage 450

? Worauf achten Sie bei der Anamnese bei klinischem Verdacht auf eine Lungenarterienembolie?

! In der Anamnese sollten prädisponierende Faktoren für eine Lungenarterienembolie erfragt werden: Immobilisation, Beinvenenthrombose, Knochenfrakturen, kürzliche Operation, insbesondere Hüft- oder Kniegelenkersatz, größerer allgemeinchirurgischer Eingriff, Hormonersatztherapie, orale Antikonzeption, Thrombophilie, Varikosis oder frühere venöse Thromboembolie.

i *Die meisten prädisponierenden Faktoren führen über eine Beinvenenthrombose zur Lungenembolie.*

Frage 451

? Welche diagnostischen Verfahren stehen Ihnen bei vermuteter Lungenarterienembolie in der prähospitalen Phase zur Verfügung?

! Neben dem klinischen Befund sollte ein 12-Kanal-EKG geschrieben werden (S_I-Q_{III}-Typ, Rechtsschenkelblock oder Drehung der Herzachse bei Vorbefund). Laufendes Atem- und Kreislaufmonitoring (EKG, Pulsoxymetrie) sollte etabliert werden.

i *Typische EKG-Befunde finden sich lediglich in 10 – 30 % der Fälle. Zur weiteren Diagnostik im Krankenhaus gehören Labor (D-Dimere, Troponin), Phlebo-/Sonographie, Spiral-CT und Echokardiographie, ggf. Perfusionsszintigraphie.*

? Welche therapeutischen Schritte sollten Sie noch vor der Krankenhausaufnahme veranlassen?

! Zu den Allgemeinmaßnahmen bei akuter Lungenembolie gehören:
- Oberkörperhochlagerung, Sauerstoffgabe,
- sicherer Venenzugang,
- Heparinbolus i. v. (5000 – 10 000 I.E.) bereits bei Verdacht, danach 1000 I.E./h i. v. als Perfusor,
- ggf. Analgesie (z. B. Morphin 10 mg i. v./s. c.) und Sedierung (z. B. Diazepam 5 – 10 mg i. v.),
- bei Hypotension Vasopressoren.

Bei Verdacht auf massive Lungenembolie bei Vorliegen eines Herz-Kreislauf-Stillstands sollte unter der kardiopulmonalen Reanimation eine systemische Thrombolyse begonnen werden. In diesem Fall sind Intubation und Beatmung erforderlich.

i *Wegen der hohen Frühletalität und der Möglichkeit, das Mortalitätsrisiko durch eine adäquate antikoagulatorische Therapie zu senken, sollte bereits bei Verdacht auf Lungenembolie ein Heparinbolus gegeben werden. Zur systemischen Thrombolyse stehen verschiedene Thrombolytika zur Verfügung.*

? Sie werden zu einem Einsatz in die Wohnung eines jungen Ehepaares gerufen. Dort treffen Sie auf die nervöse und ängstlich erscheinende 24-jährigen Patientin, die über Luftnot klagt. Sie ist blass und tachykard. Auf Nachfrage erfahren Sie, dass die junge Frau morgen einen Termin zu einer Abschlussprüfung hat. Sie stellen die Verdachtsdiagnose Hyperventilationssyndrom. Wie gehen Sie vor?

!
- Beruhigung der Patientin und des Partners,
- Oberkörperhochlagerung und Gabe von O_2 über Gesichtsmaske,
- Wenn keine Hypoxämie vorliegt, O_2 Fluss < 5 l/min, um eine vermehrte therapeutische CO_2-Rückatmung zu erzielen,
- Schaffung eines sicheren periphervenösen Zugangs,
- Anamnese und weitere präklinische Diagnostik (Pulsoxymetrie, EKG, Auskultation),
- ggf. Sedierung mit Diazepam oder Midazolam,
- Klinikeinweisung zum Ausschluss somatischer Ursachen der Hyperventiation.

i *Eine Beutelrückatmung kann die Panikreaktion verstärken. Anamnestisch sollten Differenzialdiagnosen wie Epilepsie, Schädel-Hirn-Trauma, Meningoenzephalitis oder Asthma abgeklärt werden.*

? Kennen Sie die pathophysiologischen Zusammenhänge des Hyperventilationssyndroms?

! Durch eine Angst- oder Panikreaktion kommt es zu Tachypnoe, Kaltschweißigkeit, Tachykardie, Palpitationen und Schwindel. Die gesteigerte Ventilation verstärkt die CO_2-Abatmung und führt zur akuten respiratorischen Alkalose. Plasmaproteine geben Protonen ab und stellen dadurch Bindungsstellen für Kationen zur Verfügung. Durch Bindung von Ca^{2+}- und Mg^{2+}-Ionen an diesen Stellen verlieren die Zellmembranen diese Ionen. Ein Abfall des Transmembranpotenzials erleichtert Membrandepolarisationen und führt zur neuromuskulären Übererregbarkeit.

i *Bei der körperlichen Untersuchung können Zeichen der Tetanie festgestellt werden. So führt das Beklopfen des N. facialis beim Chvostek-Zeichen zu Zuckungen der Gesichtsmuskulatur. Beim Trousseau-Zeichen kommt es zu Karpalspasmen nach Anlegen der Blutdruckmanschette über den systolischen Blutdruck.*

? Sie werden zu einem Patienten mit bekannter Myasthenia gravis gerufen. Bei schwerer Muskelschwäche leidet er unter Atemnot. Welche Maßnahmen ergreifen Sie?

! Allgemeine Maßnahmen:
- Überwachung der Atem- und Kreislaufsituation,
- Testen der Vitalkapazität und Muskelkraft,
- großzügige Indikation zur Intubation und maschinellen Beatmung.

Zur spezifischen Therapie gehört die Gabe von Pyridostigmin i. v. (Bolus 1 – 3 mg, dann 0,5 – 1 mg/h, maximal 24 mg/Tag); bei Nebenwirkungen Atropin 0,5 mg s. c.

i *Äquivalenzdosis von Pyridostigmin: 1 mg i. v. entspricht ungefähr 30 mg oral.*

? Manchmal ist es schwierig zu unterscheiden, ob die Symptome durch eine myasthene Krise oder durch eine cholinerge Krise bei Überdosierung von Cholinesterasehemmern ausgelöst wurden. Nennen Sie die Symptome der cholinergen Krise.

!
- Miosis,
- Hypersalivation,
- Schwitzen,
- Diarrhoe,
- Brady-, manchmal Tachykardie.

i *Da die Differenzierung klinisch schwierig ist, kann ein Edrophonium-Test (Acetylcholinesterasehemmer) durchgeführt werden. Kommt es nach Gabe von Edrophonium innerhalb von Minuten zu einer deutlichen Besserung, so lag eine myasthene Krise vor.*

3.4

Leitsymptom Dyspnoe

Frank Worthmann

Frage 457

? Sie werden zu einer 63-jährigen Patientin mit Verdacht auf akutes Koronarsyndrom gerufen. Bei Eintreffen ist die Patientin normofrequent, hypoton, zeigt im 12-Kanal-EKG keine ST-Hebung, ist kaltschweißig und klagt über Schmerzen im gesamten Oberbauch mit Ausstrahlung in den Rücken. Woran denken Sie differenzialdiagnostisch?

! **Gedeckt perforiertes Bauchaortenaneurysma.**

Frage 458

? Welche weiteren Untersuchungen führen Sie durch?

! – **Auskultation des Abdomens,**
– **Tasten der Leistenpulse,**
– **Inspektion des Abdomens.**

i *Bei perforiertem Bauchaortenaneurysma befindet sich der Patient im Volumenmangelschock. Auskultatorisch sind Pulsationen periumbilikal nachweisbar, die ggf. bei ausgeprägter Kreislaufdekompensation nicht mehr zu hören sind. Leistenpulse sind nicht tastbar.*

Frage 459

? Welche Therapiemaßnahmen führen Sie durch?

! – **Möglichst großlumige periphervenöse Zugänge anlegen,**
– **Volumenersatz mit kristalloiden und kolloidalen Infusionslösungen,**
– **O_2-Gabe über Maske,**
– **ggf. Analgesie.**

i *Vorsicht bei Analgesie oder Narkoseeinleitung! Dies führt zur Dämpfung des Sympathikus und dadurch zur fulminanten hämodynamischen Dekompensation.*

Frage 460

? Sie kommen zu einem Patienten mit kolikartigen Schmerzen im rechten Oberbauch. Welche Medikamente dürfen Sie für die Analgesie nicht verabreichen?

! **Keine Analgesie mit Opioiden.**

i *Opioide führen zum Spasmus des Sphincter Oddi und erhöhen den Gallengangsdruck. Dadurch besteht die Gefahr der Schmerzverstärkung.*
Alternativen: Metamizol (Novalminsulfon), Paracetamol und Butylscopolaminbromid (Buscopan).

Frage 461

? Welches sind die klassischen Leitsymptome des akuten Abdomens?

! – **Schmerz,**
– **Abwehrspannung der Bauchdecke und**
– **Schock.**

i *Gastrointestinale Notfälle lassen sich nur in geringem Maße diesen klassischen Leitsymptomen zuordnen. Häufiger sind rein entzündliche Erkrankungen. Der Notarzt muss aber anhand der vorhandenen Leitsymptome grob eine Arbeitsdiagnose stellen können.*

Frage 462

? Sie kommen zu einem 75-jährigen männlichen Patienten mit akuter Angina abdominalis. Der Patient ist kaltschweißig, normoton und tachyarrhythmisch. Es besteht Abwehrspannung im gesamten Abdomen. Woran denken Sie?

! **Mesenterialarterieninfarkt.**

i *Durch Vorhofflimmern können sich Thromben im linken Vorhof bilden, die in die Peripherie abgehen können und somit zu aktuellen Embolien, unter anderem der Mesenterialarterien, führen.*

Frage 463

? Welches Medikament ist als therapeutische Erstmaßnahme bei Ösophagusvarizenblutung geeignet?

! **Terlipressin, 20 µg/kg KG.**

i *Terlipressin ist ein vasoaktives Medikament, das zur Kontraktion der Splanchnikusgefäße und damit zur Minderung des portal-venösen Blutflusses führt. Dies hat die Reduktion des Portaldruckes zur Folge. Dadurch verringern sich auch der Varizendruck und Varizendurchmesser, so dass die Varizenwandspannung abnimmt, sich die Blutung vermindert und schließlich sistiert.*

Frage 464

? Sie werden als Notarzt zu einer Patientin mit Verdacht auf akutes Abdomen gerufen. Woran müssen Sie differenzialdiagnostisch denken?

! **An gynäkologische Erkrankungen. Dies ist wichtig für die Auswahl der Zielklinik.**

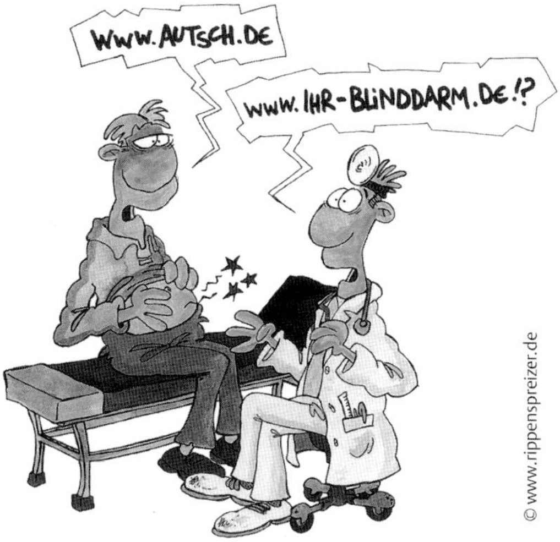

© www.rippenspreizer.de

Mögliche Erkrankungen wären:
- *Adnexitis/Salpingitis: Unterbauch beidseits druckdolent.*
- *Tuboovarialabszess: akuter seitenbetonter Schmerz im Unterbauch, ggf. Peritonitis, schweres Krankheitsbild.*
- *Eileiterruptur bei Extrauteringravidität: akut stärkster Unterbauchschmerz, Blutverlust, Schock.*
- *Gestielte Ovarialzyste: starke seitenbetonte Unterbauchschmerzen und ggf. Blutungen.*
- *Endometriose: regelabhängige krampfartige Schmerzen steigender Intensität. Oft kein akutes Ereignis.*

Frage 465

? Bei einem Patienten mit Verdacht auf akutes Abdomen führen Sie im Rahmen der Diagnostik eine Schmerzanamnese durch. Welche Schmerztypen beim akuten Abdomen kennen Sie?

!
- **Viszerale Schmerzen,**
- **somatoparietale Schmerzen.**

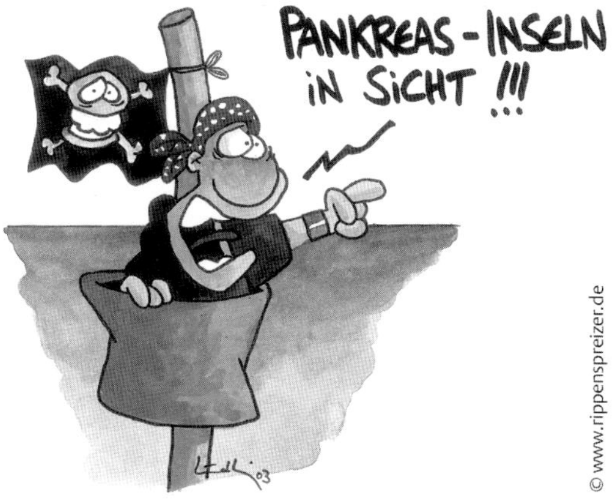

© www.rippenspreizer.de

Viszeraler Schmerz: entsteht initial durch Dehnung von Hohlorganen, Kontraktion glatter Muskulatur, entzündliche Schwellung von Organen. Schmerzqualität: dumpf, bohrend, kolikartig, brennend. Lokalisation: diffus.

Somatoparietaler Schmerz: entsteht durch direkte Irritation des parietalen Peritoneums. Schmerzqualität: stechend, schneidend. Gut lokalisierbar.

Frage 466

? Wie führen Sie die präklinische Therapie bei Verdacht auf akutes Abdomen durch?

!
- **1–2 großlumige Venenverweilkanülen und Volumentherapie,**
- **Sauerstoffgabe: 2–4 Liter O_2 über Maske, ggf. Intubation und kontrollierte Beatmung.**
- **Schonlagerung,**
- **Analgesie,**
- **Spasmolytika bei Koliken,**
- **Antiemetika.**

Cave: Bei Intubation beachten, dass die Patienten nicht nüchtern sind. Ileuseinleitung. Schonhaltung beinhaltet Entspannung des M. iliopsoas durch Knierolle.

Jan Höcker

Frage 467

? Sie werden zu einer ca. 70-jährigen somnolenten Patientin gerufen, die von der besorgten Nachbarin vorgefunden wurde. Die Patientin ist blass, kalt und reagiert nicht auf Ansprache.
Vitalparameter: Blutdruck 90/70 mmHg, Herzfrequenz 34 Schläge/min, Atemfrequenz ca. 6 /min, Sauerstoffsättigung nicht messbar.
Welche Verdachtsdiagnose stellen Sie?

! **Verdacht auf Hypothyreose/Myxödemkoma. Differenzialdiagnosen: Intoxikation (Medikamente, Alkohol, Drogen), hyperglykämisches ketoazidotisches Koma, zerebrovaskuläre Erkrankung.**

i *Typische Symptome bei Myxödemkoma:*
- *Vigilanzminderung/Koma,*
- *Hypoventilation,*
- *Hypothermie.*

Ein Myxödemkoma entwickelt sich meist bei chronischer Hypothyreose durch besondere Auslöser:
- *Infektion,*
- *Stress/OP,*
- *Medikamente.*

Frage 468

? Wie therapieren Sie?

! **Präklinisch ist keine sichere Diagnose möglich. Symptomatische Therapie:**
- **Atemwegssicherung (ggf. Intubation und Beatmung),**
- **Kreislaufstabilisierung (Infusionstherapie, ggf. Katecholamine).**

Unbedingt Blutzuckermessung (Ausschluss: Hypo-/Hyperglykämie)! Transport in die Klinik.

i *Bei gesicherter Diagnose: Substitution von Hydrocortison (initial 100 mg i. v.) und L-Thyroxin.*

Frage 469

? Sie messen bei einer somnolenten Patientin einen Blutzuckerwert von 823 mg/dl. Welche Diagnose stellen Sie und wie gehen Sie weiter vor?

! **Verdacht auf hyperglykämisches hyperosmolares Koma, Differenzialdiagnose: hyperglykämisches ketoazidotisches Koma.
Therapie:**
- **Atemwegssicherung (ggf. Intubation und Beatmung),**

- **Volumenzufuhr (z. B. Ringer-Lösung 500 – 1000 ml),**
- **Sauerstoffgabe (4 – 8 l/min).**

Präklinisch keine Gabe von Insulin oder Pufferung!

i *Ketoazidose (typisch für Typ-1-Diabetes):*
- *Azetongeruch der Atemluft,*
- *jüngere Patienten,*
- *Blutzucker meist < 500 mg/dl.*

Hyperosmolares Koma (typisch für Typ-2-Diabetes):
- *Dehydratation und Exsikkose,*
- *meist ältere Patienten,*
- *Blutzucker häufig > 800 mg/dl.*

Frage 470

? Sie behandeln einen Patienten, der über „Herzstolpern", Abgeschlagenheit und Parästhesien vor allem an den Füßen klagt. Die Beschwerden hätten langsam zugenommen. Im EKG sehen Sie hohe T-Wellen und einzelne ventrikuläre Extrasystolen. Was vermuten Sie?

! **Verdacht auf Hyperkaliämie.**

i *Symptome der leichten Hyperkaliämie:*
- *Schwäche,*
- *Abgeschlagenheit,*
- *Parästhesien,*
- *im EKG hohes, zeltförmiges T.*

Symptome der schweren Hyperkaliämie:
- *aufsteigende Lähmungen,*
- *im EKG Bradykardie, schenkelblockartige Verbreiterung des QRS-Komplexes, (bis hin zu Kammerflimmern/ Asystolie).*

Frage 471

? Wie können sie bei Kammerflimmern mit Verdacht auf schwere Hyperkaliämie bei Niereninsuffizienz präklinisch vorgehen?

! - **Reanimation mit Defibrillation,**
- **Senkung des K⁺-Plasmaspiegels durch Gabe von Calciumgluconat 10 % (10 ml) bzw. ggf. Glukose/Insulin-Infusion (z. B. 100 ml Glukose 40 % plus 40 I.E. Altinsulin).**

i *Präklinisch schwierige Diagnose! Vorgehen als Ultima Ratio bei Reanimation!*

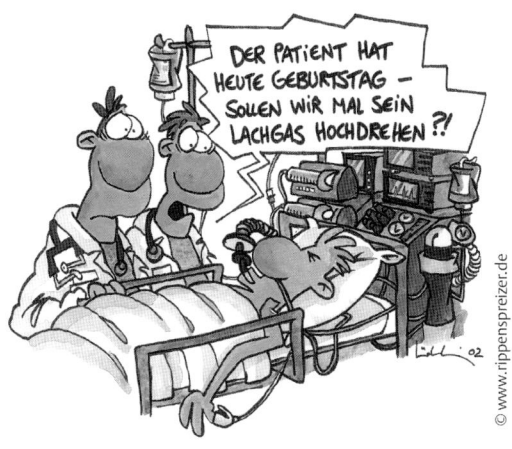

_i_ _Symptome der thyreotoxischen Krise:_
- _abrupter Beginn mit hohem Fieber,_
- _gastrointestinale Symptomatik (Übelkeit, Erbrechen, Diarrhö),_
- _Tachykardie,_
- _Herzrhythmusstörungen,_
- _Vigilanzminderung bis zum Koma._

Frage 474

? Welche therapeutischen Maßnahmen ergreifen Sie?

! – **Initial Sauerstoffgabe und Flüssigkeitssubstitution,**
– **Gabe von Betablockern (z. B. Propranolol oder Metoprolol),**
– **Gabe von Hydrocortison (initial 100 mg i. v.),**
– **bei Unruhe ggf. vorsichtige Sedierung (z. B. Midazolam i. v.).**

_i_ _Die thyreotoxische Krise ist eine lebensbedrohliche Erkrankung mit hoher Letalität (20 – 40 %) trotz Therapie. Jodtherapie frühestens 1 Stunde nach Beginn der thyreostatischen Behandlung!_

Frage 475

? Sie werden zu einem bekannten Diabetiker gerufen, der nicht ansprechbar, spontan atmend im Bett liegt. Der gemessene Blutzuckerwert beträgt 42 mg/dl. Was tun Sie?

! – **i. v. Zugang,**
– **Gabe von Glukose 40 %, 20 – 40 g,**
– **bei persistierendem Koma Intubation und Beatmung.**

_i_ _Definition der Hypoglykämie: Blutzucker < 50 mg/dl. Auch bei höheren Werten können Symptome einer Hypoglykämie vorhanden sein._

Frage 472

? Sie werden vom Ehemann zu einer 63-jährigen Patientin gerufen. Seit Tagen habe sie das Bett nicht mehr verlassen, sei müde und depressiv verstimmt gewesen. Akut seien Bauchschmerzen hinzugetreten, plötzlich sei sie kaum noch ansprechbar. Vorerkrankungen: rheumatoide Arthritis, zuletzt ein Harnwegsinfekt mit Fieber. Was vermuten Sie?

! **Unspezifische Symptomkonstellation. Bei unklarer Vigilanzminderung ist immer eine Blutzuckerbestimmung angezeigt!**
Verdacht auf akute Infektion bzw. Sepsis.
Differenzialdiagnosen: akute Nebenniereninsuffizienz, Hyperkaliämie, prärenale Niereninsuffizienz.

_i_ _Häufigste Ursachen der akuten Nebenniereninsuffizienz sind Auslöser wie Stress, Traumen, Infekte bei latenter NNR-Unterfunktion, langfristige Glukortikoideinnahme (→ Nebennierenrinden-Suppression)._

Frage 476

? Nach Gabe von Glukose wird der Patient wacher, die Kontrollmessung ergibt einen Blutzuckerwert von 114 mg/dl. Es besteht ein Diabetes Typ 1, ca. 1 × pro Jahr tritt eine Hypoglykämie auf. Wie verfahren Sie weiter?

! **Der Patient sollte angehalten werden, sofort Nahrung zu sich zu nehmen. Sofern eine Betreuung durch geeignete Angehörige sichergestellt ist und der Patient ausreichend verständig und compliant erscheint, kann auf eine stationäre Einweisung verzichtet werden.**

_i_ _Häufigste Ursachen einer Hypoglykämie:_
- _Insulinüberdosierung,_
- _Alkoholabusus,_
- _insulinproduzierende Tumoren (selten!)._

Frage 473

? Sie werden als Notarzt vom RTW nachgefordert zu einer agitierten Patientin mit tachykarden Herzrhythmusstörungen.
Anamnese: unspezifisches Krankheitsgefühl und Unruhe seit 4 Tagen, seit heute Fieber 39,5 °C, Erbrechen, Diarrhö, „Herzstolpern", vor kurzem Radiojodbehandlung.
Befund: Patientin ist bedingt ansprechbar, TAA mit Frequenzen um 180 Schläge/min, Blutdruck 110/70 mmHg, Sauerstoffsättigung 97 %.
Welchen Verdacht haben Sie?

! **Verdacht auf thyreotoxische Krise.**
Differenzialdiagnosen: akuter Infekt/Sepsis, Phäochromozytom.

Jan-Thorsten Gräsner

Frage 477

? Wie hoch liegt der Bevölkerungsanteil der über 60 Jahre alten Menschen in Deutschland und was bedeutet dies für die Notfallmedizin?

! **1996 lag der Anteil bei 21 %, 2025 wird ein Anteil von 32 % erwartet.**

i *Immer häufiger wird der Rettungsdienst zu älteren oder hochbetagten Patienten gerufen. Dies hängt zum einen mit den demographischen Veränderungen der Bevölkerung zusammen. Mit zunehmendem Alter steigen darüber hinaus die Zahl und Schwere von Begleiterkrankungen, so dass vermutet kleine Verschlechterungen des Gesundheitszustandes zu einer akuten Lebensbedrohung und somit zur Aktivierung des Notarztsystems führen können.*

Frage 478

? Welche generellen Ursachen für Notfälle unterscheidet man bei geriatrischen Patienten?

! **– Unvorhergesehene Notfälle,**
– Entwicklung aus einer Vielzahl von Erkrankungen heraus.

i *Der Notfall als unvorhergesehenes und monokausales Ereignis mit der Indikation zur raschen Therapie kommt auch bei alten Patienten vor. Hier sind Ursache und Auswirkung sowie zeitlicher Verlauf meist gut rekonstruier- und bewertbar.*
Der Notfall als Entwicklung aus einer Vielzahl vorhandener und bekannter Risikofaktoren und Funktionsstörungen sorgt dagegen für Schwierigkeiten bei der Identifikation des Auslösers der akuten Situation. Somit sind monokausale Therapieansätze meist nicht möglich.

Frage 479

? Mit welchen kardialen Vorerkrankungen ist bei geriatrischen Patienten zu rechnen?

! **– KHK,**
– Hypertonus,
– Herzinsuffizienz,
– Arrhythmien.

i *In der Altersgruppe ab 65 Jahren sind kardiologische Erkrankungen die Todesursache Nr. 1. Mehr als 65 % der Patienten haben eine manifeste Hypertonie, 55 % eine manifeste und therapiebedürftige Herzinsuffizienz und 35 % eine KHK. Arrhythmien sind bei 25 % aller Patienten beschrieben. Bei über 75 Jahre alten Patienten weist das EKG nur noch in 38 % einen Normalbefund auf. Hierdurch erschweren sich in der Notfallsituation die Beurteilung und Differenzierung in bestehende Veränderungen und neu aufgetretene Pathologien.*
Bei einem akuten Myokardinfarkt unterscheiden sich die Häufigkeiten von Komplikationen der unter und über 70 Jahre alten Patienten: Ein Lungenödem tritt bei bis zu 74 % bzw. 52 % und ein kardiogener Schock bei 25 % bzw. 15 % der Patienten im höheren Alter auf.

Frage 480

? Definieren Sie die Unterschiede zwischen Delirium und Demenz.

! **– Auftreten,**
– Dauer,
– Verlauf,
– Vigilanz,
– Ursache.

i *Delirium und Demenz: weisen klar unterscheidbare Symptome und Charakteristiken auf:*
– Das Delirium ist ein akut eintretendes Ereignis, das kürzer als einen Monat andauert und von fluktuierendem Verlauf gekennzeichnet ist. Die Bewusstseinslage ist eingeschränkt, die Aufmerksamkeit und Orientierung sind gestört. Die Patienten klagen über Halluzinationen und einen gestörten Tag-/Nachtrhythmus.
– Die Demenz ist ein Defizit in kognitiven, emotionalen und sozialen Fähigkeiten, das zu einer Beeinträchtigung sozialer und beruflicher Funktionen führt und meist mit einer diagnostizierbaren Erkrankung des Gehirns einhergeht. Vor allem betroffen ist das Kurzzeitgedächtnis, ferner das Denkvermögen, die Sprache und die Motorik, bei einigen Formen auch die Persönlichkeitsstruktur. Maßgeblich ist der Verlust bereits erworbener Fähigkeiten.

Frage 481

? Was sind die Besonderheiten von geriatrischen Notfallsituationen?

! **Meist liegt eine Kombination aus allgemeinen chronischen und subklinischen Erkrankungen, Funktionsstörungen sowie Risiken mit akuten Komplikationen vor.**

i *Bei der Versorgung von geriatrischen Notfallpatienten kombinieren sich meist schon vorhandene Erkrankungen oder sonstige Gesundheitsstörungen mit einer akuten Verschlechterung dieser bestehenden Pathologien oder es kommt zu einer unabhängigen, neuen Notfallsituation, die sich jedoch gegenüber den vorbestehenden Gesundheitseinschränkungen schwerwiegender präsentiert. In der geriatrischen Notfallmedizin trifft man zum Teil auf multimorbide Patienten, häufig auf Syndrome im Gegensatz zu klaren Erkrankungen und zusätzlich auf altersabhängige pharmakologische Besonderheiten.*

Frage 482

? Welche Probleme erwarten Sie im Hinblick auf eine Pharmakotherapie bei geriatrischen Patienten?

! – **Interaktionen mit Vormedikation,**
– **verzögerte Resorption, Metabolisierung und Elimination durch Vorerkrankungen,**
– **stärkere Auswirkung von Nebenwirkungen und Wechselwirkungen.**

i *Jeder über 60 Jahre alte Patient erhält in Deutschland im Durchschnitt 3 unterschiedliche verschreibungspflichtige Medikamente. Aktuell machen die über 60 Jahre alten Patienten 22 % der Bevölkerung aus, bekommen jedoch 54 % der gesamten Arzneimittel verordnet. Aufgrund von Veränderungen des Metabolismus infolge eingeschränkter Organfunktionen verändern sich die Wirkstoffkonzentrationen im Plasma. Dies aggraviert in Kombination mit einer veränderten Antwort im Zielorgan die Probleme. Bekannte und beschriebene Neben- und Wechselwirkungen können daher bereits bei geringerer Dosierung auftreten.*

Frage 483

? Welche pathologischen anatomischen Veränderungen des Reizbildungssystems im Herzen sind für die Therapie bei geriatrischen Patienten relevant?

! – **Sinusknoten: häufig,**
– **Vorhofmyokard: häufig,**
– **AV-Knoten-Areal: selten,**
– **His-Bündel: häufig,**
– **Tawara-Schenkel: gering/selten.**

i *Im Bereich des Sinusknotens nimmt die Zahl der p-Zellen von 50 % auf 10 % ab, was zu gravierenderen Frequenzstörungen bei Hypoxien in diesem Areal führen kann. Darüber hinaus wirken am Sinusknoten ansetzende Medikamente verzögert bzw. nicht der Dosis entsprechend. Der AV-Knoten zeigt in der Regel keine pathologischen Veränderungen, wohingegen im Bereich der initialen schnellen Kammererregung innerhalb der His-Bündel bis zu 50 % Faserverluste im linken Faszikel beschrieben wurden. Dies ist sowohl für die pharmakologische Antwort als auch für EKG-Veränderungen bei der Diagnostik notfallmedizinisch relevant.*
Innerhalb des Vorhofmyokards kommt es zu Bindegewebs- und Fetteinlagerungen mit Auswirkungen auf die Kontraktilität.

Frage 484

? Wie ist die geriatrische Notfalltrias definiert?

! **Gegenseitige Beeinflussung und Verstärkung der Krankheitsbilder Sturz + Delirium + Exsikkose.**

i *Bei geriatrischen Patienten kommt es häufig zu einer Verkettung von verschiedenen mehr oder weniger ausgeprägten Erkrankungen und Symptomen. Unter der Notfalltrias versteht man die sich wechselseitig verstärkenden Einflüsse durch ein Sturzgeschehen, das z. B. aufgrund eines Deliriums eingetreten ist, welches wiederum auf einer Exsikkose beruht. Notfallmedizinisch imponiert primär der akute Sturz mit der teilweise untypischer Symptomausprägung. Hier sind daher zusätzliche anamnestische Erhebungen bezüglich Trinkverhalten/Diurese sowie des Verhaltens vor dem akuten Sturzereignis notwendig, um die Notfallsituation korrekt einschätzen zu können.*

Frage 485

? Welche Besonderheiten ergeben sich aufgrund eines hohen Lebensalters für die ersten Schritte der Notfallversorgung?

! – **Eingeschränkte Möglichkeit der Anamneseerhebung,**
– **Schwierigkeiten bei der Erstuntersuchung,**
– **Symptomverschleierung durch Vorerkrankungen.**

i *Wie bei jeder Notfallversorgung stehen die initiale Notfallanamnese sowie die Erstuntersuchung am Anfang der ärztlichen Behandlung. Diese können durch Probleme beim Sprechen, eine simple Presbyakusis, eine verlangsamte Reaktions- und Antwortgeschwindigkeit sowie vorbestehende Erkrankungen erschwert werden. Neben der schnellen Eingangsbefragung des Patienten sind gerade bei geriatrischen Notfällen auch ergänzende Fremdanamnesen notwendig. In stationären Einrichtungen kann hierbei ggf. auch auf die vorhandene Dokumentation und auf die Angaben des Pflegepersonals zurückgegriffen werden.*

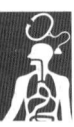

Frage 486

? Welche Schwierigkeiten erwarten Sie bei der Erstuntersuchung von geriatrischen Patienten?

! – Beeinträchtigung bei der Anamneseerhebung durch unabhängig vom akuten Notfall bestehende kognitive Einschränkungen,
– veränderte Schmerzwahrnehmung.

i Neben Einschränkungen der Kommunikation mit dem geriatrischen Patienten aufgrund akuter oder vorbestehender Erkrankungen kann auch eine verlangsamte Schmerzleitungsgeschwindigkeit Ursache für ungenaue oder zeitlich nicht adäquate Rückmeldungen sein. Dies ist insbesondere beim traumatisierten älteren Patienten zu beachten und bei der Durchführung des Body-Checks zu berücksichtigen. Nach Detektion einer offensichtlichen Verletzung mit nachfolgenden Sekundärschäden ist mit bis zu 5 % übersehenen Zweitverletzungen zu rechnen. Daher sollte zusätzlich zur Schmerzangabe des Patienten bei der körperlichen Untersuchung ein besonderes Augenmerk auf Funktionseinschränkungen und pathophysiologische Hinweise gelegt werden.

Frage 487

? Welche pathophysiologischen Veränderungen beim geriatrischen Patienten sind im Hinblick auf ein Schockgeschehen nach Trauma zu beachten?

! – Untypische Kreislaufreaktionen,
– verminderte Begleitsymptome,
– schnellere Dekompensation.

i Aufgrund anatomischer und physiologischer myokardialer Veränderungen im hohen Alter können wegweisende Tachykardien zum Teil verzögert oder gar nicht auftreten. Dies erschwert nicht nur die Diagnostik, sondern führt auch zu weiteren Kreislaufsymptomen aufgrund der fehlenden Schock-Kompensation durch die frequenzbestimmte Anhebung des Herzzeitvolumens.
Bei über 70 Jahre alten Patienten ist der Körperfettanteil auf bis zu 35 % erhöht, wobei es aber gleichzeitig zu einer Verringerung des Plasmavolumens (– 8 %), des Gesamtkörperwassers (– 17 %) und der Extrazellulärflüssigkeit (– 40 %) kommt. Daher können extravasale Verluste im Rahmen einer Blutung schwieriger kompensiert werden und kompensierte Patienten dekompensieren schneller und unerwartet als jüngere Traumapatienten.

Frage 488

? Welche Trauma-Ursache ist bei geriatrischen Patienten führend?

! Sturz in häuslicher Umgebung.

i Bis zu 80 % aller tödlichen Verletzungen bei geriatrischen Patienten basieren auf häuslichen Unfällen. Hochgeschwindigkeitstraumata, wie bei jüngeren Patienten hauptverantwortlich, spielen nur noch eine untergeordnete Rolle. Stürze sind im Alter über 65 Jahren häufig, jeder 3. Patient in dieser Altersgruppe stürzt einmal pro Jahr. In Pflegeheimen stürzt jeder zweite Patient regelmäßig. Bei der notfallmedizinischen Versorgung sollte neben der Diagnostik und entsprechenden Therapie auch die Sturzursache geklärt werden, um weiteren Ereignissen vorzubeugen.

Frage 489

? Wie häufig finden sich die klassischen Symptome eines Myokardinfarkts bei geriatrischen Patienten?

! Bei 20 % besteht die klassische Symptomatik eines akuten Koronarsyndroms (ACS).

i Epidemiologisch korreliert das ACS mit höherem Alter. Gerade geriatrische Patienten weisen jedoch unterschiedlich ausgeprägte klassische Symptome auf, so dass eine zielführende Diagnose erschwert wird. Nur in rund 20 % der ACS-Fälle sind klassische Infarktsymptome mit retrosternalem Druck/Schmerz, Schmerzausstrahlung in den linken Arm und/oder Kiefer sowie Schweißausbruch und weitere vegetative Symptome vorhanden. Ebenfalls 20 % der Patienten weisen Symptome einer Herzinsuffizienz auf, wobei hier von der kompensierten Situation bis hin zum kardiogenen Schock alle Ausprägungen möglich sind. Bei rund 13 % der ACS-Patienten dominiert hingegen Verwirrtheit, bei 7 % eine zerebrale Durchblutungsstörung. Aufgrund dieser relevanten Begleiterkrankungen werden die ACS-Patienten häufig fälschlicherweise einer neurologischen Klinik zugewiesen, so dass sich die klinische Diagnostik und Therapie des ACS entsprechend verlängern.

Frage 490

? Was ist bei der Erstversorgung von geriatrischen Traumapatienten zu beachten?

! – Reduktion der Infusionsmengen,
– angepasste Dosierung von Analgetika unter Beachtung der erhöhten Sensitivität für Opioide,
– frühestmögliche Sauerstoffgabe.

i Generell gehen die Traumversorgungskonzepte von tolerierten niedrigeren systolischen Blutdruckwerten aus. Im höheren Alter werden bei Vorliegen eines arteriellen Hypertonus systolische Blutdruckwerte um 120 mmHg angestrebt. Bei der Infusionsmenge ist eine regelhaft eingeschränkte Nierenfunktionsminderung zu beachten, um Hyperinfusionen zu vermeiden.

Die Analgesie von älteren Patienten kann mit den gewohnten und vertrauten Medikamenten durchgeführt werden, wobei aber bei Opioiden kardiovaskuläre Nebenwirkungen ausgeprägter auftreten können. Eine höhere Sensitivität gegenüber dieser Substanzgruppe verschärft die Problematik weiter. Diese pharmakologischen Überlegungen dürfen jedoch nicht zu einer generellen Reduktion der Analgesie führen, da die pathophysiologischen Auswirkungen des Schmerzes bei älteren Patienten trotz verminderter Schmerzäußerung bestehen bleiben.

Altersphysiologische Veränderungen führen zu einer Reduktion der Sauerstoffaufnahme auf annähernd 40 % gegenüber einem 40 Jahre alten Patienten. Daher sollte älteren Traumapatienten zeitnah Sauerstoff per Inhalation zugeführt werden. Einschränkungen aufgrund von COPD oder Altersemphysem sind zu beachten und durch engmaschige Kontrollen der Sauerstoffsättigung und ggf. auch mittels nichtinvasiver Kapnometrie rechtzeitig zu erkennen.

Frage 491

? Was ist bei der Behandlung von Krampfanfällen bei geriatrischen Patienten zusätzlich zu beachten?

! – **Sichere Diagnosestellung,**
– **Ausschluss von alternativen Ursachen,**
– **pharmakologische Therapie altersentsprechend anpassen.**

i Im Alter kommen sowohl klassische Epilepsien als auch Krampfanfälle auf der Grundlage anderer Erkrankungen vor. Daher ist eine Abklärung möglicher Differenzialdiagnosen notwendig. Neben Hypoglykämien sind akute zerebrale Hypoxämien oder auch Infektionen auszuschließen. Für die die medikamentöse Therapie sind Midazolam oder Clonazepam sinnvoll, wobei aber beim älteren Patienten mit einer deutlich verlängerten Halbwertzeit gerechnet und dies bei der neurologischen Beurteilung nach dem akuten Krampfanfall beachtet werden sollte.

Frage 492

? Was verbirgt sich hinter den „I"-Syndromen in der Geriatrie?

! – **Instabilität,**
– **Immobilität,**
– **Inkontinenz,**
– **intellektuelle Defizite (Verwirrtheit),**
– **iatrogene Schäden.**

i Bei alten Patienten dominieren meist Syndrome, d. h. verschiedene mehr oder weniger unspezifische Symptome, die meist eine akute monokausale Ursache benötigen, um zum Notfall zu aggravieren.

Frage 493

? Welche Guidelines gelten für die Reanimation geriatrischer Patienten?

! **Die jeweils aktuellen Guidelines zur Reanimation von Erwachsenen.**

i Für die Reanimation von geriatrischen Patienten gelten dieselben Empfehlungen wie für alle anderen Erwachsenen. Die Erfolgsaussichten unterscheiden sich bis zu einem Alter von 80 Jahren nicht von denen bei jüngeren Patientengruppen (rund 40 % ROSC). Ab dem 90. Lebensjahr fällt die Erfolgsrate steil ab und nur noch rund 10 % der Patienten erreichen einen Spontankreislauf. Bei der Entscheidung zur Reanimation sollten daher individuelle Begleitumstände, Vorerkrankungen, Einstellung des Patienten etc. beachtet werden, um zwischen Patienten mit einer Chance auf erfolgreiche Wiederbelebung und Patienten am Ende eines Lebensweges und meist auch Krankheitsprozesses ohne Aussicht auf Heilung oder Verbesserung der Situation zu differenzieren. Generelle altersabhängige Ein- und Ausschlusskriterien wurden bewusst nicht festgelegt.

Frage 494

? Wovon sind akute Verwirrtheitszustände bei geriatrischen Patienten differenzialdiagnostisch abzugrenzen?

! – **Demenz,**
– **Delirium.**

i Delirium oder Verwirrtheit sind akute, meist auf eine Ursache beziehbare klinische Bilder mit Einschränkungen der Vigilanz, Halluzinationen und Aufmerksamkeitsstörungen. Sie treten auch bei Demenzpatienten auf. Gerade bei Patienten, die mit vielen unterschiedlichen Medikamenten behandelt werden, reichen eine Umstellung der Dauermedikation oder akute Stoffwechselstörungen, z. B. durch Dehydrierung oder Hyperhydrierung, aus, um sonst stabile Krankheitsverläufe akut dekompensieren zu lassen. Die primäre Aufgabe des Notarztes besteht daher in der ausführlichen und gründlichen Anamneseerhebung, um entsprechend handeln zu können.

Frage 495

? Welche Grundsätze in der Notfallmedizin gelten für geriatrische Patienten?

! **Es gelten dieselben Prinzipien wie bei jüngeren Patienten:**
– **Altersentsprechende Pharmakotherapie, soweit notwendig.**
– **Erhalt der Selbständigkeit oder Wiedererlangung der Alltagskompetenz.**

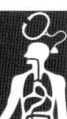

i *Auch für geriatrische Patienten gelten die gleichen notfallmedizinischen Prinzipien wie bei jüngeren Patienten. Das Abwägen der Vor- und Nachteile der notärztlichen Therapie wird jedoch erschwert durch die Kombination von Vorerkrankungen, Dauermedikation, altersbedingten physiologischen und kognitiven Veränderungen. Gerade bei vorbestehenden umfangreichen Syndromen mit akuter Dekompensation reicht es vielfach aus, die akute zusätzliche Beeinflussung zu therapieren. Dies kann auch eine kurzfristige intensivmedizinische stationäre Behandlung bedeuten, wenn Erfolgsaussichten bei sonst befriedigenden Alltagkompetenzen bestehen. Um die akute Situation bei einem geriatrischen Notfall schnell einschätzen und sinnvolle therapeutische Maßnahmen einleiten zu können, benötigt der Notarzt eine Fremdanamnese durch kompetente Angehörige oder Pflegekräfte.*

? Welches ist die häufigste Einweisungsdiagnose für geriatrische Patienten?

! **Exsikkose.**

i *Eine der häufigsten Einweisungsdiagnosen für geriatrische Patienten ist die Exsikkose. Diese hat multifaktorielle Ursachen und fußt auf einer Reihe von altersbedingten physiologischen Veränderungen. So kommt es im Alter zu einer Abnahme der Körpermaße, einem Anstieg des Fettanteils, einer Reduktion des Gesamtkörperwassers sowie zu hormonellen Veränderungen, die sich auf den Wasser- und Natriumhaushalt auswirken. In Kombination mit Funktionsminderungen der Nieren und einer reduzierten Durstwahrnehmung kann eine verminderte Flüssigkeitszufuhr oder ein vermehrter Flüssigkeitsverlust bereits eine akute Dekompensation auszulösen. Bei schweren Exsikkosen reicht der Ausgleich durch eine gesteigerte Trinkmenge nicht aus. Die schnelle parenterale Rehydration verbietet sich ebenfalls, wenn kardiale Begleiterkrankungen vorliegen. Somit ist meist eine stationäre Behandlung der Exsikkose für einen Zeitraum von 3 – 5 Tagen notwendig. Exsikkosen stellen in der Notfalltrias der Geriatrie eine zentrale Ursache dar und sind mit verantwortlich für Sturzereignisse und Delirium.*

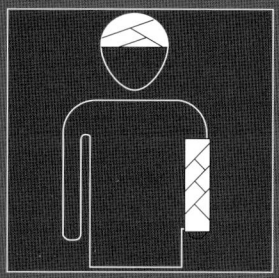

Traumatologie

Markus Roessler

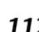

Traumatologie

Frage 497

? Was ist ein Schädel-Hirn-Trauma?

! Als Schädel-Hirn-Trauma (SHT) wird die kombinierte Verletzung von Schädel *und* Gehirn bezeichnet. Eine Verletzung der Kopfhaut und/oder eine Schädelfraktur alleine, ohne dass es einen Hinweis auf eine Hirnverletzung gibt, ist also kein SHT. Allerdings wird auch dann von einem SHT gesprochen, wenn es keine erkennbaren Verletzungen des knöchernen Schädels oder der Kopfhaut gibt, aber eine Gehirnverletzung diagnostiziert wurde. In diesem Sinne ist die englische Bezeichnung „traumatic brain injury" treffender.

Frage 498

? Bei einem Schädel-Hirn-Trauma werden pathologisch-anatomisch fokale und diffuse Hirnschädigungen unterschieden. Welche fokalen und welche diffusen Hirnschädigungen gibt es?

! Als fokale Hirnschädigungen werden diejenigen bezeichnet, bei denen eine umschriebene (ggf. operativ behandelbare) Läsion vorliegt:
– epidurales Hämatom: fast immer Folge einer Verletzung der A. meningea media oder ihrer Äste,
– subdurales Hämatom: Häufigste Ursache sind Blutungen aus den Windungskuppen (kortikale Venen) der Hirnoberfläche (Coup- oder Contre-coup-Verletzung) oder aus Brückenvenen,
– intrazerebrale Blutung: durch Zerreißung intraparenchymatöser Gefäße,
– Hirnkontusion.

Als diffuse Schädigungen werden jene bezeichnet, die das Gehirn insgesamt betreffen und nicht operativ behandelt werden können:
– Hirnschwellung und Hirnödem,
– traumatische Subarachnoidalblutung,
– diffuse axonale Schädigung.

Frage 499

? Was ist das Leitsymptom beim Schädel-Hirn-Trauma (SHT)?

! Leitsymptom des SHT ist die Bewusstseinsstörung, in erster Linie die quantitative Bewusstseinsstörung.

i *Prinzipiell unterschieden werden:*

Quantitative Bewusstseinsstörung: Bei der quantitativen Bewusstseinsstörung liegt eine Störung der Vigilanz vor. Diese reicht von der Benommenheit über Somnolenz (ICD-10 R40.0) und Sopor (ICD-10 R40.1) bis zum Koma (ICD-10 R40.2):

– *Benommenheit: Denken und Handeln sind verlangsamt.*
– *Somnolenz: Schlafneigung, durch Stimuli ist der Patient aber prompt erweckbar.*
– *Sopor: Schlaf, durch starke Stimuli ist Patient schwer und nur vorübergehend erweckbar.*
– *Koma: Bewusstlosigkeit, aus der der Patient nicht mehr erweckt werden kann.*

Qualitative Bewusstseinsstörung: Die Klarheit des Bewusstseins ist verändert:
– *delirante Symptome (Störung der Gedächtnisleistung, der Orientierung),*
– *retrograde und anterograde Amnesie,*
– *Bewusstseinstrübung, Störung kognitiver Prozesse (verwirrtes, verlangsamtes Denken, Schwierigkeit, sich mitzuteilen oder sinnvoll zu handeln).*

Frage 500

? Die Glasgow Coma Scale (GCS) ist eine Skala, mit deren Hilfe das Ausmaß einer Bewusstseinsstörung beim Schädel-Hirn-Trauma ermittelt werden kann. Was wird bei der GCS untersucht und wie wird der GCS-Wert ermittelt?

! Bei der Glasgow Coma Scale (GCS) werden Punkte für 3 verschiedene Befunde vergeben:
– **Augen öffnen,**
– **beste verbale Antwort,**
– **beste motorische Reaktion.**

i *Bei der Bewertung nach der GCS wird je nach Ausprägung der Reaktion auf eine Aufforderung oder einen Stimulus ein bestimmter Punktwert vergeben (Abb. 4.1).*

Die Werte für Augen öffnen, verbale Reaktion und motorische Reaktion werden addiert. Der niedrigste Wert (Koma) ist 3, der höchste (wacher, orientierter Patient) ist 15.

Im aktuellen DIVI-Rettungsdienstprotokoll findet sich beim GCS für jede Extremität ein Feld, in dem der Wert für die motorische Reaktion eingetragen wird. Nur der beste Wert der motorischen Reaktion wird zur Addition herangezogen.

Kleine Merkhilfe, für welche Reaktion es wie viele Punkte geben kann:
– *4 für Augen öffnen: 2 Augen des Patienten, 2 des Untersuchers*
– *5 für verbale Reaktion: V für verbal wie die römische Ziffer V für 5.*
– *6 für motorische Reaktion: der Motorway No. 6 führt in Großbritannien von Birmingham Richtung Glasgow.*

Augen öffnen

4	☐	spontan
3	☐	auf Aufforderung
2	☐	auf Schmerzreiz
1	☐	kein

beste verbale Reaktion

konversationsfähig:

5	☐	orientiert
4	☐	desorientiert
3	☐	inadäquate Äußerung (Wortsalat)
2	☐	unverständliche Laute
1	☐	keine

beste motorische Reaktion

			re	li
6	☐	auf Aufforderung		
		auf Schmerzreiz ...	Arm	
5	☐	gezielt		
4	☐	normale Beugeabwehr	Bein	
3	☐	abnorme Abwehr		
2	☐	Strecksynergismen		
1	☐	keine		

Glasgow-Coma-Scale   Summe ☐

Abb. 4.1 Glasgow Coma Scale zur Ermittlung des Ausmaßes einer Bewusstseinsstörung bei SHT.

Frage 501

? Was gehört zur Basisuntersuchung bei Patienten mit Verdacht auf SHT?

! Unverzichtbar sind:
- Untersuchung auf Bewusstseinsstörung:
  - qualitative Bewusstseinsstörung?
  - quantitative Bewusstseinsstörung?
- Untersuchung der Pupillen:
  - Pupillengröße – eng, mittel, weit?
  - Pupillomotorik – direkte und konsensuelle Lichtreaktion?
- Untersuchung der Extremitätenmotorik:
  - seitengleich?
  - fokale Defizite?
  - Muskeltonus – normal, erhöht, schlaff?
  - Muskeleigenreflexe – regelrecht, lebhaft, keine?
  - Beuge- oder Strecksynergismen?
- Wert der Glasgow Coma Scale?
- Blutzuckerwert?

? Ein Patient ist bei Bauarbeiten aus ca. 1,5 m Höhe von einer Leiter auf den Estrich gestürzt. Der Sturz wurde nicht beobachtet. Nach dem Sturz ist der Patient selbst zu seinen Arbeitskollegen gegangen, die eine stark blutende, ca. 10 cm lange Kopfplatzwunde verbunden und dann den Rettungsdienst alarmiert haben. Wie finden Sie heraus, ob der Patient ein SHT erlitten hat?

! Um herauszufinden, ob der Patient ein SHT erlitten hat, müssen folgende Fragen gestellt werden:
1. War der Patient nach dem Sturz vorübergehend benommen oder bewusstlos? (Besteht Erinnerung für den Unfallhergang, das Unfallereignis?)
2. Beantwortet der Patient prompt und korrekt die Fragen:
   - zur Zeit (Jahreszeit, Jahr, Monat, Tag, Tageszeit),
   - zum Ort (Stadt, Straße, Umgebung),
   - zur Person (Name, Geburtsdatum),
   - zur Situation (Aktuelle Tätigkeit, Unfallhergang)?

In Rettungsdienstprotokollen findet sich als Dokumentation für einen zu allen Qualitäten orientierten Patienten bisweilen die Formulierung „orientiert x 4" oder „orientiert zu ZOPS" (Zeit, Ort, Person, Situation).

3. Gibt es (fremd-)anamnestisch oder aktuell Hinweise auf eine quantitative oder qualitative Bewusstseinsstörung?

Bei dem beschriebenen Unfallmechanismus (*unbeobachteter* Sturz aus ca. 1,5 m Höhe auf Estrich) kann nicht sicher ausgeschlossen werden, dass der Patient nach dem Sturz für eine gewisse Zeit bewusstlos war. Daher muss bis zum Beweis des Gegenteils auf jeden Fall der Verdacht auf ein SHT bestehen.

Frage 503

? Der Patient wird zur Versorgung der Kopfplatzwunde mit einem Rettungswagen in ein Krankenhaus transportiert. 30 Minuten nach der Aufnahme ist der Patient auffallend verwirrt, verkennt das Aufnahmepersonal und hält es für Familienangehörige. In den nächsten Minuten verschlechtert sich die Vigilanz und der Patient wird zunächst somnolent und dann soporös. Was ist Ihre Verdachtsdiagnose?

! Wie wichtig eine genaue Anamneseerhebung am Einsatzort ist und welche Bedeutung die Dokumentation und Übergabe erhobener Befunde hat, kann dieses Beispiel zeigen. Wenn realisiert wurde, dass der Patient initial möglicherweise bewusstlos gewesen ist, dies auch dokumentiert sowie bei der Übergabe vom Rettungsdienstpersonal mitgeteilt wurde – und vom aufnehmenden Personal auch realisiert wurde – dann muss die Verdachtsdiagnose lauten: SHT mit qualitativer und quantitativer Bewusstseinsstörung bei Verdacht auf epidurales Hämatom.

4.1

Schädel-Hirn- und Wirbelsäulentrauma

i *Die Zeitspanne, in der der Patient nach dem Ereignis re-*
gelrecht orientiert war, bis zu dem Zeitpunkt an dem die
Vigilanzstörung auffällig wurde heißt „freies Intervall".

Frage 504

? Was muss jetzt getan werden und welche Dringlichkeit haben die Maßnahmen?

! **Jetzt kommt es auf jede Minute an!** Der Patient
schwebt in akuter Lebensgefahr, da die Vigilanzstörung Ausdruck einer akuten Hirndrucksteigerung ist.
Das ist zu tun:
1. **Sicherung der Vitalfunktionen,**
2. **Maßnahmen zur Senkung eines erhöhten Hirn-**
   drucks,
3. **kraniale Computertomographie (CCT),**
4. **Vorbereitungen für einen neurochirurgischen Not-**
   falleingriff treffen (im behandelnden Krankenhaus
   oder in einem Traumazentrum).

Und nicht vergessen:
1. **Bei allen Vigilanzstörungen einen Blutzuckertest**
   durchführen (vielleicht ist der Patient insulin-
   pflichtiger Diabetiker).

Frage 505

? Nach welchen Kriterien kann die Schweregradeinteilung eines Schädel-Hirn-Traumas erfolgen?

! **Die Schwergradeinteilung eines Schädel-Hirn-Traumas**
orientiert sich an:
– **der Anatomie,**
– **der Glasgow Coma Scale,**
– **der Dauer der Bewusstlosigkeit,**
– **der Form der Gewalteinwirkung.**

In diesem Sinne wird unterschieden:
– **geschlossenes (wenn Dura mater intakt) und offe-**
  nes (wenn Dura mater verletzt) SHT,
– **leichtes, mittelschweres und schweres SHT**
  (Tab. 4.1),
– **SHT durch lineare (translationale) oder Rotations-**
  beschleunigung.

i *Die in der Vergangenheit überwiegend angewandte Ein-*
teilung (nach Tönnies und Loew 1953) in
– SHT 1. Grades (volle Rückbildung innerhalb von 4 Ta-
  gen),
– SHT 2. Grades (volle Rückbildung innerhalb von 3 Wo-
  chen) und
– SHT 3. Grades (neurologische oder vegetative Störun-
  gen > 3 Wochen)

bezieht sich auf die Dauer der neurologischen Sympto-
matik, wodurch die Einteilung häufig erst retrospektiv
anwendbar ist.

Die früher häufig gebrauchte Einteilung in
– Commotio cerebri (Gehirnerschütterung),
– Contusio cerebri (Hirnprellung) und
– Compressio cerebri (Hirnquetschung)

Tabelle 4.1 Schweregradeinteilung des Schädel-Hirn-Traumas

Schwere-grad	GCS	Bewusstlosig-keit	Amnesie
leicht	15 – 13	< 30 min	< 1 Tag
mittelschwer	12 – 9	> 30 min bis 24 Stunden	> 1 Tag < 7 Tage
schwer	8 – 3	> 24 Stunden	> 7 Tage

Tabelle 4.2 Abschätzung des Risikos für eine intrakranielle
Blutung

GCS	Risiko	Andere Faktoren	Risiko
13 – 15	1:3615	keine Schädelfraktur	1:31 300
		posttraumatische Amnesie	1:6700
		Schädelfraktur	1:81
		Schädelfraktur und Amne-sie	1:7
9 – 12	1:51	keine Schädelfraktur	1:180
		Schädelfraktur	1:5
3 – 8	1:7	keine Schädelfraktur	1:27
		Schädelfraktur	1:4

geht auf Victor von Bruns (1854) zurück und hat heute
nur noch historischen Charakter.
Wichtiger als die Einteilung ist die Behandlung, die sich
am aktuellen klinisch-neurologischen Befund und dessen
Verlauf orientiert, wobei der Verlauf vor allem in der
Phase der Akutversorgung engmaschig überwacht wer-
den muss.

Frage 506

? Bei einem Patienten ist eine Schädelkalottenfrak-
tur diagnostiziert worden. Es besteht eine retrograde Amnesie, der GCS Wert ist 15. Wie groß ist
das Risiko für eine intrakranielle Blutung?

! **Das Risiko für ein intrakranielles Hämatom liegt für**
diesen Patienten bei 1:7. Generell ist das Risiko umso
größer, je schlechter der GCS-Wert ist, und steigt
weiter, wenn eine Schädelfraktur diagnostiziert wurde
und/oder eine Amnesie besteht (Tab. 4.2).

? Bei Patienten mit einem schweren Schädel-Hirn-Trauma soll der zerebrale Perfusionsdruck mindestens 60 mmHg betragen. Was bedeutet das?

! Der zerebrale Perfusionsdruck (cerebral perfusion pressure, CPP) ergibt sich aus der Differenz von mittlerem arteriellem Blutdruck (mean arterial pressure, MAP) und intrakraniellem Druck (intracranial pressure, ICP):

CPP = MAP – ICP

Der MAP muss also um den Wert höher als der CPP sein, auf den der ICP geschätzt wird. Da für den ICP 20 mmHg die Grenze ist, ab der Hirndruck senkende Maßnahmen ergriffen werden müssen, wird bei Patienten mit schwerem SHT in der Präklinik angenommen, dass der ICP bei 20 mmHg liegt.
Beispiel: Der CPP soll 60 mmHg betragen, für den ICP wird fiktiv ein Wert von 20 mmHg angenommen, der MAP muss also mindestens 80 mmHg betragen.

i *Berechnung des mittleren arteriellen Blutdrucks:*
MAP = diastolischer Druck + ⅓ (systolischer Druck – diastolischer Druck)
Wenn RR 120/80 mmHg:
MAP = 80 + ⅓ (120 – 80) =
= 80 + ⅓ (40) =
= 80 + 13,3 = 93,3 mmHg
oder:
MAP = ⅓ (RR_{syst} + RR_{diast} + RR_{diast})
Wenn RR 120/80 mmHg:
MAP = ⅓ (120 + 80 + 80) =
= 280 : 3 = 93,3 mmHg

In der Literatur besteht keine Einigkeit darüber, welcher CPP genau anzustreben ist. Konsens besteht dahingehend, dass der CPP keinesfalls unter 50 mmHg liegen sollte, Werte über 70 mmHg aber auch nicht anzustreben sind.

? Ein Patient hat bei einem Motorradunfall ein schweres SHT (GCS-Wert = 5) erlitten und wurde daher narkotisiert und intubiert und wird nun kontrolliert beatmet. Zudem hat der Patient offensichtlich eine geschlossene Oberschenkelfraktur und es besteht der Verdacht auf ein stumpfes Bauchtrauma. Nach der Narkoseeinleitung liegt der Blutdruck bei 90/55 mmHg, die Herzfrequenz beträgt 90/min. Unter Flüssigkeitsersatz mit kristalloiden und kolloidalen Infusionen sind keine klinischen Zeichen einer Hypovolämie erkennbar. Ist der Kreislauf in dieser Situation damit ausreichend stabil oder müssen weitere Maßnahmen ergriffen werden?

! Unter dem Gesichtspunkt der *permissiven Hypotension* wäre der Kreislauf ausreichend stabil. Allerdings hat dieser Patient ein schweres SHT. Das heißt, der CPP sollte 60 – 70 mmHg betragen.
Wenn für den ICP ein Wert von 20 mmHg angenommen wird, dann wäre der CPP bei diesem Patienten:
MAP = ⅓ (90 + 55 + 55) =
= ⅓ (200) = 66,7 mmHg
CPP = 66,7 – 20 = 46,7 mmHg
Das heißt, bei einem RR von 90/55 mmHg ist der CPP keinesfalls ausreichend. Schon gar nicht, wenn der ICP sogar über 20 mmHg liegen sollte.

? Welche Maßnahmen ergreifen Sie, damit der CPP ausreichend ist?

! Grundsätzlich ist ein Versuch gerechtfertigt, den Blutdruck durch Gabe eines Flüssigkeitsbolus zu erhöhen. Allerdings sollte nach wenigen Minuten ein Effekt erkennbar sein. Da die Infusion von Flüssigkeit jedoch meist zeitraubend ist, ist die Gabe eines Vasopressors in der Regel sinnvoller.
Eine einfache Möglichkeit ist die Gabe von Cafedrin + Theodrenalin (Akrinor), z. B. 2 ml ad 10 ml NaCl 0,9 % in 2,5 ml Bolusgaben titriert i. v.
Praktikabel ist auch die Gabe von Noradrenalin (Arterenol) oder Epinephrin (Suprarenin) als 10-µg-Bolus. Hierzu wird 1 mg (= 1000 µg) Noradrenalin in 100 ml NaCl 0,9 % verdünnt, so dass 1 ml dieser Lösung 10 µg Noradrenalin enthält. Von dieser Lösung kann jeweils 1 ml über eine Venenverweilkanüle gegeben werden. Ein Effekt sollte zeitnah erkennbar sein, andernfalls werden die Bolusgaben wiederholt.

? Beim Schädel-Hirn-Trauma kommt es durch das Trauma innerhalb weniger Sekunden bis Minuten zur primären Hirnschädigung, in der Folge dann zur sekundären Hirnschädigung. Zu den gefürchteten Komplikationen eines SHT gehört ein akuter posttraumatischer Anstieg des intrakraniellen Druckes. An welchen klinischen Zeichen ist ein erhöhter ICP erkennbar?

! Die Ausprägung einer Bewusstseinsstörung korreliert bei akuter intrakranieller Drucksteigerung mit der Höhe des ICP:

ICP 20 – 30 mmHg	Kopfschmerzen
	Übelkeit
	Erbrechen (im Schwall, „Strahlerbrechen")
	Somnolenz
ICP 30 – 40 mmHg	Sopor → Koma
ICP 40 – 50 mmHg	Mittelhirnsyndrom:
	- Koma mit Cheyne-Stokes- oder Maschinenatmung
	- Muskeltonus erhöht mit Streckstellung der Arme und Beine, dabei lebhafte Muskeleigenreflexe
	- keine Reaktion auf Schmerzreize
	- Kornealreflex erloschen
	- mittelweite bis weite Pupillen
	- Hypertonie
	- Tachykardie,
	- Schwitzen
ICP > 50 mmHg	Bulbärhirnsyndrom:
	- tiefstes Koma
	- weite und lichtstarre Pupillen
	- kein Kornealreflex
	- schlaffer Muskeltonus
	- keine Reaktion auf Schmerzreize
	- Cushing-Reflex („Druckpuls")
	- ggf. Schnappatmung/Atemstillstand, drohender Hirntod

i *Dabei muss aber bedacht werden, dass bei einer Bewusstlosigkeit, die aufgrund der primären Hirnschädigung besteht, der ICP nicht 30 – 40 mmHg betragen muss. Gerade weil die Differenzierung in einer solchen Situation schwierig ist, muss auf Hirndruckzeichen hin untersucht werden.*

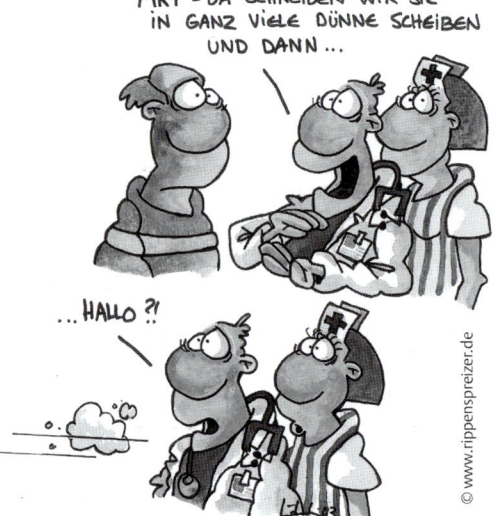

MRT - DA SCHNEIDEN WIR SIE IN GANZ VIELE DÜNNE SCHEIBEN UND DANN...

... HALLO ?!

© www.rippenspreizer.de

Frage 511

? Sie finden klinische Zeichen eines erhöhten Hirndrucks. Welche Maßnahmen sind geeignet, den Hirndruck zu senken?

! **Bei der Behandlung eines erhöhten ICP sind protektive und therapeutische Maßnahmen zu unterscheiden. Zu den protektiven Maßnahmen gehören:**
- **Normoxie: Hypoxie vermeiden, d. h. SpO_2 mindestens ≥ 90 %, besser ≥ 95 %.**
- **Normokapnie: Hypoventilation vermeiden, keine ungezielte Hyperventilation.**
- **Normothermie: Maßnahmen zur Senkung der Körpertemperatur spätestens ab 37 °C.**
- **Normoglykämie: Blutzuckerkontrollen, bei Hypoglykämie vorsichtige Glukosegabe, Hyperglykämie vermeiden, ggf. Blutzucker senkende Maßnahmen.**
- **Analgosedierung: Hirnmetabolismus senken (Schmerztherapie, Reizabschirmung).**

Zu den therapeutischen (nichtoperativen) Maßnahmen gehören:
- **Kopf gerade achsengerecht lagern (kein Abknicken der V. jugularis interna).**
- **HWS-Immobilisationskrawatte ggf. etwas lockern, um venösen Abfluss zu verbessern (ggf. Immobilisation zusätzlich mit „head blocks", Abb. 4.2).**
- **Oberkörper hoch lagern (15 – 30°); bei Verdacht auf Wirbelsäulentrauma ggf. gesamten Körper mit Kopf hochlagern, wenn aus hämodynamischen Gründen nicht möglich: flache Lagerung.**
- **Tiefe Narkose, ggf. Barbituratkoma.**
- **Osmotherapeutika.**

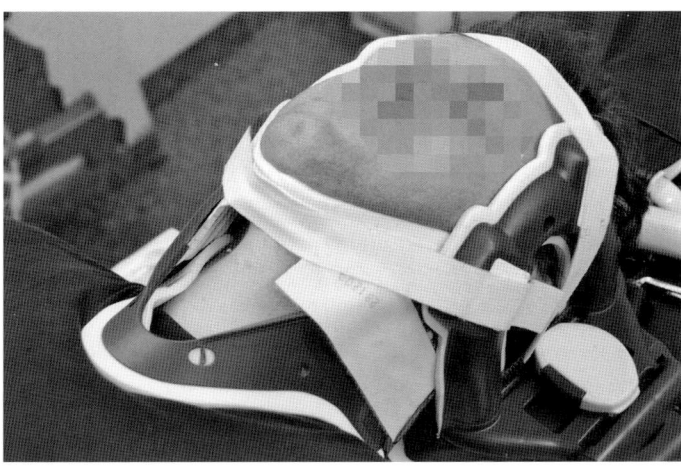

Abb. 4.2 Head block zur Immobilisierung der Halswirbelsäule.

Frage 512

? Ein Patient mit einem schweren SHT wird kontrolliert beatmet. Wie stellen Sie sicher, dass der Patient unter der Beatmung normokapnisch ist? Ist der kapnometrisch gemessene CO_2-Wert höher oder niedriger als der arterielle?

! Unter den Bedingungen der Präklinik kann CO_2 nur endtidal (Kapnometrie/Kapnographie) gemessen werden. Die Möglichkeit einer Kapnometrie (ggf. Kapnographie) muss gemäß DIN EN 1789 in jedem Rettungswagen/Notarztwagen gegeben sein.
Es ist besonders wichtig, sich den Zusammenhang zwischen dem endtidal (e.t.) und arteriell gemessenen CO_2 zu verdeutlichen. Beim Lungengesunden beträgt die alveoloarterielle CO_2-Differenz (A-aDCO$_2$) 3 – 5 mmHg, d. h., der arteriell gemessene CO_2-Wert (paCO$_2$) ist höher als der endtidal gemessene, der dem alveolären CO_2-Wert entspricht. Ist die Lunge allerdings schlecht perfundiert (z. B. im schweren Volumenmangelschock), kann die A-aDCO$_2$ (durch eine Totraumventilation) wesentlich höher sein.
Patienten mit einem schweren SHT sollen moderat hyperventiliert werden, d. h., der arterielle CO_2 Wert (paCO$_2$) soll bei 30 – 35 mmHg liegen. Da die A-aDCO$_2$ aber nicht bekannt ist, der endtidale Wert aber niedriger ist als der arterielle, kann letztlich nur folgendermaßen vorgegangen werden:
– e.t.CO$_2$ > 30 mmHg →Atemminutenvolumen erhöhen, Ziel e.t.CO$_2$ = 30 mmHg.
– e.t.CO$_2$ < 30 mmHg →Atemminutenvolumen nicht reduzieren, wenn Beatmungsparameter korrekt eingestellt sind (AF ca. 14, AZV 6 – 8 ml/kg KG).

Frage 513

? Wie sollte der PEEP eingestellt werden, wenn ein Patient mit einem schweren SHT beatmet wird?

! Ziel der Beatmung ist eine optimale Oxygenierung und eine ausreichende Decarboxylierung.
Kommt es zu Oxygenierungsproblemen, dann gibt es keine Kontraindikationen gegen einen moderaten PEEP (5 – 10 mbar).
Ist bei einem PEEP von 5 mbar die Oxygenierung ausreichend, ist es nicht notwendig, den PEEP zu erhöhen. Kann aber nur mithilfe eines erhöhten PEEP eine SpO$_2$ ≥ 90 % erreicht werden, dann kann der PEEP auf 10 mbar erhöht werden, wenn dies die Oxygenierung verbessert.

Frage 514

? Bei Zeichen einer akuten intrakraniellen Hypertension (z. B. Anisokorie, Cushing-Reflex) ist die Gabe hyperosmolarer Flüssigkeiten indiziert. Welche Osmotherapeutika kennen Sie und wie würden Sie diese dosieren?

! Die beiden in der Notfallmedizin verfügbaren Osmotherapeutika sind:
– Mannitol und
– hypertone Kochsalzlösung.

Mannitol ist als 15 und 20 %ige Lösung verfügbar. Die 15 %ige Lösung hat eine theoretische Osmolarität von 825 mosmol/l, die 20 %ige Lösung von 1100 mosmol/l. Die Dosierungsangaben, die in der Literatur zur Senkung eines kritisch erhöhten Hirndruckes zu finden sind, schwanken stark, abhängig davon, ob Mannitol intermittierend zur Kontrolle des Hirndruckes (Dosierung 0,25 – 1 g/kg KG) oder bei Einklemmungszeichen (Dosierung 1 – 2 g/kg KG) gegeben werden soll. Bei Einklemmungszeichen entsprechen 1 – 2 g/kg KG ca. 6,7 – 13,4 ml/kg KG Mannitol 15 % oder 5 – 10 ml/kg KG

Mannitol 20 %! Bei einem 75 kg schweren Patienten müssen also mindestens 500 ml 15 %ige Lösung oder 375 ml 20 %ige Lösung appliziert werden! Aus Gründen der Praktikabilität wird in den Leitlinien die Gabe von 250 ml 20 %iger Lösung empfohlen.

Hypertone Kochsalzlösung (HTS) ist in 250-ml-Beuteln als HyperHAES (7,2 %ige NaCl/6 % HAES 200/0,5) mit einer Osmolarität von 2464 mosmol/l oder als Rescue Flow (7,5 %ige NaCl/6 % Dextran 70) mit einer Osmolarität von 2567 mosmol/l verfügbar. Es dürfen einmalig maximal 4 ml/kg KG gegeben werden (250 ml würden dann für 62,5 kg KG ausreichend sein).

i *Obgleich die Gabe von HTS aus pharmakologischen und pathophysiologischen Überlegungen sinnvoll erscheint, ist HTS genau genommen für die Indikation SHT nicht zugelassen. HTS kann einen erhöhten intrakraniellen Druck effizient senken. Gleichwohl gibt es keine großen, randomisierten Studien, die einen eindeutigen Überlebensvorteil oder ein besseres neurologisches Ergebnis für Patienten mit schwerem SHT haben zeigen können. Für die Verabreichung von HTS gibt es daher keine generelle Empfehlung, sie ist im Einzelfall aber durchaus begründbar.*

Frage 515

? Nach einem schweren SHT kann sich ein vasogenzytotoxisches Hirnödem entwickeln. Ist die Gabe von Glukokortikoiden sinnvoll?

! Auch wenn sich aus pathophysiologischen Überlegungen die Gabe von Glukokortikoiden anbietet, ist die Gabe obsolet. Zahlreiche Studien haben gezeigt, dass eine Kortisongabe keinen Vorteil bietet und eine hochdosierte Gabe sogar mit einer erhöhten Mortalität verbunden ist.

i *In der frühen Phase nach einem SHT kommt es zu einer Störung der Blut-Hirn-Schranke. Aufgrund der erhöhten Permeabilität der endothelialen Zellen bildet sich ein Exsudat im Extrazellulärraum. Das heißt, das vasogene Hirnödem ist ein extrazelluläres Ödem. Im weiteren Verlauf geht das Hirnödem allerdings in ein zytotoxisches Hirnödem über, da es durch ein Versagen der intrazellulären Ionenpumpen zu einer passiven Wasseraufnahme in den Astrozyten kommt. Das zytotoxische Hirnödem ist demnach ein intrazelluläres Ödem.*

Frage 516

? Ein Fußgänger ist beim Überqueren einer Landstraße von einem PKW erfasst und zu Boden geschleudert worden. Die Frontscheibe ist in der Mitte etwa Kopf groß eingedrückt. Bei Eintreffen des Rettungsdienstes ist der Patient somnolent, aber schnell erweckbar und beantwortet Fragen korrekt, aber deutlich verlangsamt. Parietal ist ein Galeahämatom auffällig. Der GCS-Wert liegt bei 14 (A3, V5, M6). Nach der Rettung und Erstversorgung ist der GCS-Wert auf 12 (A3, V4, M5) gefallen. Halten Sie eine Narkoseeinleitung und Intubation für indiziert?

! Allgemein gilt, dass Patienten mit einer traumatischen Hirnschädigung und einem GCS-Wert ≤ 8 narkotisiert und intubiert werden sollen. Gleichwohl muss bei einem entsprechenden Trauma und einem neurologischen Defizit nicht gewartet werden, bis der GCS auf einen Wert auf ≤ 8 gesunken ist.

In diesem Beispiel verschlechtert sich der GCS, der Unfallmechanismus lässt ein schweres SHT vermuten, eine frühzeitige Intubation ist in einer solchen Situation indiziert.

Frage 517

? Bei welcher klinischen Symptomatik sollte ein Patient in ein Krankenhaus transportiert werden, in dem 24 Stunden am Tag eine kraniale Computertomographie (CCT) durchgeführt werden kann?

! Eine CCT ist bei Patienten mit SHT erforderlich, wenn einer der folgenden Befunde vorliegt:
- qualitative Bewusstseinsstörung,
- Koma,
- Erbrechen nach dem Trauma,
- Krampfanfall,
- Schädelfraktur,
- penetrierende Verletzungen,
- Verdacht auf Liquorrhö,
- bekannte hämorrhagische Diathese (z. B. Therapie mit Vitamin-K-Antagonisten, Thienopyridinen).

Frage 518

? Eine junge Frau ist beim Reiten von ihrem Pferd gestürzt. Der Rettungsdienst wurde alarmiert, nachdem das Pferd ohne Reiterin zum Reitstall zurückgekehrt ist. Während der Anfahrt zum Reitstall trifft die Reiterin dort auch ein, anscheinend hat sie den Weg alleine zurückgefunden. Sie ist wach, aber eine motorische Unruhe ist auffällig und Fragen beantwortet sie verlangsamt. Zu Person und Örtlichkeit ist sie orientiert, die zeitliche Orientierung ist unscharf (Monat und Tag können nicht benannt werden), die Situation kann sie nicht erklären. Es besteht eine retrograde Amnesie. Der GCS-Wert wird mit 14 bewertet (A4, V4, M6). Fokale Defizite bestehen nicht. Eine ca. 3 cm lange Kopfplatzwunde okzipital fällt auf, zudem eine leichte Hypothermie mit 35,4 °C tympanal, der Blutzucker-Wert ist im Normbereich.

Die Patientin verweigert den Transport in eine Klinik und möchte beim niedergelassenen Chirurgen im Ort versorgt werden. Was ist zu tun?

! Diese Patientin gehört auf jeden Fall in ein Krankenhaus mit der Möglichkeit, ein CCT durchzuführen. Hierfür sprechen die Anamnese (unbeobachteter Sturz mit unklarer Liegezeit) und der Befund einer qualitativen Bewusstseinsstörung (verlangsamt, Amnesie, zeitlich desorientiert).

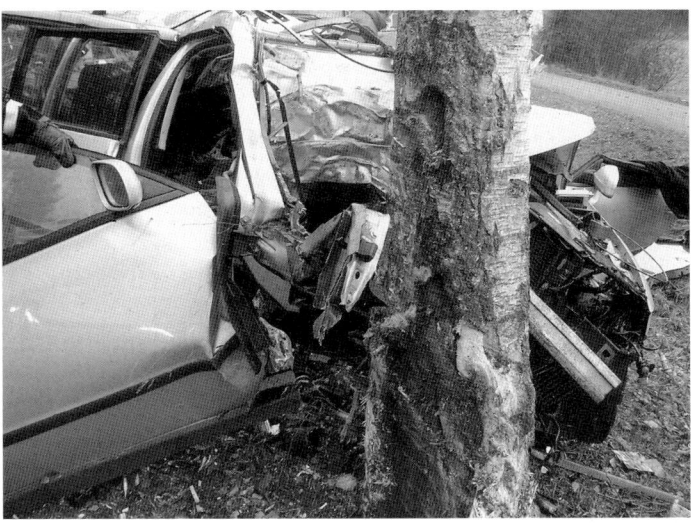

Abb. 4.3 Bei diesem schweren PKW-Unfall erlitt der Fahrer ein Schädel-Hirn-Trauma sowie eine komplexe Mittelgesichtsfraktur

i *Kann die Patientin nicht davon überzeugt werden, dass eine Krankenhausbehandlung notwendig ist, muss die Behandlung erzwungen werden. Da der Patient aufgrund des SHT nicht attestiert werden kann, dass sie im Vollbesitz ihrer geistigen Kräfte ist, geschieht dies im Sinne des „Rechtfertigenden Notstandes" (§ 34 StGB).*
NB: die Patientin wurde gegen ihren Willen in eine Klinik gebracht. Im CCT zeigten sich eine okzipitale Kontusionsblutung, eine traumatische SAB und ein Hirnödem. Die Patientin musste wegen eines erhöhten ICP eine Woche lang intensivmedizinisch behandelt werden!

matik auffällig. Da Patienten mit schwerem SHT und Mittelgesichtsfraktur präklinisch meist intubiert und beatmet werden, muss der klinische Befund unbedingt mitgeteilt werden. Allerdings kann es auch erst sekundär zu einer Thrombosierung mit entsprechender Klinik kommen.

i *Bei schwerem SHT mit Schädelbasisfraktur an die Möglichkeit einer Dissektion der A. carotis interna denken!*
– Hemisymptomatik?
– Transkranieller Doppler-Ultraschall: Fluss seitengleich?
– CCT mit Angiographie.

Frage 519

? Ein PKW ist mit hoher Geschwindigkeit (ca. 120 km/h) auf einer Landstraße gegen einen Baum geprallt. Durch den Aufprall wurde das Fahrzeug extrem verformt (Abb. 4.3). Bei Eintreffen des Rettungsdienstes reagiert der im Fahrzeug eingeklemmte Beifahrer auf äußere Stimuli. Anscheinend hat sich der Patient durch die Rasanz des Aufpralls und die starke Fahrzeugdeformierung auch eine schwere Mittelgesichtsfraktur zugezogen (Verdacht auf Zusammenprall des Kopfes mit dem vorderen Dachholm). Der GCS-Wert liegt bei 9 (A2, V3, M4). Dabei fällt auf, dass die Extremitäten der linken Körperhälfte überhaupt nicht bewegt werden. Wie lässt sich dieser Befund erklären?

! **Bei einem schweren Schädel-Hirn-Trauma, insbesondere in Verbindung mit einer komplexen Mittelgesichtsfraktur, kann es durch eine Schädelbasisfraktur (vor allem mit Fraktur des Processus clinoideus des Os sphenoidale) zu einer Dissektion der A. carotis interna kommen. Ist der Fluss in der A. carotis bereits primär eingeschränkt, ist eine entsprechende Hemisympto-**

Frage 520

? Ein Patient hat ein schweres SHT. Er ist tief komatös und hat keine Schutz- oder Abwehrreflexe mehr, der GCS-Wert ist 3. Müssen in einer solchen Situation zur Intubation Analgetika, Sedativa und/oder Hypnotika verabreicht werden?

! **Auch wenn ein Patient tief komatös ist, sollen zur Intubation auf jeden Fall Analgetika und Hypnotika/Sedativa verabreicht werden, da eine Intubation ein starker Reiz ist, der zu einem Anstieg des zerebralen Sauerstoffverbrauchs führen kann. Unbedingt muss vermieden werden, dass ein Patient mit schwerem SHT während der Intubation hustet oder presst, da dies zu einem starken Anstieg des ICP führen würde.**

Frage 521

? Ein 3-jähriges Kleinkind ist mit seinem Bobbycar einen Treppenabsatz (ca. 5 Stufen) in einem Einfamilienhaus hinuntergefallen. Bei Eintreffen des Rettungswagens war das Kind wach und hat zur Mutter Kontakt aufgenommen. Neurologische De-

Tabelle 4.3 Glasgow Coma Scale für Kleinkinder

Punkte	Augen öffnen	Beste verbale Reaktion	Beste motorische Reaktion
6			spontan
5		verständliche Worte	gezielt zum Schmerz
4	spontan	unverständliche Worte	Wegziehen vom Schmerz
3	auf Ansprache	durchgehendes Schreien	beugen
2	auf Schmerzreize	einzelne Laute	strecken
1	keine	keine	keine

fizite waren nicht auffällig. Kurze Zeit später wird ein Notarzt nachgefordert, da das Kind jetzt „eintrüben" würde.

Bei Eintreffen des Notarztes schläft das Kind auf dem Arm der Mutter. Die Vitalfunktionen sind stabil, die Werte unauffällig. Auf äußere Stimuli erwacht das Kind und fängt an zu weinen. Wird es in Ruhe gelassen, schläft es wieder ein. Äußere Verletzungszeichen sind nicht zu erkennen. Hat das Kind ein SHT, und wenn ja, wie schwer schätzen Sie es ein?

! **Das Vorgehen bei Kindern unterscheidet sich prinzipiell nicht von dem bei Erwachsenen:**
- **Vitalfunktionen,**
- **Neurostatus:**
  - **Pupillengröße, Pupillomotorik,**
  - **GCS,**
- **Blutzuckerbestimmung,**
- **allgemeine körperliche Untersuchung.**

Sind alle Befunde unauffällig, d. h., finden sich keine Befunde wie Bewusstseinsstörung, Lethargie, Unruhe, Erbrechen, neurologische Ausfälle, Krampfanfälle, spricht dies dafür, dass das Kind – wie in diesem Beispiel – nur ein leichtes SHT hat (Commotio) oder nach der Aufregung jetzt schläft. In diesem Fall ist ein Transport unter Überwachung der Vitalfunktionen und regelmäßiger Re-Evaluation des GCS ohne weitere Maßnahmen möglich.

i *Für Kleinkinder gibt es eine eigene Glasgow Coma Scale (Tab. 4.3).*

Frage 522

? Bei einem Unfall kommt es selten zu einer isolierten Rückenmarkverletzung. Welche Verletzungen erleiden Patienten häufig auch, die eine Rückenmarkverletzung haben, bzw. bei welchen Verletzungen muss daran gedacht werden, dass eine Rückenmarkverletzung wahrscheinlich ist?

! **60 % der Patienten, die eine Wirbelsäulenverletzung mit Querschnittssyndrom erleiden, haben begleitende Verletzungen.**

! **50 % der Patienten mit einer Rückenmarkverletzung sind polytraumatisiert. In 75 % der Fälle ist eine Rückenmarkverletzung mit einem SHT kombiniert. In 60 % geht eine Rückenmarkverletzung mit einem Thoraxtrauma und in 20 % mit einem Abdominaltrauma einher.**

Frage 523

? Bei welchen Unfallmechanismen sollte auf jeden Fall an die Möglichkeit einer Wirbelsäulen-/Rückenmarkverletzung gedacht werden?

! **Typische Unfallmechanismen sind:**
- **Hochgeschwindigkeitsunfall (Geschwindigkeit > 50 km/h),**
- **Motorrad-/Fahrradunfall, angefahrener Fußgänger,**
- **Sturz aus großer Höhe (> 3 m),**
- **Trauma mit axialer Belastung,**
- **Trauma nach Sprung ins Wasser,**
- **penetrierende Verletzungen im Bereich der Wirbelsäule.**

Frage 524

? Was ist ein neurogener Schock?

! **Der neurogene Schock ist eine Kreislaufinsuffizienz, die durch eine Schädigung im Zentralnervensystem mit einer Störung der Makrozirkulation hervorgerufen wird. Konsekutiv kommt es zu einer Störung der Mikrozirkulation (ischämische Hypoxidose). Je nach Ort der Schädigung sind medulläre Kreislaufzentren (z. B. bei einem SHT) oder efferente Bahnen (z. B. bei einem Wirbelsäulentrauma mit Schädigung präganglionärer sympathischer Neurone oder des sympathischen Grenzstranges) betroffen.**

Frage 525

? Wie erkennen Sie einen neurogenen Schock?

! **Leitsymptom des neurogenen Schocks ist eine durch eine Bradykardie oder eine Hypotonie oder beides zusammen bedingte Kreislaufinsuffizienz. Pathognomo-**

nisch sind bei einer Schädigung efferenter sympathischer Bahnen (Wirbelsäulentrauma) die unterhalb der Läsionshöhe fehlenden Zeichen einer Vasokonstriktion. Das heißt, die Haut ist warm und – solange kein zusätzlicher Volumenmangel besteht – gut perfundiert.

i *Bei einem bewusstlosen Verletzten sollte eine Bradykardie und Hypotonie immer auch an eine Rückenmarkverletzung denken lassen!*

Frage 526

? Was ist ein spinaler Schock?

! Der spinale Schock ist ein akutes passageres Querschnittssyndrom mit Ausfall von
- Sensibilität,
- willkürlicher und reflektorischer Motorik (schlaffe Areflexie) mit Para- oder Tetraparese,
- autonomer Funktion
  - Retentio urinae (Überlaufblase),
  - Retentio alvi (paralytischer Ileus),
  - Vasoparalyse,
  - Anhidrose

unterhalb der Höhe der Schädigung des Rückenmarks. Die Symptome eines spinalen Schocks können Tage bis Wochen bestehen, können sich aber auch vollständig zurückbilden. Sind die Symptome einer Plegie innerhalb einer Woche rückläufig, kann auf eine inkomplette Schädigung mit Teilremission geschlossen werden. Ansonsten ist zu befürchten, dass die Schädigung irreversibel ist.

i *Der Begriff „neurogener Schock" beschreibt die hämodynamische Manifestation einer Schädigung des Zentralnervensystems. Der Begriff „spinaler Schock" bezieht sich auf die klinischen Manifestationen der Querschnittssymptomatik.*

Frage 527

? Ein Arbeiter ist bei Bauarbeiten durch ein Vordach aus ca. 3 m Höhe auf ein Kantholz gestürzt. Er klagt über starke Rückenschmerzen und kann die Beine nicht bewegen. Die Rekapillarisierungszeit an den Fingerkuppen beträt 3 – 4 Sekunden, an den Fußzehen liegt sie bei ca. 2 Sekunden. Der Blutdruck beträgt 70/40 mmHg, die Herzfrequenz 50/min. In welcher Höhe vermuten Sie eine Schädigung der Wirbelsäule?

! Die Paraplegie der Beine spricht für eine Schädigung der Motoneurone des Rückenmarks in Höhe der Brustwirbelsäule. Die Hypotonie mit Verlust des Vasomotoren-Tonus an den unteren Extremitäten ist durch eine Schädigung thorakaler präganglionärer sympathischer Neurone bzw. des sympathischen Grenzstranges bedingt. Da gleichzeitig eine Bradykardie besteht, sind auch die Nervi cardiaci thoracici (auch

Nervi accelerantes), die in Höhe Th 2 – 4 den sympathischen Grenzstrang verlassen, betroffen. Die Schädigung liegt demnach mindestens in Höhe Th 2 – 4.

Frage 528

? Die Höhe einer Rückenmarkläsion ist durch das letzte noch intakte Rückenmarksegment gekennzeichnet. Nennen Sie die Myotome und die Bewegungen der dazugehörigen Kennmuskeln an den oberen und unteren Extremitäten, mit denen die Höhe einer Querschnittsläsion lokalisiert werden kann.

! Obere Extremitäten:
- C5   Oberarmabduktion
- C6   Streckung im Handgelenk
- C7   Streckung im Ellenbogen
- C8   Fingerbeugung (Greifen)
- Th1 Fingerspreizen

Kann ein Patient in Rückenlage beide Arme gestreckt senkrecht nach oben halten und die Hand zur Faust machen und öffnen, ist eine Läsion des zervikalen Rückenmarks praktisch ausgeschlossen.

Untere Extremitäten:
- L1/L2   Hüftbeugung
- L3/L4   Streckung im Kniegelenk
- L4   Extension im Fußgelenk
- L5   Extension der Großzehe (Großzehe hochziehen)
- S1   Flexion im Fußgelenk („Gas geben")

Kann ein Patient die Beine nacheinander gestreckt anheben und mit den Füßen und allen Zehen wackeln, ist eine Läsion des thorakalen Rückenmarks praktisch ausgeschlossen (NB: Die Nervenwurzeln treten in Höhe der Brustwirbelsäule aus und steigen dann ab.)

i *Bei der Benennung der Läsionshöhe gilt: Es wird das Segment genannt, auf dessen Höhe die Neurologie noch intakt ist.*

Frage 529

? Auch über Sensibilitätsstörungen im Bereich der sogenannten Dermatome kann die Höhe, auf der das Rückenmark geschädigt ist, lokalisiert werden. Nennen Sie 5 einfach erinnerbare Lokalisationspunkte.

!
- C4   Schulter
- C6   Daumen
- C8   kleiner Finger
- Th4   Brustwarze
- Th10 Bauchnabel
- Th12 suprapubisch
- L3   Innenseite des Knies
- L5   Zwischenraum zwischen 1. und 2. Zeh

? Ein Patient ist nach einem Unfall bewusstlos, atmet unregelmäßig und es besteht der Verdacht auf eine Halswirbelsäulenverletzung. Die Halswirbelsäule ist mithilfe einer steifen Halskrawatte bereits immobilisiert. Um die Atemwege frei zu machen muss der Kopf überstreckt werden. Ist dies erlaubt?

! **Die Sicherung der Vitalfunktionen, und damit auch der Atemwege, hat absoluten Vorrang vor anderen Maßnahmen. Können die Atemwege nur durch eine Überstreckung des Kopfes frei gemacht werden, dann ist dies erlaubt.**

? Wie sollte praktisch vorgegangen werden, wenn bei Verdacht auf eine Halswirbelsäulenverletzung Maßnahmen zum Freimachen des Atemweges oder zur Atemwegsicherung durchgeführt werden müssen?

! **Die Maßnahmen zum Freimachen des Atemweges oder zur Atemwegsicherung sollten unter einer „manuellen In-line-Stabilisierung" (MILS) durchgeführt werden.**

i *Bei der „manuellen In-line-Stabilisierung" (MILS, Abb. 4.4) wird durch einen Helfer sichergestellt, dass es vor allem zu keinen Rotations- und Flexionsbewegungen der Halswirbelsäule kommt. Eine vorsichtige Überstreckung des Kopfes ist – wenn die Atemwege mithilfe des Esmarch-Handgriffs nicht frei gemacht werden können – erlaubt und führt in der Regel auch nicht zu einer Sekundärschädigung.*

Traumatologie

? Ein Motorradfahrer ist mit einem PKW, der ihm die Vorfahrt genommen hat, zusammengestoßen. Durch die Wucht des Aufpralls ist er mehrere Meter durch die Luft geschleudert worden. Bei Eintreffen des Rettungsdienstes ist der Patient bewusstlos.
Welche Befunde können darauf hinweisen dass der Patient eine Rückenmarkverletzung mit Querschnittssyndrom erlitten hat?

! **Bei bewusstlosen – natürlich aber auch beim wachen – Patienten können folgende Befunde Hinweise auf ein Querschnittssyndrom sein:**
Bei Verdacht auf thorakales Querschnittssyndrom (Paraplegie):
– **Bradykardie und/oder**
– **warme Haut / regelrechter Kapillarfüllungspuls an den unteren Extremitäten,**
– **keine Reaktion / Fluchtbewegung auf Schmerzreiz an den unteren Extremitäten bei erhaltener Reaktion / Fluchtbewegung an den oberen Extremitäten,**
– **keine Muskeleigenreflexe an den unteren Extremitäten bei erhaltenen Muskeleigenreflexen an den oberen Extremitäten,**
– **Priapismus,**
– **durch schlaffen Muskeltonus keine dislocatio ad longitudinem cum contractione (vor allem bei Oberschenkelfraktur).**

Bei Verdacht auf zervikales Querschnittssyndrom (Tetraplegie) zusätzlich:
– **warme Haut / regelrechter Kapillarfüllungspuls an allen Extremitäten,**
– **ggf. Bauchatmung durch Ausfall der Interkostalmuskulatur und Zwerchfellatmung bzw. Atemstillstand bei hoher zervikaler Läsion,**
– **keine Reaktion / Fluchtbewegung auf Schmerzreiz an allen Extremitäten,**
– **keine Muskeleigenreflexe an allen Extremitäten.**

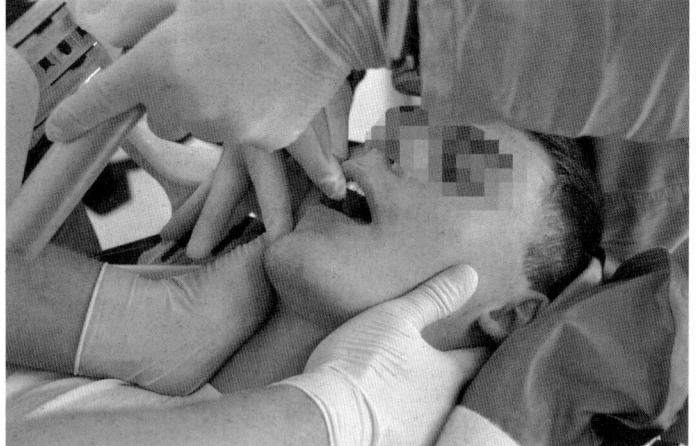

Abb. 4.4 Die manuelle In-line-Stabilisierung (MILS) verhindert insbesondere Rotations- und Flexionsbewegungen der Halswirbelsäule.

Cave: Bei einem schweren SHT mit einem GCS-Wert von 3 (keinerlei motorische Reaktion) kann der Muskeltonus an allen Extremitäten schlaff sein und auch eine Bradykardie bestehen, auch wenn keine Rückenmarkverletzung vorliegt.

Frage 533

? Ein PKW ist mit hoher Geschwindigkeit seitlich gegen einen Baum geprallt. Ersthelfer haben den Verletzten aus dem Auto gerettet. Bei Eintreffen des Rettungsdienstes ist der Patient komatös bei einem GCS-Wert von 3, es besteht ein Atemstillstand, ein peripherer Puls ist nicht palpabel, im EKG zeigt sich aber ein bradykarder Sinusrhythmus mit einer Frequenz von 40/min. Der Patient wird daraufhin endotracheal intubiert und maschinell beatmet. Anschließend werden 100 µg Adrenalin i. v. verabreicht. Kurz danach ist ein kräftiger Puls peripher palpabel, im EKG ist nun ein Sinusrhythmus mit einer Frequenz von 100/min erkennbar.
Welche Verletzung könnte hauptsächlich zu dieser Symptomatik geführt haben?

! Die Befundkonstellation Koma, Atemstillstand und Bradykardie sollte an folgende Verletzungen denken lassen:
- schweres SHT,
- Querschnittsläsion in Höhe des 4. Halswirbelkörpers oder darüber.
  Kommt es bei einer Verletzung der Halswirbelsäule zu einer Schädigung des zervikalen Myelons, wird die Spontanatmung erhalten sein, solange über den Nervus phrenicus die Zwerchfellinnervation intakt ist. Da der Nervus phrenicus aus der Radix motoria des Plexus cervicalis in Höhe C 4 entspringt, bedeutet ein Verlust der Zwerchfellatmung, dass die Läsion mindestens in Höhe des 4. Halswirbelkörpers liegen muss.

Eine Schädigung des zervikalen Myelons oberhalb der Nervenwurzel C 4 führt innerhalb weniger Minuten zu einer lebensbedrohlichen Hypoxie, wenn der Patient nicht beatmet wird.

Frage 534

? Ein Patient hat Zeichen eines Querschnittssyndroms. Durch die Läsion besteht ein neurogener Schock mit Bradykardie (40/min). Warum ist diese Bradykardie gefährlich?

! Die Bradykardie ist aus 2 Gründen für den Patient gefährlich:
1. Das Herzzeitvolumen kann nicht gesteigert werden, da eine sympathoadrenerge Stimulation durch den fehlenden efferenten Einfluss der Nervi accelerantes ohne Effekt bleibt.

2. Da das Herz vegetativ ausschließlich durch den Nervus vagus beeinflusst wird, kann ein Vagusreiz, z. B. durch eine Laryngoskopie, zum reflektorischen Herzstillstand führen.

Frage 535

? Wie sollte eine solche Bradykardie behandelt werden?

! Prinzipiell kann die Bradykardie mit einem Parasympatholytikum und/oder mit einem Betamimetikum behandelt werden.

Um den Einfluss des Nervus vagus – vor allem vor einem Vagusreiz – auf das Herz zu dämpfen, ist es sinnvoll, zunächst mit Atropin als Parasympatholytikum zu beginnen. Erst wenn die Herzfrequenz steigt, ist die Dosis effektiv. Hierzu können bis zu 3 mg i. v. notwendig sein (eine Ampulle kann 0,5 mg oder 1 mg Atropin enthalten). Wird mit einem Betamimetikum behandelt, sollte Epinephrin (Suprarenin) gegeben werden, da es auch alphamimetisch wirksam ist. Unter Orciprenalin (Alupent) würde – durch den rein betamimetischen Effekt – der systemische Gefäßwiderstand sinken, was in einer solchen Situation nicht wünschenswert ist.
Epinephrin (Suprarenin) sollte als 10-µg-Bolus verabreicht werden. Hierzu wird eine 1 mg (1000 µg) Ampulle Epinephrin in 100 ml NaCl 0,9% verdünnt, dadurch ergibt sich eine Epinephrin-Konzentration von 10 µg/ml. Ein Effekt sollte zeitnah erkennbar sein, andernfalls wird die Bolusgabe wiederholt.

Frage 536

? Die Studien NASCIS I und II haben für Patienten mit einer Rückenmarkläsion die Gabe von hochdosiertem Methylprednisolon (MPS) untersucht, woraufhin diese Substanz hochdosiert vielen Patienten verabreicht worden ist. Halten Sie die Gabe von hochdosiertem MPS bei Patienten mit einer inkompletten oder kompletten Querschnittsläsion für sinnvoll?

! Die Studien NASCIS I und II waren multizentrische Studien, in denen randomisiert und doppelblind die Gabe von MPS hochdosiert gegen Placebo untersucht wurde. In der NASCIS-III-Studie wurde MPS gegen Tirilazad (eine dem Kortison ähnliche Substanz) untersucht.
Da die Studien NASCIS I und II ein verbessertes neurologisches Ergebnis nach Querschnittssyndrom gezeigt haben, war es über Jahre üblich, MPS in hoher Dosierung zu verabreichen. Die Verbesserung der sensorischen Funktion war allerdings nicht dauerhaft (Verbesserung für 6 Wochen bis zu einem Jahr). Die Verbesserung der motorischen Funktion war im besten Fall um einen Grad (Frankel-Grad) besser als ohne Gabe von MPS.
Der Effekt war in anderen Studien aber nicht einheitlich nachvollziehbar.

! Da die Mortalität bei Patienten, die begleitend ein SHT erlitten hatten, erhöht war und die Komplikationsrate (Sepsis) bei Patienten, die MPS erhalten hatten, ebenfalls höher war, gibt es derzeit keine generelle Empfehlung für die Gabe von MPS beim Querschnittssyndrom. Bei einem begleitenden SHT ist die Gabe kontraindiziert!

i *Die Klassifizierung nach Frankel beschreibt die motorische und sensible Funktion nach Rückenmarkschädigungen:*
- *Grad A: komplette Verletzung; keine motorische oder sensible Funktion.*
- *Grad B: erhaltene Sensibilität, Restsensibilität bis in sakrale Segmente.*
- *Grad C: keine Gebrauchsmotorik; Restmotorik, die aber nicht den Gebrauch der Extremität erlaubt.*
- *Grad D: Gebrauchsmotorik; Restmotorik erlaubt den Gebrauch der Extremitäten mit oder ohne Unterstützung.*
- *Grad E: normale Motorik und Sensibilität; pathologische Reflexe können persistieren.*

Frage 537

? Nicht bei jedem Unfall kommt es zu einer Verletzung der Wirbelsäule. Wann sollte aber auf jeden Fall eine Wirbelsäulenimmobilisation durchgeführt werden, um einer sekundären Rückenmarkschädigung vorzubeugen? Nennen Sie die Kriterien.

! Maßnahmen der Wirbelsäulenimmobilisation müssen durchgeführt werden:
- wenn der Unfallmechanismus geeignet ist, eine Wirbelsäulenverletzung zu verursachen, und eines der nachfolgend genannten Kriterien ebenfalls erfüllt ist:
  - vermindertes Bewusstsein,
  - Zeichen oder Verdacht auf eine Intoxikation (Alkohol, Drogen etc.),
  - Spontan- oder Druckschmerz im Bereich der Wirbelsäule,
  - neurologische Zeichen einer Rückenmarkverletzung,
  - schmerzhafte Verletzung an anderer Stelle (die vom Schmerz einer Wirbelsäulenverletzung ablenken kann).

Frage 538

? Welche Hilfsmittel zur Immobilisation der Wirbelsäule sind in der Präklinik in der Regel verfügbar?

! Mit diesen Hilfsmitteln kann die Wirbelsäule teilweise oder ganz immobilisiert werden:
- Halswirbelsäulen-Immobilisationskrawatte oder -Immobilisationskragen (z. B. Laerdal Stifneck, Ambu Perfit ACE),
- Rettungskorsett (z. B. Kendrick-Extraction-Device, auch KED-System genannt),
- Vakuummatratze
- Rettungsbrett, auch Millerboard, Backboard oder Spineboard genannt.

Frage 539

? Welches Immobilisationshilfsmittel kann wann eingesetzt werden?

! Die Halswirbelsäulen-Immobilisationskrawatte wird alleine bei Unfällen eingesetzt, bei denen lediglich der Verdacht auf eine Verletzung der HWS besteht.
Das Rettungskorsett kann zur Rettung von Personen eingesetzt werden, bei denen eine teilweise oder vollständige Immobilisation der Wirbelsäule während der Rettungsmaßnahmen gewünscht ist, der Zugang zum Patienten jedoch limitiert ist oder er während der Rettung nicht hingelegt werden kann (z. B. Rettung aus PKW, aus Schacht).
Mit Rettungsbrett oder Vakuummatratze können die thorakale und lumbale Wirbelsäule immobilisiert werden. Für eine ausreichende Immobilisation der HWS ist die zusätzliche Verwendung einer HWS-Immobilisationskrawatte erforderlich.

Frage 540

? Was sind die Vorteile und was die Nachteile der einzelnen Immobilisationshilfsmittel?

! HWS-Immobilisationskrawatte (siehe Abb. 4.2):
- Vorteile:
  - schnell einsetzbar,
  - durchlässig für Röntgenstrahlen.
- Nachteile:
  - keine ausreichende Immobilisation des zervikothorakalen Überganges,
  - bei korrekter Anlage für den Patienten unbequem,
  - kann den zerebralvenösen Abfluss behindern (Vorsicht bei Hirndruckzeichen).

Rettungskorsett:
- Vorteile:
  - leicht transportierbar,
  - Immobilisation der gesamten Wirbelsäule,
  - ausreichende Durchlässigkeit für Röntgenstrahlen,
  - nach der Rettung keine Umlagerung auf Vakuummatratze o. ä. erforderlich.
- Nachteile:
  - nur in Verbindung mit HWS-Krawatte ausreichende HWS-Immobilisation,
  - korrekte Anlage unter beengten Verhältnissen schwierig bis unmöglich.

Rettungsbrett:
- Vorteile:
  - einfacher Transport des Rettungsgerätes im Gelände,
  - schnelle Rettung auch unter schwierigen Bedingungen,

- ausreichende Durchlässigkeit im konventionellen Röntgen, keine Störung der Röntgenstrahlen im CT,
- Umlagerung des Patienten unter Immobilisation mit zwei Personen möglich.
- Nachteile:
  - für wache Patienten nicht so komfortabel wie Vakuummatratze,
  - bei längerer Liegezeit Druckstellen möglich.

Vakuummatratze:
- Vorteile:
  - für den Patienten angenehme Immobilisation.
- Nachteile:
  - Transport des Rettungsgerätes aufwendig, da in der Regel im Verbund mit Schaufeltrage eingesetzt; Absaugpumpe erforderlich,
  - zeitaufwändige Immobilisation (umlagern, anpassen, absaugen),
  - nach Zustand und Qualität der Vakuummatratze repetitives Absaugen erforderlich, keine ausreichende Stabilität, wenn nicht mindestens durch 4 Helfer getragen.

i *Im angloamerikanischen Sprachraum gehört es zum Standard, dass für die Immobilisation des zervikothorakalen Übergangs sogenannte „head blocks" eingesetzt werden. Die Verwendung dieser head blocks ist in Deutschland nicht die Regel. Eine Evidenz dafür, dass die Immobilisation nur unter Verwendung dieser Hilfsmittel ausreichend ist, gibt es allerdings nicht. Nachteilig sind sie aber auch nicht.*

Frage 541

? Ein Patient mit dringendem Verdacht auf Halswirbelkörperfraktur muss präklinisch intubiert werden. Nennen Sie mindestens 3 Techniken bzw. Hilfsmittel, mit denen die Intubation in einer solchen Situation erleichtert werden kann (siehe Abb. 4.4).

! – Die Intubation wird unter „manueller In-line-Stabilisierung" (MILS) durchgeführt. Dabei sollte daran gedacht werden, die HWS-Immobilisationskrawatte zu öffnen, da es hierdurch einfacher ist, den Mund des Patienten zu öffnen.
– Wird ein Oxford-non-kinking-Tubus mit federelastischem Führungsstab verwendet, ist eine korrekte Platzierung des Tubus auch bei eingeschränkter Sicht auf den Larynx (Cormack-Lehane-Score II – III) möglich.
– Mithilfe des McCoy-Spatels kann die Sicht auf den Kehlkopfeingang ebenfalls verbessert werden.

– Bei Verwendung der Intubationslarynxmaske (ILMA) ist es möglich, zunächst die Ventilation sicherzustellen, bevor dann unter Beibehaltung der Neutralposition von Kopf und HWS der Endotrachealtubus eingeführt wird.
– Durch die Verwendung eines Videolaryngoskops kann der Kehlkopfeingang visualisiert werden, ohne Kopf und HWS zu bewegen. Allerdings kann das Einführen eines Endotrachealtubus Schwierigkeiten bereiten.

i *Innerklinisch können weitere Hilfsmittel (Fiberoptik, Bonfils-Optik) benutzt werden, die in der Präklinik, außer in Einzelfällen, nicht verfügbar sind.*

Frage 542

? Ein Mann hat versucht, sich durch Erhängen umzubringen. Ersthelfer haben ihn nach kurzer Zeit gefunden und mit Wiederbelebungsmaßnahmen begonnen. Unter den erweiterten Maßnahmen der Wiederbelebung kam es zum Wiedereinsetzen eines Spontankreislaufes. Zu welchen Schädigungen kann es durch das Erhängen kommen?

! Durch die Strangulation selbst kommt es zur venösen Stauung intrakraniell. Ist auch die arterielle Perfusion unterbunden, kommt es zum zerebralen Kreislaufstillstand. Die mechanische Kompression der Atemwege führt ihrerseits zur Hypoxie, zum Teil mit Frakturen des Kehlkopfes und/oder Zungenbeines. Ferner ist eine Dissektion der A. carotis communis möglich. Durch die Zugbelastung an der HWS kann es zur Zerreißung der HWS mit Bruch der Bogenwurzel des 2. HWK („hangman-fracture") und Zerreißung der Bandscheibe zwischen 2. und 3. HWK kommen.

Frage 543

? Worauf müssen Sie beim Transport dieses Patienten achten?

! Da bei Patienten, die versucht haben sich zur erhängen, in der Regel die Reanimationssituation im Vordergrund steht, wird die Immobilisation der – u. U. völlig instabilen – Halswirbelsäule immer wieder vergessen (z. B. Stiffneck).

? Über welche Abteilung einer Klinik sollte der Patient aufgenommen werden?

! Ein solcher Patient sollte immer über den Schockraum eines Traumazentrums bei Anwesenheit eines Unfallchirurgen und Neurochirurgen aufgenommen werden, damit alle ggf. erforderlichen Untersuchungen (CCT, CT-HWS, Angio-CT der Halsgefäße) umgehend durchgeführt werden können.

Frage 545

? Ein 60-jähriger Patient klagt nach einem Auffahrunfall mit niedriger Geschwindigkeit über Nackenschmerzen. Noch während der Erstversorgung durch den Rettungsdienst werden die Nacken- und Rückenschmerzen stärker. Hinzu kommen Gefühlsstörungen im Bereich beider Kleinfinger und an den Unterarmen. Recht schnell kommt es auch zu einem Kraftverlust in den Armen und Beinen. Was ist Ihre Verdachtsdiagnose?

! Bei diesem Patienten hat sich ein sogenanntes inkomplettes Querschnittssyndrom entwickelt. Ein inkomplettes Querschnittssyndrom ist nicht selten eine Folge einer unzureichenden Perfusion des Rückenmarks, vor allem wenn die Durchblutung schon vor dem Unfall eingeschränkt war.
Bei diesem Patienten, der vor dem Unfall bereits an einer Spinalkanalstenose gelitten hat, ist durch den Unfall ein „Arteria spinalis anterior"-Syndrom entstanden, d. h., es ist durch eine eingeschränkte Perfusion des Rückenmarks über die A. spinalis anterior zu einer ischämischen Schädigung gekommen.

! Ein besseres neurologisches Ergebnis in den Fällen einer vaskulär bedingten inkompletten Rückenmarkläsion durch Anhebung des MAP und damit des spinalen Perfusionsdruckes ist denkbar. Evidenzbasierte Daten liegen hierzu jedoch nicht vor.

Frage 546

? Ein Patient hat durch einen Sturz ein Wirbelsäulentrauma mit einem Querschnittssyndrom erlitten. Symptome für ein SHT sind nicht erkennbar. Der Blutdruck beträgt aktuell 90/60 mmHg, die Herzfrequenz 80/min. Halten Sie diesen Blutdruck für ausreichend in dieser Situation?

! Während für Patienten mit schwerem SHT gefordert wird, dass der CPP mindestens 60 mmHg betragen soll, gibt es diese Forderungen für Patienten mit einem traumatischen Querschnittssyndrom nicht. Gleichwohl gibt es Untersuchungen, die ein besseres neurologisches Ergebnis nach einer Verletzung des Rückenmarks beobachtet haben, wenn der MAP bei mindestens 85 – 90 mmHg gehalten wurde. Wenn es keine Kontraindikationen gegen einen MAP von ≥ 90 mmHg gibt, kann eine hämodynamische Stabilisierung – vor allem bei inkompletten Läsionen – möglicherweise dazu beitragen, das neurologische Ergebnis zu verbessern.

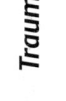

Traumatologie

Nils Haake

Frage 547

? Was verstehen Sie unter einem Spannungspneu-mothorax?

! Hierunter versteht man einen Pneumothorax mit Ventilmechanismus und hämodynamischer Kompro-mittierung.

i Bei dieser besonderen Form des Pneumothorax besteht ein Ventilmechanismus, über den Luft aus der verletzten Lunge zwar in den Pleuraspalt gelangen, jedoch von hier nicht mehr entweichen kann. Durch diesen Ventilmecha-nismus (= Ventilpneumothorax) erhöht sich der intra-thorakale Druck auf der betroffenen Seite und führt zur Verdrängung des Mediastinums nach kontralateral. Dies kann zur lebensbedrohlichen hämodynamischen Dekom-pensation führen. Der Spannungspneumothorax ist eine absolute Indikation zur Thoraxdrainage.

Frage 548

? Welche typischen Zeichen weisen auf einen Pneu-mothorax hin?

! – Abgeschwächtes oder fehlendes Atemgeräusch,
– hypersonorer Klopfschall,
– Hautemphysem.

i Durch das Kollabieren der betroffenen Lunge kommt es zu den beschriebenen Zeichen. Differenzialdiagnostisch sind andere Ursachen, z. B. eine zu tiefe Tubuslage bei schwacher Atemexkursion, zu bedenken. Der hypersono-re Klopfschall erlaubt die Unterscheidung zu einem Er-guss, ein Hautemphysem ist nahezu beweisend.

Frage 549

? Woher kommt bei einem Ventilpneumothorax in der Regel die Luft?

! Die Luft gelangt fast immer über eine Parenchymver-letzung der Lunge in den Pleuraspalt.

i Bei offenen Thoraxverletzungen kann auch Luft durch die Thoraxverletzung selbst in den Thorax eindringen. Dies ist jedoch ungleich seltener.

Frage 550

? Soll bei Verdacht auf einen Pneumothorax eine Probepunktion vor Anlage einer Thoraxdrainage vorgenommen werden?

! Nein, Probepunktionen sollten unterlassen werden.

i Die vereinzelt empfohlene „Probepunktion" bei Verdacht auf einen Pneumothorax sollte sehr kritisch gesehen werden. Bei bestehendem Verdacht ist der kontrollierten Anlage einer Drainage der Vorzug zu geben. Besteht noch kein Pneumothorax, so wird man mit der Nadel diesen erst verursachen. Somit ist nur bei Verdacht auf einen Ventilpneumothorax mit hämodynamischer Kompromit-tierung eine Punktion zur schnellen Entlastung in Mo-naldi-Position zu vertreten. Die Gefahr, bei einer unkon-trollierten Punktion die Lunge zu verletzten, ist sehr groß. Für den Geübten ist jedoch auch die Anlage einer Bülau-Drainage sicher und sehr schnell durchführbar.

Frage 551

? Erklären Sie, was bei der Beatmung von Patienten mit Pneumothorax zu beachten ist.

! Die maschinelle Beatmung kann sehr schnell zur hä-modynamischen Dekompensation führen.

i Bei einem Pneumothorax besteht in der Regel ein Leck im Lungenparenchym, so dass mit jedem Atemzug Luft in den Pleuraspalt gelangt, sie diesen jedoch nicht mehr verlassen kann. Durch die Überdruckbeatmung wird die-ser Vorgang u. U. dramatisiert und es kann sich in weni-gen Minuten ein hämodynamisch relevanter Span-nungspneumothorax entwickeln.

Frage 552

? Sollen Thoraxdrainagen nach der Anlage zum Transport abgeklemmt werden?

! Drainagen sollten nur in Ausnahmefällen und dann kurzzeitig geklemmt werden.

i Thoraxdrainagen sollten mit einem Ventilmechanismus (Heimlich-Ventil, oder Wasserschloss) versehen werden. Dadurch können Flüssigkeiten, insbesondere aber Luft, aus dem Thorax drainiert werden, ohne dass die Umge-bungsluft Verbindung zum Pleuraspalt bekommt. Hält man Drainagen offen, so würde man einen nicht beat-meten Patienten die Lunge der betroffenen Seite sofort kollabieren. Kritisch ist jedoch auch das Abklemmen der Drainagen zu betrachten. Insbesondere bei beatmeten Patienten würde es rasant zu einem Spannungspneu-mothorax kommen, der schnell lebensbedrohlich werden kann.

? Wo ist die genaue Position zur Anlage einer Bülau-Drainage?

! Im 4. oder 5. ICR, in der vorderen Axillarlinie der betroffenen Seite.

i *Zur Orientierung dient die Mamille. Beim Durchtritt durch den ICR ist zu bedenken, dass Gefäße an der Unterkante der Rippen verlaufen. Bei Anlage einer Drainage weiter dorsal besteht die Gefahr, dass der Patient auf der Drainage liegt.*

Frage 554

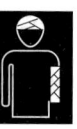

? Erklären Sie die Anlage einer Bülau-Drainage.

! Thoraxdrainagen sind bevorzugt als Minithorakotomie zu legen und nicht als Punktion durchzuführen.

i *Der Hautschnitt sollte in etwa auf Mamillenhöhe erfolgen, dann stumpf mit der Schere spreizend auf den nächst höheren ICR hin präparieren. Beim Durchtritt durch den ICR an die Oberkante der Rippe halten, um die Gefäße zu schonen. Anschließend digitale Exploration des Pleuraspaltes zur Lagekontrolle und um Verwachsungen auszuschließen. Anschließend die Drainage manuell oder mit einer Kornzange einführen. Niemals den spitzen Trokar in den Thorax schieben, da hierbei eine erhebliche Verletzungsgefahr besteht.*

Frage 555

? Wo ist die korrekte Position zur Anlage einer Monaldi-Drainage?

! Im 2. oder 3. ICR in der Medioklavikularlinie der betroffenen Seite.

i *Eine Monaldi-Drainage eignet sich ausschließlich zur Entlastung eines Pneumothorax.*

Frage 556

? Welche anatomischen Strukturen sind bei der Anlage einer Monaldi-Drainage zu beachten?

! Insbesondere ist die Lage der A. thoracica interna zu beachten.

i *Bei der Punktion direkt unter der Klavikula würden die A. und V. subclavia verletzt werden. Daher ist der 2. oder 3. ICR als Punktionsstelle zu wählen. Bei einer parasternal ausgeführten Punktion besteht die Gefahr, die A. thoracica interna (A. mammaria) zu verletzen. Die Arterie liegt direkt an der Innenseite der Thoraxwand und ihre Verletzung kann zu lebensbedrohlichen Blutungen führen. Wird die Anlage als Punktion durchgeführt, so wird bei Verwachsungen sehr schnell die Lunge verletzt.*

Frage 557

? Wo ist die korrekte Position zur Anlage einer Perikarddrainage?

! Subxyphoidal mit sehr flachem Winkel nach kranial.

i *Die Anlage einer Perikarddrainage erfolgt subxiphoidal bei Verdacht auf Perikardtamponade. Der Einstich erfolgt in Richtung auf die linke Schulter. Hierbei ist streng darauf zu achten, dass sehr flach unter das Sternum eingegangen wird, um keine abdominellen Organe zu verletzten. Die Punktion muss sehr vorsichtig geschehen, da es sehr schnell zur Fehlpunktion der rechten Herzkammer kommen kann. Selbst bei Geübten sind Verletzungen intraabdomineller Organe (Leber, Darm) sehr häufig.*

Frage 558

? Wie viel Flüssigkeit wird vom Körper ohne hämodynamische Beeinträchtigung im Perikard toleriert?

! Ein akuter Erguss führt bei kleinsten Mengen bereits zur Tamponade!

i *Bei langsam fortschreitenden Prozessen, z. B. im Rahmen paraneoplastischer Syndrome, beim Dressler-Syndrom (nicht durch Krankheitserreger verursachte Perikarditis, z. B. nach einem Herzinfarkt, nach Verletzungen des Herzens oder nach Herzoperationen, sog. Postmyokardiotomie-Syndrom) können sich erhebliche Flüssigkeitsmengen im Perikard ansammeln. Wenn die Perikardhöhle Zeit hat, sich zu vergrößern, können auch Mengen von deutlich mehr als 1,5 Liter vorkommen mit verhältnismäßig geringer Beeinträchtigung der Herzfunktion. In einer akuten Situation, z. B. einer Stichverletzung, sind jedoch bereits 50 ml lebensbedrohlich.*

Frage 559

? Sollen auch Fremdkörper, die vermutlich direkt im Herzen liegen, präklinisch belassen werden?

! Ja, auch Fremdkörper mit vermuteter Lage im Herzen dürfen nicht präklinisch entfernt werden.

i *Die Regel, dass Fremdkörper präklinisch belassen werden sollen, gilt auch für das Herz, da bereits kleinste Blutmengen im Perikard zu einer Herzbeuteltamponade führen. Würde man also z. B. ein Messer aus dem rechten Ventrikel entfernen, so würde der Patient vermutlich bereits binnen weniger Minuten versterben.*

Traumatologie

Frage 560

? Welche anatomischen Strukturen sind bei der Anlage einer Perikarddrainage zu beachten?

! **Insbesondere Leber und rechter Ventrikel werden häufig verletzt.**

i *Besonders gefährlich ist die Verletzung der intraabdominellen Organe. Verletzungen der Leber bei versuchter Anlage einer Perikarddrainage sind sehr häufig. Da oft nur ein Flüssigkeitssaum von 1 – 2 cm im Perikard vorhanden ist, kommt es leicht zu Verletzungen der rechten Herzkammer. Zudem bewegt sich das schlagende Herz in der Kontraktion an der scharfen Nadel entlang.*

Frage 561

? An welche Erkrankung müssen Sie bei einem Patienten denken, der neben den Zeichen eines akuten Myokardinfarkts das neurologische Bild eines Schlaganfalls bietet?

! **Aortendissektionen.**

i *Aortendissektionen (Typ A) können in der Aorta ascendens und im Aortenbogen zu bedrohlichen Durchblutungsstörungen führen. Neben den Koronargefäßen können auch die supraaortalen Äste betroffen sein und es kann dann eine zerebrale Ischämie resultieren. Blutdruckdifferenzen zwischen rechtem und linkem Arm können ein weiterer Hinweis sein.*

Frage 562

? Welcher Teil des Herzens liegt direkt retrosternal?

! **Der rechte Ventrikel.**

i *Der rechte Ventrikel liegt direkt hinter dem Sternum und wird daher bei Stichverletzungen häufiger verletzt als der weiter links lateral liegende linke Ventrikel. Da dieser bei Vergrößerung meist der Thoraxwand von innen anliegt, kann er bei der Anlage von Thoraxdrainagen leicht verletzt werden.*

Frage 563

? Was ist beim Transport von Patienten mit akuter Aortendissektion zu beachten?

! **Der Transport ist umgehend unter maximaler Abschirmung durchzuführen!**

i *Bei der Typ-A-Aortendissektion handelt es sich um ein akut lebensbedrohliches Krankheitsbild, das sofort herzchirurgisch behandelt werden muss. Blutdruckspitzen sind unter allen Umständen zu vermeiden, da bei einer Ruptur der Aorta der Patient verloren ist.*

Frage 564

? Worin unterscheiden sich Aortendissektionen vom Typ A und Typ B?

! **In der Beteiligung der Aorta ascendens.**

i *Aortendissektionen werden nach DeBakey oder nach der heute eher gebräuchlichen Stanford-Klassifikation eingeteilt. Von einer Typ-A-Dissektion (Stanford) spricht man, wenn die Aorta ascendens beteiligt ist, unabhängig von der Ausdehnung stromabwärts. Beschränkt sich die Dissektion auf die Aorta descendens nach Abgang der linken A. subclavia, spricht man von einer Typ-B-Dissektion (Stanford).*

Frage 565

? Worin besteht die spezifische Therapie einer akuten Typ-B-Aortendissektion?

! **Die Typ-B-Dissektion wird konservativ behandelt, es besteht meist keine primäre Operationsindikation.**

i *Wenn keine Perfusionsminderungen der abhängigen Organe bestehen, erfolgt die Therapie in der Regel medikamentös konservativ. Die Indikation zum chirurgischen Eingriff besteht bei persistierenden thorakalen Schmerzen, die auf eine progrediente Expansion der Aorta hinweisen, beim Nachweis einer gedeckten Ruptur und bei Verlegung lebenswichtiger Äste der abdominellen Aorta.*

Frage 566

? Worin besteht die Therapie einer akuten Typ-A-Aortendissektion?

! **Sofortige Notfalloperation!**

i *Die akute Dissektion der Aorta ascendens ist lebensbedrohlich (Ruptur, Aortenklappeninsuffizienz, Organischämie) und muss sofort nach Diagnosestellung operativ in einem herzchirurgischen Zentrum behandelt werden.*

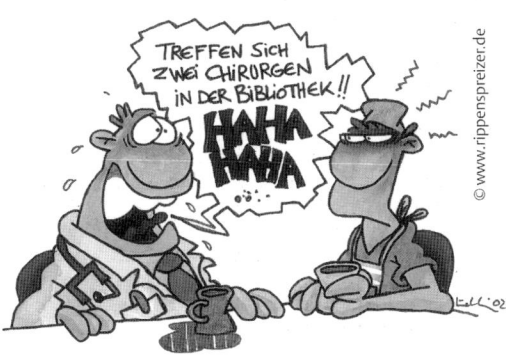

© www.rippenspreizer.de

Frage 567

? Worin besteht die akute Gefahr der Typ-A-Aortendissektion?

! Der Verlauf ist unberechenbar – auch im schmerzfreien Intervall befindet sich der Patient in akuter Lebensgefahr.

i Bei der Aortendissektion Typ A nach Stanford sind die Aorta ascendens und ggf. der Aortenbogen betroffen. Die Dissektion kann sich auf die supraaortalen Äste ausdehnen, so dass ein ischämischer Insult droht. Bei Verlegung der Koronarostien kann es zur myokardialen Ischämie kommen. Durch retrograde Dissektion bis auf den Aortenklappenring werden die Klappensegel schlussunfähig und die Klappe insuffizient. Folge ist eine Linksherzdekompensation. Bei einer Ruptur in die Perikardhöhle droht eine tödlich verlaufende Perikardtamponade. Ohne sofortige Therapie liegt die Sterblichkeit innerhalb der ersten 24 Stunden bei bis zu 70 %.

Frage 568

? Wo befindet sich die Prädilektionsstelle für eine traumatische Aortenruptur im Thorax?

! In Höhe der linken A. subclavia.

i Beim Dezelerationstrauma kann eine typische Verletzung direkt distal des Abgangs der linken A. subclavia entstehen. Hier ist die Aorta durch das Ligamentum arteriosum Botalli fixiert. Bei massivem Trauma kann es zu einer gedeckten Ruptur mit linksseitigem Hämatothorax kommen. Bei kompletter Ruptur ist die Verletzung in der Regel sofort tödlich.

Frage 569

? Bei wie viel Prozent der stumpfen Bauchtraumen ist mit einer Leberbeteiligung zu rechnen?

! Bei ca. 20 %.

Frage 570

? Wie hoch ist die Wahrscheinlichkeit, durch Inspektion des Thorax schwere Verletzungen auszuschließen?

! Durch die Inspektion allein können Thoraxverletzungen nie ausgeschlossen werden!

i Gerade bei Thoraxverletzungen ist die Gefahr der Unterschätzung der Verletzungsschwere sehr hoch. Bei 75 % aller Thoraxverletzungen besteht primär keine sichtbare Verletzung.

Frage 571

? Beurteilen Sie die präklinische Exploration von abdominellen Messerstichverletzungen.

! Eine ausführliche Exploration von Stichwunden ist in der Regel zu unterlassen.

i Traumamanagement ist Zeitmanagement. Explorationen von Stichverletzungen kosten Zeit und bringen kaum einen zusätzlichen Informationsgewinn. Die Schwere der intraabdominellen Verletzungen kann an den Eintrittsstellen kaum abgeschätzt werden. Die Wunden sind provisorisch steril abzudecken (Fremdkörper belassen) und der schnellstmögliche Transport in die entsprechende Klinik zu veranlassen.

Frage 572

? Bei den Abdominaltraumen überwiegen stumpfe oder perforierende Traumen?

! Bei der überwiegenden Zahl der Abdominaltraumen (ca. 90 %) handelt es sich um stumpfe Traumen.

Frage 573

? Was versteht man unter dem F.A.S.T.-Konzept beim Bauchtrauma?

! Focussed Assessment with Sonography for Trauma.

i Beim F.A.S.T.-Konzept handelt es sich um eine standardisierte Erstuntersuchung beim Traumapatienten im Schockraum, um schnell Hinweise auf intraabdominelle Flüssigkeit zu finden. Hierbei werden 4 Regionen unterschieden:
– perihepatisch,
– perisplenisch,
– kleines Becken und
– perikardial.

Frage 574

? Ein 23-jähriger junger Mann hat beim Handballspielen nach Bagatelltrauma plötzlich erhebliche Luftnot und leicht atemabhängige Schmerzen rechtsthorakal. Die Auskultation ergibt ein leicht abgeschwächtes Atemgeräusch rechts. Was tun Sie?

! Zunächst zurückhaltende Indikation zur Thoraxdrainage.

i Nach der Schilderung handelt es sich am ehesten um einen Spontanpneumothorax. Bei fehlender Spannungskomponente und stabiler Herz-Kreislauf-Situation besteht nur eine allenfalls relative Indikation zur Anlage einer Thoraxdrainage. Es empfiehlt sich also eher der begleitete Transport in eine entsprechende Klinik.

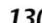

? Was versteht man unter einem Heimlich-Ventil?

! Es handelt sich um ein Ventil zur Sicherung einer Thoraxdrainage.

i *Ein Heimlich-Ventil verhindert den Rückstrom von Luft in den Pleuraspalt bei liegender Thoraxdrainage. In der Klinik werden überwiegend sogenannte Wasserschlösser verwendet, die zusätzlich Flüssigkeiten (Blut, Erguss) auffangen.*

Frage 576

? Erklären Sie den Begriff „Mediastinalpendeln".

! Atemsynchrone Bewegung des Mediastinums.

i *Durch Instabilität des knöchernen Thorax oder eine offene Thoraxverletzung kann es zum atemabhängigen Schaukeln des Mediastinums kommen. Die Therapie besteht in der Wiederherstellung der intrathorakalen Druckverhältnisse durch die Anlage einer Thoraxdrainage und eventueller Intubation und Beatmung. Zu beachten ist hierbei, dass die Thoraxdrainage nicht direkt durch das offene Wundgebiet, sondern in ausreichendem Abstand angelegt werden soll. Die offene Wunde wird steril abgedeckt.*

Frage 577

? Ein Patient mit einem offensichtlichen Spannungspneumothorax verschlechtert sich respiratorisch zunehmend. Welche der indizierten Maßnahmen führen Sie zuerst durch – die Intubation oder die Anlage einer Thoraxdrainage?

! Die Anlage der Thoraxdrainage.

i *Der Entlastung des Spannungspneumothorax ist zunächst der Vorzug zu geben. Einerseits bessert sich dadurch eventuell die respiratorische Situation. Andererseits ist mit einer dramatischen Zuspitzung der hämodynamischen Situation nach Beginn der Überdruckbeatmung zu rechnen, wenn der Pneumothorax nicht zuvor entlastet wurde.*

Frage 578

? Was verstehen Sie unter einer paradoxen Atmung?

! Thorakale Einziehungen nach innen während der Inspiration.

i *Bei der Inspiration erweitert sich üblicherweise der Thorax durch das Einströmen von Luft. Bei instabilem Thorax, wie er bei Rippenserienfrakturen entstehen kann, kommt es zu inspiratorischen Einziehungen des betroffenen Gebietes unter Spontanatmung.*

Frage 579

? Mit welchen Organverletzungen müssen Sie bei einer Messerstichverletzung mit nur kleiner Eintrittswunde 2 cm unterhalb des Sternums rechnen?

! Eine Vielzahl verschiedener Organverletzungen ist denkbar: Leber, Magen, Milz, Darm, Zwerchfell, Lungen, Herz, Aorta etc.

i *Es ist kaum möglich, von der Einstichstelle auf die Schwere der Verletzung zu schließen. Entscheidend ist deshalb der schnelle Transport in eine geeignete Zielklinik. Neben einem drohenden Volumenmangelschock ist vor allem auch die Beteiligung thorakaler Organe zu bedenken mit der Möglichkeit eines Hämatopneumothorax oder einer Perikardtamponade.*

Frage 580

? Welche typischen Symptome können bei Verletzungen des Hauptbronchus beobachtet werden?

! – Dyspnoe,
– Hautemphysem,
– eventuell Auftreten von Hämoptysen.

i *Zu bedenken ist vor allem, dass diese Verletzung in der Regel nicht isoliert auftritt. Begleitende Thoraxverletzungen sind häufig und schwierig differenzialdiagnostisch abzuklären. Die Schwere von Thoraxverletzungen wird präklinisch oft unterschätzt.*

Frage 581

? Wo verläuft die Arteria thoracica interna?

! Beidseits direkt parasternal.

i *Die A. thoracica interna entspringt aus der A. subclavia und verläuft intrathorakal direkt parasternal an der Innenwand des Thorax. Daher wird sie bei Verletzungen des Sternums oder der sternumnahen Rippen sowie bei scharfer Gewalteinwirkung häufig mit verletzt. Folge sind erhebliche Blutungen in die entsprechende Thoraxhälfte.*

Frage 582

? Mit welchen iatrogenen Verletzungen müssen Sie nach einer Reanimation rechnen?

! Rippenfrakturen, Milz- und Leberrupturen.

i *Bei einer Reanimation lassen sich Rippenfrakturen oft nicht vermeiden. Hierdurch kann es zu sekundären Verletzungen der Lunge mit folgendem Pneumothorax kommen. Auch Milzrupturen oder Verletzungen der Leber können den Verlauf nach einer Reanimation weiter komplizieren.*

4.2

Thorax- und Abdominaltrauma

Frage 583

? Auf welcher Körperseite spielen traumatische Zwerchfellrupturen eher eine Rolle?

! **Auf der linken Seite.**

i *Zwerchfellrupturen auf der rechten Seite spielen durch die anatomische Lage zur Leber nur eine untergeordnete Rolle. Die überwiegende Zahl der Rupturen mit eventueller Herniierung entsteht links.*

Frage 584

? Welche weiterführenden Untersuchungen sollten bei Verdacht auf Commotio cordis angestrebt werden?

! **Eine Echokardiographie durch einen erfahrenen Untersucher.**

i *Neben den gängigen Blutuntersuchungen (Troponin, CK, CK-MB) und einem 12-Kanal-EKG sollte vor allem eine frühzeitige Echokardiographie angestrebt werden.*

Frage 585

? Nennen Sie Zeichen einer Sternumfraktur.

! **– Lokale Druckschmerzen,**
– Krepitationen,
– tastbare Stufen.

i *Gurtmarken können Hinweise auf eine Sternumfraktur geben. An Verletzungen anderer Organe im Thorax ist zu denken. Thoraxverletzungen werden oft übersehen und in der Schwere unterschätzt.*

Frage 586

? Was sind typische Zeichen für eine Herzkontusion?

! **– Neu aufgetretene Herzrhythmusstörungen,**
– Anstieg der Herzenzyme (Troponin, CK, CK-MB),
– Wandbewegungsstörungen in der Echokardiographie.

i *Bedacht werden muss, dass ein akuter Myokardinfarkt auch die Ursache des Verkehrsunfalls gewesen sein kann. Deshalb ist ein akuter Myokardinfarkt bei bestehenden Symptomen immer auszuschließen. Zu beachten ist, dass sich beim Nicht-ST-Hebungsinfarkt (NSTEMI) im EKG keine ST-Veränderungen finden.*

Frage 587

? Nennen Sie eine absolute Indikationen zur präklinischen Anlage einer Thoraxdrainage.

! **Spannungspneumothorax.**

i *Relative Indikationen für das Anlegen einer Thoraxdrainage sind:*
– ein unkomplizierter Pneumothorax,
– ein isoliertes Hautemphysem,
– Rippenserienfrakturen,
– Verdacht auf Hämatopneumothorax,
– Thoraxtrauma vor geplantem RTH-Transport.

Frage 588

? Bei wie viel Prozent der polytraumatisierten Patienten besteht ein zusätzliches stumpfes Bauchtrauma?

! **Etwa jeder dritte polytraumatisierte Patient hat ein Abdominaltrauma.**

Frage 589

? Wie gehen Sie bei offenen Abdominalverletzungen mit ausgetretenem Darm vor?

! **Zur Ischämieprophylaxe wird der Darm locker reponiert und steril abgedeckt.**

Frage 590

? Was verstehen Sie unter einer gedeckten Aortenruptur?

! **Bei der gedeckten Ruptur sind (noch) nicht alle Wandschichten betroffen.**

i *Da nach Einriss der Intima und Media nur noch die Adventitia steht, ist eine komplette Ruptur jederzeit möglich und führt dann fast immer zum Tod. Somit ist auch die gedeckte Ruptur der Aorta ein Notfall, der umgehend versorgt werden muss. Blutdruckspitzen sind wegen der Rupturgefahr unbedingt zu vermeiden.*

Frage 591

? Wie beurteilen Sie präklinisch den retroperitonealen Raum?

! **Eine Beurteilung ist präklinisch nicht hinreichend möglich, Verletzungen der retroperitoneal gelegenen Strukturen sind daher nicht auszuschließen.**

i *Bei entsprechendem Trauma ist auch im retroperitonealen Raum ein erheblicher Blutverlust möglich.*

? Welche Untersuchungen eignen sich zur schnellen Abklärung bei Verdacht auf eine retroperitoneale Blutung?

! **Neben einer Ultraschalluntersuchung ist vor allem die CT diagnostisch wegweisend.**

? Welche Organe liegen im Retroperitonealraum?

! – **Aorta, Vena cava, Nieren, Nebennieren, Harnleiter.**
 – **Partiell retroperitoneal: Pankreas, Duodenum, Kolon.**

? Trotz liegender Thoraxdrainage entfaltet sich bei einem beatmeten polytraumatisierten Patienten mit Pneumothorax die Lunge nicht. Woran denken Sie?

! **Tracheobronchiale Verletzungen.**

i *Tubusfehllagen verhindern auch beim beatmeten Patienten die Wiederentfaltung der Lunge, jedoch sollten auch tracheobronchiale Verletzungen bei dem Patienten ausgeschlossen werden. Insbesondere beim Auftreten von mediastinalen oder perikardialen Emphysemen ist an das Vorliegen solcher Verletzungsmuster zu denken.*

? Nennen Sie ein typisches Zeichen einer Zwerchfellruptur.

! **Abgeschwächtes Atemgeräusch nach Abdominaltrauma.**

i *Ein abgeschwächtes Atemgeräusch zumeist auf der linken Seite ist Folge der Hernierung in den Thorax. Bisweilen können Darmgeräusche im Thorax auskultiert werden. Zwerchfellrupturen sind häufiger bei penetrierenden Thoraxverletzungen als bei stumpfen Traumen. Eine Diagnose gelingt in der Regel erst anhand des Röntgenbildes oder mittels CT.*

? Nennen Sie einige Hinweise auf das Vorliegen eines stumpfen Bauchtraumas.

! – **Teils nur geringe, teils stärkste Schmerzen mit möglicher Ausstrahlung in die Schultern,**
 – **schmerzbedingte Schonatmung,**
 – **Volumenmangelschock (auch bei retroperitonealer Blutung),**
 – **Übelkeit, Erbrechen,**
 – **mögliche Abwehrspannung.**

i *Die Symptome sind uneinheitlich. Schmerzen sind nicht immer das führende Leitsymptom. Die Unfallanamnese kann sehr hilfreich sein (Aufprall auf die Lenksäule, Überrolltrauma).*

4.3 Extremitäten- und Beckentrauma

Lutz Besch

? Wie hoch ist die Inzidenz von Beckenverletzungen?

! **Bei 3% aller Frakturen handelt es sich um Beckenverletzungen.**

i *Beckenverletzungen sind selten. Ihre Häufigkeit steigt allerdings mit der Schwere der Gesamtverletzung. Aktuelle Studien aus Deutschland, Schweden und Dänemark geben eine Inzidenz von 25 – 30 Beckenfrakturen pro 100 000 Einwohner und Jahr an.*

? Besteht ein Unterschied zwischen einfacher Beckenfraktur und Komplextrauma des Beckens?

! **Ja.**

i *Bei einfachen Beckenfrakturen handelt es sich um rein knöcherne Verletzungen des vorderen und hinteren Beckenringes ohne begleitende Weichteilverletzung.*
Eine komplexe Beckenverletzung ist definiert als Beckenringfraktur mit begleitendem peripelvinem Weichteilschaden, einer zusätzlichen Verletzung der großen Nervenbahnen, der großen Gefäße, des Haut-Muskelmantels und des Darms. Das Komplextrauma des Beckens hat eine Inzidenz von 14% aller Beckenverletzungen.

Frage 599

? Welche Bedeutung hat die klinische Untersuchung der Stabilität des hinteren Beckenringes nach schwerem Trauma?

! **Sie gibt Hinweise auf Art und Ausdehnung der Instabilität und der Weichteilschäden.**

i *Retroperitoneale Blutungen als Folge einer Ruptur des hinteren Beckenringes können hämodynamisch relevant werden und rasch zum Verblutungstod führen.*

Frage 600

? Wie kommt es zum Blutverlust mit kritischem hämodynamischem Zustand des Patienten nach dorsaler Beckenringverletzung?

! **Der Blutverlust resultiert aus der Verletzung retroperitonealer Venen und aus den spongiösen Frakturfragmenten des hinteren Beckenringes.**

i *Immer sind Gefäße aus dem Plexus praesacralis, praevesicalis, aus dem Beckenboden oder große venöse Stämme rupturiert. Der Blutverlust stammt somit überwiegend aus dem Niederdrucksystem des Retroperitoneums und zum geringeren Teil aus der Frakturformation selbst.*

Frage 601

? Was ist eine Morel-Lavallé-Läsion?

! **Subkutanes Décollement nach Überrolltrauma.**

i *Bei der Morel-Lavallé-Läsion handelt es sich um eine durch Scherkräfte induzierte Sonderform der Haut-Weichteil-Verletzung am Becken. Beim Überrollen durch Reifen eines LKW und durch Kettenfahrzeuge kommt es aufgrund der kombinierten Kompressionsbelastung und Scherkräfte zu ausgedehnten inneren Weichteilverletzungen. Dabei können sich mehrere Liter Blut durch Abriss subkutaner Venen ansammeln. Infolge der großen Wundfläche ist das Risiko der sekundären Infektion hoch.*

Frage 602

? Gibt es ein Kompartmentsyndrom des Beckens auch ohne knöcherne Verletzung?

! **Ja.**

i *Ausgedehnte Hämatome durch Einblutung in die Muskelfaszien im Bereich der Beckenmuskulatur, insbesondere im Gluteal- und Psoasbereich, führen nach schwerer Kontusion auch ohne Fraktur zum Kompartmentsyndrom mit Nervenschäden und Muskelnekrosen.*

Frage 603

? Kann das Kompartmentsyndrom des Beckens konservativ behandelt werden?

! **Nein.**

i *Die frühzeitige operative Entlastung des Kompartmentsyndroms ist notwendig, um Nervenschäden und Muskelnekrosen mit konsekutiven funktionellen Defiziten zu verhindern.*

Frage 604

? Besteht ein besonderes Risiko für Nervenverletzungen bei transforaminalen Sakrumfrakturen?

! **Ja.**

i *Insbesondere nach komplexen Beckenverletzungen werden in 38 % der Fälle Nervenläsionen diagnostiziert. Diese betreffen den Plexus lumbalis und den Plexus sacralis, den Nervus ischiadicus und auch die Cauda equina. Sie können bei ansprechbaren Patienten häufig bereits am Unfallort diagnostiziert werden.*

Frage 605

? Treten Urethralläsionen nach Beckenverletzungen häufiger beim Mann oder bei der Frau auf?

! **Beim Mann.**

i *Verletzungen der harnableitenden Organe finden sich nach Beckentrauma in 40 %. Zwei Drittel davon entfallen auf Blasenrupturen und ein Drittel auf Urethraverletzungen. Aufgrund der anatomischen Lage mit langstreckigem Verlauf durch das Diaphragma pelvis und der Fixierung am Beckenboden sind Harnröhrenrupturen meist beim Mann zu beobachten.*

Frage 606

? Muss bei jeder Beckenfraktur eine Verletzung der harnableitenden Strukturen ausgeschlossen werden?

! **Ja.**

i *Die Langzeitmorbidität dieser Strukturen ist relevant. Strikturen, Inkontinenz und Impotenz sind bei übersehenen Läsionen häufig.*

? Wie wird die neurovaskuläre Abtrennung einer Beckenhälfte nebst anhängendem Bein genannt?

! **Traumatische Hemipelvektomie.**

i *Von den rekonstruierbaren komplexen Beckenverletzungen wird die traumatische Hemipelvektomie abgegrenzt, bei der es durch massive Gewalteinwirkung zur neurovaskulären Abtrennung einer Beckenhälfte nebst anhängendem Bein vom Körperstamm kommt. Dies tritt häufig bei „ungeschützten Verkehrsteilnehmern" wie z. B. Motorradfahrern durch Anprall oder Verhakung eins Beines auf. Die komplette Zerreißung der das Bein versorgenden Nerven bedeutet dabei selbst bei möglichem Erhalt der Extremität eine Gebrauchsunfähigkeit des Beines. Daher ist meist nur die chirurgische Komplettierung der bereits bestehenden inneren Amputation möglich.*

? Ist der vordere Beckenring für die biomechanische Stabilität des Beckens von Bedeutung?

! **Nein.**

i *Die Fraktur des vorderen Beckenringes im Bereich der Schambeine mit oberem und unterem Ast und der Sitzbeine bis in Höhe der Azetabula ist für die biomechanische Stabilität des Beckens von untergeordneter Bedeutung. Eine Verletzung des hinteren Beckenringes hingegen bedeutet eine partielle oder komplette Unterbrechung der Kraftüberleitung vom Stammskelett über Sakroiliakalgelenke, Ilium und Azetabulum in die Beine mit in 80 % resultierender Instabilität des Beckenringes. Die Stabilität des Beckenringes ist nur bei intakten dorsalen Strukturen gewährleistet.*

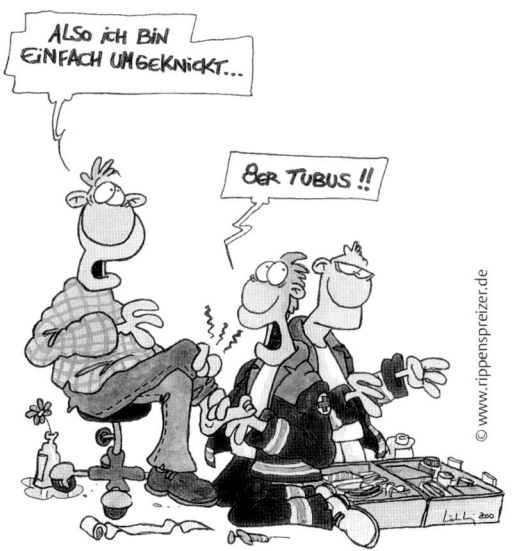

ALSO ICH BIN EINFACH UMGEKNICKT...

8ER TUBUS !!

© www.rippenspreizer.de

? Wie wird zur Vereinfachung der Nomenklatur im täglichen klinischen Gebrauch die Klassifikation der Beckenringfrakturen angegeben?

! **Frakturen Typ A, B oder C.**

i *Es wird zwischen stabilen und instabilen Beckenringfrakturen differenziert:*
– Bei Typ-A-Frakturen bleiben knöcherne und ligamentäre Integrität des dorsalen Beckenringes unangetastet, es sind stabile Frakturen.
– Typ-B-Frakturen führen zu einer partiellen Instabilität des Beckens meist durch Krafteinwirkung von lateral oder von medial mit Fraktur oder Sprengung des vorderen Beckenringes und der ventralen Bandstrukturen des dorsalen Beckenringes.
– Typ-C-Verletzungen führen zu einer kompletten dreidimensionalen Instabilität des Beckenringes mit Rotation der Beckenschaufeln und zusätzlicher vertikaler Dislokation nach kranial oder kaudal.

? Was ist eine „open-book"-Verletzung?

! **Scharnierartiges Aufreißen des Beckenringes in der Symphyse (siehe Abb. 4.6).**

i *Durch einen Außenrotationsmechanismus entsteht die Symphysenruptur als Zeichen der ventralen transsymphysären Instabilität. Diese Verletzung ist oft kombiniert mit einer Verletzung des dorsalen Beckenringes in Form einer transsakralen Instabilität. Dadurch wird die „open book"-Verletzung als reine B-Verletzung in die instabilere C-Verletzung überführt.*

? Was müssen Sie bei klinisch stabilem Beckenring und instabiler Kreislaufsituation berücksichtigen?

! **Es sollte rasch nach anderen Blutungsquellen gefahndet werden.**

i *Besteht bei einer klinisch stabilen Beckenringfraktur eine instabile Kreislaufsituation, stellt die Beckenfraktur selbst in der Regel nicht die Ursache der hämodynamischen Instabilität dar. Vielmehr sollte rasch nach anderen Ursachen gefahndet werden: stumpfes Bauchtrauma, thorakales Trauma, Rippenserienfraktur.*

4.3

Extremitäten- und Beckentrauma

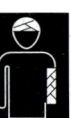

Frage 612

? Sollen Patienten mit instabiler Beckenringverletzung operativ stabilisiert werden?

! Ja.

i Komplexe Beckenfrakturen mit ausgedehnten Weichteilverletzungen führen bei den oft polytraumatisierten Patienten zu erheblichen Blutungskomplikationen. Blutverluste von 2 – 5 Liter treten regelhaft auf. Daher sollten nach initialer Diagnostik, Primärstabilisation des Beckenringes mit Fixateur externe und operativer Versorgung der Weichteilverletzungen am Becken die intensivmedizinische Behandlung und die erweiterte Diagnostik mit CT zur genauen Beurteilung des hinteren Beckenringes und zur Planung der definitiven operativen Therapie angestrebt werden.

Frage 613

? Gibt es einen „Becken-Notfall"?

! Ja.

i Bei instabiler Beckenringfraktur und dadurch bedingter Massenblutung sowie einem Hämoglobingehalt von < 8 mg/dl bei Klinikaufnahme muss die sofortige Kreislaufstabilisierung durch adäquate Volumensubstitution, intensivierte Schocktherapie und Massentransfusion erfolgen. Die umgehende Notfallversorgung der Beckeninstabilität ist erforderlich. Als Instrument im Schockraum steht hierfür die Beckenzwinge zur Verfügung, die am dorsalen Beckenring ohne initiale Bildgebung angelegt wird. Kann dadurch keine ausreichende Kreislaufstabilität erzielt werden, schließt sich die sofortige chirurgische Therapie durch Bauchtuchtamponade am Ort der Blutung (sakraler und vesikaler Plexus) an.

Frage 614

? Schildern Sie das Prinzip der Beckenzwinge.

! Die Beckenzwinge drückt das auseinandergebrochene Becken am hinteren Beckenring wieder zusammen.

i Durch die gewonnene Stabilität wird eine Selbsttamponade der aktiven Blutung im kleinen Becken möglich. Es kommt zu einer sofortigen Reduktion des Blutverlustes aus dem sakralen und pelvinen venösen Plexus und somit zu einer schnell messbaren Zunahme des systolischen Blutdrucks. Die Beckenzwinge kann, die entsprechende Indikation vorausgesetzt, im Schockraum bereits 10 Minuten nach Einlieferung über Stichinzisionen angelegt werden. Der Zugang zum Patienten wird nicht behindert, die Beckenzwinge ist CT-gängig und behindert die Laparotomie nicht.

Frage 615

? Besteht ein Unterschied zwischen einer Beckenringverletzung und einer Azetabulumfraktur?

! Ja.

i Die Frakturen des Azetabulums entstehen wie die Beckenfrakturen im Rahmen eines Hochenergietraumas mit begleitender Mehrfachverletzung. Sie betreffen gemäß ihrer Definition primär Femurkopf und Hüftpfanne. Die Klassifikation unterscheidet Typ-A-Frakturen als partielle Gelenkfrakturen, Typ-B-Frakturen mit Quer- und T-Frakturen der Gelenkfläche des Azetabulums und Typ-C-Frakturen, bei denen das gesamte Azetabulum aus dem Beckenskelett herausgebrochen ist.

Frage 616

? Was ist eine „Dashboard"-Verletzung"?

! Ein PKW-Unfall mit direktem Anprall des gebeugten Kniegelenkes am Armaturenbrett.

i Die Krafteinleitung erfolgt vom Knieanprall gegen Patella und Femur über das gebeugte Hüftgelenk auf den dorsalen Pfeiler des Azetabulums. Hierbei entstehen Kettenverletzungen mit Patellafraktur, hinterer Kniegelenkluxation, Femurschaftfraktur, Oberschenkelhalsfraktur, Femurkopffraktur und/oder Hüftgelenkluxationsfraktur.

Frage 617

? Stellt die geschlossene isolierte Azetabulumfraktur eine vitale Bedrohung dar?

! Nein.

i Die geschlossene isolierte Azetabulumfraktur verursacht selten schwere Blutungen. In Kombination mit einer instabilen Beckenringfraktur steigt jedoch das Risiko einer hämodynamisch relevanten Gefäßverletzung erheblich an.

Frage 618

? Worauf ist bei stark dislozierten Scham- und Sitzbeinfrakturen zu achten?

! Auf eine Blasenruptur.

i Insbesondere im Rahmen von Innenrotationsverletzungen des Beckens kommt es zu einer erhöhten Rate von Blasenrupturen unabhängig vom Geschlecht. In der Primärphase der Therapie muss das Behandlungsteam durch einen Urologen verstärkt werden.

? Muss bei Hochrasanztrauma, Mehrfachverletzung und Polytrauma immer mit einer Beckenfraktur gerechnet werden?

! Ja.

i Beckenfrakturen sind häufig bei Verkehrsunfällen mit Geschwindigkeiten über 40 km/h, aber auch beim Seitanprall der dem Stoß zugewandten Insassen an „schmale Strukturen" wie Baum und Laternenmast sowie beim Absturz aus großer Höhe.

? Soll der Patient im Rahmen der präklinischen Versorgung immer zu Schmerzen im Beckenbereich befragt werden?

! Ja.

i Ist der Patient primär noch ansprechbar, muss er zu Schmerzen im Beckenbereich befragt und ein neurologischer Status erhoben werden, da dies vor der Intubation die letzte Möglichkeit ist, neurologische Begleitverletzungen bei Beckeninstabilität zu erkennen.

? Soll bei Verdacht auf eine Beckeninstabilität bereits präklinisch mit der erweiterten Schocktherapie begonnen werden?

! Ja.

i Prophylaktisch wird die „forcierte Schocktherapie" eingeleitet. Nach Intubation und Narkose ist bei traumatischem hypovolämisch-hämorrhagischem Schock entscheidend, ob ein penetrierendes Trauma und/oder eine unstillbare Blutung vorliegt. In diesem Fall muss der Patient schnellstmöglich einer definitiven chirurgischen Versorgung zugeführt („scoop and run") und eine moderate Hypotension („treat and run") toleriert werden. Flüssigkeitssubstitution und Katecholamingabe müssen in diesem Falle zurückhaltend eingesetzt werden. Bei anderen Schockformen kann sehr viel aggressiver therapiert werden, um eine möglichst schnelle Verbesserung der mikrovaskulären Perfusion zu erreichen. Neben adäquater Flüssigkeitssubstitution mit einer Kombination aus kolloidalen und kristalloiden Lösungen sollten Katecholamine und ggf. Vasopressin eingesetzt werden. Für den Transport wird der Beckenverletzte auf eine Vakuummatratze gelagert. Besteht eine hochgradig instabile Außenrotationsverletzung mit sichtbarer Fehlstellung und in der manuellen Prüfung feststellbarer Instabilität des Beckens, wird am Unfallort primär unter Längszug des betroffenen Beines mit Innenrotation und seitlicher manueller Kompression eine Reposition durchgeführt. Dadurch wird das Volumen im kleinen Becken verringert und so eine temporäre Blutstillung erzielt. Diese Stellung wird durch Anformung der Vakuummatratze für den Transport gesichert.

? Ist bei Beckenverletzungen und Polytraumatisierten der Transport in eine Klinik der Maximalversorgung anzustreben?

! Ja.

i Der Transport erfolgt schonend bevorzugt im Rettungshubschrauber und immer in Arztbegleitung. Der Patient sollte insbesondere bei Kreislaufinstabilität zur Primärversorung in eine Klinik der Maximalversorgung eingeliefert werden, damit lebensrettende Sofortmaßnahmen unverzüglich durchgeführt werden können. Der „Notfallalgorithmus Becken" wird dort interdisziplinär durchgeführt und ist in einer Klinik der Maximalversorgung standardisiert möglich. Unter Berücksichtigung anderer Blutungsquellen besteht bei mechanischer Instabilität des Beckens und hämodynamischer Instabilität die Indikation zum kombinierten Vorgehen. Innerhalb eines 30-minütigen Zeitplans erfolgt die frühzeitige mechanische Stabilisierung des Beckenringes (in der Regel Beckenzwinge oder Fixateur externe) in Verbindung mit einer chirurgischen Blutungskontrolle (Bauchtuch-Tamponade kleines Becken und selektive Blutstillung).

? Sollte die in der amerikanischen Literatur weit verbreitete Schockhose „military antishock-trouser" im präklinischen Einsatz auch im zentraleuropäischen Raum bei Beckenverletzungen eingesetzt werden?

! Nein.

i Die Anlage der Schockhose ist zeitaufwändig, der Zugang zum Patienten wird dadurch erheblich eingeschränkt, schwere Komplikationen bis zum Kompartmentsyndrom mit Extremitätenverlust werden beschrieben. Angesichts der in Europa realisierten sehr kurzen Rettungszeiten bis zum Transport in die Klinik ist die Schockhose nicht zu empfehlen.

? Wie hoch ist die Rate von tiefen Beinvenenthrombosen nach Beckenfrakturen?

! 40%.

i Durch konsekutives Screening in MRT und Duplexsonographie wurde die posttraumatische Rate an tiefen Beinvenenthrombosen mit 40% gesichert. 45% der so nachgewiesenen Thrombosen betrafen sogar Beckenvenenthrombosen mit dem damit verbundenen höchsten Risiko für das Auftreten von Lungenarterienembolien. Nach Diagnosestellung einer Beckenfraktur als Hochrisikoprofil für eine Thrombose und Embolie sollte daher sofort die präoperative medikamentöse Heparinisierung eingeleitet werden. Hierzu eignen sich sowohl gewichtsadaptiertes niedermolekulares Heparin (s. c.) als auch unfraktioniertes Heparin (i. v.).

4.3 Extremitäten- und Beckentrauma

Frage 625

? Worin liegt die hämodynamische Besonderheit bei kindlichen Beckenverletzungen?

! **Im Vergleich zum Erwachsenen besteht bei Kindern hämodynamisch vorübergehend zunächst eine bessere Kompensationsfähigkeit, so dass der schlechte Allgemeinzustand nach kindlicher Beckenfraktur häufig erst zu spät offensichtlich wird.**

i *Die Beckenverletzung des Kindes ist selten und immer Folge eines hochenergetischen Traumas. Die Rate an intra- und extrapelvinen Begleitverletzungen liegt aufgrund der kindlichen Anatomie dabei deutlich höher als beim Erwachsenen. Die Prognose wird bestimmt durch retroperitoneale und intraabdominelle Blutungskomplikationen. Hierbei ist zu beachten, dass die hämodynamische Instabilität nicht mit der mechanischen Instabilität des Beckenringes korreliert. Aufgrund des anfänglich guten Kompensationsmechanismus des kindlichen Organismus tritt die Phase der Dekompensation dann jedoch plötzlich und häufig irreversibel auf.*

Frage 626

? Sollen instabile Verletzungen des kindlichen Beckenringes einer Klinik der Maximalversorgung zugeführt und dort operativ stabilisiert werden?

! Ja.

i *Instabile kindliche Beckenfrakturen werden in einem unfallchirurgischen Zentrum in einer Klinik der Maximalversorgung frühzeitig reponiert und operativ mit Fixateur externe oder interner Osteosynthese stabilisiert. So kann das Beckenvolumen reduziert und die Blutung gestillt werden.*

Frage 627

? Kann das ABC des ATLS als Leitlinie der Therapie eines hämodynamisch instabilen Patienten mit Beckenverletzung gelten?

! Ja.

i *In Anlehnung an das Frühbehandlungskonzept des „Advanced Trauma Life Support – ATLS" aus den USA, das weltweite Standards setzt, soll das Schockraum-Management der ersten Minuten für die Notfallbehandlung von Beckenverletzten in Kursen geschult und optimiert werden. Das American College of Surgeons fordert die Kontrolle lebensbedrohlicher Blutungen innerhalb einer Stunde nach dem Trauma. Grundprinzipien sind das frühzeitige Erkennen des lebensbedrohlichen Zustands sowie die unmittelbare mechanische Stabilisation des Beckenringes (Lagerung, Beckenzwinge, Fixateur externe). Bei nicht ausreichend zu kompensierenden Patienten („non-responder") werden die sofortige chirurgische (operative Tamponade des kleinen Beckens) oder (überwiegend im angloamerikanischen Raum) die interventionelle Blutstillung (Angiographie und Embolisation) durchgeführt.*

Frage 628

? Welche Aussagen zur Behandlung offener Frakturen sind richtig?
1. Oberstes Ziel ist der Funktionserhalt der verletzten Extremität.
2. Ein geschlossener Weichteilschaden führt regelhaft zu einem Kompartmentsyndrom.
3. Wesentliches Ziel der initialen Behandlung ist die Infektvermeidung.
4. Das initiale Weichteildébridement sollte möglichst sparsam ausfallen, um eine spätere Weichteildeckung zu gewährleisten
5. Noch vor der ersten chirurgischen Versorgung ist ein häufiger Verbandswechsel erforderlich.

! 1 und 3 sind richtig.

i *Offene Frakturen an Extremitäten treten mit einer Inzidenz von 3% auf. Sie werden nach Gustilo und Anderson klassifiziert nach Schweregrad O I–III. Die primäre Therapie am Unfallort besteht in der Reposition durch Längszug, der primären sterilen Wundabdeckung, die erst im OP entfernt wird, sowie der temporären Stabilisation durch Vakuumschiene.*

Frage 629

? Benennen Sie typische Lokalisationen für eine konservative Frakturtherapie beim Erwachsenen:
1. unverschobene proximale Humerusfraktur beim alten Menschen,
2. dislozierte Patellaquerfraktur,
3. mediale Oberschenkelhalsfraktur mit biomechanisch ungünstigem Bruchverlauf,
4. dislozierte Femurschaftfraktur,
5. dislozierte Olekranonabrissfraktur.

! Nur 1 ist richtig.

i *Die Diagnostik am Unfallort weist in der Regel bereits auf eine Fraktur der betroffenen Extremität hin. Die endgültige Entscheidung über die definitive Therapie kann erst nach radiologischer Bildgebung mittels Röntgen und/oder CT erfolgen. Patellaquerfraktur, Femurschaftfraktur, Olekranonabrissfraktur und mediale Oberschenkelhalsfraktur mit biomechanisch ungünstigem Bruchverlauf stellen eine Indikation zur operativen Stabilisation dar.*

Frage 630

? Welche der unten angegebenen Befunde können am Unfallort auf eine vordere Schulterluxation hinweisen?
1. Schmerz,
2. tastbare „leere Schulterpfanne",
3. Läsion des Nervus axillaris,
4. eingeschränkte Funktion,
5. adäquates Trauma.

! Alle Antworten sind richtig.

i Die traumatische Schulterluxation führt in 90 % zu einer Dislokation des Humeruskopfes nach ventrokaudal. Ursache ist in der Regel das Abduktions-Außenrotations-Hyperextensionstrauma des Armes. Die baldige Reposition in Narkose ist anzustreben.

? Sollte die traumatische Schulterluxation erst nach radiologischer Bildgebung und dann in Narkose reponiert werden?

! Ja.

i Rein klinisch kann nicht eindeutig zwischen proximaler Humerusfraktur und Schulterluxation differenziert werden. Brüske Repositionsmanöver in nicht ausreichender Relaxierung führen zu iatrogenen Sekundärverletzungen am Humeruskopf und am Glenoid.

? Welches ist die häufigste Begleitverletzung der dislozierten Humerusschaftfraktur?

! Die Läsion des Nervus radialis.

i In bis zu 10 % der Fälle findet sich eine primäre Beteiligung des Nervus radialis mit sensibler und/oder motorischer Schädigung. Klinisch wird diese Läsion im Ausbreitungsgebiet des Nervs peripher differenziert, typischerweise findet sich eine Fallhand und der Patient kann auf Aufforderung die Langfinger und den Daumen gegen Widerstand nicht extendieren.

? Nennen Sie die einzigen 3 klinisch erfassbaren sicheren Frakturzeichen.

! 1. sichtbare Frakturenden,
2. tastbares Knochenreiben,
3. eindeutige Achsfehlstellung.

i Alle anderen Symptome wie Hämatom, Schwellung, Schmerz, Rötung, Blutung und Funktionseinschränkung sind nicht Fraktur beweisend und treffen auch auf die Diagnose einer Prellung, Verstauchung, Kontusion oder Distorsion zu.

? Stellt die dislozierte kindliche suprakondyläre Humerusfraktur eine Indikation zum operativen Vorgehen dar?

! Ja.

i Suprakondyläre Humerusfrakturen entstehen durch Sturz auf das Handgelenk, den ausgestreckten Arm oder den Ellbogen. Die verschobenen Frakturen werden anatomisch reponiert und osteosynthetisch stabilisiert, um Deformierungen und Bewegungsdefizite im Wachstumsverlauf – wie bei der konservativen Behandlung – zu vermeiden.

? Beschreiben Sie die typische Stellung des Beines bei einer Hüftgelenk nahen Femurfraktur.

! Das Bein liegt außenrotiert und verkürzt.

i Die dislozierte proximale Oberschenkelfraktur, z. B. bei Oberschenkelhalsbruch oder pertrochantärem Frakturverlauf, führt zur konsekutiven Verkürzung der Frakturenden durch den Zug des Musculus adductor magnus und zur Außenrotation durch die Wirkung des Musculus glutaeus medius.

? Was sind die typischen Begleitkomplikationen der vollständigen Knieluxation?

! – Verletzung der Poplitealarterie,
– Verletzung des Nervus ischiadicus,
– Kompartmentsyndrom.

i Die vollständige Kniegelenkluxation ist sehr selten, sie entsteht indirekt durch ein Hochenergietrauma (Ski-Abfahrtslauf) oder direktes Trauma (Stoßstangenanprall). Die sofortige Reposition und Stabilisation in einem Zentrum ist anzustreben. In 15 % der Fälle finden sich neurovaskuläre Läsionen auch im weiteren Verlauf, so dass die stationäre Überwachung erforderlich ist. Die Amputationsrate bei übersehener arterieller Läsion liegt bei über 80 %.

4.3

Extremitäten- und Beckentrauma

Frage 637

? Was ist eine Lisfranc-Verletzung und wie wird sie diagnostiziert?

! Eine schwere Fußwurzelverletzung. Die Diagnose erfolgt durch radiologische Bildgebung.

i Bei der Lisfranc-Verletzung handelt es sich um eine Luxationsfraktur in der proximalen Fußwurzelreihe, häufig entstanden durch Hochenergietrauma beim Absturz oder durch Einklemmung des Fußes in der Pedalerie beim Verkehrsunfall. Die Diagnose wird durch CT gesichert, bei übersehener oder zu spät therapierter Verletzung ist das Fußkompartmentsyndrom eine häufige Komplikation. Die Behandlung erfolgt durch offene oder geschlossene Reposition und Stabilisation, ein Fixateur externe ist zur Protektion der Weichteilstrukturen meist erforderlich.

Frage 638

? Warum ist die offene Unterschenkelfraktur komplikationsträchtig?

! Der geschädigte Weichteilmantel kann Ausgangspunkt für Infektionen und Wundheilungsstörungen sein.

i Ein direktes oder indirektes Trauma führt zur Zerreißung der Weichteilstrukturen am gebrochenen Unterschenkel. Der Grad der Dislokation, der Grad der Kontamination sowie die Ausdehnung der arteriellen und nervalen Läsionen bestimmen das Therapieregime. Frühzeitiges chirurgisches Débridement, Stabilisation durch Anlage eines Fixateur externe und sekundäre Lappenplastiken sind häufig erforderlich, um frakturbedingte Infektionen und Frakturheilungsstörungen zu verhindern.

Frage 639

? Kann das manifeste Kompartmentsyndrom am Becken oder an einer Extremität nach Trauma beim intubierten und beatmeten Patienten diagnostiziert werden?

! Ja.

i Durch den Einsatz eines Druckmesssystems kann der Gewebedruck innerhalb einer Muskelloge sicher bestimmt werden. Die Indikation zum operativen Vorgehen leitet sich ab aus der Differenz von diastolischem Blutdruck zu gemessenem Kompartmentdruck.

Frage 640

? Sollte beim axialen Stauchungstrauma im Rahmen eines Absturzes an Wirbelkörperfrakturen gedacht werden?

! Ja.

i Beim axialen Stauchungstrauma kann es zu Frakturen der spongiösen ossären Strukturen kommen: Fersenbeinfraktur, Tibiakopffraktur, zentrale Femurkopfluxation mit Azetabulumfraktur, Wirbelkörperfrakturen.

Frage 641

? Haben sich die speziell für die Frakturen der Extremitäten und des Beckens im Rahmen des kindlichen Polytraumas entwickelten Score-Systeme bewährt?

! Nein.

i Spezielle Trauma-Scores für Kinder haben sich nicht bewährt und sind entbehrlich. Die derzeit am häufigsten angewandten Score-Systeme für Kinder wurden für den Erwachsenen konzipiert und konnten den kindlichen pathophysiologischen Besonderheiten angepasst werden.

Frage 642

? Soll bei der Versorgung von Extremitätenfrakturen beim Kind stets primär die definitive Therapie angestrebt werden?

! Ja.

i Unabhängig von der Therapieform – operativ oder konservativ – sollte die Therapiestrategie primär definitiv festgelegt werden, um weitere Narkosen sowie Therapie- und Verfahrenswechsel zu vermeiden. Dies ist vom Notarzt bei der Wahl der anzufahrenden Klinik zu berücksichtigen.

Frage 643

? Unterliegen auch geschlossene Extremitätenfrakturen einer Klassifikation des Weichteilschadens?

! Ja.

i Auch geschlossene Extremitätenfrakturen können mit einem höhergradigen Weichteilschaden kombiniert und somit mit Komplikationen assoziiert sein. Die Klassifikation beinhaltet:
- G0 (ohne erkennbaren Weichteilschaden),
- G1 (Schürfung oder Kontusion),
- G2 (massive Weichteilquetschung) und
- G3 (Décollement, Gefäßverschluss).

? Kann der im Erwachsenenalter verwendete Schock-Index „systolischer Blutdruck zu Herzfrequenz" bei vital bedrohlichen Extremitäten- und Beckenverletzungen auf das Kindesalter übertragen werden?

! Nein.

i *Altersabhängig besteht beim Kind eine höhere Herzfrequenz bei niedrigeren Werten für den systolischen Blutdruck und den arteriellen Mitteldruck. So weist das Kleinkind (12 kg) eine normale Herzfrequenz von 160 Schlägen pro Minute und einen systolischen Blutdruck von 80 mmHg und das Schulkind (35 kg) eine Herzfrequenz von 100 Schlägen pro Minute und einen systolischen Blutdruck von 100 mmHg auf.*

? Nennen Sie die Komplikation des „cuff-and-collar" bei der kindlichen suprakondylären Humerusfraktur.

! Kompartmentsyndrom.

i *„Cuff-and-collar" bezeichnet die Verbandanordnung, bei der gebrochene Arm im Ellbogengelenk überbeugt in einer Schlinge um den Hals des Kindes fixiert wird. Hierdurch kann es zu einer Durchblutungsstörung des Armes mit venöser Abflussbehinderung, Abklemmung des arteriellen Zustroms, Druckerhöhung in den Muskelfaszien und konsekutiver ischämischer Muskelnekrose kommen.*

? Welche Besonderheit des kindlichen Skeletts ist bei großer Gewalteinwirkung auf das Becken zu beachten?

! Die Elastizität.

i *Wegen der Elastizität des kindlichen knöchernen Skeletts führen die bei großer Gewalteinwirkung auftretenden Scherkräfte auch ohne Beckenfraktur zu einer häufig primär übersehenen intrapelvinen Verletzung von Darm, Retroperitoneum, Gefäßstrukturen und urologischen Organen.*

4.4 Polytrauma

Markus Roessler

? Wie lautet die Definition für Polytrauma (Schwerstverletzter)?

! H. Tscherne hat 1978 die „...Verletzung mehrerer Körperregionen und Organsysteme, wobei wenigstens eine Verletzung oder die Kombination mehrerer Verletzungen lebensbedrohlich ist" als Polytrauma definiert. Die von O. Trentz 1994 erweiterte Definition bezeichnet Polytrauma als ein „Syndrom von Verletzungen mehrerer Körperregionen, mit konsekutiven systemischen Funktionsstörungen, die zum posttraumatischen Immunversagen mit nachfolgender Sepsis und Multiorganversagen führen können."

? Was ist der Injury Severity Score?

! Der Injury Severity Score (ISS) ist ein Bewertungssystem für die Beurteilung der Gesamtverletzungsschwere. Als Polytrauma gelten die Patienten, bei denen der ISS $\geq$ 16 Punkte beträgt.

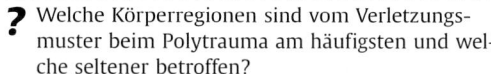

Frage 649

? Wie wird der Injury Severity Score (ISS) errechnet?

! Der ISS errechnet sich aus den Punktwerten für Einzelverletzungen. Diese Punktwerte wiederum basieren auf den Überlebenswahrscheinlichkeiten der Einzelverletzungen, die im Abbreviated Injury Scale (AIS) definiert sind.

i Im AIS (Abbreviated Injury Scale) wird die Verletzungsschwere für jede Körperregion von 0–6 klassifiziert:
- 0 – keine,
- 1 – geringe,
- 2 – mäßige,
- 3 – schwer, nicht lebensbedrohlich,
- 4 – schwer, lebensbedrohlich,
- 5 – kritisch, Überleben unsicher,
- 6 – maximal.

Der ISS unterscheidet 6 Körperregionen
- Kopf/Hals,
- Gesicht,
- Thorax,
- Abdomen,
- Extremitäten/Beckengürtel,
- Weichteile.

Die Punkte der drei am schwersten verletzten Körperregionen werden quadriert und dann addiert:
$ISS = (AIS\ a)^2 + (AIS\ b)^2 + (AIS\ c)^2$
Bei 6 Punkten in einer Region beträgt der ISS per Definition 75. Daher kann der ISS maximal 75 betragen
($5^2 + 5^2 + 5^2 = 75$).

Ab 16 Punkten spricht man von einem Polytrauma (z. B. SHT 3 Punkte + Femurfraktur 3 Punkte = $3^2 + 3^2 = 18$), ab 25 Punkten von einem schweren Polytrauma.

Frage 650

? Welche Körperregionen sind vom Verletzungsmuster beim Polytrauma am häufigsten und welche seltener betroffen?

! Nach den derzeitig verfügbaren Registerdaten (Deutsches Traumaregister) liegt die Häufigkeit der betroffenen Körperregionen (Verletzungsmuster) schwerst verletzter Patienten (ISS ≥ 16) etwa bei:
- Kopf 64,6 %,
- Thorax 61,6 %,
- Beine 43,8 %,
- Arme 35,4 %,
- Wirbelsäule 33,2 %,
- Abdomen 23,8 %,
- Becken 22,3 %,
- Gesicht 15,8 %,
- Hals 0,9 %.

i Relevante Verletzungen (AIS > 3) des Thorax sind dabei am häufigsten (60,6 %), schwere Kopfverletzungen am zweithäufigsten (58,3 %).

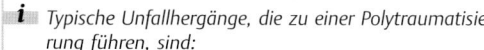

Frage 651

? Bei welchen Unfallhergängen sollte stets an die Möglichkeit eines Polytraumas gedacht werden? (Abb. 4.5)

! Jeder Unfallhergang, bei dem eine hohe kinetische Energie auf den Körper des Verletzten eingewirkt hat, kann zum Polytrauma führen. Dabei handelt es sich häufig um ein schweres Dezelerationstrauma.

i Typische Unfallhergänge, die zu einer Polytraumatisierung führen, sind:
- Sturz aus mehr als 3 m Höhe,
- Motorrad- oder Autounfall mit höherer Geschwindigkeit (meist > 50 km/h),
- Herausschleudern aus einem Fahrzeug,
- angefahrener Fußgänger oder Radfahrer,

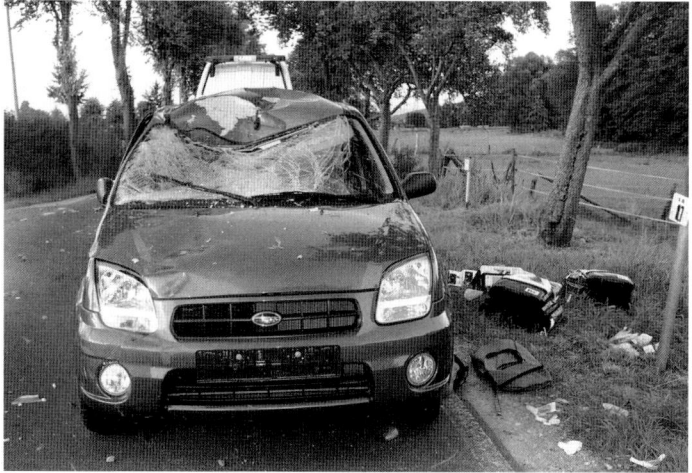

Abb. 4.5 PKW nach Kollision mit Fahrradfahrer. Der Fahrradfahrer war von einem Feldweg auf eine Kreisstraße aufgefahren. Erkennbare äußere Verletzung war lediglich eine Kopfplatzwunde!

Traumatologie

- starke Fahrzeugdeformierung als Ausdruck einer hohen Energieeinwirkung,
- Einklemmung im Unfallfahrzeug,
- Verschüttung,
- Explosionsverletzungen.

Frage 652

? Welches Ziel hat die präklinische Therapie beim Polytrauma?

! Oberstes Ziel der präklinischen Therapie ist es, eine ausreichende Mikrozirkulation und damit die Sauerstoffversorgung aufrecht zu erhalten oder wieder herzustellen. Die Prävention bzw. das Erkennen und die Behandlung eines Schockzustandes ist daher die zentrale Aufgabe.

Frage 653

? Über welche Möglichkeiten der Diagnostik und Behandlung sollte das Zielkrankenhaus für die Behandlung eines Schwerstverletzen verfügen?

! Ein Schwerstverletzter sollte, wenn es unter Berücksichtigung der Transportzeit möglich ist, primär in ein Traumazentrum eingeliefert werden. In diesem sollte 24 Stunden am Tag
- ein einsatzbereites Schockraum-Team,
- eine Computertomographie und
- eine Blutbank zur Verfügung stehen.

Zudem sollten
- Komplementärdisziplinen (Neurochirurgie, Viszeralchirurgie, Thorax-Herz-Gefäßchirurgie) sowie
- eine ausreichende Intensivkapazität verfügbar sein.

Frage 654

? Welche Aufgabe übernimmt die Luftrettung in Bezug auf die Versorgung eines Schwerstverletzen?

! Der Einsatz der Luftrettung kann bei der Behandlung eines Schwerstverletzten aus 3 Gründen sinnvoll sein:
1. Schnelle Heranführung eines notfallmedizinischen Behandlungsteams (Notarzt und Rettungsassistent) zur Einsatzstelle (vor allem auch bei schlechten Straßenverhältnissen, Stau, in unwegsamem Gelände etc.).
2. Subsidiäre Unterstützung des bodengebundenen Rettungsdienstes. Das heißt, die Luftrettung kann parallel zu einem bodengebundenen Notarztsystem alarmiert oder von diesem jederzeit nachgefordert werden, wenn dies aus Gründen der Einsatztaktik (z. B. lange Transportdistanz zu einem Traumazentrum) sinnvoll ist. Ebenso kann die Anforderung aber auch zur medizinischen Versorgung eines Verletzten an der Einsatzstelle erfolgen, wenn dies vom bodengebundenen Rettungsdienst gewünscht wird.
3. Sekundärtransport eines Schwerstverletzten nach Primärversorgung in ein Traumazentrum. Dies kann z. B. notwendig sein, weil in einem Krankenhaus die Behandlung durch spezielle Fachdisziplinen (z. B. Neurochirurgie, Herz-Thorax-Gefäß-Chirurgie) nicht möglich ist oder weil eine spezielle intensivmedizinische Behandlung (invasives Neuromonitoring, Hämofiltration) erforderlich ist.

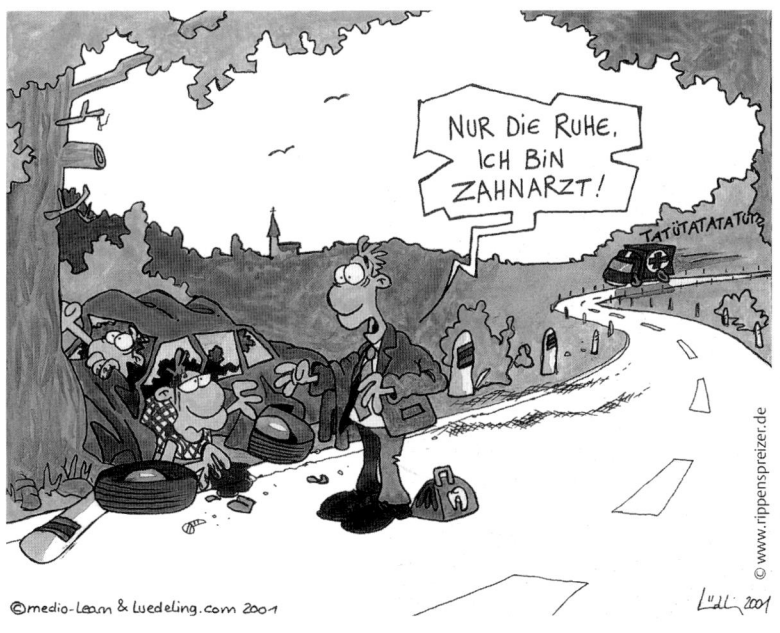

© www.rippenspreizer.de

©medio-Learn & Luedeling.com 2001

? Zu welchem Zeitpunkt der präklinischen Versorgung melden Sie einen Schwerstverletzten in einem Traumazentrum an?

! **Die Anmeldung sollte zum frühest möglichen Zeitpunkt erfolgen. Das heißt, sobald erkennbar ist, dass es sich um einen Schwerstverletzten handelt.**

i *Umso früher die Information weitergegeben wird, dass ein schwerstverletzter Patient in ein Krankenhaus/ein Traumazentrum eingeliefert wird, desto früher kann*
- *Personal bereit gestellt/angefordert werden, insbesondere während der Bereitschaftsdienstzeiten,*
- *das OP-Management einer Klinik dafür Sorge tragen, dass elektive Operationen zu Gunsten einer Akutversorgung zurückgestellt werden,*
- *eine Rettungsleitstelle Patientenströme koordinieren, vor allem dann, wenn die Versorgung mehrerer Schwerstverletzter in einem Rettungsdienstbereich koordiniert werden muss.*

? Auf welche Weise und durch wen sollte ein Schwerstverletzter für die weitere Versorgung in einer Klinik angemeldet werden?

! **Grundsätzlich ist der BOS-Funk (BOS = Behörden und Organisationen mit Sicherheitsaufgaben), über den alle Fahrzeuge des öffentlich-rechtlich beauftragten Rettungsdienstes verfügen, die technische Einrichtung zur Kommunikation. Die Anmeldung übernimmt der Notarzt.**
Denkbar ist auch, dass die Informationsübermittlung per Handy erfolgt. Dabei ist aber zu bedenken, dass die Notrufnummer 112 nicht immer in der Rettungsleitstelle aufläuft, die entsandt hat oder zuständig ist. Dies ist vor allem der Fall, wenn der Einsatzort an der Grenze eines Landkreises oder einer Gebietskörperschaft liegt. Die Direktwahlnummer der zuständigen Leitstelle sollte daher bekannt sein.
Zu den Aufgaben einer Rettungsleitstelle gehört die Suche nach einer geeigneten Klinik mit entsprechender Kapazität. Sie fragt die für die Patientenversorgung möglichen Kliniken ab und meldet Patienten dementsprechend dort an.
Dieses Procedere ist sinnvoll, damit Rettungskräfte nicht mit solchen Tätigkeiten belastet sind. Andererseits ist denkbar, dass hierdurch Übermittlungsfehler entstehen. Immer mehr Kliniken, die als Traumazentren in Traumanetzwerken organisiert sind, haben daher auch Telefonnummern eingerichtet, unter der der zuständige Leiter eines Trauma-Teams jederzeit erreicht werden kann. Wird über eine solche Telefonnummer direkt Kontakt zu einem Traumazentrum aufgenommen und ein Patient disponiert, muss die Rettungsleitstelle darüber unmittelbar informiert werden.

i *Informieren Sie sich über die Telefonnummern der Rettungsleitstellen und Traumazentren in Ihrem Einsatzbereich.*

? Bei der Versorgung eines Polytraumas werden verschiedene Versorgungsphasen unterschieden. Welche?

! – **Reanimationsphase (prä- und innerklinisch),**
– **Primärphase (1. Stabilisierungsphase),**
– **Sekundärphase (2. Stabilisierungsphase),**
– **Tertiär- oder Rehabilitationsphase.**

? Die in der Reanimationsphase der Polytraumaversorgung genannten Maßnahmen werden typischerweise in der Präklinik, ggf. auch im Schockraum durchgeführt. Um welche Maßnahmen handelt es sich dabei?

! – **Lebensrettende Sofortmaßnahmen, z. B. Freimachen der Atemwege, Stoppen externer Blutungen,**
– **lebensrettende Operationen, z. B. Minithorakotomie zur Anlage einer Thoraxdrainage,**
– **Stabilisierung und Sicherung der Vitalfunktionen,**
– **Notfalldiagnostik, z. B. FAST (Focused Abdominal Sonography in Trauma).**

? Ein Patient wurde bei einem Verkehrsunfall in seinem PKW eingeklemmt. Eine technische Rettung durch die Feuerwehr ist notwendig.
Wie stimmen Sie einsatztaktisch die medizinische Versorgung und technische Rettung aufeinander ab?

! **Notarzt und Einsatzleiter der Feuerwehr sind dafür verantwortlich, dass die Maßnahmen aufeinander abgestimmt werden.**

i *Der Notarzt muss in Bezug auf die technische Rettung die Aussage machen, ob eine*
- *sofortige Rettung,*
- *schnelle Rettung oder*
- *schonende Rettung*

notwendig ist.

Sofortige Rettung: Zeitvorgabe: sofort. Eine weitere mögliche Schädigung wird toleriert, weil unmittelbare Gefahr droht (z. B. Feuer) oder medizinische Gründe (z. B. Atemwegmanagement unmöglich, drohender Kreislaufstillstand) dazu zwingen. Technische Rettung nur soweit zur Befreiung notwendig. Achsengerechte Rettung nur soweit mit einfachen Mitteln möglich.

Schnelle Rettung: Zeitvorgabe: Befreiung in maximal 20 Minuten, d. h. schnellstmögliche Rettung unter Beachtung einsatztaktischer und medizinischer Aspekte. Raumschaffende Maßnahmen, achsengerechte Rettung.

Schonende Rettung: Zeitvorgabe: keine. Maximaler Patientenschutz, raumschaffende Maßnahmen, achsengerechte Rettung.

Traumatologie

? Was ist gemeint, wenn von der „golden hour of shock" die Rede ist?

! Das Konzept der „golden hour of shock" wurde 1976 von R. Adams Cowley formuliert: „There is a golden hour between life and death. If you are critically injured you have less than 60 minutes to survive. You might not die right then; it may be three days or two weeks later – but something has happened in your body that is irreparable."
Grundlage für seine Hypothese waren französische Daten aus dem Ersten Weltkrieg, die gezeigt hatten, dass die Mortalität am niedrigsten ist, wenn die Versorgung innerhalb der 1. Stunde nach der Verletzung erfolgte.
Gleichwohl gibt es Kritik am Konzept der „golden hour of shock", da die Datenlage derzeit nicht zeigt, dass die Mortalität sich grundsätzlich erhöht, wenn die Zeitspanne vom Unfallereignis bis zur operativen Versorgung länger als 60 Minuten beträgt.

i *Dennoch gilt: Da bei einem Schwerstverletzten eine lebensbedrohliche Blutung nur durch eine chirurgische Intervention kontrolliert werden kann, müssen die Versorgungsmaßnahmen das Ziel haben, so schnell wie möglich eine chirurgische Intervention zu ermöglichen.*

? „Scoop and Run", „Stay and Play", „Work and Go" sind verschiedene Konzepte bei der Versorgung von Unfallverletzten.
Worin unterscheiden sich diese Versorgungskonzepte und welches Konzept hat Gültigkeit?

! – „Scoop and Run" (synonym „Load and Go"): Der Patient wird so schnell wie möglich gerettet und in ein Krankenhaus transportiert.
Eine Indikation für dieses Konzept ist nur gegeben, wenn am Einsatzort eine Sicherung und Stabilisierung der Vitalfunktionen nicht möglich ist. Am häufigsten ist dies bei einer penetrierenden Verletzung von Thorax oder Abdomen (z. B. Schuss- oder Stichverletzung) der Fall. Gleichwohl müssen die Atemwege frei und eine ausreichende Ventilation sichergestellt sein, da sonst selbst bei schnellstem Transport eine lebensbedrohliche Hypoxie droht.
– „Stay and Play": Am Einsatzort wird versucht, die Vitalfunktionen zu stabilisieren und eine vollständige Untersuchung des Patienten durchgeführt.
Dieses Konzept ist in der Vergangenheit durch zu lange Versorgungszeiten – vor allem wenn zeitkritische Verletzungen übersehen oder nicht ausreichend gewürdigt wurden – in die Kritik gekommen. Ein tragisches Beispiel hierfür ist die Versorgung von Prinzessin Diana. Wach und orientiert bei Eintreffen der Einsatzkräfte, wurde sie erst 110 Minuten nach dem Unfall in ein Krankenhaus eingeliefert.

– „Work and Go": Am Einsatzort werden die für einen sicheren Transport notwendigen Maßnahmen durchgeführt, wie z. B. Intubation, Entlastung eines Spannungspneumothorax mittels Thoraxdrainage, Immobilisation/Schienung insbesondere frakturierter Röhrenknochen. Nicht notwendige Maßnahmen unterbleiben. Der Transport des Patienten erfolgt so früh wie möglich.
Dieses Konzept ist das derzeit favorisierte bei Schwerstverletzten.

? Welches sind die Haupttodesursachen beim Polytrauma?

! Bei den Todesursachen werden Früh-, Intermediär- und Spätmortalität unterschieden. Bei einer Gesamtmortalität von 15 – 20 % sterben die meisten polytraumatisierten Patienten innerhalb der ersten 24 Stunden (Frühmortaliät) nach einem Unfallereignis (40 – 50 % der Gesamtmortalität). Hauptursachen sind nicht kontrollierbare Blutungen oder ein schweres Schädel-Hirn-Trauma. Die Spätmortalität nach ≥ 72 Stunden ist vor allem durch ein septisches Multiorganversagen bedingt (etwa 35 % der Gesamtmortalität).

? Woran können Sie äußerlich eine Polytraumatisierung erkennen?

! Cave: in den meisten Fällen ist eine Polytraumatisierung äußerlich nicht erkennbar!
Die Unterschätzung der Verletzungsschwere ist daher ein häufiger Fehler bei der Behandlung Polytraumatisierter.

i – *Äußerlich erkennbare Hinweise auf eine Polytraumatisierung können lediglich gegeben sein, wenn z. B. an den Extremitäten Fehlstellungen offensichtlich oder äußerliche Blutungen auffällig sind.*
– *Passive Sicherheitseinrichtungen und Schutzbekleidung führen dazu, dass selbst bei schwersten stumpfen Verletzungen der Organsysteme Kopf, Thorax, Abdomen und Becken keine oder nur geringe äußerliche Verletzungszeichen erkennbar sind.*
– *Daher immer systematisch nach Verletzungen – vor allem stumpfen Verletzungen – suchen. Im Zweifelsfall von einer Verletzung in einem untersuchten Organsystem ausgehen.*

4.4

Polytrauma

Frage 664

? Wie gehen Sie vor, wenn Sie zu einem Verletzten kommen und zu diesem Zeitpunkt noch keine Untersuchungen und Maßnahmen durchgeführt worden sind?

! Die Untersuchung sollte in 2 Stufen erfolgen:
1. Die Erstbeurteilung („Fünf-Sekunden-Visite", „Primary Survey"):
   - Suche nach unmittelbar lebensbedrohlichen Zuständen,
   - Vorgehen gemäß A-B-C-Schema,
2. Die weiterführende Beurteilung („Fünf-Minuten-Visite", „Secondary Survey"):
   - Reevaluation und Untersuchung nach A-B-C-D-E Schema,
   - kraniokaudale Untersuchung aller Körperregionen.

i Zeitgleich mit der Untersuchung werden durch das Behandlungsteam alle Maßnahmen ergriffen, um die Vitalfunktionen zu sichern oder wiederherzustellen.

Frage 665

? Die erste Untersuchung („Fünf-Sekunden-Visite", „Primary Survey") des Unfallverletzten erfolgt nach dem A-B-C-Schema. Worauf achten Sie bei dabei genau? Welche Fragen wollen Sie beantwortet haben?

! Bei der ersten Untersuchung wird nach unmittelbar lebensbedrohlichen Zuständen gesucht.
Hierzu werden nach dem A-B-C-Schema die für die Vitalfunktionen entscheidenden Befunde von
- A – Airway (Atemweg),
- B – Breathing (Atmung),
- C – Circulation (Kreislauf)
erhoben.

i Zu A – Airway sind 3 Fragen zu beantworten:
- Ist der Atemweg frei?
- Ist der Atemweg bedroht?
- Ist der Atemweg verlegt?

Zu B – Breathing sind 4 Fragen zu beantworten:
- Wie ist die Atemfrequenz?
- Wie ist die Atemarbeit?
- Wie ist das Atemzugvolumen?
- Wie ist die Oxygenierung (SpO_2)?

Zu C – Circulation sind 5 Fragen zu beantworten:
- Ist ein Puls palpabel?
- Wie ist die Herzfrequenz?
- Wie ist der Blutdruck?
- Wie ist die periphere Perfusion (Rekapillarisationszeit)?
- Wie ist die Vorlast?

Die Vorlast kann klinisch nur grob abgeschätzt werden. Füllen sich die Vv. jugulares externae bei einem liegenden

Patienten durch moderaten Druck auf das Abdomen rechts subkostal, kann davon ausgegangen werden, dass der rechtskardiale bzw. linksatriale Druck nicht stark erniedrigt ist. Dieses Manöver kann auch hilfreich sein, wenn die V. jugularis externa punktiert werden soll. Hingegen sollten gut sichtbare Halsvenen bei einem verunfallten Patienten an einen Spannungspneumothorax oder gar an einen Perikarderguss denken lassen. Wird präklinisch oder im Schockraum eine abdominelle Notfallsonographie (FAST) durchgeführt, weist beim spontan atmenden Patienten ein inspiratorischer Kollaps der V. cava inferior auf einen Volumenmangel hin. Beim beatmeten Patienten ist ein Kollaps oder eine sehr leichte Komprimierbarkeit der V. cava inferior ein Hinweis auf eine reduzierte Vorlast.

Frage 666

? Auf welche Befunde achten Sie speziell bei der Untersuchung des Atemweges?

! Nutzen Sie Ihre Sinne Sehen, Hören, Fühlen:
- Sehen: Verletzungen im Gesicht-Hals-Bereich? Halsvenenstauung?
- Hören: Atemgeräusche?
- Fühlen: Hautemphysem? Trachea verlagert? Laryngeale Krepitation?

Frage 667

? Auf welche Befunde achten Sie speziell bei der Untersuchung der Atmung?

! Auch hier wieder mit Sehen, Hören, Fühlen:
- Sehen: Verletzungen am Thorax? Atemexkursionen? Einziehungen?
- Hören: Atemgeräusche beidseits? Perkussionsbefund?
- Fühlen: Hautemphysem? Krepitation? Instabiler Thorax?

Frage 668

? Und auf welche Befunde achten Sie speziell bei der Untersuchung der Zirkulation?

! Und wiederum mit Sehen, Hören, Fühlen:
- Sehen: Herzfrequenz (Monitor)? Rekapillarisierungszeit? Halsvenenstauung?
- Hören: Blutdruck?
- Fühlen: Radialispuls? Blutdruck?

? Beschreiben Sie, was Sie tun und worauf Sie achten, wenn Sie zum allerersten Mal Kontakt zum Patienten haben?

! Sehen – Hören – Fühlen! Benutzen Sie alle Sinne zeitgleich!
Augen auf, eine Hand auf den Thorax, eine am Radialispuls:
- Sehe und fühle ich Atembewegungen?
  - Ist eine sofortige Intervention notwendig, um den Atemweg frei zu machen?
  - Ist die Ventilation und Oxygenierung ausreichend?
- Ist der Patient auffallend blass?
- Sehe ich eine externe Blutung, die durch äußere Maßnahmen gestoppt werden kann?
- Hat der Patient einen Kreislaufstillstand?
- Fühle ich einen peripheren Puls?
- Wie ist die Hauttemperatur?
- Sehe ich auffällige Deformitäten an Kopf, Hals, Rumpf, Extremitäten?

? Die weiterführende Untersuchung („Fünf-Minuten-Visite", „Secondary Survey") des Unfallverletzten erfolgt nach dem A-B-C-D-E-Schema. Worauf achten Sie bei den Punkten D und E? Welche Fragen wollen Sie beantwortet haben?

! D steht für Defizit der neurologischen Funktion (engl. Dysfunction of the CNS).
E steht für Entkleiden (engl. Exposure and Enviromental Control).
Mit den Befunden zu D sollen neurologische Defizite erkannt werden:
- Wie sind die Pupillengröße und die Reaktion der Pupillen auf Licht?
- Welchen Wert hat der Patient auf der GCS (Glasgow Coma Scale)?
- Gibt es halbseitige Defizite?

Durch ein vollständiges Entkleiden des Patienten sollen nicht offensichtliche Verletzungen erkannt werden. Typischerweise werden erst so Prellmarken und Schwellungen sichtbar, die Hinweise auf innere Verletzungen geben können.
Dennoch sollte der Patient so bald wie möglich mit – am besten erwärmten oder beheizbaren – Decken wieder zugedeckt werden, nicht nur um einer Auskühlung vorzubeugen, sondern auch um seine Persönlichkeitssphäre zu wahren.

? Zu den Basismaßnahmen bei der Versorgung eines Unfallverletzten gehört die Gabe von Sauerstoff. Welche 3 Begründungen gibt es für eine Sauerstoffgabe?

! 1. Zur (möglichst) vollständigen Sättigung von Hämoglobin mit Sauerstoff. Der Wert der pulsoximetrisch gemessenen Sättigung sollte so hoch wie möglich sein.
2. Zur Präoxygenierung. Ist eine Narkoseeinleitung und Intubation vorgesehen, wird durch eine ausreichend lange Atmung von reinem Sauerstoff der Luftstickstoff aus der Lunge ausgewaschen (Denitrogenisierung). Hierdurch kann die Zeit verlängert werden, die ein Patient ohne Spontanatmung auskommen kann, ohne eine Hypoxie zu erleiden.
3. Zur Erhöhung des physikalisch gelösten Sauerstoffs im Blut. Sauerstoff wird nicht nur chemisch an Hämoglobin gebunden, sondern löst sich auch physikalisch im Blut. Je ausgeprägter eine Anämie durch eine Hämorrhagie ist, desto bedeutsamer ist der Anteil von physikalisch gelöstem Sauerstoff.

i Der Sauerstoffgehalt des arteriellen Blutes kann mit folgender Formel berechnet werden:

$CaO_2 = (1,34 \times Hb \times SaO_2) + (0,003 \times paO_2)$

1,34 ist die Hüfner-Zahl. Sie bedeutet, dass 1 Gramm Hämoglobin in vivo ca. 1,34 ml Sauerstoff transportieren kann.

? Ein Patient ist bei einem Frontalzusammenstoß auf einer Landstraße verletzt worden. Sie treffen mit RTW und NEF als erste Kräfte zeitgleich am Einsatzort ein. Der Patient befindet sich noch im Fahrzeug. Wie strukturieren Sie Ihre Versorgung, nicht nur medizinisch?

! Bei der Versorgung eines Schwerverletzten steht die medizinische Behandlung zwar im Mittelpunkt, die Maßnahmen müssen jedoch mit den weiteren an einem Einsatz beteiligten Kräften (Rettungsdienst, Feuerwehr, Polizei) abgestimmt und das geplante Vorgehen regelmäßig reevaluiert werden. Bei der Feuerwehr spricht man in diesem Sinne vom Führungsvorgang:
Lagefeststellung – Erkundung → Planung → Befehlsgebung → erneute Lagefeststellung – Erkundung.

Polytrauma **4.4**

Die Versorgung sollte in diesem Sinne wie folgt strukturiert sein:
- *Lageerkundung: Eigensicherung, Unfallhergang, weitere Verletzte,*
- *Erstbeurteilung („Primary Survey") nach A-B-C-Schema: Suche und Behandlung unmittelbar lebensbedrohlicher Zustände,*
- *Festlegung sofortige – schnelle – schonende Rettung,*
- *technische Rettung,*
- *weiterführende Beurteilung („Secondary Survey") nach A-B-C-D-E-Schema,*
- *so lange wie nötig Erstversorgung, so früh wie möglich Transport („Work and Go").*

Frage 673

? Eine junge Frau ist mit ihrem Kleinwagen unter einen entgegenkommenden LKW gefahren. Dadurch ist sie in ihrem Fahrzeug schwer eingeklemmt worden. Bei Ihrem Eintreffen liegt der GCS bei 11, die Atemwege sind frei, die Ventilation ist ausreichend, der Puls ist peripher palpabel (105/min), die Kapillarfüllungszeit beträgt 4 Sekunden. Beide Oberschenkel sind offensichtlich frakturiert und disloziert. Die Patientin erhält Sauerstoff über eine Maske, über einen venösen Zugang läuft eine Infusion. Die Patientin stöhnt und ist unruhig, ein Helfer sitzt auf der Rückbank und hält ihr den Kopf. Der Zugang zur Patientin ist aufgrund der starken Deformation des Fahrzeugs erschwert. Geben Sie der Patientin ein Analgetikum? Wenn ja, warum, wenn nein, warum nicht?

! In dieser Situation müssen die möglichen positiven Effekte einer Analgesie gründlich gegen das Risiko, das eine Analgesie mit sich bringen kann, abgewogen werden.
Mögliche positive Effekte:
- **Schmerzlinderung (nicht zuletzt als humanitäre Aufgabe),**
- **geringere Bewegung frakturierter Extremitäten durch reduzierte Unruhe, damit eventuell reduzierter Blutverlust.**

Potenzielle Gefahren:
- **Demaskierung eines hämorrhagischen Schocks durch reduzierten Sympathikotonus (bis hin zur Kreislaufdekompensation),**
- **Ateminsuffizienz durch Analgetikum bei SHT, ggf. mit der Notwendigkeit einer Beatmung/Atemwegsmanagement.**

Gerade der Notarzt sieht sich in einer solchen Situation mit der expliziten oder impliziten Erwartung konfrontiert „etwas zu tun", damit es der Patientin besser geht. Da diese vom Aspekt her sicher leidend wirkt, erscheint es naheliegend, eine Analgesie zu verabreichen. Eine solch gut gemeinte Analgesie kann aber auch Gefährdung bedeuten.
Ist der Zugang zur Patientin limitiert und kann bei einer aufwändigen technischen Rettung nicht vorausgesagt werden, wie lange es dauern wird, bis die Patientin befreit ist, ist Zurückhaltung bezüglich der Analgesierung

geboten. Anders ist dies, wenn der Zugang zur Patientin möglich ist und alle Maßnahmen durchgeführt werden können. Sobald die Patientin befreit ist, können Analgetika mit mehr Sicherheit nach Bedarf verabreicht werden.

Frage 674

? Sie entschließen sich dazu, ein Analgetikum zu verabreichen. Welche Analgetika stehen generell zur Verfügung und für welche Substanzgruppe würden Sie sich entscheiden?

! **Präklinisch steht als Nicht-Opoid Analgetikum in der Regel Novaminsulfon zur Verfügung, das aber in einer solchen Situation eine zu schwache analgetische Potenz hat. Alternativ könnte Ketamin (Racemat) bzw. Esketamin (S-Enantiomer) verabreicht werden, das die Spontanatmung in analgetisch wirksamen Dosen nicht beeinträchtigt.**
Als starke Analgetika stehen Opioide (z. B. Morphin, Piritramid, Fentanyl) zur Verfügung.

Frage 675

? Welche Vor- und Nachteile haben Opioidanalgetika in dieser Situation?

! **Vorteile der Opioidanalgetika:**
- **bei angepasster Titration keine Bewusstseinstrübung,**
- **keine psychotrope Wirkung.**

Nachteile der Opioidanalgetika:
- **effektive Dosierung durch Titration vergleichsweise zeitaufwändig, andernfalls besteht die Gefahr der Überdosierung (Wirkmaximum: Morphin nach ca. 20 Minuten, Piritramid nach ca. 10 Minuten, Fentanyl nach ca. 5 – 7 Minuten),**
- **Atemdepression,**
- **durch zentrale Sympathikolyse Demaskierung einer Hypovolämie mit Gefahr der akuten Kreislaufdekompensation.**

Frage 676

? Welche Vor- und Nachteile haben Ketamin bzw. Esketamin in dieser Situation?

! **Vorteile von Ketamin/Esketamin:**
- **effektive Dosierung schnell möglich (Wirkmaximum nach ca. 2 – 4 Minuten),**
- **keine Atemdepression,**
- **keine Kreislaufdepression,**
Nachteile von Ketamin/Esketamin:
- **psychotrope Wirkung, die meist eine Sedierung mit Benzodiazepinen erfordert,**
- **bei höheren Dosierungen des Razemates (> 1 mg/kg KG) Zunahme des zerebralen Blutflusses, wenn der ICP bereits erhöht ist. Dieser Effekt ist bei Normoventilation aber vernachlässigbar und ist unter Esketamin nicht zu erwarten.**

? Ein Patient hat durch einen Sturz ein stumpfes Bauchtrauma und eine Beckenfraktur erlitten. Klinisch besteht der Verdacht auf einen schweren hämorrhagischen Schock. Die pulsoxymetrisch gemessene Sättigung beträgt 98 %. Welchen therapeutischen Effekt hat die Gabe von 100 % Sauerstoff?

! **Erhöhung der physikalisch transportierten Sauerstoffmenge im Blut.**

i *Sauerstoff wird im Blut sowohl chemisch gebunden, als auch physikalisch gelöst. Der Sauerstoffgehalt des arteriellen Blutes kann mit folgender Formel berechnet werden:*

$$CaO_2 = (1,34 \times Hb \times SaO_2) + (0,003 \times paO_2)$$

1,34 ist die Hüfner-Zahl. Sie bedeutet, dass 1 Gramm Hämoglobin in vivo ca. 1,34 ml Sauerstoff binden kann. Bei einem Patienten ohne Anämie (Hb 15 g/dl) enthalten 100 ml Blut ca. 20 ml Sauerstoff ($1,34 \times 15 \times 1,0$). Der physikalisch gelöste Anteil ist bei Atmung von Luft und damit einem paO_2 um 100 mmHg zu vernachlässigen ($0,003 \times 100 = 0,3$ ml). Bei einer schweren Anämie (z. B. Hb 5 g/dl) und einer SaO_2 von 98 % sinkt der Sauerstoffgehalt auf kritische Werte ($1,34 \times 5 \times 0,98 = 6,57$ ml/dl Blut). Durch eine Sauerstoffgabe kann dieser Wert nicht beeinflusst werden, wenn Hämoglobin bereits nahezu maximal mit Sauerstoff gesättigt ist (SaO_2 98 %). Allerdings führt die Atmung von reinem Sauerstoff dazu, dass der paO_2 ansteigt (maximal ca. 500 mmHg). Die nun physikalisch gelöste Menge Sauerstoff kann also bis 1,5 ml/dl Blut betragen ($0,003 \times 500$). Dies entspricht etwa der Sauerstofftransportkapazität von einem Erythrozytenkonzentrat!

? Ein ca. 80 kg schwerer Patient wird an der Einsatzstelle intubiert und kontrolliert beatmet. Wie wird die Beatmung eingestellt?

! **Die Parameter sollten wie folgt eingestellt werden:**
- **FiO_2: 1,0,**
- **Atemzugvolumen: 480 – 640 ml = 6 – 8 ml/kg Idealkörpergewicht (Idealkörpergewicht bedeutet einen Body-Mass-Index von ca. 20 – 25. Bei 170 cm Körpergröße sind das 59 – 72 kg, bei 180 cm 66 – 82 kg),**
- **Atemfrequenz: 14 – 18/min,**
- **I:E (wenn einstellbar): 1:2 bis 1:1,**
- **PEEP: 5 – 10 cmH$_2$O.**

i *Bezüglich der Einstellwerte des I:E-Verhältnisses und des PEEP gibt es keine Daten für die Präklinik. Steht eine Oxygenierungsstörung im Vordergrund, erscheint ein I:E von 1:1 bei einem PEEP von mindestens 5, ggf. sogar 10 cmH$_2$O sinnvoll. Ist die Hämodynamik instabil oder liegt ein schweres SHT mit Zeichen einer intrakraniellen Drucksteigerung vor, ist bei der Einstellung eines erhöhten PEEP (> 5 mbar) Vorsicht geboten.*

? Welchen Beatmungsmodus wählen Sie, wenn eine solche Einstellung möglich ist – druckkontrollierte Beatmung oder volumenkontrollierte Beatmung?

! **Unter den Bedingungen der Präklinik sollte eine volumenkontrollierte Beatmungseinstellung gewählt werden.**

i *Bei der druckkontrollierten Beatmung besteht die Gefahr, dass sich das Tidalvolumen durch erhöhte Beatmungsdrücke z. B. aufgrund unzureichender Narkosetiefe, Sekret in den Atemwegen, Pneumothorax/Spannungspneumothorax schnell ändert und der Patient dann hypoventiliert wird.*

? Sie sind mit einem schwer verletzten Patienten auf dem Weg in ein Traumazentrum. Der Patient ist intubiert und beatmet, der Wert für das endtidale CO_2 liegt bei ca. 32 mmHg. Plötzlich fällt der Wert des endtidalen CO_2 auf Werte um 15 mmHg. Was ist die wahrscheinlichste Ursache und was tun Sie?

! **Fällt der Wert des endtidalen CO_2 plötzlich ab (jedoch nicht auf 0 mmHg), ist in einer solchen Situation ein akuter Abfall des Herzzeitvolumens (HZV) am wahrscheinlichsten. Unter dem verminderten HZV wird die Lunge weniger perfundiert, es kommt zur Totraumventilation (Ventilation ohne Perfusion) und damit zum Abfall des endtidalen CO_2. Suchen Sie nach möglichen Ursachen eines sich akut verschlechternden Volumenmangelschocks! Unbedingt sollte auch überprüft werden, ob die Beatmung einwandfrei funktioniert und z. B. keine Tubusdislokation oder ähnliches vorliegt.**

i *Keinesfalls sollte bei einem plötzlichen Abfall des endtidalen CO_2-Werts das Atemminutenvolumen reduziert werden. Eine Hypoventilation wäre die Folge. Wäre der Patient tatsächlich hyperventiliert worden, würde der endtidale CO_2-Wert langsam fallen.*

4.4

Polytrauma

Abb. 4.6 „Open book"-Verletzung.

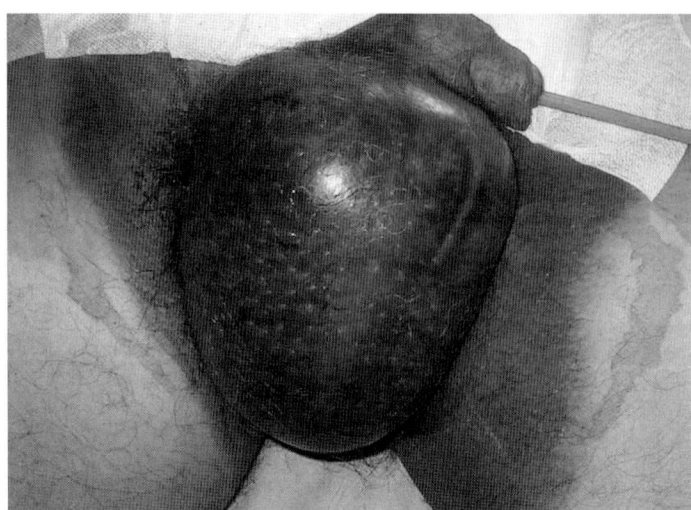

Traumatologie

? Ein Motorradfahrer ist auf einer Landstraße gegen ein entgegenkommendes Fahrzeug geprallt. Der Rettungsdienst findet ihn etwa 30 m entfernt von der Unfallstelle in einem Feld liegen. Der Patient ist wach und orientiert. Er klagt über starke Schmerzen im Bereich des Beckens und des linken Oberschenkels. Die Herzfrequenz liegt bei 105/min, der Blutdruck bei 140/70 mmHg.

Hat der Patient einen Volumenmangelschock (hämorrhagischen Schock)?

! **Die Befunde von Herzfrequenz und Blutdruck sind nicht ausreichend, um einen Volumenmangelschock auszuschließen.**

i *Junge Patienten – das Durchschnittsalter Schwerstverletzter liegt bei ca. 40 Jahren – können einen Volumenmangel zunächst gut kompensieren.*

In der hyperdynamen Phase eines Volumenmangelschocks liegen die hämodynamischen Parameter Herzfrequenz und Blutdruck oft noch im Normbereich.

Der von Allgöwer 1967 formulierte Schock-Index hat aufgrund der heute kurzen Rettungszeiten praktisch kaum noch eine Bedeutung. Der Schock-Index wurde aus dem Quotienten von Herzfrequenz und systolischem Blutdruckwert ermittelt. Werte über 1 (z. B. Herzfrequenz 120/min, RR$_{syst.}$ 80 mmHg, Schock-Index = 1,5) wurden als diagnostisch für einen Schock angesehen.

Wer sich am Schock-Index orientiert, wird einen Volumenmangelschock häufig übersehen oder ihn zu spät diagnostizieren!

? Ein unkontrollierbarer Blutverlust ist eine der Hauptursachen für die Frühmortalität Schwerstverletzter. Welche Verletzungen sind typischerweise mit schweren äußeren Blutverlusten verbunden?

! **Ausgeprägte externe Blutverluste werden beobachtet bei:**
- **ausgedehnten Verletzungen der Kopfschwarte,**
- **komplexen Mittelgesichtsfrakturen (panfaziale Fakturen),**
- **komplexen Verletzungen der Extremitäten.**

? Schwere, stumpfe Verletzungen des Körperstamms (Thorax, Abdomen, Becken) können zu lebensbedrohlichen inneren Blutungen führen. Welche Möglichkeiten haben Sie, eine relevante Blutung zu diagnostizieren oder zu lokalisieren?

! **Ohne apparative Diagnostik ist es kaum möglich, Blutverluste in den „dritten Raum", also in Kompartimente, die normalerweise keine Flüssigkeit/Blut enthalten, zu diagnostizieren.**
Sind die Körperregionen Thorax, Abdomen und Becken nicht alleine, sondern in Kombination betroffen, wird es noch schwieriger, da die Blutverluste sowohl als auch
- **intrathorakal,**
- **intraabdominell und**
- **retroperitoneal**
lokalisiert sein können.

Kann über den Lungen ein seitengleiches Atemgeräusch auskultiert werden und ist die Sauerstoffaufnahme wenig oder gar nicht eingeschränkt, erscheint

ein ausgedehnter Blutverlust nach intrathorakal weniger wahrscheinlich.

Kommt es bei einer komplexen Fraktur des Beckens zu einer arteriellen Blutung (typisch A. pudenda, A. obturatoria oder A. iliaca), ist eine schnell zunehmende und ausgedehnte Schwellung von Skrotum oder Labien ein beinahe pathognomisches Zeichen für eine arterielle Blutung im Bereich des Beckens (Abb. 4.6). Der präklinische Einsatz eines transportablen Ultraschallgerätes kann sinnvoll sein, da mithilfe einer gezielten sonographischen Untersuchung (Focused Abdominal Sonography in Trauma) in wenigen Minuten eine Aussage darüber möglich ist, ob sich Flüssigkeit intrathorakal und/oder intraabdominell sammelt.

i *Die gelegentlich zitierte Zunahme des Bauchumfangs bei intraabdominellen Blutungen ist als diagnostisches Zeichen unsinnig, da der Umfang sichtbar erst dann zunimmt, wenn der Patient fast verblutet ist!*

Frage 684

? Sie stellen bei einem Schwerstverletzten Zeichen eines Volumenmangelschocks fest. Sie schätzen den Blutverlust aktuell auf ca. 1 Liter. Was ist das Ziel einer Volumenersatztherapie?

! Ziel einer Volumenersatztherapie ist eine ausreichende periphere Perfusion, ohne dass ein bestimmter Blutdruckwert erreicht werden muss. Dies gilt aber nur für Patienten ohne Schädel-Hirn-Trauma!

Frage 685

? Welche klinischen Befunde sprechen dafür, dass die periphere Perfusion ausreichend ist?

! Ausreichende periphere Perfusion bedeutet:
- peripher palpable Pulse,
- Rekapillarisierungszeit nicht länger als 3 Sekunden (Pulsoxymetrie möglich),
- keine Bewusstseinsstörung durch Hypotension (Voraussetzung kein Schädel-Hirn-Trauma!).

i *Ist die periphere Perfusion ausreichend, darf der Einsatz von Volumenersatzmitteln restriktiv erfolgen. Das bedeutet, dass der systemische Blutdruck durch Volumenersatzmittel zwar erhöht wird, normotone Blutdruckwerte (RR > 90 mmHg) aber nicht erreicht werden müssen (= Konzept der permissiven Hypotension).*

Frage 686

? Um 1 Liter Blutverlust zu ersetzen, muss etwa wie viel einer kristalloiden, kolloidalen oder hyperton-hyperonkotischen Infusionslösung verabreicht werden?

! Um 1 Liter Blutverlust zu ersetzen, müssen
- mindestens 3 Liter, im Schock (aufgrund des Kapillarlecks) sogar 5 – 7 Liter, kristalloide Infusionslösung oder
- ca. 1 Liter kolloidale (isoonkotische) Infusionslösung oder
- ca. 250 ml hyperton-hyperonkotische Infusionslösung
gegeben werden.

Frage 687

? Welches Volumenersatzmittel würden Sie in diesem Fall einsetzen?

! Derzeit gibt es keine wissenschaftliche Evidenz, dass bei der Behandlung eines Volumenmangelschocks ein bestimmtes Volumenersatzmittel überlegen ist. Liegt ein manifester Volumenmangel vor und ist die periphere Perfusion unzureichend, wird es alleine aus logistischen Gründen sinnvoll sein, zunächst mit einem kolloidalen Volumenersatzmittel (Hydroxyethylstärke, Gelatine) zu beginnen.

Beim Einsatz hypertoner Kochsalzlösung (Hyper-HAES, Rescue-Flow) muss bedacht werden, dass maximal 4 ml/kg KG gegeben werden dürfen und dass die Infusion beim wachen Patienten ausgesprochen schmerzhaft sein kann (theoretische Osmolarität ca. 2500 mosmol/l).

Frage 688

? Was ist die Indikation für die Gabe einer hyperton-hyperonkotischen Infusionslösung (Small-Volume-Resuscitation, z. B. Hyper-HAES, Rescue-Flow)?

! Anwendungsgebiet von hyperton-hyperonkotischen Infusionslösungen ist die Initialtherapie der akuten Hypovolämie und des Volumenmangeschocks.

i *Dabei muss Folgendes bedacht werden:*
- *Hypertone Kochsalzlösung „mobilisiert" Flüssigkeit aus dem Extravasalraum. Dieser Effekt ist weniger stark ausgeprägt, wenn das Ausmaß der Hypovolämie gering ist.*
- *Für die Behandlung eines erhöhten intrakraniellen Druckes ist die Substanz offiziell nicht zugelassen. Mehrere Studien haben ein verbessertes Überleben bei Schwerverletzten mit SHT gezeigt, wenn hypertone Kochsalzlösung eingesetzt wurde. Allerdings gibt es auch Studien, die keinen Vorteil gezeigt haben.*
- *Es dürfen nur maximal 4 ml/kg KG gegeben werden. Auf keinen Fall mehrfach während der Versorgung applizieren.*
- *Die Substanz ist nur für Patienten ab 18 Jahren zugelassen, bei Kindern ist der Einsatz „off label use".*

Fazit: Hypertone Kochsalzlösung verbessert die Hämodynamik bei klinisch symptomatischer Hypovolämie. Bei Patienten mit SHT hat es wahrscheinlich einen positiven Effekt auf das Überleben. In diesem Sinne sollte die Infusionslösung gezielt und begründet verabreicht werden. Eine generelle Gabe kann aber nicht empfohlen werden.

? Ein 6-jähriger Junge ist beim Überqueren einer Straße von einem PKW erfasst und zu Boden geschleudert worden. Er scheint schwer verletzt zu sein. Welche Menge einer kristalloiden Infusionslösung geben Sie als initiale Volumentherapie, wenn Zeichen eines Schocks erkennbar sind?

! Liegen Zeichen einer unzureichenden peripheren Perfusion vor, sollen 10 – 20 ml/kg KG einer kristalloiden Infusionslösung gegeben werden, auch dann, wenn die Blutdruckwerte normal sind.

i *Das Körpergewicht eines Kindes lässt sich mit der Formel 2 × (Alter in Jahren + 4) schätzen. In diesem Beispiel also 2 × (6 Jahre + 4) = 20 kg.*
Der erste Flüssigkeitsbolus sollte also 200 – 400 ml betragen!
Derzeit finden sich in der Literatur Angaben von 10 ml/kg KG und 20 ml/kg KG für die Bolusgaben. Praktisch bereitet dies aber kein Problem, denn es sollte folgendermaßen vorgegangen werden: Bolusgabe → Reevaluation → ggf. erneute Bolusgabe. Besonders wichtig ist daher eine regelmäßige und kurzfristige Reevaluation der Kreislaufsituation.

? Welche Befunde weisen bei einem solchen Patienten auf einen Volumenmangelschock (hämorrhagischer Schock) hin?

! Folgende Befunde weisen auf einen Volumenmangelschock hin:
- **Frieren:** insbesondere dann, wenn dies aufgrund der Umstände ungewöhnlich ist (heißer Sommertag, Schutzbekleidung).
- **Durst:** ein spontan oder auf gezielte Befragung hin geäußertes, ggf. zunehmendes Durstgefühl.
- **Blässe:** Durch die sympathikoadrenerge Reaktion des Körpers kommt es zur Vasokonstriktion, die vor allem am Schockorgan Haut gut erkennbar ist (der Patient „sieht schlecht aus"). Blasse Skleren weisen darüber hinaus auf eine Hämorrhagie hin.
- **Zentralisation:** Die genannte Vasokonstriktion führt zur Zentralisation und ist an einer verzögerten Rekapillarisierung (Nagelbettprobe) sowie an kalten Akren erkennbar.
- **Peripherer Puls:** Ein schlecht oder nicht mehr palpabler Puls ist ein untrügliches Zeichen für eine dekompensierte Kreislaufsituation.
- **Hypotonie und Tachykardie:** Hypotone Blutdruckwerte sind ein untrügliches Zeichen für ein schweres, häufig schnell progredientes Schock-Geschehen, insbesondere in Verbindung mit einer ausgeprägten Tachykardie. Ebenso ist denkbar, dass der Volumenverlust über längere Zeit unbemerkt stattgefunden hat.

? Was ist mit der „tödlichen Trias" bei Schwerstverletzten gemeint?

! Die Befundkonstellation:
- **Hypothermie,**
- **Azidose,**
- **Koagulopathie.**

i *Diese Kombination ist Ausdruck für das Unvermögen des Körpers, seine Homöostase aufrechtzuerhalten, und ist mit einer hohen Mortalität verknüpft. Daher sollte bei jedem Schwerstverletzten so früh wie möglich*
- *die Körpertemperatur gemessen,*
- *eine Blutgasanalyse vorgenommen und*
- *der Gerinnungsstatus kontrolliert werden.*

? Über den Schockraum einer Klinik wird ein schwerstverletzter Patient aufgenommen. Der Patient wurde präklinisch intubiert und wird kontrolliert beatmet. Die SpO_2 beträgt 96 % bei 100 % Sauerstoff, das endtidal gemessene CO_2 liegt bei 34 mmHg. Bei der Auskultation ist das Atemgeräusch auf der linken Seite deutlich abgeschwächt. Der Klopfschall ist auf der rechten Seite hypersonor. Was ist Ihre Verdachtsdiagnose?

! Fehllage des Endotrachealtubus im rechten Hauptbronchus.

i *Die unbemerkte Fehllage eines Endotrachealtubus im rechten Hauptbronchus ist eine der häufigsten Komplikationen nach der Intubation (z. T. > 10 % der Fälle). Dabei wird – in der Regel – ausschließlich die rechte Lunge ventiliert. Hierdurch kann der Klopfschall auf der ventilierten rechten Seite hypersonor sein, während er auf der nicht ventilierten Seite gedämpft und das Atemgeräusch abgeschwächt bzw. nicht hörbar ist. Bei einem (Spannungs-)Pneumothorax sind die pathologischen Befunde – hypersonorer Klopfschall und abgeschwächtes Atemgeräusch – stets auf derselben Seite zu finden.*

? Welche Maßnahmen ergreifen Sie?

!
- Lagekontrolle mittels Röntgen-Thorax (bei schwierigem Atemweg mittels Fiberoptik),
- Rückzug des Tubus, bis die Tubusspitze in der Trachea oberhalb der Karina zu liegen kommt,
- weiterhin kontinuierliche Kontrolle des exspiratorischen CO_2.

? Ein Fahrer eines PKW wurde schwer verletzt, als ein anderer PKW mit etwa 60 km/h in die Fahrerseite seines Fahrzeugs geprallt ist. Der Patient wurde nach der technischen Rettung endotracheal intubiert und wird nun seit einigen Minuten maschinell beatmet. Sukzessive ist die pulsoxymetrische Sättigung von 96% auf 90% gefallen, der Beatmungsdruck angestiegen, ebenso die Herzfrequenz von ca. 100/min auf 150/min, der systolische Blutdruck ist von normotonen auf hypotone Werte gefallen.
Was ist Ihre Verdachtsdiagnose?

! Spannungspneumothorax.

i *Durch eine Verletzung des Tracheobronchialsystems oder der Lunge kollabiert die Lunge auf der betroffenen Seite und Luft tritt in die Pleurahöhle aus. Sammelt sich immer mehr Luft in der Pleurahöhle, werden die (kollabierte) Lunge und schließlich auch das Mediastinum zunehmend zur gegenüberliegenden Seite verdrängt. Aus einem Pneumothorax entwickelt sich ein Spannungspneumothorax. Der Beatmungsdruck steigt, durch den zunehmenden intrapulmonalen Shunt verschlechtert sich der Gasaustausch. Unter dem steigenden intrathorakalen Druck vermindert sich der venöse Rückstrom zum Herzen. Das Herzzeitvolumen fällt ab, kompensatorisch steigt die Herzfrequenz.*

? Sie wollen einen lebensbedrohlichen Spannungspneumothorax so schnell wie möglich entlasten. Wie gehen Sie vor?

! – Lokalisation der Einstichstelle in Monaldi-Position:
  - Palpation der Erhebung im Brustbein am Übergang vom kopfnahen Manubrium zum Corpus sterni. Hier setzt immer die 2. Rippe an.
  - Dem Verlauf der 2. Rippe in die Medioklavikularlinie (MCL) folgen, darunter liegt der 2. Interkostalraum (2. ICR) = Punktionsstelle.

– Cave: durch Abzählen der Rippen vom Schlüsselbein aus wird fast immer eine falsche, weil zu weit kranial lokalisierte, Position gewählt, da die 1. Rippe nicht sicher identifiziert werden kann.
– Hautdesinfektion.
– Unter kontinuierlicher Aspiration Punktion (sterile Kautelen) der Pleurahöhle am Oberrand der 3. Rippe mit einer 14 G Venenverweilkanüle mit einer aufgesetzten und zur Hälfte mit NaCl 0,9% gefüllten 10-ml-Spritze.
– Nach Aspiration von Luft Vorschieben der Verweilkanüle ohne Mandrin in die Pleurahöhle. Bei korrekter Diagnose entweicht hörbar Luft.
– Cave: Unter Beatmung kann die Venenverweilkanüle abknicken. Daher ist dies nur eine vorübergehende Maßnahme bis zur definitiven Versorgung mittels Thoraxdrainage.

? Ein schwerstverletzter Patient erleidet einen Kreislaufstillstand. Wann ist aus Ihrer Sicht ein Reanimationsversuch gerechtfertigt?

! Die Chance auf eine erfolgreiche Wiederbelebung mit gutem Überleben haben Patienten, wenn
  – sie jünger als 55 Jahre sind,
  – bei schwerer Thoraxverletzung präklinisch eine Thoraxdrainage gelegt wurde,
  – eine behandelbare penetrierende Verletzung vorliegt,
  – erst im Verlauf ein Kreislaufstillstand eingetreten ist und der Blutdruck initial > 0 mmHg war.

i *Wiederbelebungsmaßnahmen sind dann aussichtslos, wenn*
  – *bei einem stumpfen Trauma kein organisierter EKG-Rhythmus mehr erkennbar ist,*
  – *bei einem durch Rettungspersonal bezeugten Kreislaufstillstand Maßnahmen über 15 Minuten ohne Erfolg geblieben sind.*

4.4

Polytrauma

Erol Cavus

Traumatologie

Frage 697

? Wie bewerten Sie bei einem polytraumatisierten Patienten die Messung von arteriellem Blutdruck und Herzfrequenz?

! **Blutdruck und Herzfrequenz sind wichtig zur ersten Orientierung und als Verlaufsvariablen, bilden aber nur die Makrohämodynamik ab.**

i *Arterieller Blutdruck und Herzfrequenz können durch die Kompensationsmechanismen des Organismus lange im Normbereich bleiben. Die Herzfrequenz ist somit ein schlechter Indikator für das Ausmaß des Blutverlustes!*

Eine rasch progrediente Abnahme der Herzfrequenz kann allerdings auf eine kritische Dekompensation des hämorrhagischen Schocks hinweisen, dann sind therapeutische Maßnahmen aber häufig frustran.

Je nach Grad der Zentralisation kann die Pulsoxymetrie zusätzliche Informationen liefern.

Besonders wichtig zur Einschätzung des Schockzustandes sind klinische Zeichen.

Frage 698

? Nennen Sie klinische Zeichen des Schocks.

! – **Zentralisation (kalte Peripherie bei noch warmem Körperstamm, blasse Schleimhäute),**
– **verlängerte Rekapillarisierungszeit, bessere Jugularvenenfüllung bei Flachlagerung (Volumenmangel),**
– **Tachypnoe, Dyspnoe,**
– **Zyanose (außer bei Anämie),**
– **gestaute Halsvenen (nur im kardiogenen Schock),**
– **motorische Unruhe, Verwirrtheit, Bewusstlosigkeit (zerebrale Hypoxie),**
– **Oligo- /Anurie.**

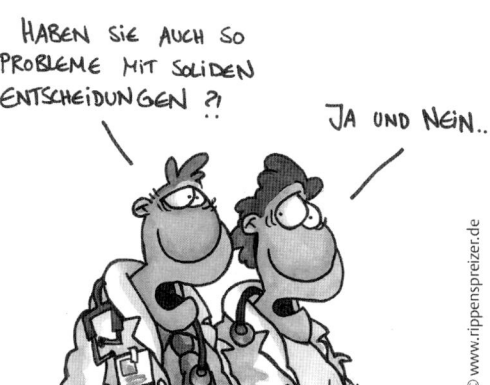

HABEN SIE AUCH SO PROBLEME MIT SOLIDEN ENTSCHEIDUNGEN ?!

JA UND NEIN...

Frage 699

? Eine früher gebräuchliche Einschätzung des Schockzustandes mittels Schock-Index (Pulsfrequenz/systolischer Blutdruck) sollte heute nicht mehr eingesetzt werden. Warum nicht?

! **Es besteht die Gefahr, den eigentlichen Schockzustand zu unterschätzen.**

i *Ein Volumenverlust bis etwa 30 % kann durch Sympathikusaktivierung kompensiert werden, bei initialer Bradykardie (fehlende Kompensationsmöglichkeit, z. B. Patient mit Betablocker-Therapie) kann der Schock-Index sogar fälschlich normale Werte anzeigen.*

Frage 700

? Welche Aussagekraft hat bei einem polytraumatisierten Patienten ein von Ihnen initial gemessener systolischer Blutdruck von 80 mmHg?

! **Aufgrund der Hypotension besteht vermutlich eine schwere Hypovolämie mit einsetzender Dekompensation.**

i *Arterielle Hypotension bei Klinikaufnahme korreliert mit der Früh- und Spätmortalität.*

Eine traumatisch bedingte, hämorrhagische Hypotension (auch von kurzer Dauer) scheint im weiteren Verlauf einen Einfluss auf Mortalität und Morbidität zu haben.

Frage 701

? Derselbe Patient hat initial eine Herzfrequenz von 85/min. Spricht dies gegen eine Hypovolämie?

! **Nein, nicht unbedingt.**

i *Die Kompensationsmöglichkeiten des Organismus können eingeschränkt sein, z. B. durch medikamentöse Therapie mit Betarezeptorantagonisten oder Antiarrhythmika. Bei einem Patienten ohne entsprechende Medikamentenanamnese ist allerdings eher von einer noch kompensierten hämodynamischen Situation auszugehen.*

© www.rippenspreizer.de

? Was liegt pathophysiologisch dem Schock zugrunde?

! Eine Störung des Gleichgewichts zwischen Sauerstoffangebot und -bedarf auf zellulärer Ebene.

i *Diese akute Störung kann durch die physiologischen Mechanismen (Zentralisation) des Körpers vorübergehend kompensiert werden.*

Eine anhaltende Mikrozirkulationsstörung führt über proinflammatorische und prokoagulatorische Kaskaden zum irreversiblen Schock mit hypoxischem Zelluntergang.

? Welches Ziel hat Ihre Volumentherapie?

! Anheben von HZV und Perfusionsdruck.

i *Ziele der Volumentherapie:*
- *Wiederherstellung einer adäquaten kardialen Vorlast mit konsekutiver Verbesserung des HZV,*
- *Anheben des arteriellen Mitteldrucks zur Verbesserung des Perfusionsdrucks,*
- *Beseitigung der Mikrozirkulationsstörung.*

Da in der Notfallmedizin messtechnische Größen zur Volumensteuerung nicht zur Verfügung stehen, muss sich die Therapie an der Verbesserung der klinischen Zeichen orientieren.

? Nennen Sie Ihnen geläufige Schockformen.

! - Hypovolämer Schock (hämorrhagisch, Verbrennung, Exsikkose),
- vasodilatorischer Schock (Anaphylaxie, Rückenmarkverletzung, Sepsis),
- kardiogener Schock (Linksherzdekompensation bei Myokardinfarkt, Rechtsherzdekompensation bei Lungenembolie, Spannungspneumothorax, Perikardtamponade).

? Die Therapie einer dieser Schockformen unterscheidet sich grundsätzlich von der der beiden anderen. Worin?

! Die Volumengabe erfolgt beim kardiogenen Schock restriktiv.

i *Beim hypovolämen und vasogenen Schock ist das Herz-Zeit-Volumen (HZV) aufgrund des absoluten bzw. relativen Volumenmangels reduziert und damit die Volumengabe vorrangig.*

Im Gegensatz dazu liegt im kardiogenen Schock durch die kardial bedingte Reduktion des HZV primär kein Volumenmangel vor, so dass eine Volumengabe vorsichtig erfolgen sollte.

Weitere allgemeine Maßnahmen beim hypovolämen und vasogenen Schock:
- *Sauerstoffgabe,*
- *Kopftieflagerung nach Trendelenburg,*
- *Katecholamintherapie (Vasopressor),*
- *Wärmeerhalt,*
- *ggf. Analgosedierung,*
- *ggf. Intubation und Beatmung,*
- *bei Spannungspneumothorax Pleuradrainage.*

Weitere allgemeine Maßnahmen beim kardiogenen Schock:
- *Sauerstoffgabe,*
- *Oberkörperhochlagerung,*
- *Katecholamintherapie (Inotropika, ggf. kombiniert mit Vasopressor),*
- *ggf. antiarrhythmische Therapie,*
- *bei Verdacht auf Rechtsherzinfarkt und Hypotension optional vorsichtige Volumengabe, bei niedriger myokardialer Vordehnung kann eine Volumengabe positive hämodynamische Effekte haben.*
- *evtl. Einsatz von Diuretika und Vasodilatanzien (cave bei Verdacht auf Rechtsherzinfarkt und Hypotension),*
- *Wärmeerhalt,*
- *ggf. Analgosedierung, z. B. Morphin, Midazolam (Morphin führt zur Vasodilatation im kleinen Kreislauf und ist insofern bei Rechtsherzversagen aufgrund einer Lungenembolie vorteilhaft),*
- *ggf. Intubation und Beatmung.*

? Sie werden zu einer Baustelle gerufen, auf der ein Arbeiter in Seitenlage am Boden liegt. Er reagiert stark verlangsamt und inadäquat auf Ansprache, peripher ist kein Puls tastbar, die Haut ist blass und kühl. Ein anwesender Kollege des Patienten berichtet von einem möglichen Insektenstich. Wie lautet Ihre Verdachtsdiagnose?

! Anaphylaktischer Schock.

i *Der Patient zeigt typische Zeichen einer Zentralisation und beginnenden Kreislaufdekompensation.*

Die Anamnese mit Insektenstich macht eine allergische Reaktion am wahrscheinlichsten.

Um einen Herz-Kreislauf-Stillstand bei beginnender Dekompensation zu vermeiden, hat die Therapie höchste Dringlichkeit.

4.5

Leitsymptom Schock

Frage 707

? Wie behandeln Sie diesen Patienten?

! – **Allgemeine Schocktherapie,**
– **Adrenalin,**
– **Antihistaminika,**
– **Kortikosteroide.**

i *Therapie des anaphylaktischen Schocks:*
– *Allgemeine Schocktherapie wie bei Hypovolämie (Trendelenburg-Lagerung, i. v. Zugang und forcierte Volumengabe (z. B. 500 – 1000 ml Vollelektrolytlösung oder Hydroxyethylstärke), Sauerstoffgabe,*
– *Katecholamintherapie mit Adrenalin 1:10 000 fraktioniert, z. B. 10 μg i. v. Bolus, Repetition nach Wirkung,*
– *i. v. Antihistaminika: Dimetinden 0,1 mg/kg KG oder Clemastin 0,02 mg/kg KG langsam i. v., bei Nichtansprechen zusätzlich H$_2$-Blocker (Cimetidin 5 mg/kg KG oder Ranitidin 1 mg/kg KG),*
– *i. v. Kortikosteroide: z. B. 250 – 1000 mg Prednisolon (oder äquivalente Menge eines Derivats).*

Frage 708

? Ein Arbeiter hat an einer Maschine ein schweres stumpfes Bauchtrauma erlitten. Mit welchen vital bedrohlichen Verletzungen müssen Sie rechnen?

! – **Leberruptur,**
– **Milzruptur,**
– **Gefäßein-/abriss.**

i *Weitere mögliche Verletzungen können sein:*
– *Ruptur von Nieren,*
– *Zwerchfell,*
– *Blase und*
– *Magen-Darm-Trakt.*

Frage 709

? Der Patient hat klinische Zeichen der Zentralisation, bei der körperlichen Untersuchung fallen Ihnen Hämatome unterhalb des rechten Rippenbogens auf. Sie äußern den Verdacht auf eine Leberruptur. Was hat in der weiteren Versorgung des Patienten jetzt Vorrang?

! **Da bei mutmaßlicher Leberruptur eine definitive Versorgung präklinisch nicht erfolgen kann, ist der zügige Transport in eine geeignete Versorgungseinrichtung vorrangig.**

i *Der Zeitraum zwischen Unfall und definitiver Versorgung sollte möglichst unter 1 Stunde („golden hour of shock") liegen. Abzüglich des sonstigen Zeitbedarfs (für Notruf, Anfahrt und Transport) verbleiben für die präklinische Versorgung also etwa 20 Minuten.*

Frage 710

? Was sagt Ihnen das Konzept der permissiven Hypotension?

! **Durchführung aller therapeutischen Maßnahmen ohne Normalisierung des arteriellen Blutdrucks, hypotone Blutdruckwerte werden präklinisch akzeptiert.**

i *Bei Traumapatienten besteht nach derzeitigem Stand kein Überlebensunterschied zwischen frühzeitiger und verzögerter Volumenersatztherapie.*

Dennoch ist bei schwerem Volumenmangel ohne jegliche präklinische Volumentherapie die Sterblichkeit deutlich erhöht.

Frage 711

? Würden Sie etwas falsch machen, wenn Sie bei dem Patienten eine aggressive Volumenzufuhr durchführen?

! **Unter Umständen ja. In einer unkontrollierten Blutungssituation kann durch eine übermäßige Volumenzufuhr die Blutung verstärkt werden.**

i *Unterscheidung kontrollierte versus unkontrollierte Blutung:*
– *Bei kontrollierter Blutung Ausgleich des Volumenmangels und möglichst Wiederherstellung der normalen Kreislauffunktion.*
– *Bei unkontrollierter Blutung Volumengabe und Anhebung des systolischen Blutdrucks auf maximal ca. 90 mmHg (Mitteldruck 60 – 70 mmHg) bis zur definitiven Versorgung in der Klinik.*
– *Cave: Diese Grenze ist eventuell zu niedrig bei Patienten mit vorbestehendem arteriellem Hypertonus oder begleitendem SHT.*
– *Weitere unerwünschte Effekte der aggressiven Volumentherapie sind Verdünnungskoagulopathie und -anämie.*

Frage 712

? Der geschilderte Patient hat zusätzlich ein SHT. Welchen Zielblutdruck würden Sie jetzt präklinisch anstreben?

! **Ca. 120 mmHg systolisch.**

i *Zur Vermeidung von Sekundärschäden ist ein zerebraler Perfusionsdruck > 60 mmHg nötig, bei erhöhtem intrakraniellem Druck (> 15 mmHg) entspricht dies einem arteriellen Mitteldruck von ≥ 80 mmHg.*

Die Blutdruckstabilisierung erfolgt durch adäquaten Volumenersatz, evtl. (vorsichtigen) Einsatz von Vasopressoren (Noradrenalin).

? Bei dem oben beschriebenen Patienten mit unkontrollierter Blutung wären Sie dann ja in einem therapeutischen Dilemma. Wie würden Sie handeln?

! Ein Kompromiss zwischen Blutdruck- und Blutungsmanagement (Zeit!) muss eingegangen werden.

i *Die primär vitale Bedrohung resultiert aus der unkontrollierbaren Blutung, die Reduktion von Behandlungs- und Transportdauer ist somit essenziell!*

? Welche Infusionslösungen würden Sie bei diesem Patienten anwenden?

! Kristalloide, kolloidale oder hyperosmolare Kochsalzstärkelösungen können eingesetzt werden.

i *Volumenersatz im hämorrhagischen Schock:*
- *Balancierte Vollelektrolytlösungen.*
- *Der Einsatz von NaCl 0,9 % als Volumenersatz wird aufgrund der Entwicklung einer hyperchlorämischen Dilutionsazidose kritisch gesehen.*
- *Kolloide, z. B. Hydroxyethylstärke HES 6 % 200/0,5, HES 6 % 130/0,4. Neuere Präparationen sind auch als balancierte HES-Lösungen verfügbar, womit die Nachteile von Kochsalz als alleiniger Trägersubstanz umgangen werden können. Laut Hersteller liegt das Tagesmaximum bei 50 ml/kg KG, ggf. ist nach Erreichen der Tageshöchstdosis ein Umstieg auf Gelatinelösungen zu erwägen. Allerdings wird die Maximaldosis aufgrund des andauernden Verlustes durch die unkontrollierte Blutung erst nach einer Infusion von mehr als 50 ml/kg KG erreicht.*
- *Dextranlösungen haben in der Volumentherapie keinen Stellenwert.*
- *Hyperosmolare Kochsalzstärkelösung: hypertoner Kochsalzanteil (7,5 %), kombiniert mit isotoner 6 % HES-Lösung.*

? Auf welchem Effekt basiert der Einsatz von hyperosmolarer Kochsalzstärkelösung („small volume resuscitation")?

! Die hohe Osmolarität der hypertonen Lösung bewirkt einen Volumenshift aus dem intrazellulären und interstitiellen Raum in den Intravasalraum.

i *Weitere Effekte der hyperosmolaren Kochsalzstärkelösung:*
- *Abschwellung des Gefäßendothels,*
- *Verbesserung der Mikrozirkulation,*
- *transiente Hypernatriämie.*

Dosierung: Applikation als Bolus 4 ml/kg KG („small volume resuscitation").

? Die Sicherstellung einer adäquaten Oxygenierung ist elementarer Bestandteil der Schocktherapie. Sie entscheiden sich bei einem Patienten im hämorrhagischen Schock zur endotrachealen Intubation mit künstlicher Beatmung. An welchen möglichen negativen Effekt der Beatmung müssen Sie denken?

! Die Beatmung kann zur Reduktion des HZV und zum Blutdruckabfall führen.

i *Folgen der Überdruckbeatmung:*
- *Während Überdruckbeatmung kommt es zum Anstieg des intrathorakalen Druckes in der Inspirationsphase mit begleitend reduziertem Rückstrom von venösem Blut zum Herzen.*
- *Eine zusätzliche Reduktion von Volumenreserven aus venösen Kapazitätsgefäßen ergibt sich bei Einsatz von kontinuierlichem Druck (PEEP) und Hyperventilation.*
- *Die Effekte einer Beatmung mit hohem PEEP treten akut auf. Nach ca. 15 – 30 Minuten stellt sich ein neues Gleichgewicht ein, da durch den erhöhten PEEP das Zwerchfell nach kaudal tritt und somit zu einem intraabdominellen Druckanstieg führt, der wiederum den Druck in den venösen Kapazitätsgefäßen erhöht und somit den Rückstrom zum rechten Herzen fördert.*

Therapieziel:
- *Normoventilation,*
- *während ausgeprägter Hypovolämie hohe PEEP-Werte vermeiden,*
- *hoher F_iO_2.*

? Welches sind in der Initialphase die Hauptgefahren für einen Patienten mit schwerem Verbrennungstrauma?

! Hypovolämer Schock und Hypothermie.

i *Hauptgefahren bei Verbrennungstrauma und deren Ursachen:*
- *Durch ein thermisches Kapillarleck kommt es zur Extravasion von eiweißreichem Plasma ins Interstitium und zur Ausbildung von Ödemen.*
- *Die Schutzfunktion der Haut ist gestört, dadurch kommt es zu transkutanem Wasser- und Wärmeverlust.*
- *Die sich ausbildende Hypoproteinämie unterstützt eine weitere Extravasation.*

4.5

Leitsymptom Schock

? Wie therapieren Sie einen Patienten mit schwerem Verbrennungstrauma?

! – **Infusionstherapie,**
– **Analgesie und**
– **Wärmeerhalt.**

i *Therapie bei schwerem Verbrennungstrauma:*
– *Die Infusionstherapie orientiert sich an der Parkland-Formel: balancierte Vollelektrolytlösung 4 ml/kg KG/% verbrannter KÖF in 24 Stunden, davon 50 % in den ersten 8 Stunden bzw. 25 % in den ersten 4 Stunden.*
– *Der Einsatz von Kolloiden oder hyperosmolaren Lösungen ist noch Gegenstand der Diskussion; generell sollten Kolloide aufgrund der Ödem-verstärkenden Wirkung vermieden werden, sie können jedoch in der Initialphase der Versorgung zur Kreislaufstabilisierung (z. B. bei begleitendem Trauma) notwendig sein.*
– *Cave: Überinfusion mit Ausbildung schwerster Ödeme.*
– *Katecholamine möglichst vermeiden, da Perfusion nicht lebenswichtiger Organsysteme weiter reduziert wird.*
– *Wärmeerhalt ist sehr wichtig!,*
– *Kühlung ist nur in den initialen 10 – 20 Minuten nach Trauma zur Analgesie sinnvoll, darüber hinaus ist eine Kühlung aufgrund der Perfusionsreduktion eher kontraproduktiv, da das geschädigte Areal nur vergrößert wird. Bei großflächigen Verbrennungen (> 10 %) sollte sogar vollständig auf Kühlung verzichtet werden.*
– *Wunden trocken steril abdecken, kein Gel/Puder/Salbe!*
– *Intravenöse Analgesie (Opiode oder Ketamin/Benzodiazepin).*
– *Keine systemischen Kortikosteroide, da eine weitere Immunsuppression unerwünscht ist.*
– *Eine prophylaktische Intubation wird nicht empfohlen, sie ist nur notwendig beim Inhalationstrauma mit schwerer Dyspnoe und – in Analogie zum Polytrauma – bei allen Zuständen mit reduzierten Bewusstseinszuständen.*

? Aufgrund der hohen Kompensationsfähigkeiten sind Kinder nach Traumen besonders gefährdet. Warum?

! **Gefahr des Übersehens einer Volumenmangelsituation.**

i *Beim Kind erfolgt die Dekompensation meistens abrupt und kann dann irreversibel sein.*
Symptome des kindlichen Schocks:
– *Haut marmoriert, blass,*
– *verlängerte Rekapillarisierung > 1 s,*
– *Tachypnoe,*
– *Vigilanzstörungen.*

? Sie haben bei einem Kind im Volumenmangelschock Probleme, einen periphervenösen Zugang für Ihre Infusionstherapie zu finden. Welche Option haben Sie?

! **Gerade bei Kindern hat sich eine ossäre Kanülierung als Alternativzugang bewährt.**

i *Intraössäre Punktion:*
– *Lokalisation: Beim Kind primär die anteromediale Fläche der proximalen Tibia wählen, alternativ distale Tibia oder distaler Femur. Prinzipiell sind auch Beckenkamm oder Sternum punktierbar.*
– *Manuelle Technik (Punktionsnadel) oder halbautomatische Technik (Bohrer oder Pistole, Abb. 4.7).*
– *Großzügige Desinfektion, wenn möglich sterile Kautelen (Gefahr der Osteomyelitis dennoch sehr gering).*
– *Im Notfall auch als alternativer Zugang beim Erwachsenen geeignet.*
– *Nach Lagekontrolle (anspülen!) sind Medikamente in äquipotenter Dosierung zur i. v. Gabe einzusetzen.*

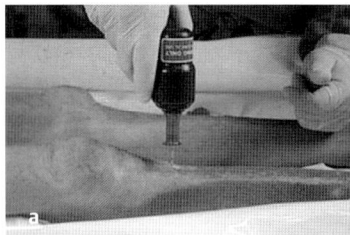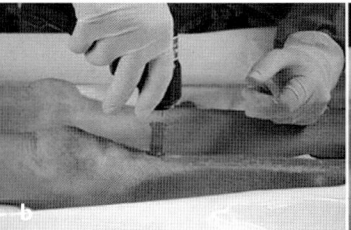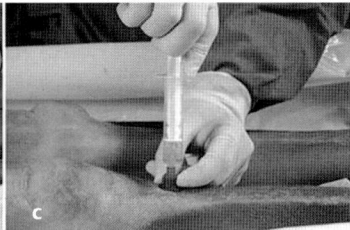

Abb. 4.7 Intraossäre Punktion der proximalen Tibia. Nach Desinfektion Ansatz des halbautomatischen Punktionssystems im 90°-Winkel auf die mediale Tibiafläche (**a**), Einbringen der Stahlkanüle in den intramedullären Blutgefäßraum des Knochens durch Überwinden der Kompakta (**b**), nachfolgend Aspiration mit Sichtbarwerden des Knochenmarks (**c**) (Quelle: Bernhard et al. 2010).

Traumatologie

? Was ist die Ursache für einen kardiogenen Schock?

! **Akute Reduktion des HZV aufgrund einer akuten Myokardinsuffizienz, schweren Rhythmusstörung, Klappendysfunktion oder extrakardialen Ursache.**

i *Ursachen des kardiogenen Schocks:*
- *Links-/Rechtsherzinfarkt,*
- *Ventrikelseptumruptur,*
- *akut dekompensierte Kardiomyopathie,*
- *Myokarditis,*
- *ausgeprägte Tachy-/Bradykardien,*
- *akute Aorten-/Mitralklappeninsuffizienz,*
- *fulminante Lungenembolie,*
- *traumatisch: Perikardtamponade, Spannungspneumothorax,*
- *selten: Myxom, kardiale Vitien.*

? Wie lauten Ihre therapeutischen Ziele bei einem Patienten im kardiogenen Schock?

! **Beseitigung von Hypoxämie, Hypotension und ursächlichem Ereignis.**

i *Therapie im kardiogenen Schock:*
- *Beseitigung von Hypoxämie (Sauerstoffinsufflation, ggf. Intubation und Beatmung) und Stress (Analgosedierung),*
- *vorsichtige Volumengabe,*
- *Vasopressor (Noradrenalin) und Inotropika (Dobutamin, ggf. PDE-Inhibitoren),*
- *bei hypertoner Ausgangssituation Glyceroltrinitrat (venöse Dilatation), bei nicht ausreichendem Erfolg Urapidil (arterielle Dilatation),*
- *Diuretika und Nachlastsenkung im Lungenödem,*
- *ggf. kardiale Unterstützungssysteme (IABP),*
- *Beseitigung der Ursache (Angioplastie, Lyse oder chirurgische Intervention bei Koronarischämie, chirurgische Intervention bei akuter Klappeninsuffizienz und extrakardialen Ursachen).*

? Was müssen Sie bei der Applikation von Vasopressoren und Inotropika im kardiogenen Schock beachten?

! **Vasopressoren und Inotropika müssen insbesondere im kardiogenen Schock vorsichtig titriert werden.**

i *Bei der Applikation von Vasopressoren und Inotropika ist abzuwägen zwischen einer Verbesserung der koronaren und systemischen Perfusion einerseits und einem begleitenden Anstieg des myokardialen Sauerstoffverbrauchs andererseits und das Vorgehen jederzeit zu reevaluieren. Vasopressor der Wahl bei Hypotonie ist Noradrenalin. Als natürliches Katecholamin hat es starke α-adrenerge und schwächere $β_1$-adrenerge Eigenschaften (cave: Tachyarrhythmie).*

Als positiv inotrope Substanz wird Dobutamin aufgrund seines selektiven $β_1$-adrenergen Agonismus eingesetzt, was zwar zur Steigerung von myokardialer Kontraktilität und Herzminutenvolumen führt, aber auch den myokardialen Sauerstoffverbrauch erhöht. Zukünftig wird der Calcium-Sensitizer Levosimendan wahrscheinlich einen Stellenwert bei der medikamentösen Therapie des kardiogenen Schocks haben (derzeit noch keine Zulassung in Deutschland), da Levosimendan zu einer signifikanten Verbesserung des HZV führt, ohne den myokardialen Sauerstoffverbrauch zu erhöhen.

? Eine Hypothermie ist eine fast unvermeidliche Komplikation eines polytraumatisierten Patienten. Daher sollte in der Therapie des hämorrhagischen Schocks dem Wärmeerhalt besondere Aufmerksamkeit zukommen. Nennen Sie Gründe dafür.

! **Durch die blutungs- und therapiebedingte Verbrauchs- und Verdünnungskoagulopathie ist die Gerinnung des Patienten beeinträchtigt. Eine Hypothermie führt zu einer weiteren Verschlechterung von plasmatischer Gerinnung und Thrombozytenfunktion.**

i *Aus hämostaseologischer Sicht liegt die kritische Körpertemperatur zwischen 32 °C und 35 °C. in diesem Temperaturbereich ist die Gerinnungsfähigkeit des Blutes schon erheblich eingeschränkt. Dazu kommen weitere Faktoren einer Gerinnungsstörung:*
- *Hyperfibrinolyse (beim Polytrauma sehr häufig),*
- *Azidose,*
- *schockbedingte metabolische Veränderungen.*

? Sie werden nachts gegen 3 Uhr zu einem hochfieberhaften (40 °C) 35-jährigen Patienten gerufen, der einen ausgeprägten desorientierten Eindruck macht. Ihnen fallen an den warmen Armen ein tachykarder, fadenförmiger Puls sowie bläuliche Flecken auf, der systolische Blutdruck liegt bei 75 mmHg. Anamnestisch können Sie eine Milzexstirpation im Kindesalter in Erfahrung bringen. Welche Verdachtdiagnose haben Sie aufgrund der Klinik?

! **Septischer Schock, z. B. im Rahmen einer Pneumokkoken-Sepsis.**

i *Sepsis-Kriterien:*
- *Körpertemperatur > 38 °C oder < 36 °C,*
- *Herzfrequenz > 90/min,*
- *Atemfrequenz > 20 oder pCO_2 < 32 mmHg bei spontan atmenden Patienten,*
- *Leukozyten > 12 000 oder < 4000/μl,*
- *arterieller Blutdruckabfall (septischer Schock),*
- *Zeichen der Organminderperfusion mit konsekutiven Organfunktionsstörungen.*

4.5

Leitsymptom Schock

Frage 726

? Welches ist Ihr vorrangiges therapeutisches Ziel im septischen Schock und welche Optionen haben Sie in der Akutsituation?

! **Wie bei allen Schockformen hat die Verbesserung des Sauerstoffangebots und damit der zellulären Oxygenierung oberste Priorität.**

i *Therapie des septischen Schocks:*
- *Sauerstoffinsufflation über Maske, ggf. Intubation und Beatmung.*
- *Verbesserung des HZV durch Volumenzufuhr (kristalloide, balancierte Infusion, ggf. initial zusätzlich Kolloide, z. B. HES), die sich bis zur Etablierung volume-*

trischer Variablen (z. B. GEDV über PiCCO-System) an klinischen Parametern orientieren muss.
- *Katecholamine: Vasopressortherapie (Noradrenalin) zur Überwindung der Vasoplegie, ggf. Inotropika (Dobutamin) bei septischer Myokarddepression.*
- *Die weitere kausale antibiotische Therapie sowie organunterstützende Sepsistherapie sollte schnellstmöglich im Rahmen der intensivmedizinischen Überwachung erfolgen.*
- *Im vorliegenden Fall muss schnellstmöglich mit einer breiten, antibiotischen Therapie begonnen werden, da der Patient sonst verloren ist (Verdacht auf Waterhouse-Friederichsen-Syndrom). Daher sind alle Maßnahmen einem zügigen Transport in die nächstgelegene Klinik unterzuordnen!*

4.6 Thermische Schädigungen, Stromunfall

Hans Lemke

Frage 727

? Was versteht man unter dem „Afterdrop" beim stark unterkühlten Patienten nach der Rettung?

! **Das weitere Absinken der Körperkerntemperatur des Patienten im Anschluss an die Rettung.**

i *Ursache des Afterdrops: Durch aktive oder passive Bewegung des Patienten kommt es zur Durchmischung des kalten Schalenblutes mit dem wärmeren Blut des Körperkerns mit der Folge der weiteren raschen Abkühlung der Körperkerntemperatur. Außerdem führt die relative Wiedererwärmung der Peripherie zur peripheren Vasodilatation und zum Abstrom saurer Stoffwechselmetabolite nach zentral, was zu malignen Herzrhythmusstörungen und zu einem Herz-Kreislaufstillstand führen kann.*

Frage 728

? Was tun Sie an der Einsatzstelle mit stark unterkühlten Patienten, um den sogenannten Bergungstod zu verhindern?

! **Der Patient darf weder aktiv noch passiv bewegt werden. Um nicht weiter auszukühlen, muss die nasse Kleidung vom Körper entfernt werden, ohne den Patienten zu bewegen. Danach muss für Wärmeerhalt gesorgt und die Einweisung in die nächste geeignete Klinik veranlasst werden.**

i *Wichtige Maßnahmen für die Rettung unterkühlter Patienten:*
- *Aktive und passive Bewegungen des Patienten müssen unter allen Umständen vermieden werden.*
- *Nasse Kleidungsstücke müssen entfernt werden. Hierzu wird die Kleidung aufgeschnitten, der Patient jedoch nicht bewegt.*

- *RTW-Innenraum anwärmen.*
- *Angewärmte Elektrolytinfusionen.*
- *Transport in ein Krankenhaus mit der Möglichkeit der Anlage eines extrakorporalen Kreislaufs (Herz-Lungen-Maschine).*

Frage 729

? Wie lange müssen Sie einen reanimationspflichtigen unterkühlten Patienten reanimieren?

! **So lange, bis der Patient wieder eine normale Körperkerntemperatur aufweist.**

i *Begründung:*
- *Die Unterkühlung kann zu einem therapierefraktären Kammerflimmern führen.*
- *Nur ein wieder aufgewärmter Patient darf für tot erklärt werden.*

Frage 730

? Bei Schweißarbeiten kommt es in der Heizungsanlage eines Industriebetriebes zu einer schweren Explosion. Der Patient wird 5 Meter durch den Raum geschleudert und bleibt danach bewusstlos liegen.
Wie gehen Sie einsatztaktisch vor?

! - **Kontakt zur Einsatzleitung aufnehmen,**
- **Eigensicherung,**
- **erst danach Patientenkontakt herstellen.**

i Taktisches Vorgehen nach Explosion:
  – Kontakt zum Einsatzleiter der Feuerwehr aufnehmen.
  – Klären, ob die Räumlichkeiten für den Rettungsdienst gefahrlos begehbar sind oder ob der Patient aus dem Gefahrenbereich gerettet und dem Rettungsdienst außerhalb des Gefahrenbereiches übergeben werden muss.

Frage 731

? Mit welchem Verletzungsmuster müssen Sie bei einem Explosionstrauma grundsätzlich rechnen?

! – **Verbrennungen,**
  – **Lungenschädigung,**
  – **Weichteilverletzungen,**
  – **Frakturen.**

i Häufige Verletzungskombinationen nach Explosionstrauma:
  – Verbrennungen durch die Hitzeentwicklung,
  – Barotrauma der Lunge und der Ohren durch den bei der Explosion entstehenden Luftdruck,
  – Verletzungen beim Aufschlag des durch die Luft geschleuderten Patienten,
  – Verletzungen und Splitterwirkungen durch umherfliegendes Material.

Frage 732

? Welche Gradeinteilungen der Verbrennungen kennen Sie?

! Grade 1 bis 4.

i Definition der Verbrennungsgrade:
  – Grad 1: Schwellung, Rötung, Schmerz.
  – Grad 2: Schwellung, Rötung, Schmerz und Blasenbildung.
  – Grad 3: abgeblasster, derber Verbrennungsschorf, Analgesie, teils thrombosierte Gefäße.
  – Grad 4: Verkohlung (Fechterstellung der Extremitäten).

Frage 733

? Nach welcher Faustformel berechnet man den Flüssigkeitsbedarf eines Schwerbrandverletzten innerhalb der ersten 24 Stunden?

! **Nach der Parkland-Formel (modifiziert nach Baxter): 4 (– 6 ml) balancierte Vollelektrolytlösung x kg KG x Prozent verbrannter KOF (6 ml bei zusätzlichem Inhalationstrauma oder bei Elektroverbrennungen)**

i Beispielberechnung:
Welchen grob geschätzten Flüssigkeitsbedarf hat ein 50-jähriger Patient mit 80 kg Körpergewicht mit 30 % verbrannter Körperoberfläche (KOF) und einem schweren Inhalationstrauma innerhalb der ersten 24 Stunden?
6 ml x 80 kg x 30 % verbrannter KOF = 14 400 ml balancierte Vollelektrolytlösung innerhalb der ersten 24 Stunden, davon die Hälfte innerhalb der ersten 8 Stunden.

Frage 734

? Wie viel Volumen sollte ein schwerbrandverletzter Erwachsener innerhalb der ersten Stunde nach dem Unfallereignis erhalten?

! **Ca. 1 – 2 Liter balancierte Vollelektrolytlösung innerhalb der ersten Stunde.**

i Präklinische Flüssigkeitssubstitution bei Erwachsenen:
  – Ca 1 – 2 Liter balancierte Vollelektrolytlösung innerhalb der ersten Stunde.
  – Spätestens eine Stunde nach Unfallereignis sollte der Patient in ein geeignetes Krankenhaus eingeliefert worden sein.
  – Eine Überwässerung des Patienten muss vermieden werden.

Frage 735

? Wie viel Volumen sollte einem schwerbrandverletzten Kind innerhalb der ersten Stunde nach dem Unfallereignis infundiert werden?

! **Berechnung des Flüssigkeitsbedarfs: 15 – 20 ml balancierte Vollelektrolytlösung x kg KG x Prozent verbrannter KOF**

i Präklinische Flüssigkeitssubstitution bei Kindern:
  – 15 – 20 ml balancierte Vollelektrolytlösung x kg KG x Prozent verbrannter KOF.
  – Spätestens eine Stunde nach Unfallereignis sollte der Patient in ein geeignetes Krankenhaus eingeliefert worden sein.
  – Eine Überwässerung des Patienten muss vermieden werden.

Frage 736

? Worauf müssen Sie bei verbrannten Patienten bei der Kühlung der Wunden achten?

! – Die Patienten dürfen bei Kühlungsmaßnahmen der Brandwunden keinesfalls auskühlen.
– Das Wasser (Leitungswasser) sollte nicht kälter als ca. 20 °C sein.
– Niemals Eiswasser verwenden!
– Kühlungsvorgang beenden, wenn der Patient beginnt zu frieren oder nach ca. 10 Minuten Kühlungszeit.
– Bewusstlose oder anästhesierte Patienten dürfen nicht gekühlt werden. Hier ist für Wärmeerhalt zu sorgen.

i *Folgen einer Hypothermie < 35 °C beim Traumapatienten:*
– *deutlich erhöhte Mortalität,*
– *signifikante Verlängerung der Beatmungstage,*
– *deutlich verlängerte Liegedauer auf der Intensivstation.*

Frage 737

? Ein Kind (10 kg KG) und ein Erwachsener (70 kg KG) erleiden jeweils eine Verbrennung von 20 % KOF. Wer hat den höheren Flüssigkeitsbedarf?

! Das Kind.

i *Der Flüssigkeitsverlust bei Kleinkindern ist sehr viel höher als bei Erwachsenen bei gleicher verbrannter KOF:*
– *20 % verbrannte KOF beim Erwachsenen (70 kg) = 20 % Volumendefizit.*
– *20 % verbrannte KOF beim Kind (10 kg) = 60 % Volumendefizit!*

Berechnung des Flüssigkeitsbedarfs nach der Parkland-Formel (modifiziert nach Baxter):
– *Erwachsene:*
4 ml balancierte Vollelektrolytlösung x kg KG x Prozent verbrannter KOF
– *Kinder:*
6 ml balancierte Vollelektrolytlösung x kg KG x Prozent verbrannter KOF

Frage 738

? Nach welcher Faustformel können Sie die verbrannte Körperoberfläche berechnen?

! Nach der Neuner-Regel (nach Wallace).

i *Nach der Neuner-Regel beträgt der Anteil an der Körperoberfläche beim Erwachsenen für:*
– *Kopf 9 %,*
– *Rumpf vorne und hinten je 18 %,*
– *Je ein Arm 9 %,*
– *Je ein Bein 18 %,*
– *Genitalbereich 1 %,*
– *Handfläche 1 %.*

Frage 739

? Womit müssen Sie als Notarzt rechnen, wenn ein Patient aus seiner stark verrauchten Wohnung gerettet wurde?

! Rauchgasintoxikation, meist Mischintoxikation.

i *Bei einem Wohnungsbrand kommt es in der Regel zu Mischintoxikationen, vor allem mit*
– *CO*
  – *Dafür gibt es kaum vernünftige Messmöglichkeiten an der Einsatzstelle.*
  – *Daran denken!*
– *Cyanid*
  – *Nachweisbar mit Handprüfröhrchen durch die Feuerwehr.*
  – *Wird frei beim Verbrennen von Kunststoffen (z. B. Gardinen, Teppiche etc.).*
  – *Daran denken!*

Frage 740

? Warum ist die Pulsoxymetrie bei Rauchgasvergiftungen wenig aussagekräftig?

! Die Messgenauigkeit der gängigen Pulsoxymetriegeräte ist unbefriedigend, da die Geräte nicht zwischen CO und O_2 differenzieren können.

i *Die Pulsoxymetrie zeigt lediglich die Aufsättigung des Hämoglobins an. Dabei kann aber nicht unterschieden werden, ob das Hämoglobin mit O_2 oder CO aufgesättigt ist.*
CO hat zudem eine ca. 200-fach höhere Bindungskapazität an das Hämoglobin als O_2.

Frage 741

? Welche Maßnahmen sind bei Verdacht auf Kohlenmonoxidvergiftungen einzuleiten?

! – Eigenschutz (!),
– Retten des Patienten aus dem Gefahrenbereich,
– 100 % O_2-Gabe.

i *Wichtige Maßnahmen bei CO-Vergiftung:*
– *Zwecks Eigenschutz das Vorgehen immer eng mit der Feuerwehr abstimmen.*
– *100 % O_2-Gabe zur Verdrängung des CO durch den Sauerstoff.*
– *Bestimmung des COHb und MetHb in der Klinik.*
– *Wenn möglich Druckkammerbehandlung (HBO).*

? Unter welchen Voraussetzungen sollte ein brand-verletzter Patient in ein Zentrum für Schwer-brandverletzte eingewiesen werden?

! In ein Zentrum für Schwerbrandverletzte eingewiesen werden müssen nach den Leitlinien der Deutschen Gesellschaft für Verbrennungsmedizin (DGV):
  - alle Patienten mit Verbrennungen an Gesicht/Hals, Händen, Füßen, Anogenitalregion, Achselhöhlen, Bereichen über großen Gelenken oder sonstigen komplizierten Lokalisationen,
  - Patienten mit mehr als 20 % zweitgradig verbrann-ter KOF,
  - Patienten mit mehr als 10 % drittgradig verbrannter KOF,
  - Patienten mit mechanischen Begleitverletzungen,
  - alle Patienten mit Inhalationstrauma,
  - Patienten mit präexistenten Erkrankungen oder Alter unter 8 Jahren bzw. über 60 Jahren,
  - alle Patienten mit elektrischen Verletzungen.

? Wo können jederzeit freie Intensivbettenkapazitä-ten aller Verbrennungszentren bundesweit abge-rufen werden?

! Über die lokalen Leitstellen können bei der Leitstelle der Feuerwehr Hamburg alle freien Intensivkapazitä-ten aller Brandverletzungszentren erfragt werden.

i *Leitstelle der Feuerwehr Hamburg:*
  - *Telefon: 040/4 28 51-39 98 und 040/4 28 51-39 99*
  - *Fax: 040/4 28 51-42 69*

? Welche Erstversorgungsmaßnahmen müssen bei Schwerbrandverletzten erfolgen?

! – Eigenschutz,
  - Rettung des Verbrannten aus dem Gefahrenbereich,
  - ausreichende Schmerztherapie,
  - Volumentherapie mit balancierter Vollelektrolytlö-sung,
  - sterile Wundversorgung,
  - evtl. Intubation,
  - zeitkritischer Transport in das nächste *geeignete* Krankenhaus.

i *Therapieempfehlungen des Bundesverbandes der ÄLRD in Zusammenarbeit mit der Dt. Gesellschaft für Verbren-nungsmedizin:*
  - *Kühlung bis maximal 10 Minuten bei kleinflächigen Verbrennungen als Schmerztherapie. Patient darf nicht auskühlen!*
  - *Ab 30 % verbrannter Körperoberfläche und grundsätz-lich bei intubierten, beatmeten Patienten keine Küh-lung, sondern für Wärmeerhalt sorgen!*
  - *Zum Transport Wunden steril abdecken, keine weitere Kühlung. Spezialsysteme sind nicht erforderlich.*
  - *1 – 2 große Volumenzugänge legen.*
  - *Ausschließlich balancierte Vollelektrolytlösungen, keine HES o. ä. applizieren.*
  - *Volumengabe:*
    - *Erwachsene: 1 – 2 Liter/h balancierte Vollelektrolyt-lösung,*
    - *Kinder 15 – 20 ml/kg KG/h balancierte Vollelektrolyt-lösung.*
  - *Ausreichende Analgosedierung (z. B. Fentanyl/Dormi-cum).*
  - *Kortison in jeglicher Form ist zu vermeiden!*
  - *Bei Verdacht auf Inhalationstrauma:*
    - *100 % O_2,*
    - *bei Spastik Reproterol (z. B. Bronchospasmin) und/ oder β_2-Sympathomimetika (Salbutamol/Fenoterol).*
  - *Indikation zur Intubation rechtzeitig stellen – eine „prophylaktische" Intubation sollte jedoch vermieden werden!*

? Sie werden zu einem schweren Zugunfall gerufen. Beim Eintreffen sehen sie einen Zug mit zwei ent-gleisten Personenwagons, einer davon ist umge-kippt. Die Lokomotive hat ein Stromkabel abgeris-sen, das nun auf das Gleisbett herunterhängt. Sie hören Schreie verletzter Patienten. Sie sind das erstereinitreffende Rettungsmittel. Die Feuerwehr ist noch nicht vor Ort. Wie verhalten Sie sich?

! – **Eigenschutz,**
  - **erste Rückmeldung an die Leitstelle,**
  - **Sicherung der Unfallstelle,**
  - **Betreten der Einsatzstelle erst nach Sicherung und Freigabe durch den Einsatzleiter der Feuerwehr und den Notfallmanager der Deutschen Bahn AG.**

i *Taktische Vorgehensweise:*
  - *Erste Rückmeldung an die Leitstelle*
  - *Eigenschutz!*
    - *Keinesfalls in die Einsatzstelle hinein rennen.*
    - *Warten, bis die Einsatzstelle vom Einsatzleiter der Feuerwehr und/oder dem Notfall-Manager der Deutschen Bahn AG gesichert und für das Ret-tungsdienstpersonal freigegeben ist. Hierzu müssen die benachbarten Bahngleise für den Zugverkehr gesperrt, der Strom abgeschaltet und die Hoch-spannungsleitung vor und hinter der Einsatzstelle geerdet sein.*

4.6

Thermische Schädigungen, Stromunfall

Frage 746

? An welchen Gewebestrukturen ist der Widerstand und somit die entstehende Hitze beim Stromdurchfluss durch den Körper am größten?

! An den Knochen.

i Die Stromstärke I und der Widerstand R beeinflussen das Maß der thermischen Schädigung beim Elektrounfall. Dort, wo der Widerstand am größten ist, entsteht die größte Hitze. Dies ist der Knochen.

Deswegen sind Stromverletzungen so heimtückisch, da man nichts oder, wenn überhaupt, nur die „Spitze des Eisberges" erkennen kann.

4.7 (Beinahe-)Ertrinken, Tauchunfälle

Jan-Patrick Roesner

Frage 747

? Erläutern Sie die Begriffe „Badetod", „Beinahe-Ertrinken" und „Ertrinken".

! Der Begriff „Badetod" bezieht sich auf einen Todesfall, der im Wasser auftritt. Die Örtlichkeit ist dabei zufällig. Der Tod des Patienten ist nicht auf Ertrinken, sondern auf andere Gründe zurückzuführen. Ein typisches Beispiel wäre der akute Myokardinfarkt beim Baden.
Der Begriff „Beinahe-Ertrinken" bezieht sich auf einen Ertrinkungsnotfall, der mindestens 24 Stunden überlebt wurde.
Der Begriff „Ertrinken" beschreibt einen Todesfall durch Hypoxie nach Ein- oder Untertauchen in einer Flüssigkeit.

Frage 748

? An welche Begleitverletzungen müssen Sie bei der Wasserrettung denken?

! – Wirbelsäulenverletzungen,
– Kopfverletzungen.

i Patienten, die aus dem Wasser gerettet werden, haben sich häufig Verletzungen der Wirbelsäule – insbesondere im Bereich der Halswirbelsäule – und des Kopfes durch Sprünge in Gewässer mit geringer Wassertiefe zugezogen. Dies sollte bei der Rettung bedacht werden. Eine Immobilisation im Wasser ist technisch oft schwierig und zeitverzögernd. Sie sollte nur erfolgen, wenn ein sicherer Hinweis auf eine HWS-Verletzung vorliegt. Eine Flexion oder Extension des Nackens sollte jedoch generell bei der Rettung vermieden werden.

Frage 749

? Muss bei der Wiederbelebung eines Ertrunkenen mit einer erhöhten Wahrscheinlichkeit einer Regurgitation gerechnet werden?

! Ja, in ca. 75 – 90 % der Fälle.

i Durch Verschlucken von Wasser während des Ertrinkens tritt bei 75 – 90 % aller Patienten unter Reanimation eine Regurgitation von Mageninhalt auf. Daher sollte unbedingt eine Absaugung vorbereitet sein und die Intubation so schnell wie möglich erfolgen.

Frage 750

? Was sollten Sie bei der Durchführung einer Defibrillation von Patienten nach der Rettung aus dem Wasser bedenken?

! – Brustkorb abtrocknen – cave: Fortleitung des Stroms bei Nässe.
– Bei Körpertemperatur unter 30 °C maximal 3 Defibrillationsversuche.

i Sollte eine Defibrillation bei Kammertachykardie notwendig sein, muss der Brustkorb des Patienten ausreichend abgetrocknet werden, damit die Klebeelektroden – sofern eingesetzt – ausreichend anhaften. Des Weiteren sollte darauf geachtet werden, dass der abgegebene Strom bei Nässe weitergeleitet werden kann und dadurch Stromunfälle bei den beteiligten Rettungskräften und Ersthelfern auftreten können. Bei Körpertemperaturen unter 30 °C sollten die Defibrillationsversuche auf 3 beschränkt werden, da das hypotherme Myokard bei Temperaturen unter 30 °C kaum auf Medikamente, Pacing und Defibrillationen reagiert.

Traumatologie

? Bedürfen Patienten nach einem Beinahe-Ertrinken einer längeren Betreuung auf einer Intensiv- bzw. Intermediate-Care-Station? Könnte ein solcher Patient nach 24 Stunden problemlos wieder entlassen bzw. auf eine Normalstation verlegt werden?

! **Patienten nach einem Beinahe-Ertrinken müssen bis zu 72 Stunden überwacht werden. In diesem Zeitraum besteht ein erhöhtes Risiko für die Entwicklung eines akuten Lungenversagens (ARDS).**

i *Eine weitere Komplikation nach Beinahe-Ertrinken ist das Auftreten von Pneumonien. Eine prophylaktische Antibiotikatherapie wird jedoch nicht empfohlen.*

? Ein Patient, zu dem Sie gerufen werden, berichtet über Hautjucken, Muskel- und Gelenkschmerzen, Müdigkeit sowie Seh- und Sprachstörungen. Aus der Anamnese erfahren Sie, dass der Patient am Vortag einen Tauchgang zu einem Wrack in der Ostsee in größerer Tiefe unternommen hat. Was ist Ihre Verdachtsdiagnose und was machen Sie mit dem Patienten?

! **Verdacht auf Tauchunfall mit Anzeichen einer Dekompressionserkrankung.**
Unmittelbare Therapie:
– **Sauerstoffgabe mindestens über eine dicht sitzende Maske mit hohem Sauerstofffluss,**
– **flache Lagerung,**
– **Volumenausgleich,**
– **Transport in eine geeignete Klinik (Vorhandensein einer Dekompressionskammer).**

i *Der Patient äußert die Symptome einer Dekompressionserkrankung. Ursächlich ist ein zu rasches Auftauchen ohne Einhaltung der vorgegebenen Dekompressionsphasen. Dabei entstehen Gasblasen in Blut und Gewebe. Durch Gasblasen im Gefäßsystem können Gefäßverschlüsse mit einer entsprechenden Symptomatik entstehen. Gasblasen im Gewebe erzeugen durch Verdrängung und mechanische Irritation eine Schmerzsymptomatik. Als unmittelbare Therapie sollte eine Sauerstofftherapie mit hoher inspiratorischer Konzentration (100 %) über eine dicht sitzende Maske oder einen endotrachealen Tubus erfolgen. Der Patient sollte flach liegend transportiert werden. Eine Volumentherapie sollte unmittelbar begonnen werden, um die Rheologie zu verbessern. Nach Stabilisierung erfolgt die zügige Verlegung in eine geeignete Klinik, in der eine Druckkammer vorhanden ist, um eine Dekompressionstherapie mittels hyperbarer Sauerstofftherapie zu beginnen.*

? Wie erklären Sie die respiratorischen Probleme bei Patienten nach Beinahe-Ertrinken?

! – **Denaturierung von Surfactant,**
– **Atelektasenbildung,**
– **Rechts-links-Shunt,**
– **evtl. Entstehung eines akuten Lungenversagens.**

i *Ab einer Aspiration von ca. 2 ml Wasser/kg KG wird der pulmonale Gasaustausch gestört. Ursache ist die Auswaschung von Surfactant bzw. die Denaturierung des Surfactants. Dadurch sinkt die Compliance der Lunge, es bilden sich Atelektasen und es kommt zum Rechts-links-Shunt. Im weiteren Verlauf kann sich ein akutes Lungenversagen (ARDS) mit einer schweren Hypoxie entwickeln. Die Symptome können nach der Rettung noch zunehmen, so dass eine Überwachung dieser Patienten indiziert ist. Eine Hypoxie sollte verhindert bzw. therapiert werden. Nach der Rettung sollte Sauerstoff insuffliert werden. Bei bewusstseinsgetrübten Patienten oder bestehender Dyspnoe sind die Intubation und eine druckkontrollierte Beatmung mit einem ausreichend hohen positiven endexspiratorischen Druck (PEEP) indiziert, um einer Hypoxie und Atelektasenbildung entgegenzuwirken. Bei Intubation ist auf eine erhöhte Aspirationsgefahr nach Beinahe-Ertrinken zu achten. Des Weiteren kann ein mit Wasser prallgefüllter Magen insbesondere bei Kindern zu einem Zwerchfellhochstand mit Beatmungsschwierigkeiten führen.*

? Sie werden zu einem Taucher gerufen, der in niedrigem Gewässer einen Tauchgang absolvierte. Wegen einer beginnenden Panik unter Wasser tauchte der Patient rasch auf. Als Sie zu ihm kommen, klagt der Patient über akute Luftnot. Woran müssen Sie denken?

! – **Barotrauma nach raschem Auftauchen,**
– **Pneumothorax.**

i *Die Wahrscheinlichkeit, dass dieser Patient an einer Dekompressionskrankheit leidet, ist gering (siehe Frage 752). Die klassischen Symptome wie Hautjucken, Müdigkeit, Muskel- und Gelenkschmerzen fehlen. Bei diesem Patienten ist es aufgrund des raschen Auftauchens zu einem Barotrauma im Thorax gekommen. Dabei können insbesondere bei vorgeschädigter Lunge (COPD, Bullae), aber auch bei einer gesunden Lunge Einrisse in den Alveolen auftreten, so dass ein Pneumothorax entsteht. Eventuell wird eine Auskultation Aufschlüsse geben. Zur Therapie sollte die Anlage einer Thoraxdrainage bzw. die Punktion mittels großlumiger Braunüle erfolgen.*

4.7

(Beinahe-)Ertrinken, Tauchunfälle

? Mit welcher Reaktion müssen Sie bei einem aus dem Wasser geborgenen, unterkühlten Patienten rechnen?

! **Mit einem weiteren Abfall der Körperkerntemperatur (sog. Afterdrop).**

i *Auch nach Beendigung der Kälteexposition kann die Körperkerntemperatur eines unterkühlten Patienten weiter sinken. Dieser „Afterdrop" kann vom Zeitpunkt der Bergung des Unterkühlten über die Erstbehandlung, den Transport bis hin zur Krankenhaustherapie auftreten. Unterschreitet die Körperkerntemperatur 33 °C, besteht akute Lebensgefahr durch Herzrhythmusstörungen. Außerdem kann es zu einer tiefen Bewusstlosigkeit mit Atemstillstand und darauf folgender Hypoxie kommen. Der Afterdrop wird durch den Abstrom von Wärme aus dem relativ wärmeren Körperkern in die kalte Peripherie entlang des Temperaturgradienten erklärt.*

? Erklären Sie den Begriff „Bergungstod" beim unterkühlten Patienten nach Immersion.

! **Von „Bergungstod" spricht man, wenn ein unterkühlter Patient bei der Rettung aus dem Wasser an einem Kreislaufversagen verstirbt.**

i *Beim Beinahe-Ertrunkenen bzw. unterkühlten Patienten kann beim Retten in Abhängigkeit von der gewählten Technik ein Kreislaufversagen auftreten – der Bergungstod. Ursächlich liegt ein Volumenmangel vor. Bei der Rettung kann es bei nicht horizontaler Lagerung des Patienten zu einer Umverteilung in die abhängigen Körperpartien kommen. Schiffbrüchige bzw. Schwimmer treiben meist annähernd waagerecht im Wasser. Dadurch wird ein hydrostatischer Druck auf die venösen Gefäße der Becken- und Beinstrombahn ausgeübt. Werden die Verunfallten nun z. B. von einem Hubschrauber senkrecht aus dem Wasser gezogen, fällt der hydrostatische Druck weg und durch die resultierende Vasodilatation versackt das Blut in den Beinen, wodurch es zu einer Unterversorgung lebenswichtiger Organe kommt. Ähnliches kann auch bei der aktiven Bewegung von Unterkühlten außerhalb des Wassers passieren, so dass „wärmeres Blut" aus dem Körperkern in die Peripherie gelangt und dort zu einer Vasodilatation führt.*

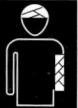

Traumatologie

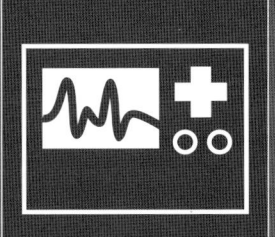

Sonstige Notfälle

Jan-Thorsten Gräsner

Frage 757

? Welche wichtige Grundsatzregel gilt, wie bei allen Notarzteinsätzen, besonders auch beim Einsatzstichwort „Intoxikation"?

! Der Eigenschutz.

i *Grundsätzlich gilt für alle Einsatzsituationen, dass erst nach primärer Lagebeurteilung entschieden wird, ob gefahrlos mit der Patientenversorgung begonnen werden kann. Je nach Noxe und Aufnahmeweg bei Intoxikationen können auch Gefahren für das eingesetzte Rettungsdienstpersonal auftreten. Eine Opiatintoxikation aufgrund einer iatrogenen Überdosierung in einer Arztpraxis unterscheidet sich daher elementar im Hinblick auf eigene Schutzmaßnahmen von einer Intoxikation mit der gleichen Substanz, jedoch vorgefunden auf einer Bahnhofstoilette. Neben den direkten Gefahren durch den Giftstoff kann es aufgrund der Wirkung zu paradoxen und inadäquaten Reaktionen des Patienten kommen (z. B. bei Halluzinogenen). Dies ist ebenfalls bei der Vorgehensweise am Einsatzort zu beachten.*

Frage 758

? Welche Formen der primären Giftelimination für oral aufgenommene Giftstoffe gibt es?

! – Auslösen von Erbrechen,
– Magenspülung.

i *Ziel der primären Giftelimination ist es, eine Aufnahme der Noxe vor der Verteilung in das Körpergewebe zu entfernen. Hierbei spielen die Aufnahmewege die entscheidende Rolle.*

Oral aufgenommene Giftstoffe können mittels provozierten Erbrechens entfernt werden. Kontraindiziert ist diese Eliminationsform bei schäumenden Substanzen, Säuren oder Laugen, bewusstseinsgetrübten Patienten, organischen Lösungsmitteln oder einer Giftaufnahme, die länger als 60 Minuten zurückliegt. Auch bei Kindern unter einem Jahr ist diese Methode kontraindiziert.

Die Auslösung von Erbrechen mittels Salzgabe ist bei Kindern wegen der Gefahr einer Hypernatriämie streng kontraindiziert!

Eine Magenspülung ist bei bewusstseinsgetrübten Patienten nach Sicherung der Atemwege mittels Intubation nach Narkose möglich. In wenigen Fällen wird dies jedoch präklinisch durchgeführt und ist auf Intoxikationen mit Betablockern, Digitalis, Paraquat, Organosphosphaten, Arsen und Blausäure beschränkt. Gerade bei den Kontaktgiften ist auf einen ausreichenden Eigenschutz zu achten.

Frage 759

? Von welchen Faktoren hängt die Indikation zur präklinischen Magenspülung ab?

! – Art des Giftstoffes,
– Zeitpunkt der Giftaufnahme,
– Fehlen spezieller anderer Therapieformen.

i *Die Magenspülung kommt präklinisch nur sehr selten zur Anwendung und erfordert hohe technische und personelle Ressourcen. Bis zu 50 % eines oral aufgenommenen Giftstoffes lassen sich in den ersten 60 Minuten nach Einnahme eliminieren. Hierfür sind 15 – 20 Liter Spülflüssigkeit bei einem erwachsenen Patienten notwendig. Somit muss die Entscheidung zur Magenspülung entweder am Einsatzort oder aber in der Klinik getroffen werden, da entsprechende Flüssigkeitsmengen nicht regelhaft auf den Rettungsmitteln vorhanden sind.*

Die Indikation zur Magenspülung ist auf Betablocker, Digitalis, Paraquat, Organosphosphate, Arsen und Blausäure beschränkt. Direkte Antidote fehlen für diese Substanzen, so dass eine Verminderung der Intoxikationswirkung nur durch die Reduktion der aufgenommenen Menge erreicht werden kann. Im Anschluss an die Magenspülung erfolgt die Gabe von medizinischer Aktivkohle.

Frage 760

? Welche medikamentöse Therapie sollte nach einer Magenspülung und unabhängig davon bei den meisten oralen Intoxikationen angewendet werden?

! Gabe von Aktivkohle.

i *Bis zu 90 % einer Giftsubstanz können durch Aktivkohle gebunden und dadurch an einer Resorption gehindert werden. Aktivkohle bindet bei fast allen Medikamentenintoxikationen gut mit der jeweiligen Substanz. Dosiert wird mit 0,5 – 1 g Kohle pro kg Körpergewicht. Durch die Kombination mit Glaubersalz kommt es zu forcierten Diarrhö und somit zur Giftausscheidung. Aktivkohle kann unabhängig von einer Magenspülung auch dem bewusstseinsklaren Patienten verabreicht werden.*

Bei Intoxikationen mit Säuren/Laugen, Schwermetallen und Elektrolyten ist die Gabe von Aktivkohle kontraindiziert.

? Welche Formen der primären Giftelimination für kutan aufgenommene Giftstoffe gibt es?

! – Abwaschen,
– Ausspülen.

i Über die Haut aufnehmbare Giftstoffe lassen sich durch Abwaschen der Haut entfernen, im Bereich der Augen einwirkende Giften werden durch eine Augenspülung eliminiert. Bei Verletzungen der Augen durch Chemikalien sollte jedoch vor einer Wasseranwendung Rücksprache mit entsprechenden Experten (Feuerwehr, Giftnotrufzentrale) gehalten werden, um weitere schädliche Reaktionen zu vermeiden.

Gerade bei den Kontaktgiften ist auf einen ausreichenden Eigenschutz zu achten.

? Was versteht man unter der sekundären Giftelimination?

! Das Entfernen des bereits resorbierten Giftes aus dem Körper.

i Bei den für die sekundäre Giftelimination verfügbaren Methoden wie forcierte Diurese, Hämodialyse, Hämoperfusion oder Plasmapherese handelt es sich um klinische Verfahren, die nicht im Notarztdienst zur Anwendung kommen. Lediglich die forcierte Diurese kann nach Rücksprache mit einer Giftnotrufzentrale präklinisch durchgeführt werden.

? Wo erhalten Sie als Notarzt zusätzlich Informationen bei Vergiftungsnotfällen?

! Bei den Giftnotrufzentralen.

i Giftnotrufzentralen sind an spezialisierten Kliniken in Deutschland eingerichtet und stehen für genaue Informationen und Hinweise zur initial notwendigen Antidottherapie, zur Einschätzung der Vitalgefährdung, zur Analyse von Mischintoxikationen oder für sonstige Hilfestellungen zur Verfügung. Die Zentralen sind durchgehend 24 Stunden telefonisch erreichbar. (z. B. Giftnotrufzentrale Nord unter der Rufnummer 0551-19 240). Zusätzlich zu den allgemein veröffentlichten Rufnummern existieren z. T. auch direkte Durchwahlverbindungen zu den entsprechenden Kollegen. Diese Rufnummern stehen in den lokalen Rettungsleitstellen zur Verfügung.

? Welche präklinischen Maßnahmen müssen für die weitergehende Analyse bei Vergiftungen durchgeführt werden?

! Aservierung und Transport des Gifts in ein entsprechendes Labor.

i Zur Sicherung der Diagnose und Einleitung einer spezifischen Therapie sind so viele Informationen wie möglich über Art und Umfang der Intoxikation notwendig. Hierfür sind Medikamentenschachteln, Behältnisse, in denen der Giftstoff gelagert war, etc. zu sichern. Bei Vergiftungen mit Rausch- oder Partydrogen sollte das Umfeld nach Art und Menge der aufgenommenen Substanz zusätzlich, ggf. unabhängig von der Polizei unter Hinweis auf die ärztliche Schweigepflicht, befragt und zur Herausgabe einer „vergleichbaren Pille" bewogen werden.

? Nennen Sie die häufigsten Ursachen für Intoxikationen?

! – Akzidentelle Aufnahme des Giftstoffes,
– Suizidversuch,
– chronische Zufuhr (bei Drogen),
– Nebenwirkungen von Medikamenten.

i Giftstoffe werden akzidentell, in suizidaler Absicht oder chronisch aufgenommen. Die Ursachen einer akuten Intoxikation unterscheiden sich je nach Altersgruppe, wobei bei Kindern bis zum 6. Lebensjahr in 99 % von einer akzidentellen Aufnahme ausgegangen werden kann. Bei Schulkindern bis zum 14. Lebensjahr folgt nach 85,6 % akzidenteller Einnahme bereits mit 7,8 % eine suizidale Absicht, in 2,3 % eine Drogenintoxikation.

In der Gruppe der 14 – 18 Jahre alten Jugendlichen beträgt der Anteil der suizidalen Intoxikationen 50,2 %, der akzidentellen Unfälle 32,4 % und der Drogenintoxikationen 13 %. Nur 2 % der Intoxikationen beruhen auf einer chronischen Zufuhr, in 98 % sind es akute Notfallsituationen.

Der Anteil der Suizidversuche beträgt in der Gruppe der Erwachsenen bis 65 Jahre 46,6 %. Hierbei kann es zu einer verminderten Bereitschaft der Patienten kommen, den behandelnden Arzt komplett und umfassend über Art und Umfang der eingenommenen Substanzen zu informieren. Die akzidentellen Vergiftungen rangieren auf Platz 2 mit 12,1 %, 4,7 % sind Arzneimittelnebenwirkungen und in 1 % der Intoxikationen ist Fremdeinwirkung die Ursache.

In der Gruppe der über 65 Jahre alten Patienten steigt der Anteil der Arzneimittelnebenwirkungen mit Vergiftungssymptomen auf 12,5 %.

5.1

Intoxikationen und Drogennotfälle

? Beschreiben Sie die Verlaufsstadien einer Alkohol-intoxikation.

! 1. Erregungsstadium,
2. hypnotisches Stadium,
3. narkotisches Stadium,
4. asphyktisches Stadium.

i 1. *Erregungsstadium (ca. 1 – 2 Promille):*
Enthemmung, Aggressivität, Gleichgewichtsstörungen, Lallen.
2. *Hypnotisches Stadium (ca. 2 – 2,5 Promille):*
Bewusstseinseintrübung, Tachykardie, vermindertes Schmerzempfinden, schlaffer Muskeltonus.
3. *Narkotisches Stadium (ca. 2,5 – 4 Promille):*
Bewusstlosigkeit, träge, weite, Pupillen, Tachykardie, Hypoglykämie, unwillkürlicher Stuhl- und Harnabgang, Blutdruck normal, eher niedrig.
4. *Asphyktisches (pulsloses) Stadium (> 4 Promille):*
tiefes Koma, Cheyne-Stokes-Atmung, Bradypnoe, Exitus letalis.

Cave: „Alkoholiker" vertragen u. U. wesentlich mehr, Kinder und Jugendliche haben eine wesentlich niedrigere Toleranz.

? Welche Besonderheiten ergeben sich bei Intoxikationen mit Organophosphaten?

! – Organophosphate sind Kontaktgifte, daher unbedingt Schutzkleidung anlegen.
– Symptome: Hypersalivation, Miosis, Bradykardie und Koliken.
– Therapie: Atropin.

i *Organophosphate werden als Kontaktgifte in der Landwirtschaft eingesetzt. Bekanntester Vertreter ist das E605. Die Resorption erfolgt über die Haut sowie Schleimhäute, wodurch sich die direkte Gefährdung auch für das eingesetzte Rettungsdienstpersonal ableitet. Patienten, bei denen der Verdacht auf eine Vergiftung mit Kontaktgiften besteht, sind daher durch Fachpersonal mit Schutzausrüstung (Feuerwehr) aus dem Gefahrenbereich zu retten. Auch die anschließende Dekontamination durch Entfernung der Kleidung des Patienten und die Giftentfernung durch Abwaschen sollte unter der Anwendung von Schutzkleidung erfolgen. Die Klinik ist typischerweise mit Hypersalivation, Miosis, Bradykardie und Koliken zu beschreiben. Therapeutisch kommt Atropin in Dosierungen von 2 – 5 mg bis zum Rückgang der Hypersalivation zum Einsatz.*

? Welche pathophysiologische Reaktion ist charakteristisch für Organophosphat-Vergiftungen?

! Organophosphate hemmen die Cholinesterasen und führen zu einer endogenen Acetylcholinvergiftung (cholinerges Syndrom).

? Welche diagnostischen Schritte sind bei Patienten mit Intoxikationen wichtig?

! – Basischeck:
– Überprüfen der Vitalfunktionen Bewusstsein, Atmung, Kreislauf,
– Blutdruckmessung, Blutzuckerbestimmung und Pulsoxymetrie.
– Eigen- und Fremdanamnese: Mit den klassischen W-Fragen (wann, was, wer, wie, wie viel und ggf. auch warum) erhält man schnell und strukturiert einen Überblick über den Umfang der Gefährdung des Patienten.
– Klinische Untersuchung:
– Basisdiagnostik,
– Beurteilung von Hautfarbe, Geruch (foetor ex ore), Körpertemperatur, Atemmuster, Pupillenfunktion, Schweiß- und Speichelsekretion,
– Ausschluss von Begleitverletzungen.
– Inspektion des Patienten und der Umgebung.

i *Je nach Vergiftungsart liegen hinweisende Begleitumstände vor, die nicht ausschließlich, jedoch ergänzend in die Gesamtbeurteilung einbezogen werden sollten. Tablettenschachteln, Verpackungen von Chemikalien oder aber auch Rahmenbedingungen wie „Drogenmilieu" könnten die eigentliche Diagnosefindung unterstützen. Der Eigenschutz ist hierbei besonders zu beachten.*

? Welche Gruppen von Rauschdrogen gibt es und welche Besonderheiten ergeben sich für den Notarztdienst?

! – Analeptika,
– Halluzinogene,
– Sedativa.

i *Die häufigsten Rauschdrogen lassen sich 3 Gruppen zuordnen:*
1. *Die Analeptika führen zu hyperdynamen, hyperaktiven, sympathikusaktivierten Symptomen. Substanzen dieser Gruppe sind Ecstasy, Cocain, Crack, Speed und Amphetamine.*
2. *Halluzinogene lösen vielfältige neurologische und psychiatrische Reaktionen aus, die zum Teil sehr schwankend und somit schwer einzuschätzen sind. Zu dieser Gruppe zählen Rauschpilze, LSD, Meskalin und PCP.*
3. *Bei den Sedativa stehen die Bewusstseinsstörungen sowie atem- und kardiodepressiven Wirkungen im Vordergrund. Vertreter dieser Gruppe sind Hasch, Opioide, Heroin und Benzodiazepine.*

EIN KUCHEN NUR FÜR MICH?!
OBWOHL SIE DURCH DIE PRÜFUNG GEFALLEN SIND?! DAS IST ABER NETT!!

© www.rippenspreizer.de

DUMME PROFESSOREN

? Welche Besonderheiten sind bei Intoxikationen mit Partydrogen zu beachten?

! – Unklare Substanzen,
– unspezifische, unterschiedliche Symptome,
– häufig Begleitintoxikationen,
– mögliche Begleitverletzungen.

i *Vergiftungen mit Ecstasy (Methyldimethoxymetamphetamin) führen zu einer Serotinausschüttung mit gesteigertem Antrieb, Sympathikusaktivierung, Hemmung von Müdigkeitserscheinungen, Appetitlosigkeit und vermindertem Durstgefühl. Aufgrund der extrem hohen Varianz der Tablettenzusammensetzung mit zum Teil zusätzlichen toxischen Substanzen sind die Symptome sehr unterschiedlich ausgeprägt. Initial imponiert die Sympathikusaktivierung mit Tachykardie und Hypertonie. Aufgrund der Rahmenbedingungen (Partydroge = Party, warme Umgebung, körperliche Anstrengung) und dem medikamentös bedingten verminderten Durstgefühl kommt es zu einer Hypovolämie, die dekompensieren kann. Delirien, Krämpfe, Tremor, Halluzinationen und Ruhelosigkeit können ebenfalls auftreten.*

Diagnostisch imponiert eine Mydriasis, die eine klare Abgrenzung zu den Opiatintoxikationen erlaubt. Einer Hyperpyrexie mit Ausbildung einer malignen Hyperthermie ist beschrieben; sie geht mit einer hohen Letalität einher. Durch Stürze kann es zu Zusatzverletzungen kommen, auf die bei der Ganz-Körper-Untersuchung gezielt geachtet werden sollte.

? Welche Therapiemaßnahmen sind bei Intoxikationen mit Amphetaminen notwendig?

! – Beruhigung,
– Infusionstherapie,
– Kühlmaßnahmen,
– Kreislaufregulation.

i *Patienten mit Amphetaminintoxikationen sind durch Hypertonie, Tachykardie, relative oder absolute Hypovolämie, Hyperpyrexie und Unruhezustände gefährdet. Gerade die Kreislaufreaktionen sind einer großen Schwankungsbreite unterworfen und reichen von Hypotonie mit Schocksymptomatik bis zu hypertonen Entgleisungen.*

Therapeutisch steht eine Beruhigung des Patienten verbal (Talk down) oder medikamentös (Benzodiazepine) im Vordergrund. Eine großzügige Infusionstherapie (1000 ml kristalline Infusionslösung) ist bei Tachykardie und Hyperthermie angezeigt. Physikalische Kühlmaßnahmen wie Entkleiden, Kaltwasseranwendung oder Kühlpacks wirken der begleitenden und ab Temperaturanstiegen über 39,5 °C potenziell lebensbedrohlichen Hyperthermie entgegen. Je nach Kreislaufreaktion sind Betablocker zur Frequenzsenkung und Antihypertonika (z. B. Urapidil) zur Drucksenkung notwendig.

5.1

Intoxikationen und Drogennotfälle

Frage 773

? Welche Besonderheiten sind bei Intoxikationen mit LSD zu beachten?

! – Eigenschutz,
– Bewusstseinsstörungen,
– psychotische Entgleisungen,
– Halluzinationen.

i Lysergsäurediethylamid ist das Alkaloid des Mutterkornpilzes und der Trichterwinde. Erstmalig wurde es 1938 von Albert Hofmann in den Labors von Sandoz (Basel) extrahiert. LSD ist die Substanz mit der stärksten bekannten psychoaktiven Wirkung. Der Konsum erfolgt in Form einer oralen Aufnahme von LSD-getränkten Löschpapier-Blättchen („Trips"), seltener als Pillen („Micros"). LSD wirkt bereits ab etwa 0,1 mg. Mischintoxikationen, besonders mit Alkohol, sind beschrieben. Berichte über Todesfälle aufgrund einer Überdosierung mit der Monosubstanz sind selten.

Bei den Symptomen einer LSD-Intoxikation stehen psychovegetative Auswirkungen im Vordergrund. Abhängig vom Zeitpunkt der Substanzzufuhr kommt es zu:
– Horrortrips mit massiven akuten Angstanfällen, Stimmungslabilität, Übelkeit, Erbrechen.
– Flash-back-Phänomen, die bei chronischer Substanzzufuhr vorkommen. Dieser Zustand kann oft Monate nach der letzten LSD-Einnahme auftreten und wird von intensiver Angst und Desorientierung begleitet.
– Auslösung von Psychosen, die schon bei einmaligem Gebrauch von Halluzinogenen bei Personen mit instabiler psychischer Situation beschrieben sind.

Die Therapie konzentriert sich auf eine vegetative Abschirmung und ggf. Sedierung mittels Benzodiazepinen. Paradoxe Benzodiazepinwirkungen sind beschrieben worden.

Frage 774

? Welche Besonderheiten sind bei Intoxikationen mit Opioiden zu beachten?

! – Eigenschutz,
– Bewusstseinsstörungen,
– Atemdepression,
– mögliche Antidottherapie.

i In Deutschland konsumieren Opioidabhängige am häufigsten Heroin, Methadon und Dihydrocodein. Weniger verbreitet und daher seltener für Komplikationen verantwortlich sind Tramadol, Tilidin, Morphium, Pethidin und Pentazocin. Stark wirksame Opioide wie Fentanyl und die Folgesubstanzen spielen im Bereich des illegalen Drogenkonsums in Deutschland so gut wie keine Rolle.

Die Aufnahme von Heroin erfolgt entweder intravenös, durch Inhalation des Dampfes, nasal oder in Form von Zigaretten. Die parenterale Anwendung führt zu einer schnellen zentralen Anflutung und zur gewünschten Rauschwirkung. Diacetylmorphin wird nach Resorption rasch in alle Gewebe verteilt und zu seinem wirksameren Metaboliten 6-Monoacetylmorphin und Morphin verstoff-

wechselt. Die Wirkung hält dosisabhängig ca. 4 Stunden an. Erste Entzugssymptome beim Abhängigen treten nach ca. 6 – 14 Stunden auf.

In der Therapie von Drogenkonsumenten wird seit 1998 in Deutschland vielfach Methadon, ein synthetisches Opioid, eingesetzt. Hierzu wird es als Saft oder Tropfen zu 5 mg/ml (0,5 %) L-Polamidon oder 10 mg/ml (1 %) Methadon-Racemat („Methadon") konfektioniert. Wirksam ist das R-(-)-l-Enantiomer, das eine mittlere Plasmahalbwertszeit von 48 Stunden hat. Seine Pharmakokinetik schwankt interindividuell stark. Zur Substitution werden Tagesdosen von 20 – 120 mg (Racemat) gegeben. Es wirkt ca. 24 Stunden, Entzugserscheinungen treten nach ca. 36 – 48 Stunden Abstinenz auf. Intoxikationen mit Methadon, besonders bei Kindern abhängiger Bezugspersonen, sind beschrieben und führen zu vergleichbaren Symptomen wie die Opioidintoxikation.

Die Symptome einer klassischen, reinen Opiatüberdosierung sind Miosis, Somnolenz bis Koma, Bradypnoe bis Apnoe, später Bradykardie und Hypotonie sowie eine begleitende Hypothermie. Bei schwerer Hypoxämie kann es zu einer Mydriasis im Rahmen der zentralen Auswirkungen kommen. Begleitend sind pulmonale Symptome (Lungenödem) und eine Beeinträchtigung des Gastrointestinaltrakts zu beobachten.

Abzugrenzen von den akuten Intoxikationssymptomen ist die Entzugssymptomatik, die selten lebensbedrohliche Auswirkungen hat. Symptome sind Naselaufen, Gänsehaut, Erbrechen, Durchfall, Inappetenz, Hypertonie, Tachykardie, „restless legs", Muskelzucken, erhöhte Temperatur und Mydriasis. Zusätzlich werden von den Patienten Entzugserscheinungen in Form von Frieren, Hitzeempfinden, Gliederschmerzen, innerer Unruhe und Schlafstörungen berichtet.

Therapeutisch steht mit Naloxon ein potentes Antidot zur Verfügung, wobei die Anwendung unter dem Gesichtspunkt des Eigenschutzes kontrovers diskutiert wird. Drogenabhängige Patienten befinden sich nach Antagonisierung im komplexen Entzug mit den bekannten Symptomen. Ggf. ist daher in der Notfallsituation mit beeinträchtigten Vitalfunktionen eine Intubation und Beatmung eine sinnvolle Alternative.

Frage 775

? Welche Besonderheiten sind bei Intoxikationen mit Benzodiazepinen zu beachten?

! – Eigenschutz,
– Sicherung der Vitalfunktionen,
– Antidottherapie.

i Intoxikationen mit dieser Medikamentengruppe nehmen nach dem Rückgang der Verschreibung von Barbituraten zu. Vorrangig präsentiert sich die Bewusstseinseintrübung, nachfolgend kommt es zu Atemstörungen und Kreislaufdepression. Daher steht die Sicherung der Vitalfunktionen im Vordergrund.

Benzodiazepine können mittels Flumazenil (0,2-mg-Bolus, maximal 1 mg) antagonisiert werden.

? Was ist bei einer Vergiftung mit Paracetamol zu bedenken?

! **An eine sekundäre Leberschädigung.**

i *Paracetamol zählt als freiverkäufliches, nicht rezept-pflichtiges Medikament zu den am häufigsten verkauften Substanzen in Deutschland. Paracetamol ist häufiger Kombinationspartner in Grippemitteln. Die toxische Menge für einen Erwachsenen liegt bei 5 – 7,5 g. Diese Menge kann bereits durch die Einnahme von 20 Erkäl-tungskapseln (entsprechend 6,5 g) erreicht werden. Die therapeutischen Maximaldosierungen im Kindesalter werden mit 60 mg/kg KG angegeben. Paracetamolintoxi-kationen führen nach 24 – 48 Stunden zur Leberschädi-gung mit möglichem Leberausfallkoma.*

Als spezifisches Antidot steht Acetylcystein (z. B. Fluimucil Antidot) zur Verfügung. Die Dosis beträgt 300 mg/kg KG über 20 Stunden nach einem entsprechenden Schema. Ein präklinischer Beginn der Antidottherapie kann erwo-gen werden. Wichtig sind die klinische Serumspiegelbe-stimmung und die Auswahl einer Zielklinik mit intensiv-medizinischer Überwachungsmöglichkeit.

Der Patient mit Paracetamolvergiftung weist zum Zeit-punkt des Kontaktes mit dem Rettungsdienst meist kaum Symptome auf, was die potenziell letale Vergiftung harmlos erscheinen lässt.

? Welche Besonderheiten sind bei Intoxikationen mit Betablockern zu beachten?

! **– Kreislaufdepression,**
– fehlende Antidottherapie.

i *Betablocker zählen zu den anerkannten und somit weit verbreiteten Therapeutika der arteriellen Hypertonie. In-toxikationen mit Betablockern sind selten, aber aufgrund der geringen therapeutischen Breite bereits nach der 2 – 3-fachen Tagesdosis mit akuten Kreislaufbeeinträchti-gungen verbunden. Lipophile Betablocker (Alprenolol, Bupranolol, Oxprenolol, Propranolol, Metoprolol, Pindo-lol, Timolol) sind toxischer als hydrophile Betablocker (z. B. Atenolol, Nadolol, Sotalol). Die kompetitive Hem-mung der Adrenalin- und Noradrenalinwirkung auf β_1- und β_2-Rezeptoren beginnt bei akuter Intoxikation oft schon nach 20 Minuten. Möglich ist aber auch eine La-tenz von mehreren Stunden. Das Maximum der Sympto-matik wird nach 12 Stunden erreicht.*

Eine unklare, auf Katecholamine nicht reagierende hypo-dyname Kreislaufsituation mit Hypotonie sowie Brady-kardie in Kombination mit Bewusstseinsstörungen unab-hängig von der Therapie einer begleitenden Hypoglyk-ämie können auf eine Betablockerintoxikation hinweisen.

Als Symptome sind beschrieben:
– Bradykardie,
– AV-Block Grad I – III,
– schneller Übergang zur Asystolie,

– Hypotonie,
– periphere Zyanose,
– Oligurie,
– Azidose,
– Hyperkaliämie,
– Dyspnoe durch Bronchospastik,
– Hypoglykämie, vor allem bei Kindern.

Bei guter Passage der Blut-Hirn-Schranke (lipophile Beta-blocker) kommt es auch zu zentralen Wirkungen:
– Schwindel, Benommenheit, Bewusstlosigkeit oder
– Erregung mit Erbrechen, zerebralen Krampfanfällen, halluzinatorischer Psychose.

Wenn zeitlich möglich (Einnahme < 60 – 120 min), sollte aufgrund von fehlenden Antidoten eine direkte Magen-spülung durchgeführt und anschließend Kohle in der Dosierung 0,5 – 1 g/kg KG verabreicht werden. Parallel steht die Stabilisierung der Kreislaufparameter im Vor-dergrund. Der Versuch der Blutdruckstabilisierung erfolgt mit α-Agonisten der Katecholamingruppe. Gegen die Bradykardie wird Atropin eingesetzt, wobei sowohl hier als auch bei den Katecholaminen Dosierungen oberhalb des normalen Anwendungsbereichs notwendig werden. Bei therapieresistenter Bradykardie ist frühzeitig an den Einsatz von externen Schrittmachern (transthorakal oder transvenös) zu denken.

Die Inotropie kann unabhängig vom Katecholaminre-zeptor zusätzlich durch Glucagon 10 mg i. v. als Bolus mit einer anschließenden Dauerinfusion von 10 mg/h und Phosphodiesterasehemmern (Enoximon oder Milrinon) gesteigert werden, wobei diese medikamentösen Thera-pien der klinischen Intensivtherapie vorbehalten sind. Bei der Auswahl der Zielklinik spielen Möglichkeiten für inva-sive Techniken wie eine IABP oder eine HLM eine logisti-sche Rolle.

? Welche Besonderheiten sind bei Intoxikationen mit trizyklischen Antidepressiva zu beachten?

! **– Bewusstseinsstörungen,**
– Kreislaufreaktionen,
– fehlende Antidottherapie.

i *Vergiftungen mit trizyklischen Antidepressiva stellen die zweithäufigste Intoxikation bei Erwachsenen in suizidaler Absicht dar. Eine vitale Bedrohung besteht bei Erwachse-nen ab 7 mg/kg KG und bei Kindern ab 100 mg, wobei bereits das Zehnfache der therapeutischen Dosis eine vital bedrohliche Intoxikation mit kardiotoxischen Effekte auslösen kann. Bei oraler Aufnahme werden die Medika-mente dieser Gruppe schnell und fast vollständig resor-biert. Es besteht eine hohe Plasmaeiweißbindung, die je nach Substanz zwischen 80 und 95 % variiert. Die Wir-kungsweise der trizyklischen Antidepressiva zeigt sich in der Hemmung der Wiederaufnahme der Neurotransmit-ter Noradrenalin, Dopamin und Serotonin. Es besteht eine Wirkungsverstärkung durch Alkohol, Opiate, Narko-tika, Hypnotika, Sympathomimetika, Klasse-I-Antiarrhyth-*

5.1

Intoxikationen und Drogennotfälle

mika, Antihistaminika, Phenothiazine, MAO-Hemmstoffe und Neuroleptika, wodurch sich Komplikationen im Rahmen einer Allgemeinanästhesie ergeben.

Vergiftungen mit trizyklischen Antidepressiva werden unterteilt in leichte bis mittelschwere sowie schwere Vergiftungen. Bei den leichten bis mittelschweren Vergiftungen dominiert die zentrale anticholinerge Symptomatik (ZAS) mit Sinustachykardie, Mundtrockenheit, Obstipation, Sprachstörungen, Hyperkinese, Zittern, Reflexveränderungen, Harnretention, Erregung und Halluzinationen. Mit steigender Dosierung verstärken sich die Bewusstseinseinschränkungen bis zur Somnolenz. Im Stadium der schweren Vergiftung zeigen sich neben generalisierten tonisch-klonischen Krampfanfällen auch Bewusstseinsverlust sowie kardiotoxische Effekte. Diese bedingen EKG-Veränderungen mit Erregungsbildungs- und Reizleitungsstörungen (ventrikuläre Tachykardie, breite QRS-Komplexe). Je nach Substanz ist die Reihenfolge der Symptome (Koma, kardiale Symptome, Krampfanfälle) variabel.

Therapeutisch stehen keine Antidote zur Verfügung, so dass initial eine Magenspülung durchgeführt werden sollte. Je nach Bewusstseinslage ist hierfür eine Narkoseeinleitung und Intubation notwendig. Prinzipiell ist aufgrund der verminderten Darmmotilität eine therapeutische Magenspülung bis zu 12 Stunden nach Substanzaufnahme möglich. Anticholinerge Symptome können mit Physostigmin therapiert werden. Stehen Bewegungskrämpfe im Vordergrund, ist eine Therapie mit Biperiden angezeigt. Je nach Ausprägung der kardialen Symptomatik ist der Einsatz von Antiarrhythmika indiziert.

Frage 779

? Welche Besonderheiten sind bei Intoxikationen mit Blausäure zu beachten?

! – Eigenschutz,
   – Antidottherapie.

i Vergiftungen mit Blausäure können durch Zyankali (Kaliumsalz der Blausäure, KCN) oder aber auch durch CN^--haltige Brandgase entstehen. Bei der Zyankalivergiftung imponiert der Bittermandelgeruch, der genetisch bedingt jedoch nicht von allen Menschen wahrgenommen werden kann. Die letale Dosis liegt bei 1 – 2 mg/kg KG, was ½ – 1 bitteren Mandel pro kg KG entspricht. Diese Angabe ist besonders bei akzidentellen Vergiftungen im Kindesalter von Bedeutung.

Das Cyanid-Ion hemmt die Atmungskette, indem es die Bindungsstelle für Sauerstoff, den Eisen(III)-enthaltenden Cofaktor der Cytochrom-c-Oxidase, irreversibel blockiert. Dadurch kommt zu einer sogenannten inneren Erstickung. Vergiftungssymptome sind Atemnot, Kopfschmerzen, Schwindel und Erbrechen.

Die Therapie besteht neben der hochdosierten Sauerstoffgabe in der Applikation von 4-Dimethylaminophenol (4-DMAP, 250 mg i. v. bei Erwachsenen), das rasch einen Teil des Eisen(II) des Hämoglobins zu Eisen(III) oxidiert, sowie und dem Angebot von Sulfat für die Reaktion in Form von Natriumthiosulfat (50 – 100 mg/kg KG). Alter-

nativ kann Cyanocobalamin (Cyanokit) eingesetzt werden. Bei Mischintoxikationen mit Kohlenmonoxid und Blausäure bei Kunststoffbränden darf jedoch kein 4-DMAP verabreicht werden, da die Sauerstoffversorgung zusätzlich bereits durch COHb vermindert wurde und die zusätzliche Bildung von MetHb eine Hypoxie verstärken würde.

Frage 780

? Welche Besonderheiten sind bei CO-Intoxikationen zu beachten?

! – Eigenschutz,
   – Atemstörungen bis Atemstillstand,
   – Einsatzlogistik.

i Bei Rauchgasintoxikationen handelt es sich in den meisten Fällen um Mischintoxikationen unterschiedlicher Gase. Hierbei steht besonders CO im Vordergrund. Die CO-Intoxikation gehört noch immer zu den häufigsten tödlichen Vergiftungen. Ursache sind neben Suiziden immer wieder Unfälle durch den unsachgemäßen Betrieb von Öfen, Brände oder – selten – eine berufliche Exposition (z. B. Schornsteinfeger, Feuerwehrmänner).

CO ist ein farb- und geruchloses Gas. CO-Vergiftungen sind die häufigste inhalative Intoxikationsursache und führen zu 1500 – 2000 Todesfällen/Jahr in Deutschland. Vergiftungsquellen sind Brände (Rauch: bis zu 10 Vol% CO), Autoabgase (ohne Katalysator: 5 – 20 Vol% CO; mit Katalysator: < 1 Vol% CO), unvollständige Verbrennung bei Gasbrennern (z. B. Durchlauferhitzer), defekte Öfen oder Kamine und Dämpfe von Methylenchlorid-haltigen Abbeizmitteln; Methylenchlorid (CH_2Cl_2) wird endogen in CO umgewandelt.

Die Toxizität von CO beruht darauf, dass es mit ca. 300-mal stärkerer Affinität an Hämoglobin (COHb) bindet als Sauerstoff. Je höher die COHb-Konzentration im Blut, desto schlechter die O_2-Versorgung des Gewebes. Am empfindlichsten sind die Organe mit hohem O_2-Verbrauch (z. B. Herz, Gehirn). Der COHb-Gehalt des Blutes hängt nicht nur vom CO-Gehalt der Einatmungsluft, sondern auch von der Expositionszeit und dem Atemzeitvolumen ab. So wird z. B. bei einem CO-Gehalt der Luft von 0,1 % eine lebensgefährliche COHb-Konzentration von über 65 % bei Ruheatmung nach 3 – 5 Stunden, bei körperlicher Arbeit mit dreifach erhöhtem Atemvolumen aber schon nach 2 Stunden erreicht. Eine direkte toxische Wirkung besteht in der Hemmung der Cytochrom-A3-Oxigenase, dem terminalen Enzym der mitochondrialen Atmungskette. Neben der akuten Lebensgefahr kommt es infolge der CO-Intoxikation häufig zu neurologischen Folgeschäden. Innerhalb eines Monats erkranken viele Patienten an Parkinsonismus, psychotischen und psychomotorischen Symptomen oder an Gedächtnisstörungen. Auch Hör- und Sehstörungen sind möglich.

Je nach COHb-Konzentration kommt es zu unterschiedlich stark ausgeprägten Symptomen wie Kopfschmerzen, Übelkeit und Erbrechen, kardiale Symptomen, Lungenödem, Dyspnoe, generalisierten Krampfanfällen, Wahrnehmungsstörungen, Halluzinationen. In hohen Dosierungen oberhalb von 40 % imponieren Atemstörungen (z. B. Cheyne-Stokes-Atmung), die bei Dosierungen oberhalb von 70 % in 10 – 60 Minuten letal enden. COHb-Spiegel ab 10 % gelten als klinisch bedeutsam.

Therapeutisch steht die Rettung unter Beachtung des Eigenschutzes (Rettung durch die Feuerwehr mit Atemschutz) an erster Stelle. Bei akuten CO-Vergiftungen steht die Sicherung der Vitalfunktionen im Vordergrund. Abhängig vom COHb-Gehalt sind Intubation und kontrollierte Hyperventilation indiziert. Eine weitere Option zur Steigerung des frei verfügbaren und damit für die Oxygenierung nutzbaren Hb ist die hyperbare Oxygenierung. Cave: Monofrequente Pulsoxymeter liefern falsch positive Sauerstoffsättigungswerte!

Frage 781

? Welche unterschiedlichen Therapien zur Oxygenierung bei Kohlenmonoxidvergiftungen kennen Sie?

! – **Sauerstoffinhalation,**
– **Beatmung mit reinem Sauerstoff,**
– **hyperbare Oxygenierung.**

i Der Anteil des CO-Gehaltes im Blut kann mit Raumluft in 4 Stunden, mit Inhalation von 15 l Sauerstoff in ca. 90 Minuten, bei kontrollierter Beatmung mit einer F_iO_2 von 1,0 in ca. 60 Minuten und mittels hyperbarer Oxygenierung bei 3 bar in 22 Minuten halbiert werden.

Eine hyperbare Oxygenierung erfordert einen hohen logistischen Aufwand. In Betracht gezogen werden sollte sie nach Rauchgasintoxikation bei allen komatösen Patienten, bei Schwangeren sowie bei allen neurologisch auffälligen Patienten. Eine Messung des COHb ist mittels spezieller Pulsoxymeter, die über zusätzliche Wellenlängen verfügen, bereits präklinisch möglich.

5.2 Neurologische Notfälle

Andreas Bohn

Frage 782

? Welche Formen des Schlaganfalles kennen Sie?

! **Es werden ischämischer und hämorrhagischer Insult unterschieden.**

i Innerhalb des Kollektivs der Schlaganfallpatienten finden sich ca. 85 % ischämische Schlaganfälle, etwa 15 % der Schlaganfälle gehen auf intrazerebrale Blutungen zurück.

Frage 783

? Welche Untersuchungen nehmen Sie zum Erkennen eines Schlaganfalls vor?

! **Prüfen auf:**
– **faziale Parese,**
– **Armparese,**
– **Sprech- und Sprachstörungen.**
Mit diesen 3 Untersuchungen können Schlaganfälle mit einer Sensitivität von 80 % und Spezifität von 90 % erkannt werden. Bei negativem Testergebnis Erweiterung der Untersuchung z. B. um die Frage nach:
– **Sehstörungen,**
– **Taubheitsgefühl.**

i Standardisierte Schemata haben sich zur Diagnostik bewährt. Ein Beispiel aus dem Rettungsdienst Münster zeigt Abb. 5.1. Das Schema beinhaltet auch Ausschlusskriterien für die Aufnahme auf eine Stroke Unit.

Frage 784

? Welche Maßnahmen umfasst die notärztliche Therapie des Schlaganfalls?

! **Der Notarzt sollte sich zu Gunsten eines raschen Transportes auf wenige wichtige Maßnahmen beschränken:**
– **Behebung von gestörter Oxygenierung und Ventilation,**
– **Hydratation bei Volumenmangel,**
– **Anstreben einer Normothermie,**
– **Normalisierung des Blutzuckers,**
– **Halten des Blutruckes im hochnormalen Bereich.**

i Da ein hämorrhagischer Infarkt nur mittels Bildgebung ausgeschlossen werden kann, sind Antikoagulanzien kontraindiziert.

Frage 785

? Ein Schlaganfall-Patient zeigt einen Blutdruck von 180/90 mmHg – therapieren Sie diese Hypertension?

! **Nein, ein hochnormaler Blutdruck führt zu einer besseren Perfusion der Penumbra.**

i Als Penumbra bezeichnet man Hirngewebe, das minderperfundiert, aber nicht irreversibel geschädigt ist.

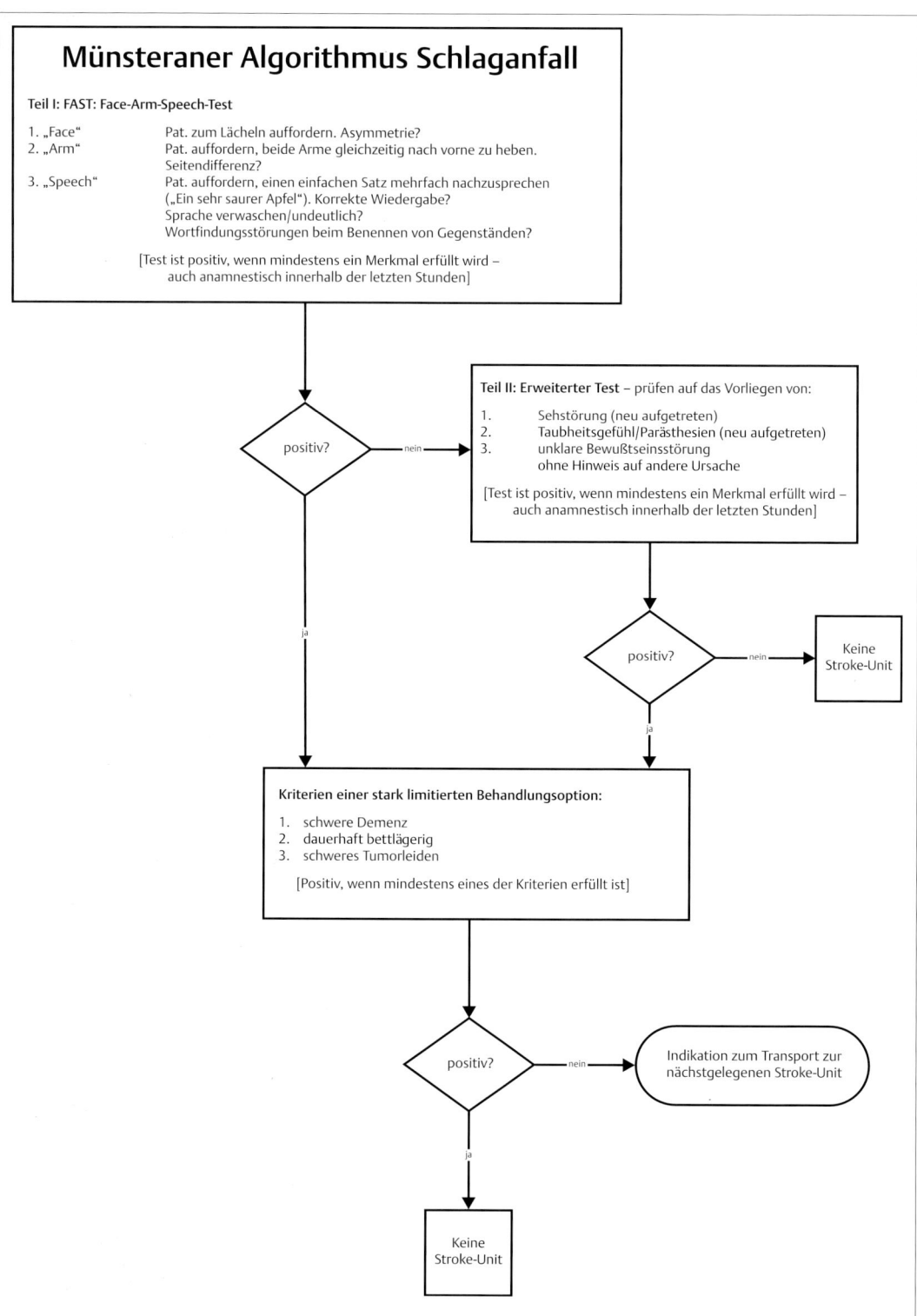

Abb. 5.1 Münsteraner Algorithmus Schlaganfall.

? Ein Schlaganfall-Patient zeigt einen Blutdruck von 260/100 mmHg – wie therapieren Sie diese Hypertension?

! Titrierte Gabe von Urapidil i. v. mit dem Ziel, einen Blutdruck von 160 – 180/90 – 100 mmHg zu erreichen.

? Wie dringlich ist die Versorgung eines Patienten mit ischämischem Schlaganfall?

! Das Therapieprinzip des akuten ischämischen Schlaganfalls besteht in der Rekanalisierung mittels Thrombolyse innerhalb von 3 Stunden (Lyse-Zeitfenster) nach Beginn. Zuvor muss das Vorliegen eines hämorrhagischen Schlaganfalls ausgeschlossen werden.

i *Sind seit Beginn der ersten Schlaganfallsymptome mehr als 3 Stunden vergangen, so ist es mittels Magnetresonanztomographie (MR-Angiographie) möglich, solche Patienten zu identifizieren, bei denen das therapeutische Potenzial das mögliche Risiko einer Einblutung in das Infarktareal relativiert. In diesen Fällen können auch nach mehr als 3 Stunden Thrombolyseverfahren eingesetzt werden.*

? Welches Zielkrankenhaus wählen Sie für einen Patienten mit Schlaganfall?

! Ein Krankenhaus mit einer Stroke Unit.

i *Zur Diagnostik ist ein Krankenhaus mit der Möglichkeit zur kranialen Computertomographie, besser noch mit Magnetresonanztomographie (MR-Angiographie) anzufahren, das über die Möglichkeit zur Rekanalisierung mittels Thrombolyse verfügt. Üblicherweise sind dies Krankenhäuser mit einer Stroke Unit.*

? Welche Information müssen Sie bei einem Schlaganfall unter allen Umständen erfragen und an den weiterbehandelnden Neurologen weitergeben?

! Den letzten sicher symptomfreien Zeitpunkt, da hiervon die Entscheidung für oder gegen die Thrombolyse abhängt.

i *Die Wichtigkeit dieser Information für den Kliniker kann nicht überschätzt werden. Der Rettungsdienst kann am Einsatzort die benötigten fremdanamnestischen Angaben besser zusammentragen als der Krankenhaus-Neurologe später am Telefon. Es empfiehlt sich, Rückruf-Telefonnummern der Familienmitglieder/Mitbewohner/Betreuer mit in die Klinik zu bringen.*

? Welche Vorteile bringt die Behandlung auf einer Stroke Unit?

! Neben der Möglichkeit zur Thrombolyse verfügen zertifizierte Stroke Units über weitere diagnostische Möglichkeiten, wie z. B. Ultraschall. Auf Stroke Units gelingt die optimale Einstellung von Vitalparametern besser und mit Rehabilitationsmaßnahmen wird früher begonnen.

i *Die Ergebnisse konservativer Stroke Units (z. B. in Skandinavien) zeigen, dass schon die verbesserte Pflege und frühere Physiotherapie einen nachweisbar günstigen Effekt zeigen.*

? Wirkt sich die Stroke-Unit-Behandlung auf die Prognose der Patienten günstig aus?

! In vielen Studien konnte ein günstiger Einfluss nachgewiesen werden.

i *Gegenüber einer Behandlung in einer allgemeinen Klinik konnte die Mortalität um 18 – 46%, der Anteil der Patienten mit Pflegebedürftigkeit um 25% gesenkt werden.*

? Welche Differenzialdiagnosen müssen gegenüber dem Schlaganfall abgegrenzt werden?

! Die sog. „stroke mimics" sind:
- Epilepsie mit Parese („Todd'sche Parese"),
- Migräne mit Aura,
- Unterzuckerung,
- peripher-vestibuläre Störung,
- dissoziative Störung,
- akute entzündliche ZNS-Erkrankung.

i *„Stroke mimics" können oft nicht präklinisch abgegrenzt werden. Im Zweifel sollte aufgrund der großen Tragweite für den Patienten von einem Schlaganfall ausgegangen werden.*

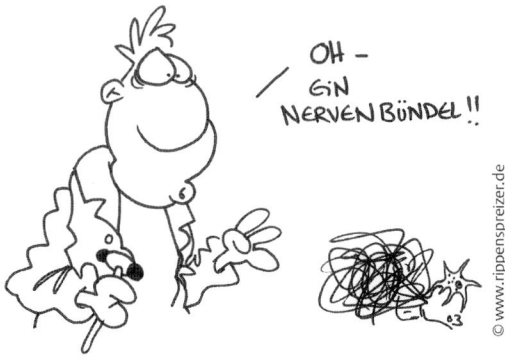

5.2

Neurologische Notfälle

Frage 793

? Ein 43-jähriger Angestellter bemerkt beim Frühstück ein Taubheitsgefühl der rechten Gesichtshälfte. Seine Frau sieht den hängenden Mundwinkel und ruft darauf den Rettungsdienst. Bei Ihrem Eintreffen sind alle Symptome verschwunden. Muss der Patient auf eine Stroke Unit aufgenommen werden?

! **Ja. Das Risiko für einen Schlaganfall ist nach einer sogenannten transitorisch ischämischen Attacke (TIA) deutlich erhöht.**

i *4 – 5 % der Patienten mit einer TIA erleiden binnen 48 Stunden, 10 % binnen einem Monat einen Schlaganfall. Daher ist eine klinisch-ätiologische Abklärung nötig. Aus diesem Grund wird der Begriff der TIA heute immer kritischer gesehen und in einigen Neurologen-Kreisen abgelehnt. Es ist entscheidend, zu verstehen, dass bei der TIA das Verschwinden der Symptome nicht mit dem Verschwinden der zugrunde liegenden Pathophysiologie gleichzusetzen ist.*

Frage 794

? Was ist die häufigste Ursache für intrazerebrale Blutungen (ICB) und warum geht ihre Häufigkeit zurück?

! **Hypertonus mit Angiopathie der kleinen Hirngefäße. Durch bessere antihypertensive Therapie sinkt die Inzidenz.**

i *Eine seltenere von Ursache von ICB sind vaskuläre Fehlbildungen.*

Frage 795

? Wo sind typischerweise ICB lokalisiert?

! **– Im Bereich der Basalganglien,**
– Thalamus,
– Kleinhirn und
– Hirnstamm.

i *Durch diese Lokalisationen erklären sich die in der Regel schweren Bewusstseinsstörungen der Patienten.*

Frage 796

? Eine 47-jährige Angestellte kollabiert mittags plötzlich in ihrem Büro und zeigt einen Krampfanfall. Vorausgegangen war nach Auskunft ihrer Kollegin ein starker Kopfschmerz, den die Patientin seit dem Morgen beklagt hatte. Seit einigen Wochen sei sie wegen Migräne in Behandlung. Die Patientin ist bewusstlos. Die Pupillen sind isokor und weit. Wie lautet Ihre Verdachtsdiagnose?

! **Verdacht auf intrazerebrale Blutung, am ehesten Subarachnoidalblutung (SAB).**

i *Hinweis gebend ist hier die Kombination aus Zephalgie und Koma.*

Frage 797

? Welches Zielkrankenhaus wählen Sie für eine Patientin mit Verdacht auf eine SAB?

! **Ein Krankenhaus mit Neurochirurgie und einsatzbereitem CT.**

i *Das Erkennen einer Blutung und die Entscheidung zur Operation sind als absolut zeitkritisch anzusehen.*

Frage 798

? Welche Symptome sind typisch für eine Subarachnoidalblutung (SAB)?

! **– Bewusstseinsstörungen,**
– Meningismus,
– stärkster Kopfschmerz.

i *Je nach Blutungsort treten ggf. auch Herdsymptome wie z. B. eine Blickdeviation auf.*

Frage 799

? Was ist die häufigste Ursache von SAB?

! **Rupturierte Aneurysmen im Bereich des Circulus Willisii.**

i *Es resultieren daraus nachweisbare Blutungen in den Liquorraum.*

Frage 800

? Wie können Sie bei einem kontrolliert beatmeten Patienten mit Verdacht auf eine intrazerebrale Blutung die intrazerebrale Perfusion verbessern?

! – 30° Oberkörper-Hochlagerung,
 – Vermeidung von venöser Stauung an den Halsvenen,
 – Normokapnie,
 – Sicherstellung eines ausreichenden arteriellen Mitteldruckes durch Vermeidung von Hypotension.

i *Eine Senkung des Hirndrucks, verbunden mit einem erhöhten arteriellen Mitteldruck verbessert die Perfusion.*

Frage 801

? Welche Formen der Epilepsie werden unterschieden?

! – Generalisiert und fokal,
 – konvulsiv und non-konvulsiv

i *Generalisierte Anfälle zeichnen sich durch eine fehlende Zuordnung zu einem Hirnareal aus. Meist ist auch das Bewusstsein gestört. Ein konvulsiver Anfall wird von motorischen Entäußerungen begleitet.*

Frage 802

? Welche Phasen zeigt eine generalisierte tonisch-klonische Epilepsie?

! Typischerweise zeigen sich 3 Phasen:
 – tonische Phase: plötzliche Muskelanspannung, gelegentlich verbunden mit einem Initialschrei. Apnoe für ca. 30 Sekunden, Anspannung der Muskulatur,
 – klonische Phase: Zuckungen von Muskelgruppen beginnend im Gesicht,
 – komatöse Phase: Fehlen von motorischen Phänomenen, übergehend in den postiktalen Dämmerschlaf.

i *Bei der Erhebung der Fremdanamnese versucht man, durch gezieltes Fragen nach den o. g. Entäußerungen den Hergang des Anfalles zu klären. Auch die Aufforderung an Zeugen des Anfalles, den Hergang zu demonstrieren, hat sich in der Differenzialdiagnostik (z. B. zum Erkennen psychogener nichtepileptischer Anfälle) sich bewährt.*

Frage 803

? Neben den motorischen Phänomenen können welche Anhaltspunkte auf einen abgelaufenen epileptischen Anfall hinweisen?

! – Lateraler Zungenbiss,
 – Enuresis bzw. Enkopresis.

i *Ein mutmaßlich postiktaler Patient muss gründlich untersucht werden.*

Frage 804

? Welche Maßnahmen umfasst die diagnostische Aufarbeitung einer Erstmanifestation eines epileptischen Krampfanfalls?

! Ausschluss von:
 – Sturzverletzungen (Frakturen, Hämatome),
 – Hirntumor,
 – Hirnblutung,
 – Enzephalitis,
 – Sinusvenenthrombose,
 – Stoffwechsel- oder Elektrolytstörung,
 – Intoxikation.

i *Die Vorstellung in einer neurologischen Klinik ist bei Erstmanifestation einer Epilepsie immer nötig.*

Frage 805

? Ein 28-jähriger Mann bricht auf der Tanzfläche einer Diskothek zusammen und zeigt einen tonisch-klonischen Krampf. Welche metabolische Störung müssen sie ausschließen?

! Hypoglykämie, z. B. bei insulinpflichtigem Diabetes mellitus Typ 1.

i *Die Hypoglykämie ist das Chamäleon der Notfallmedizin – jegliche qualitative und quantitative Bewusstseinsstörung muss auf das Vorliegen einer Unterzuckerung hin untersucht werden.*

Frage 806

? Wie ist die Diagnose Status epilepticus (SE) definiert?

! Epileptische Anfälle, die entweder über die typische Zeit eines Krampfes hinaus andauern, oder Serien von Krampfanfällen längerer Dauer, zwischen denen der Patient nicht zu Bewusstsein kommt.

i *Die moderne Definition des SE verzichtet auf die Nennung einer Mindestdauer. Typischerweise sistieren generalisierte tonisch-klonische Anfälle nach etwa 4 Minuten. Generalisierte Anfälle von über 4 Minuten Dauer persistieren häufig über 30 Minuten hinaus. Bei weniger bedrohlichen Anfallsformen, wie z. B. fokalen Epilepsien, spricht man erst nach mehr als 20 Minuten Anfallsdauer von einem SE.*

Frage 807

? Wann spricht man von einem „refraktären Status epilepticus"?

! Ein SE, der auf 2 medikamentöse Stufentherapien nicht anspricht, wird als „refraktärer SE" bezeichnet.

i *Zum Verständnis der modernen Definitionen der Neurologie ist der Begriff des „refraktären Status epilepticus" auch für den Notarzt von Bedeutung.*

Frage 808

? Worin besteht die Therapie eines andauernden epileptischen Krampfes durch den Notarzt?

! Stufentherapie:
- Benzodiazepine (z. B. 20 mg Diazepam fraktioniert),
- Phenytoin (750 – 1500 mg über 30 Minuten),
- Phenobarbital (500 – 1000 mg),
- Thiopental/Propofol (z. B. Thiopental 250 mg).

i *Die dargestellte Stufentherapie ist für klinische Bedingungen ausgelegt. Da der Transport des Krampfenden (z. B. durch ein Treppenhaus) häufig nicht möglich ist, wird der Notarzt nach erfolgloser Gabe von Benzodiazepinen ggf. eine Narkose einleiten müssen.*

Frage 809

? Bei einem Patienten im Status epilepticus gelingt es Ihnen nicht, einen i. v. Zugang zu legen. Welche Alternativen kennen Sie?

! – Intrarektale Gabe von Diazepam-Gel,
- nasale Gabe von Midazolam-Aerosol,
- Lorazepam buccal (Schmelztablette) oder
- intramuskuläre Injektion.

i *Die Anlage eines i. v. Zugangs ist bei Krampfenden oft eine Herausforderung. Daher müssen Alternativen bekannt sein.*

Frage 810

? Welche Schäden entstehen im Gehirn durch repetitive oder langdauernde Epilepsien?

! Neuronale Schäden durch Ödem bei Veränderungen der ionalen Homöostase sowie im MRT nachweisbare Diffusions- und Mikrozirkulationsstörungen.

i *Die Durchbrechung des Krampfgeschehens unter Wahrung der Oxygenierung hat Priorität für den Notarzt.*

Frage 811

? Stellt die Relaxierung eine Therapieoption zur Beendigung eines Krampfanfalls beim intubierten Patienten dar?

! Nein. Die Relaxierung beendet nur die motorische Entäußerung, nicht aber die epileptische Krampfaktivität des Hirns.

i *Das Sistieren der konvulsiven motorischen Phänomene durch Muskelrelaxierung ist nicht mit dem Ende des epileptischen Anfalls im Gehirn gleichzusetzen.*

Frage 812

? Sie werden als Notarzt zu einer „Bewusstseinsstörung" in einen Linienbus gerufen. Dort treffen Sie eine bewusstlose 19-jährige Schülerin an, die generalisiert rhythmisch die Extremitäten bewegt. Die Patientin ist offenbar von ihrem Sitz gerutscht, sitzt nun auf dem Fußboden. Verletzungen oder Einnässen sind nicht erkennbar. Der linke Unterarm der Patientin weist dutzende narbig verheilter Schnittwunden auf. Wie lauten Ihre differenzialdiagnostischen Überlegungen?

! Psychogener nichtepileptischer Anfall im Rahmen einer dissoziativen Störung (Selbstverstümmelung am Unterarm). Differenzialdiagnostisch sind Unterzuckerung, Trauma und Epilepsie auszuschließen.

i *Das Fehlen eines typischen Verlaufes und das Vorliegen von Stigmata sollten auch an einen psychogenen nichtepileptischen Anfall denken lassen (Ausschlussdiagnose!)*

Frage 813

? Was sind typische Kennzeichen psychogener nichtepileptischer Anfälle?

! – Geschlossene, nur gegen Widerstand zu öffnende Augen,
- asynchrone Arm- und Beinbewegungen, oft auch Beckendrehbewegungen,
- Opisthotonus („Arc de cercle"),
- Kopfschütteln,
- lange Dauer des Krampfes bei Fehlen einer Zyanose.

i *Während epileptische Anfälle typischerweise mit einem Sturz, oft auch mit daraus folgenden Verletzungen einhergehen, zeigen Patienten mit psychogenen nichtepileptischen Anfällen ein „Herabsinken" ohne Verletzungsfolgen.*

Frage 814

? Können sie einen psychogenen nichtepileptischen von einem epileptischen Anfall als Notarzt sicher unterscheiden?

! Nein.

i *Daher im Zweifelsfall zunächst Klärung somatischer Ursachen.*

? Ein Jugendlicher von 15 Jahren hat seit der Samstagnacht Fieber, Übelkeit und Kopfschmerzen beklagt. Die Eltern haben morgens den Kassenärztlichen Notdienstes bestellt. Da der Junge nun kaum mehr zu erwecken ist, wird der Rettungsdienst gerufen. Wie lautet Ihre Verdachtsdiagnose?

! **Meningitis.**

i *Insbesondere die Bewusstseinsstörung macht eine bakterielle Meningitis wahrscheinlicher.*

Frage 816

? Welche Differenzialdiagnosen gilt es bei einem Patienten mit Kopfschmerzen, Übelkeit und Somnolenz?

! **– Subarachnoidalblutung,**
– Sepsis,
– Hypoglykämie im Rahmen eines fieberhaften Infekts.

i *Die wichtigste Differenzialdiagnose ist bei der geschilderten Symptomkonstellation die Subarachnoidalblutung. Hier besteht aber in der Regel kein Fieber.*

Frage 817

? Was bezeichnet man als „meningitisches Syndrom"?

! **Die Leitsymptome:**
– Fieber,
– Kopfschmerzen,
– Nackensteife,
– ggf. Bewusstseinsstörungen.

i *Eine Meningitis ist ein zeitkritischer Notfall, daher sollte sie schnell erkannt und therapiert werden.*

Frage 818

? Welche Untersuchungen führen Sie als Notarzt bei Verdacht auf Meningitis durch?

! **– Körperliche Untersuchung inkl. Prüfung auf Nackensteife (Meningismus) und Pupillenweite,**
– Messung von Temperatur, Blutzucker, Herzfrequenz und Blutdruck.

i *Die frühe Erkennung ermöglicht die zielgerichtete Therapie in der Klinik.*

Frage 819

? Welche Maßnahmen führen Sie bei Verdacht auf Meningitis durch?

! **Neben Maßnahmen zur Stabilisierung der Vitalfunktion ist die rasche Gabe von Kortikosteroiden (z. B. Dexamethason 10 mg) und Antibiotika (z. B. Ampicillin 15 g) indiziert.**

i *Die Gabe von Antibiotika sollte optimalerweise bei Verdacht auf Meningitis bereits präklinisch erfolgen, insbesondere bei langen Transportzeiten, z. B. in ländlich strukturierten Rettungsdiensten.*

Frage 820

? Bei der körperlichen Untersuchung eines Meningitis-verdächtigen Kindes müssen Sie auf welche Erscheinungen besonders achten?

! **Petechiale Einblutungen.**

i *Beim seltenen Waterhouse-Friderichsen-Syndrom als Komplikation einer bakteriellen Meningitis zeigen sich im Verlauf in 75 % der Fälle Petechien. Das Syndrom ist selten, verläuft aber in 50 % der Fälle tödlich.*

Frage 821

? In welchen Altersgruppen fehlt typischerweise ein Meningismus?

! **Bei Säuglingen, Kleinkindern und muskelschwachen Greisen zeigt sich regelmäßig kein Meningismus.**

i *Hier muss das gemeinsame Auftreten von Fieber, Kopfschmerzen und Bewusstseinsstörungen an eine Meningitis denken lassen.*

Frage 822

? Welche Arten von Bewusstseinsstörungen unterscheidet man?

! **Qualitative und quantitative Bewusstseinsstörungen.**

i *Bewusstseinsstörungen sind häufig Ursache von Notarzt-Einsätzen.*

Frage 823

? Nennen Sie Beispiele für qualitative Bewusstseinsstörungen.

! **– Verwirrung,**
– Delir,
– dissoziative Störungen.

i *Bei einer qualitativen Bewusstseinsstörung erscheint der Patient wach, reagiert aber inadäquat.*

5.2

Neurologische Notfälle

Frage 824

? Nennen Sie Beispiele für quantitative Bewusstseinsstörungen.

! – Somnolenz,
– Sopor,
– Koma.

i *Quantitative Bewusstseinsstörungen sind wegen der ggf. fehlenden Schutzreflexe besonders kritisch für die Sicherheit des Patienten.*

Frage 825

? Ein Patient öffnet auch auf Schmerzreize hin die Augen nicht, zeigt aber ungerichtete Abwehrbewegungen. Wie nennt man diesen Zustand?

! Koma.

i *Definitionen:*
– Somnolenz: Augenöffnung auf Ansprache.
– Sopor: Augenöffnung auf Schmerzreiz.
– Koma: Keine Augenöffnung.

Frage 826

? Nennen Sie Differenzialdiagnosen für akute Bewusstseinsstörungen.

! – Intoxikationen,
– metabolische Störungen (z. B. Diabetes),
– Epilepsien,
– intrazerebrale Blutungen,
– Schädel-Hirn-Trauma,
– Entzündliche Hirnerkrankungen bzw. septische Enzephalopathie,
– Eklampsie,
– Hypo- oder Hyperthermie,
– Hirnstamminfarkt.

i *Die Hypoglykämie ist die häufigste akut reversible Form der Bewusstseinsstörung.*

Frage 827

? In einem Heim für geistig behinderte Kinder wird ihnen ein 13-jähriger Junge mit Bewusstseinsstörung vorgestellt. Der Junge ist somnolent. Am Morgen habe sich der Junge nach Angaben der Pflegekräfte übergeben und Kopfschmerzen beklagt. Der Patient ist als ehemaliges Frühgeborenes (25. SSW) mit intraventrikulärer Hämorrhagie global retardiert. Er wurde mit einem ventrikuloperitonealen Liquorshunt versorgt. Wie lautet Ihre Verdachtsdiagnose?

! Notfallsituation mit Hirndruck bei Dysfunktion des Liquorshunt-Systems.

i *Die meisten zu akuten Notfallsituationen führenden Dysfunktionen von Liquorshunt-Systemen sind mechanische Obstruktionen, die zu einer Unterdrainage führen.*

Frage 828

? Können Sie vor Ort durch eine körperliche Untersuchung Ihren Verdacht auf ein dysfunktionales Liquorshunt-System erhärten?

! Ja. Bei den meisten ventrikuloperitonealen Liquorshunt-Systemen liegt die Pumpkammer retroaurikulär. Lässt die Pumpkammer sich nicht oder nur schwer eindrücken, weist dies auf eine Obstruktion des distalen Kammeranteils hin.

Frage 829

? Wohin transportieren Sie den Patienten?

! Es ist sinnvoll, Patienten mit Verdacht auf Dysfunktion des Liquorshunt-Systems in ein Neuropädiatrisch-Neurochirurgisches Zentrum zu transportieren, da im Falle einer Unterdrainage mit Hirndruck nicht selten ein neurochirurgischer Notfalleingriff nötig ist.

Frage 830

? Eine 58-jährige Patientin ruft wegen stärkstem Schwindel und Erbrechen den Rettungsdienst. Der Ehemann gibt an, seine Frau habe vor einigen Tagen wegen Hörminderung den Arzt aufgesucht. Wie lautet Ihre Verdachtsdiagnose?

! Zeigt die Patientin einen Nystagmus, so liegt aufgrund der berichteten Hörminderung am ehesten ein Morbus Menière vor.

i *Differenzialdiagnostisch kommt neben dem M. Menière eine Neuritis vestibularis (hierbei keine Hörminderung) in Frage.*

Frage 831

? Welche medikamentöse Akut-Therapie kommt in Frage?

! Antivertiginosum (Dimenhydrinat) und Benzodiazepin.

i *Der Schwindel wird von den Patienten nicht nur als unangenehm empfunden, sondern kann forciertes Erbrechen bis hin zu metabolischen Störungen (metabolische Alkalose) auslösen.*

Alexander Jatzko, Christian Madler

Frage 832

? Wann müssen Sie einen Patienten auch gegen seinen Willen behandeln?

! Wenn eine akute und erhebliche Eigen- oder Fremdgefährdung vorliegt, ohne dass der Patient seine Situation adäquat aufgrund einer organischen/psychischen Störung einschätzen kann. Wenn Zwangsmaßnahmen notwendig sind, wird auch zum Eigenschutz häufig das Ordnungsamt/Polizei hinzugezogen (Zuständigkeit regional unterschiedlich, bei akuter Gefahr für die Umwelt sollte die Polizei angefordert werden). Wenn diese involviert sind, entscheiden die Beamten über eine Mitnahme des Patienten.
Bei Nichthandeln in einer akuten Gefahrensituation würde es zu einer unterlassenen Hilfeleistung (§ 323 c StGB) beziehungsweise Körperverletzung durch Unterlassen (§ 223 in Verbindung mit § 13 StGB) kommen. Bei mangelnder Möglichkeit zur Kommunikation, zum Beispiel bei Bewusstlosigkeit, liegen die Voraussetzungen der Geschäftsführung ohne Auftrag vor (§§ 677, 680, 683 BGB). Durch den rechtfertigenden Notstand (§ 34 StGB) ist die Notfallmaßnahme straffrei. Liegt keine akute Gefahrensituation vor und könnten noch einige Tage mit der Behandlung gewartet werden, muss zuerst eine Eilbetreuung beim Amtsgericht eingerichtet werden, um weitere Maßnahmen durchführen zu können.

i *Besteht für den Patienten eine gesetzliche Betreuung, ist der Betreuer über die weiteren Maßnahmen so bald wie möglich zu informieren.*

Frage 833

? Welche Hinweise für eine Suizidgefährdung können Sie erfragen?

! Wichtig: Bei Verdacht auf Suizidalität muss diese angesprochen werden. Dies wird vom Patienten fast immer als fürsorglich erlebt.
Hinweise auf die Suizidgefährdung geben folgende Fragen:
– Besteht eine akute Krise (z. B. Trennung des Partners, Tod eines Kindes/Angehörigen, Verlust des Arbeitsplatzes, tiefe Kränkung)?
– Sind frühere Suizidversuche bekannt?

Frage 834

? Nennen Sie Gründe für eine Einweisung bei Verdacht auf Suizidgefahr.

! Absolute Indikationen für eine Einweisung:
– Wenn sich der Patient nicht von einer geplanten suizidalen Handlung distanzieren kann.
– Wenn Vorbereitungen für einen Suizid gemacht wurden (z. B. Abschiedsbrief, Tabletten gesammelt, Brücke ausgesucht).
– Bei Hoffnungslosigkeit, ohne überzeugende Gründe für ein Weiterleben nennen zu können bei bestehenden Suizidgedanken.
– Wenn sich beim Patienten nach erheblicher Depressivität plötzlich eine unerklärliche Gelassenheit oder Heiterkeit einstellt („Ruhe vor dem Sturm").
– Falls trotz Hinweise für Suizidalität und psychische Erkrankung geplante Suizidhandlungen nicht glaubwürdig verneint werden.

i *Bei einer Einweisung in eine psychiatrische Klinik können telefonisch die Aufnahmemodalitäten mit dem diensthabenden Psychiater besprochen werden. Dieser wird die Indikation zur stationären Unterbringung nochmals überprüfen.*

Frage 835

? Welche somatischen Überwachungsmaßnahmen sind in einer psychiatrischen Klinik zumeist möglich und welche nicht?

! Möglich ist in den meisten psychiatrischen Kliniken die Überwachung von Blutdruck, Puls, Temperatur, Blutzucker, teilweise auch Pulsoxymetrie, jeweils mittels eines Handgerätes.
Weitere somatische Überwachungen (Monitoring) sind zumeist nicht möglich.

i *Bei Unklarheiten bezüglich der lokalen Überwachungsmöglichkeiten sollte der Dienstarzt der Psychiatrie kontaktiert werden.*

? Wie häufig sind psychiatrische Notfälle im Rettungsdienst?

! Psychiatrische Notfälle stellen nach den internistischen Notfällen mit ca. 9 – 16 % eine häufige Einsatzursache dar. Hierbei sind vor allem junge Menschen (18 – 39 Jahre) überwiegend männlichen Geschlechts betroffen.

? Was sind die häufigsten psychiatrischen Notfälle?

! – Alkohol- und Drogen-assoziierte Störungen (30 – 45 %),
– Erregungszustände (15 – 25 %),
– Suizidhandlungen (15 – 25 %).

? Wie verhalten Sie sich bei aggressiven und (ggf. gefährlichen) Patienten?

! – Eigenschutz, ggf. Polizei anfordern,
– Kontrolle der Situation,
– ggf. Zwangsmaßnahmen einleiten.

i *Im Einzelnen empfiehlt sich folgendes Vorgehen:*
– *erregten Patienten nicht alleine, sondern nur im Team gegenübertreten,*
– *Abstand vom Patienten halten,*
– *Fluchtwege sichern,*
– *ggf. zuvor Alarmstichwort vereinbaren, sobald Situation als unkontrollierbar erlebt wird,*
– *Entfernung von gefährlichen Gegenständen,*
– *sich selbst hinsetzen und auch den Patienten zum Hinsetzen bewegen,*
– *den Patienten versuchen zu beruhigen,*
– *den Patienten sprechen lassen und ihm wertschätzend zuhören,*
– *den Patienten ernst nehmen und ermutigen, über Kränkungen zu sprechen,*
– *das weitere Vorgehen erklären,*
– *ruhig und bestimmt auftreten und Grenzen setzen,*
– *nicht durch den Patienten provozieren lassen und keine Versprechungen machen,*
– *den Patienten auf die Folgen von aggressiven Handlungen aufmerksam machen,*
– *Anwesenheit einer ausreichenden Anzahl von Fachpersonal (ggf. Polizei) sicherstellen, bevor Zwangsmaßnahmen durchgeführt werden,*
– *bei Einsatzstichworten wie „Hantieren mit Messer" oder bei Ausdruck offener Gewalt (z. B. zerstörte Möbel) nicht ohne Polizei annähern.*

? Wann ist ein Notarzt bei aggressivem und gewalttätigem Verhalten zuständig?

! – bei einer zugrunde liegenden psychiatrischen Erkrankung,
– bei körperlichen Erkrankungen, die psychische Veränderungen hervorrufen,
– bei Intoxikationen oder Entzugssyndromen, die Ursache für das aggressive Verhalten sind und eine ärztliche Intervention erforderlich machen – nicht jede Intoxikation ist ein ärztlicher Notfall!
– Nebenwirkungen medikamentöser Behandlungen.

i *Alle weiteren Verhaltensauffälligkeiten gehören in den Zuständigkeitsbereich der Polizei.*

? Welche Medikamente setzen Sie bei einem Erregungszustand aufgrund einer Alkoholintoxikation ein?

! Sedierende Medikamenten dürfen nur bei kontinuierlicher Überwachungsmöglichkeit verabreicht werden. Wenn notwendig geben Sie:
– Haldol 5 – 10 mg i. v.,
– zur Sedierung Lorazepam 1 – 2,5 mg p. o. (Tavor expedit), Diazepam 5 – 10 mg i. v.

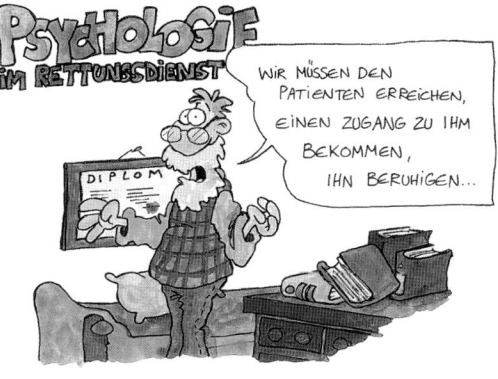

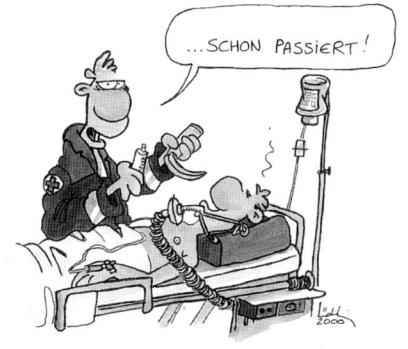

© www.rippenspreizer.de

Sonstige Notfälle

i Die begonnene Pharmakotherapie muss dann konsequent weitergeführt werden. Gerade drogenabhängige Patienten benötigen mitunter höhere Dosierungen.

Frage 841

? Wie gehen Sie bei einem Patienten mit einer Panikattacke vor?

! – **Beruhigen, ggf. medikamentös,**
– **körperliche Beschwerden abklären,**
– **zu einer psychiatrischen/psychotherapeutischen Behandlung motivieren.**

i Im Einzelnen empfiehlt sich folgendes Vorgehen:
– auf den Patienten beruhigend einwirken, ihn ggf. von der Außenwelt abschirmen,
– auf Ängste und momentane Belastungen ansprechen,
– nicht Symptome bagatellisieren, keine persönlichen negativen Kommentare abgeben,
– auf körperliche Beschwerden eingehen, z. B. durch körperliche Untersuchung,
– lässt sich der Patient hierdurch nicht beruhigen, Gabe vom Lorazepam 1 – 2,5 mg p. o. oder Diazepam 5 – 10 mg p. o. oder i. v.
– falls der Patient immer noch beunruhigt ist und körperliche Ursachen sicher ausgeschlossen sind, Vorstellung in einer psychiatrischen Klinik,
– Patient zu einer psychiatrischen/psychotherapeutischen Behandlung motivieren.

Frage 842

? Wie äußert sich ein psychomotorischer Erregungszustand?

! – **motorische Erregung (Unruhe, Impulshandlungen, Sachbeschädigungen, Selbstverletzungen, Umherlaufen etc.),**
– **starke affektive Beteiligung (Wut, Gereiztheit, Ärger, Angst),**
– **oft gesteigerter Rededrang, laute Sprache bis zum Schreien,**
– **deutliche affektive und kognitive Einengung, verminderte Erreichbarkeit im Gespräch,**
– **Sympathikotonie (Tachykardie, Hypertonie, Schwitzen etc.).**

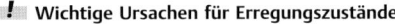

Frage 843

? Wodurch können Erregungszustände ausgelöst werden?

! **Wichtige Ursachen für Erregungszustände:**
– **endogene Psychosen (schizophrener oder manisch-depressiver Formenkreis),**
– **organisch psychische Störungen (SHT, zerebrale Gefäßprozesse, Epilepsie, Entzündungen, Tumoren, Demenz, metabolische Entgleisung, z. B. Hypo- oder Hyperglykämie),**
– **Intoxikationen,**
– **Entzug,**
– **psychogene Störungen (Belastungsreaktionen, Flash-backs bei Traumatisierten, Panikattacken, Persönlichkeitsstörungen).**

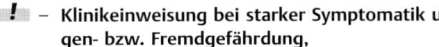

Frage 844

? Wie gehen Sie bei einem Patienten mit einem Alkoholentzugssyndrom vor?

! – **Klinikeinweisung bei starker Symptomatik und Eigen- bzw. Fremdgefährdung,**
– **Kontakt zu Suchtambulanz vermitteln,**
– **Überwachung durch Angehörige veranlassen.**

i Falls der Patient aufgrund der Entzugsparameter einer medikamentösen Behandlung bedarf, sollte eine Klinikaufnahme veranlasst werden, besonders wenn komplizierte Entzüge (Delirien, Entzugskrämpfe) in der Vergangenheit bekannt sind. Wird eine Aufnahme abgelehnt und besteht keine Eigen- oder Fremdgefährdung, sollte auf einen Kontakt zum Hausarzt oder zu einer Suchtambulanz/psychiatrischen Klinik am selben oder nächsten Tag gedrängt werden.
Eine sedierende Medikation sollte nur bei sicherer Blutalkoholkonzentration unter 1 Promille ohne weiteren Konsum von Alkohol in der Folgezeit gegeben werden.
Die Veranlassung einer Überwachung des Patienten durch verlässliche Angehörige empfinden viele Patienten als fürsorglich. Bei alleinstehenden Patienten möglichst Klinikeinweisung anstreben.

Frage 845

? In welche Klinik bringen Sie einen Patienten mit Alkoholentzugssyndrom?

! – **Allgemeinkrankenhaus mit Intensivstation oder**
– **psychiatrische Klinik.**

Psychiatrische Notfälle (inklusive Unterbringung/PsychKG)

i In Abhängigkeit vom Allgemeinzustand und möglicher Eigen- bzw. Fremdgefährdung weisen Sie den Patienten ein in:
- ein Allgemeinkrankenhaus mit Intensivstation:
  - bei Alkoholentzugssyndrom und Delirien mit instabilen oder dekompensierten internistischen Störungen und Monitoringbedarf,
  - bei zu erwartendem schwerem Alkoholentzug,
  - bei schlechtem Allgemeinzustand.
- eine psychiatrische Klinik:
  - bei Entzugssyndromen und Delir ohne instabile oder dekompensierte internistische Störungen oder Monitoringbedarf,
  - bei akuter Eigen- oder Fremdgefährdung.

Frage 846

? Welche psychiatrischen Erkrankungen stehen häufig hinter einer Verwahrlosung?

! – **organische Psychosyndrome (z. B. Demenz),**
- **Psychosen,**
- **Suchterkrankungen,**
- **chronische Depression,**
- **Persönlichkeitsstörungen.**

i Falls ein Patient nicht stationär aufgenommen wird, aber der Verdacht auf eine Verwahrlosung besteht und keine adäquate Betreuung durch Dritte möglich ist, sollte eine Meldung an das Gesundheitsamt und ggf. an den sozialpsychiatrischen Dienst ergehen.

Frage 847

? Wie gehen Sie bei einem jungen psychotischen Patienten vor?

! – **Vertrauen aufbauen,**
- **Ursache abklären,**
- **ggf. medikamentöse Sedierung und Klinikeinweisung.**

i Im Einzelnen empfiehlt sich folgendes Vorgehen:
- Ansprechen und versuchen Vertrauen aufzubauen, Ängste und Belastungen ansprechen.
- Patienten mit seinen Überzeugungen ernst nehmen, keine abwertenden Kommentare abgeben.
- Einschätzen, ob eine psychiatrische Erkrankung vorliegt (z. B. Schizophrenie, Manie oder Depression mit psychotischen Symptomen) oder ob es Hinweise auf eine organische/metabolische Ursache oder eine zu eine Intoxikation gibt.
- Bei Erregung und gereiztem Verhalten ggf. Gabe von Haldol 5 – 10 mg p. o. oder i. v.; bei starken Ängsten Lorazepam 2,5 mg p. o. (Tavor expedit) oder Diazepam 5 – 10 mg p. o. oder i. v.

5.4 Psychosoziale Notfälle, Krisenintervention

Alexander Jatzko, Christian Madler

Frage 848

? Wann sollte das Kriseninterventionsteam bzw. die Notfallseelsorge alarmiert werden?

! **Die Alarmierung erfolgt auf Anforderung der Einsatzkräfte (Rettungsdienst, Feuerwehr, Polizei) durch die Rettungsleitstelle, wenn die Patienten sich deutlich belastet zeigen und das Hilfsangebot nicht ablehnen.**

i Hilfe durch das KIT bzw. die Notfallseelsorge wird z. B. angefordert bei:
- (erfolglosen) Reanimationen oder Todesfällen unter besonderen Umständen (z. B. in der Öffentlichkeit, bei Vereinsamung der Hinterbliebenen, bei Tötungsdelikten),
- schweren Verkehrs-, Schienen-, Arbeitsunfällen oder Bränden (Personenunfälle oder Suizid im Gleisbereich, Unfällen mit Toten oder Schwerverletzten),
- massiver Gewalterfahrung oder persönlicher Bedrohung (Banküberfällen, Geiselnahmen sexueller Traumatisierung, gewalttätigen Familienkonflikten etc). Hierbei besonders auf Kinder achten und ggf. spezifische Hilfsangebote organisieren,
- bei Suiziden/Suizidversuchen zur Betreuung der Angehörigen,
- schwerer Verletzung oder Tod eines Kindes, z. B. Verdacht auf plötzlichen Säuglingstod oder Unfalltod,
- der Überbringung einer Todesnachricht, in enger Kooperation mit der Polizei.

Frage 849

? Wie gehen Sie mit anwesenden Angehörigen um bei und nach einer Reanimation?

! – **Abklären, ob Angehörige anwesend bleiben möchten,**
- **ggf. KIT/Notfallseelsorge anfordern,**
- **bei erfolgloser Reanimation Situation besprechen.**

i Im Einzelnen empfiehlt sich folgendes Vorgehen:
- Fragen, ob die Angehörigen dabei bleiben möchten, klare kurze Anweisungen geben (z. B. wo sie sich hinstellen können und wer ihr Ansprechpartner ist), wenn möglich in den Prozess einbinden (z. B. Halten der Infusionsflasche).
- Stark belastete Angehörige in den Nebenraum schicken, frühzeitig KIT/Notfallseelsorge hinzurufen (z. B. bei Reanimation eines Kindes).
- Eine Person als Ansprechpartner für die Angehörigen benennen.
- Bei erfolgloser Reanimation mit einfachen Worten und kurzen Sätzen den Angehörigen erklären, warum der Patient trotz aller Bemühungen verstorben ist. Hiernach kurze Erläuterungen, wie es weitergeht und was die Angehörigen veranlassen sollten.
- Wenn möglich ansprechen, dass die Angehörigen nicht viel tun hätten können, um den Tod zu verhindern. Denn bei vielen Angehörigen bestehen Schuldgefühle, dass sie etwas falsch gemacht haben.
- Keine Spekulationen über die Todesursache aussprechen!

Frage 850

? Wie häufig ist häusliche Gewalt?

! Etwa 18 % aller Personen zwischen 16 und 60 Jahren waren in den letzten 5 Jahren Opfer von physischer Gewalt in engen sozialen Beziehungen. 10–20 % der Erwachsenen geben an, in ihrer Kindheit mit schwerwiegenden bzw. häufigeren Formen von sexueller und physischer Gewalt konfrontiert gewesen zu sein.

Frage 851

? Wie gehen Sie bei Verdacht auf häusliche Gewalt/Kindesmissbrauch vor?

! – **Gefährdungslage klären**,
- **Gewalttat dokumentieren**,
- **Opfer nach Versorgung möglichst in sicheres Umfeld bringen lassen**,
- **Behörden verständigen**.

i Im Einzelnen empfiehlt sich folgendes Vorgehen:
- Identifikation der Gefährdung, Hinweise auf eine Gewalttat sammeln und dokumentieren. Eine erhebliche Diskrepanz zwischen Schilderungen und klinischem Bild kann ein wichtiger Hinweis für Gewaltanwendung sein.
- Bei akuter Gefährdung die Polizei rufen.
- Eine Gewalttat nicht am Einsatzort ansprechen, sondern mit professioneller Distanz Erklärungen hinnehmen. Andernfalls können ggf. problematische bis gefährliche Situationen resultieren. Eigene Kommentare zurückstellen.

- Versuchen, den Geschädigten/das Kind zur weiteren Behandlung und Organisation von Hilfsmaßnahmen in die Notfallambulanz mitzunehmen. Die Rettungskette darf nicht unterbrochen werden.
- Bei Verdacht auf Gefährdung des Kindswohls, ohne dass eine Herauslösung des Kindes aus der häuslichen Situation möglich ist, das Jugendamt verständigen.

Frage 852

? Wer ist für die Überbringung einer Todesnachricht zuständig?

! – **Polizei.**
- **Notarzt.**

i Wenn der Patient in keiner Institution wie Altenheim oder Klinik verstorben ist und keine Angehörigen oder Bekannten direkt anwesend sind und somit Angehörige durch diese nicht benachrichtigt werden können, besteht die Frage, ob die Polizei vom Rettungsteam informiert wird. In diesem Fall obliegt dann die Benachrichtigungspflicht der Polizei. Die Polizei ist immer unverzüglich zu benachrichtigen, wenn nicht zweifelsfrei von einem natürlichen Tod auszugehen ist.
Wenn ein Notarzt eine Leichenschau durchführt und einen natürlichen Tod feststellt, sollte er die Angehörigen benachrichtigen, falls diese in Erfahrung zu bringen sind. Bei ungeklärter Identität oder Sicherungsmaßnahmen von Wohnung/Eigentum wäre wieder die Polizei zu verständigen.

Frage 853

? Wie gehen sie mit einem psychisch Traumatisierten (z. B. Lokführer nach einer Überfahrung, Verursacher eines Unfalles) um?

! – **Exposition unterbrechen**,
- **beruhigen, Schuldgefühle relativieren**,
- **ggf. KIT/Notfallseelsorge anfordern**,
- **ggf. medikamentöse Sedierung**.

i Im Einzelnen empfiehlt sich folgendes Vorgehen:
- Übersicht über die Lage verschaffen.
- Expositionen für den Betroffenen unterbrechen, sicheren Rahmen schaffen.
- Kann der Betroffene über die Traumatisierung reden oder ist er abgespalten (geschockt)?
- Beruhigend einwirken, Hilfe anbieten („ich bin jetzt für Sie da") und versuchen, Beziehung aufzubauen.
- Keine Verstärkung von Emotionen fördern, keine Deutungen machen.
- Schuldgefühle relativieren (z. B. „das lag nicht in Ihrer Macht", „hätten Sie dies nur geahnt, hätten Sie anders reagiert"), wenn der Betroffene diese äußert.
- Wiederherstellung der Handlungsfähigkeit fördern: Fragen, was oder wer ihm jetzt helfen könnte, wo er heute und in den nächsten Tagen Unterstützung finden kann; besprechen, dass er jetzt auch an sich denken und sich schützen muss.

- *Die nächsten relevanten Abläufe erklären.*
- *Bei deutlicher Belastung KIT/Notfallseelsorge aktivieren.*
- *Bei Erregungszuständen Lorazepam 1 – 2,5 mg p. o. (Tavor expedit) oder Diazepam 5 – 10 mg p. o. oder i. v. verabreichen.*
- *Bei massiver psychischer Belastung des Patienten sollte der Notarzt um eine Verschiebung der Befragung durch die Polizei bitten.*

? Welche Besonderheiten müssen Sie bei der Versorgung von Obdachlosen beachten?

! **Infolge häufig negativer Lernerfahrungen, psychischer Erkrankungen und Belastungen zeigen sich viele Obdachlose schnell kränkbar und reagieren mit Rückzug oder verbaler Aggressivität.**
Um eine Arbeitsbeziehung aufbauen zu können, ist eine empathische, fürsorgliche Haltung notwendig. Aufgrund der mangelnden Selbstfürsorge und Bagatellisierung von Ereignissen ist bei der Untersuchung besondere Aufmerksamkeit geboten. Cave: Übersehen von Traumen, Gewalttaten, Intoxikationen, metabolischen Störungen.

i *Weitere Besonderheiten:*
- *80 – 90 % der Obdachlosen benötigen dringend ärztliche Behandlung.*
- *Psychische Erkrankungen sind mit bis zu 70 % bei Obdachlosen häufig, Alkoholabhängigkeit besteht bei bis zu 40 %, die Suizidrate ist erhöht.*

- *Bis zu 69 % der obdachlosen Frauen berichten über erlittene körperliche und sexuelle Gewalt.*
- *3 – 12 % obdachloser Frauen waren in Studien schwanger.*

? Wie gehen Sie mit eigenen Belastungen im und nach dem Einsatz um?

! Im Einsatz:
- **Wenn Ähnlichkeiten zum eigenen Leben wahrgenommen werden, Gedanken stoppen, sich davon distanzieren und bewusst sachlich distanziert handeln.**
- **Sich schützen, eigene Grenzen wahrnehmen und respektieren.**
- **Nicht geschockt auf schreckliche Situationen starren, sondern sich ablenken, z. B. kurz wegschauen und/oder kräftig auftreten und/oder Faust ballen, sich auf die nächsten Schritte konzentrieren.**
- **Bester Schutz: handlungsfähig bleiben, Algorithmus abarbeiten, sich den Menschen zuwenden.**

Nach dem Einsatz:
- **Bei Ähnlichkeiten mit dem eigenen Leben oder belastenden Situationen, die einen auch nach dem Einsatz noch beschäftigen: Gespräche führen, um Erlebtes richtig einordnen und abspeichern zu können.**
- **Hierfür sollte ein Ansprechpartner sowie professionelle Hilfe im Umfeld der Organisation bekannt gegeben werden.**
- **Auf Kollegen achten und frühzeitig ansprechen.**

5.5 Leitsymptom Bewusstseinsstörungen

Jan-Patrick Roesner

? Definieren Sie die Begriffe „somnolenter Patient", „soporöser Patient" und „komatöser Patient".

! **Der somnolente Patient ist durch Stimuli erweckbar. Bei anhaltendem Stimulus (z. B. Gespräch) bleibt der Patient wach.**
Der soporöse Patient ist noch erweckbar, jedoch verliert er wieder das Bewusstsein während des Stimulus (z. B. Gespräch).
Der komatöse Patient ist nicht erweckbar.

? Sie werden zu einem ängstlichen und unruhigen jungen Patienten gerufen. Er zeigt zusätzlich weite Pupillen, eine erhöhte Atem- und Herzfrequenz, starkes Schwitzen und eine erhöhte Körpertemperatur. Worum wird es sich am wahrscheinlichsten handeln?

! **Drogenintoxikation, am wahrscheinlichsten mit Ecstasy.**

i *Intoxikationen mit Ecstasy oder anderen NMDA-Vertretern (3,4-Methylendioxymethamphetamin) führen zu einer erhöhten Atemfrequenz, einer erhöhte Herzfrequenz, einem erhöhten Blutdruck, gesteigerter Bewusstseinslage (Agitation/Exzitation), aber auch gedämpfter Bewusstseinslage (Angst/Unruhe), einer erhöhten Körpertemperatur, weiten Pupillen und starkem Schwitzen. Weiterhin können Nausea, Ataxie und Bruxismus auftreten.*

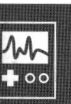

Therapie: Exzitationen, aber auch Angstzustände können mittels Lorazepam therapiert werden. Neuroleptika sollten nicht eingesetzt werden, da die Gefahr der Entwicklung einer Hyperthermie besteht. Hypertensive Entgleisungen sollten konsequent behandelt werden (Urapidil, Phentolamin, Nitroprussidnatrium), da die Gefahr einer Hirnblutung besteht. Betablocker sollten nicht alleine eingesetzt werden, da die Gefahr einer ungebremsten Alpharezeptorenwirkung besteht. Die Patienten haben oft einen hohen Volumenbedarf, weil sie viel Flüssigkeit durch starkes Schwitzen, erhöhte Körpertemperatur und exzessives Tanzen (Raven) verlieren. Daher sollten größere Mengen an Kristalloiden infundiert werden. Auf eine ausreichende Diurese ist zu achten, da Rhabdomyolysen auftreten können. In diesem Fall sollte neben der Infusion von Kristalloiden auch eine Therapie mit Natriumbikarbonat erfolgen, um den Urin-pH-Wert zu alkalisieren. Bei hyperthermen Zuständen empfiehlt sich die externe Kühlung. Antipyretika helfen in der Regel nicht. Bei refraktären Fällen sollte der Einsatz von Dantrolen in Erwägung gezogen werden. Die Dekontamination (Magenspülung/ Aktivkohle) ist nur innerhalb von 1 Stunde sinnvoll, wobei dieser Zeitraum nur selten eingehalten werden kann.

Frage 858

? Sie werden in eine Diskothek zu einem somnolenten jungen Patienten gerufen. Er hat weite Pupillen, eine erhöhte Atem- und Herzfrequenz, starkes Schwitzen, eine erhöhte Körpertemperatur und eine Hemiparese rechts. Wie lautet Ihre Diagnose?

! **Ecstasy-Intoxikation + Hirnblutung oder Schädel-Hirn-Trauma.**

i *Bis auf die Halbseitensymptomatik liegen die typischen Anzeichen einer Ecstasy-Intoxikation vor. Bei einer Hemiparese muss an eine zusätzliche Hirnblutung (nicht selten unter Ecstasy-Einnahme), aber auch an ein Schädel-Hirn-Trauma nach Sturz unter Drogenkonsum gedacht werden. Eine Pupillendifferenz bzw. eine einseitig weite Pupille ist nicht zu beobachten, da die Pupillen unter Ecstasy dilatiert sind.*

Frage 859

? Sie finden eine ältere bewusstseinsgetrübte nassgeschwitzte Patientin in ihrer Wohnung. Sie bewegt alle Extremitäten und hat beidseits mittelweite lichtreagible Pupillen. Plötzlich fängt die Patientin an, generalisiert zu krampfen. Woran sollten Sie denken?

! **An eine Hypoglykämie.**

i *An eine Hypoglykämie bei älteren Patienten sollte bei eingeschränkter Bewusstseinslage immer gedacht werden. Oft werden ältere Menschen von einem Pflegedienst betreut, der nach einem vorgegebenen Schema Insulin subkutan verabreicht. Eine Kontrolle, ob und wie viel im Anschluss an die Insulingabe gegessen wird, kann aufgrund der zeitlichen Limitationen der Pflegedienste nicht erfolgen. Typische Symptome einer Hypoglykämie sind Bewusstseinsveränderungen (Somnolenz, aber auch ein teilweise aggressives Verhalten), Tachykardie und starkes Schwitzen. Bei schwerer Hypoglykämie kann es auch zu zerebralen Krampfanfällen kommen. Nach Blutzuckermessung sollte als Therapie Glukose intravenös gegeben werden.*

Bei dem oben geschilderten Fall ist ein Schlaganfall nahezu ausgeschlossen, da die Patientin alle Extremitäten bewegen kann und Schlaganfälle in der Regel nicht mit einer eingeschränkten Bewusstseinslage einhergehen. Auch an eine intrazerebrale Blutung sollte man denken, jedoch treten dabei häufig Pupillendifferenzen auf.

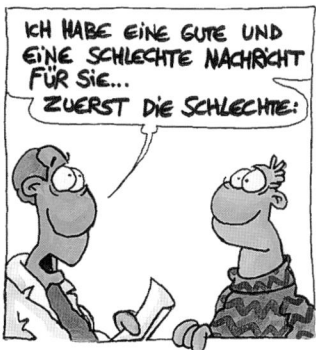
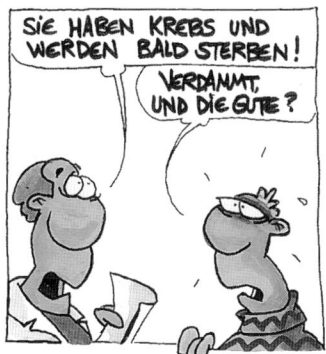
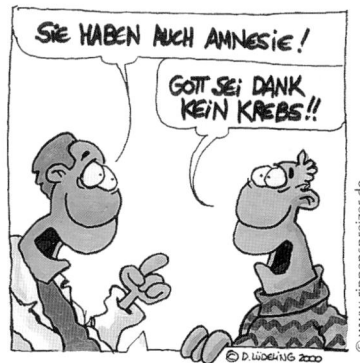

Frage 860

? Sie werden zu einer 30-jährigen Patientin gerufen, die hoch fiebernd (40,3 °C) und soporös im Bett liegt. Anamnestisch ist ein grippaler Infekt bekannt. Woran sollten Sie denken?

! **An eine Meningitis.**

i *Bei hochfieberhaften Infekten mit Bewusstseinstrübung sollte immer an eine Meningitis gedacht werden. Eine Nackensteifigkeit (Meningismus) sowie der Nachweis petechialer Blutungen (Meningokokkenmeningitis) der Haut sind diagnoseweisend. Diese Patientin sollte so schnell wie möglich in eine Klinik gebracht werden, um eine bildgebende und mikrobiologische Diagnostik durchzuführen. Bei weiterer Verschlechterung der Vigilanz mit unzureichenden Schutzreflexen sollte eine Intubation vorgenommen werden. Über die Notwendigkeit einer Postexpositionsprophylaxe sollte mit dem zuständigen Mikrobiologen bzw. Infektiologen Rücksprache gehalten werden.*

Frage 861

? Sie werden zu einem 34-jährigen Mann gerufen. Seine Ehefrau teilt Ihnen mit, dass ihr Mann kurzzeitig bewusstlos wurde und umfiel, als er einen schweren Sack mit Zement trug. Der Patient sitzt auf dem Boden und ist wach und orientiert zu Zeit, Ort und Person. Er gibt starke Kopfschmerzen an. Woran müssen Sie denken?

! **An eine Subarachnoidalblutung.**

i *Bei diesen Symptomen – Kopfschmerz und Bewusstlosigkeit unter Belastung – müssen Sie immer an eine Subarachnoidalblutung denken. Eine Bewusstseinstrübung bis hin zum Koma kann auftreten (Klassifikation nach Hunt und Hess). Die Subarachnoidalblutung stellt einen absoluten Notfall dar. Der Patient muss nach ausreichender Analgesie in ein Schwerpunktkrankenhaus transportiert werden, in dem eine neurochirurgische und/oder angiographische Intervention erfolgen kann. Hypertensive Phasen und Phasen der Anstrengung/Stress sollten unbedingt vermieden werden. Eine erneute Blutung mit Verschlechterung der Vigilanz kann jederzeit auftreten.*

Frage 862

? Sie werden zu einem 78-jährigen komatösen Patienten mit unregelmäßiger Atmung und einer weiten lichtstarren Pupille rechts gerufen. Die Ehefrau berichtet, dass seit 2 Wochen eine Wesensveränderung stattgefunden hätte. Eine Hemiparese links sei vor dem Bewusstseinsverlust aufgefallen. An einen leichten Sturz vor 3 Wochen kann sie sich erinnern. Wie lautet Ihre Diagnose?

! **Subduralhämatom nach Sturz.**

i *Bei Vorhandensein einer weiten lichtstarren Pupille mit kontralateraler Hemiparese und langsamer progredienter Bewusstseinsstörung müssen Sie immer an eine intrakranielle Raumforderung (chronisches Hämatom oder Tumor) denken. Oft wird sich an ein Sturzereignis nicht mehr erinnert bzw. kein Bezug zu der gegenwärtigen Symptomatik hergestellt. Dieser Patient sollte aufgrund seines komatösen Zustands intubiert und beatmet werden. Nach Stabilisierung der Vitalfunktionen erfolgt die Verlegung in ein Schwerpunktkrankenhaus mit dem Zugang zu einer 24-stündigen CT-Diagnostik sowie einer neurochirurgischen Interventionsmöglichkeit.*

Frage 863

? Sie werden zu einem 30-jährigen Mann gerufen, der eine steile Treppe heruntergestürzt ist. Der Patient ist tief komatös und bietet rechtsseitig eine weite Pupille. Bei Ihrem Eintreffen sistiert die Spontanatmung und der Patient wird im weiteren Verlauf asystol. Wie lautet Ihre Diagnose?

! **Intrazerebrale Blutung mit zerebraler Herniation (Kleinhirntonsillen in das Foramen magnum) mit Atemstillstand in der Folge.**

i *Bei dem beschriebenen Sturz kann es zu einem schweren Schädel-Hirn-Trauma kommen. Anhalt für eine intrazerebrale Blutung mit raumforderndem Effekt ist die weite Pupille im Sinne eines fokalen neurologischen Zeichens. Bei schweren Schädel-Hirn-Traumata mit Blutungen, Hämatomen und Hirnödem kann es zu einer zerebralen Herniation der Kleinhirntonsillen in das Foramen magnum kommen. Dabei wird der Hirnstamm (Medulla oblongata) komprimiert, so dass ein Atemstillstand und im weiteren Verlauf ein Kreislaufstillstand auftreten können.*

Frage 864

? Sie werden zu einer 70-jährigen Patientin gerufen, die stuporös in ihrer Wohnung gefunden wurde. Anamnestisch erfahren Sie, dass seit einer Woche ein Infekt vorliegt. Die Patientin ist tachykard, hypoton und bietet Anzeichen einer Exsikkose. Die Pupillen sind mittelweit und beidseits lichtreagibel. Welche Diagnose ist wahrscheinlich?

! Hyperosmolares Koma beim Typ-2-Diabetiker.

i *Das hyperosmolare Koma tritt vorwiegend beim älteren Typ-2-Diabetiker auf. Die Blutzuckerwerte sind bis auf Werte über 500 (bis über 1000 mg/dl) erhöht. Das Krankheitsbild entwickelt sich über Tage bis Wochen. Häufig liegt ein Infekt begleitend vor. Anders als beim Typ-1-Diabetiker wird beim Typ-2-Diabetiker noch Insulin produziert. Daher werden keine Ketonkörper gebildet, da die Lipolyse gehemmt ist.*

Sie sichern die Vitalfunktionen, infundieren Vollelektrolytlösungen und transportieren die Patientin in eine Klinik mit einer Intensivstation. Durch die osmotische Diurese tritt eine hypertone Dehydratation auf, die ausgeglichen werden muss. Eine präklinische Insulintherapie oder Bikarbonattherapie ist nicht indiziert. Als Probleme können Hypokaliämie, schwere Herzrhythmusstörungen und ein Hirnödem auftreten.

Frage 865

? Sie werden zu einem 5-jährigen Jungen gerufen. Er ist stuporös, tachykard und hypoton. Seine Atmung ist tief und hochfrequent. Die Schleimhäute und die Haut erscheinen trocken. Seine Mutter berichtet Ihnen von einem grippalen Infekt vor 3 Wochen und von Bauchschmerzen in den letzten 2 Tagen. Welche Diagnose stellen Sie?

! Ketoazidotisches Koma beim Typ-1-Diabetiker.

i *Ein ketoazidotisches Koma ist häufig die Erstmanifestation eines Typ-1-Diabetes. Häufig tritt dies im Kindesalter auf (80 % dieser Notfälle sind Kindernotfälle). Pathophysiologisch liegt ein absoluter Insulinmangel mit Hyperglykämie vor. Diese wird verstärkt durch eine gesteigerte Glukoneogenese. Der Blutzuckerspiegel liegt bei 300 – 500 mg/dl. Da die Lipolyse durch den absoluten Insulinmangel nicht gehemmt wird, werden Ketonkörper (Aceton, Acetacetat, β-Hydroxybutyrat) gebildet, die für die Azidose verantwortlich sind. Die Patienten sind exsikkiert, da eine Polyurie vorliegt. Diese wird von einer Polydipsie begleitet, jedoch wird der Flüssigkeitsverlust nicht ausreichend kompensiert. Die Patienten atmen tief und schnell (Kussmaulatmung), um die metabolische Azidose respiratorisch zu kompensieren. Eine abdominelle Symptomatik ist relativ häufig zu beobachten (ca. 50 %); sie wird als Pseudoperitonitis bezeichnet. Das Krankheitsbild entwickelt sich innerhalb von Stunden.*

Sie sichern die Vitalfunktionen, infundieren Vollelektrolytlösungen und transportieren den Jungen in eine Kinder-

klinik mit einer Intensivstation. Eine präklinische Insulintherapie oder Bikarbonattherapie ist nicht indiziert. Als Komplikationen können Hypokaliämie, schwere Herzrhythmusstörungen und ein Hirnödem auftreten.

Frage 866

? Sie werden zu einer 53-jährigen Patientin gerufen, die komatös in ihrer Wohnung liegt. Neben einer moderaten Hypoglykämie besteht ein Volumenmangel mit einer Hypotonie. Anamnestisch ist eine rheumatoide Arthritis bekannt, die seit Jahren mit Steroiden behandelt wird. Vor 5 Tagen wurde ein Harnwegsinfekt festgestellt und antibiotisch behandelt. Seitdem war eine zunehmende Adynamie aufgefallen. Wie lautet Ihre Diagnose?

! Addison-Krise, Mehrbedarf an Kortikosteroiden durch Infektion bei latenter Nebennierenrindeninsuffizienz infolge langjähriger Steroidtherapie.

i *Eine Addison-Krise entsteht bei Mehrbedarf an Kortikosteroiden bei latenter Nebennierenrindeninsuffizienz. Dieser besteht zum Beispiel beim Vorliegen einer Infektionskrankheit. Da die Funktion der Nebennierenrinde durch die langjährige Steroidtherapie supprimiert wurde, wird sie im Falle eines erhöhten Bedarfs nicht in der Lage sein, den Bedarf zu decken. Alternativ kann auch eine Störung der hypothalamisch-hypophysären Achse durch raumfordernde Prozesse vorliegen.*

Von dieser sekundären Nebennierenrindeninsuffizienz muss die primäre Form, der Morbus Addison, der infolge einer Autoimmunadrenalitis oder seltener durch metastatische Destruktion (Bronchialkarzinom) der Nebenniere oder Infektion (Tuberkulose) auftritt, unterschieden werden.

Nach Stabilisierung der Vitalfunktionen und Volumensubstitution sollte die Patientin einer endokrinologischen Diagnostik und einer Therapie mit Hydrocortison zugeführt werden.

Frage 867

? Sie finden einen tief komatösen Mann. Seine Ehefrau berichtet über eine zunehmende Vigilanzminderung, der eine Phase des Schwindels mit Übelkeit, Doppelbildern und Sprachstörungen vorangegangen ist. Der Babinski-Reflex ist beidseits positiv. Welches Krankheitsbild könnte dieser Patient haben?

! Basilaristhrombose.

i *Der Begriff Basilaristhrombose umfasst thrombotische und embolische Verschlüsse der Arteria basilaris. Dabei kommt es je nach Ausmaß des Gefäßverschlusses zu einer Hirnstammischämie. Typisch für eine Basilaristhrombose ist ein meist über Stunden fortschreitender Krankheitsverlauf, bei dem Schwindel, oft mit Übelkeit und Erbrechen, Okulomotorikstörung, Dysarthrie, Dys-*

phagie, Ataxie und oft uni- oder bilaterale Pyramiden-bahnzeichen auftreten. Auch sensible Störungen sind möglich. Gelegentlich kann es zu einer schlagartigen Bewusstseinsstörung bis hin zum Koma kommen.

Patienten mit dieser Verdachtsdiagnose müssen schnellstmöglich einer Klinik mit einer CT-Diagnostik (CT-Angio) bzw. MRT-Diagnostik und der Möglichkeit einer interventionellen Lyse zugeführt werden.

Frage 868

? Erklären Sie den Begriff „diffuser Axonschaden".

! **Nervenschaden beim Hochgeschwindigkeitstrauma, keine fokalen Läsionen im CT (lediglich im MRT).**

i *Im Rahmen von Hochgeschwindigkeitstraumata treten Scher- und Zerreißungsverletzungen von Nervenfasern im Gehirn auf. Besonders bei Verkehrsunfällen führen Rotations- und Beschleunigungskräfte zu gegenläufigen Bewegungen von Hirnteilen. Da graue und weiße Hirnsubstanz unterschiedliche Elastizitäten gegenüber Rotationskräften haben, sind im Bereich von Balken und Hirnstamm Scherverletzungen von Nervenfasern häufig. Im CT sind oft keine Veränderungen zu beobachten. Im MRT können kleine Einblutungen im Hirnstamm beobachtet werden. Die klinische Symptomatik dieser Patienten ist dramatisch. Oft steht eine sofortige und andauernde Bewusstlosigkeit im Vordergrund.*

Frage 869

? Ein 2-jähriges Kind mit einer Körpertemperatur von 39,3 °C zeigt einen zerebralen Krampfanfall. Das Fieber hat am selben Tag erst begonnen. Worum könnte es sich handeln?

! **Fieberkrampf im Kindesalter.**

i *Etwa 2 – 5 % aller Kinder im Alter zwischen 6 Monaten und 4 Jahren haben sogenannte Fieberkrämpfe. Die Ursache ist unklar. Im Regelfall sistieren diese Krämpfe selbstständig. Allerdings ist das Wiederholungsrisiko groß. Eine Abklärung zur Abgrenzung gegenüber einer Epilepsie ist sinnvoll.*

Zur Prophylaxe sollte bei beginnendem Fieber antipyretische Substanzen eingesetzt und physikalische kühlende Maßnahmen ergriffen werden.

Frage 870

? Sie finden einen alkoholisierten bewusstlosen Patienten auf. Was müssen Sie bedenken?

! – **Trauma (SHT),**
– **Hypotonie,**
– **Hypothermie,**
– **Hypoglykämie,**
– **Mischintoxikation,**
– **Mangelernährung,**
– **Entzugssymptomatik,**
– **Krämpfe,**
– **Delir.**

i *Erklären Sie nie alle Symptome mit dem Konsum von Alkohol. Zu einer Bewusstlosigkeit können neben einer Alkoholintoxikation auch ein Schädel-Hirn-Trauma oder Intoxikationen mit anderen Substanzen geführt haben. Der chronisch alkoholkranke Patient ist dehydriert, hypoton und mangelernährt (u. a. Vitamin B_1-Mangel). Bei längerem Liegen kann eine lebensbedrohliche Hypothermie aufgetreten sein. Sollte der chronisch alkoholkranke Patient längere Zeit keinen Alkohol zu sich genommen haben, kann es zu einer Entzugssymptomatik mit Krämpfen und Delir kommen, die einen letalen Ausgang nehmen kann.*

Frage 871

? Wodurch unterscheidet sich das subdurale vom epiduralen Hämatom?

! **Das subdurale Hämatom ist zwischen der Hirnoberfläche und der harten Hirnhaut lokalisiert und wird ca. 4 Stunden nach dem Trauma symptomatisch (zunehmende Vigilanzminderung und fokale neurologische Zeichen, d. h. ipsilaterale Mydriasis und kontralaterale Hemiparese). Im CT imponiert es als sichelförmige Hyperdensität. Es tritt vorwiegend bei älteren Patienten mit schwer Hirnkontusion (Primärschaden) auf. Alter und Primärschaden sind auch die Gründe, warum es mit einer schlechteren Prognose assoziiert ist.**
Das epidurale Hämatom ist zwischen harter Hirnhaut und knöchernem Schädel lokalisiert. Es wird innerhalb der ersten 8 Stunden nach dem Trauma symptomatisch (zunehmende Vigilanzminderung und fokale neurologische Zeichen, d. h. ipsilaterale Mydriasis und kontralaterale Hemiparese). Es imponiert im CT als bikonvexe Hyperdensität. In einem Drittel der Fälle tritt ein sogenanntes „freies Intervall" auf. Das bedeutet, dass nach kurzer Vigilanzminderung eine Besserung eintritt. Im weiteren Verlauf verschlechtert sich die Vigilanz wieder. Die Prognose ist eher gut, wenn die Diagnose rechtzeitig gestellt und das Hämatom rechtzeitig operativ entlastet wird.

? Sie finden einen älteren Herrn vor, der offensichtlich bewusstlos auf seiner Couch liegt. Eine ausreichende Spontanatmung liegt vor. Der Puls ist sehr langsam. Die Pupillen sind mittelweit und reagieren kaum auf Licht. Woran müssen Sie denken?

! **An einen AV-Block III°.**

i *Bei diesem Patienten liegt ein AV-Block III° vor. Dabei tritt ein langsamer Ersatzrhythmus mit Herzfrequenzen um 20/min auf. Ursächlich können ein Myokardinfarkt, aber auch ein Bradykardiesyndrom (z. B. medikamentöser Genese) oder eine Schrittmacherdysfunktion sein.*

Nach einem Versuch einer medikamentösen Stimulation (Atropin, Orciprenalin, Adrenalin) oder externem Pacing sollte der Patient in eine Klink transferiert werden. Sollte sich unter der medikamentösen Therapie die Vigilanz nicht bessern, sollte die Indikation zur Intubation gestellt werden.

? Sie finden einen jungen alkoholisierten bewusstlosen Patienten an einem Januarmorgen auf einer Parkbank vor. Sein Puls ist langsam und arrhythmisch, der Blutdruck ist nicht messbar und die Pupillen sind beidseits weit.

! **Unterkühlung im alkoholisierten Zustand.**

i *Der beschriebene Fall ist typisch für eine Unterkühlung. Diese schreitet im alkoholisierten und vasodilatierten Zustand rasch voran. Bei Körpertemperaturen zwischen 27 und 30 °C treten Bradyarrhythmien, Hypotonie, weite Pupillen, Bradypnoe, respiratorische und metabolische Azidose auf.*
Therapie: Stabilisierung der Vitalfunktionen und Transport in horizontaler Position in eine Klinik.
Cave: Afterdrop bzw. Bergungstod!

? Erläutern Sie die Einteilung der Subarachnoidalblutung nach Hunt und Hess.

! – **Stadium 0: keine SAB bei nachgewiesenem Aneurysma,**
– **Stadium 1: Meningismus, Bewusstseinseintrübung,**
– **Stadium 2: anhaltende Kopfschmerzen und Meningismus,**
– **Stadium 3: Kopfschmerzen + Meningismus + Eintrübung,**
– **Stadium 4: Bewusstlosigkeit nach SAB,**
– **Stadium 5: Patient bewusstlos, reaktionslos, lichtstarre Pupillen nach SAB.**

? Erläutern Sie die Glasgow Coma Scale.

! **Die GCS ist ein Punktescore zur Abschätzung von Bewusstseinsstörungen. Es gibt 3 Rubriken, für die jeweils Punkte vergeben werden:**
– **Augen öffnen,**
– **verbale Kommunikation,**
– **motorische (Bewegungs-)Reaktion.**
Für jede Rubrik werden Punkte vergeben und anschließend addiert. Die maximale Punktzahl ist 15 (bei vollem Bewusstsein), die minimale 3 Punkte (bei tiefem Koma).

i *Augen öffnen:*
– *spontan = 4 Punkte*
– *auf Aufforderung = 3 Punkte*
– *auf Schmerzreiz = 2 Punkte*
– *keine Reaktion auf Schmerzreiz = 1 Punkt*

Beste verbale Kommunikation:
– *konversationsfähig, orientiert = 5 Punkte*
– *konversationsfähig, desorientiert = 4 Punkte*
– *inadäquate Äußerung (Wortsalat) = 3 Punkte*
– *unverständliche Laute = 2 Punkte*
– *keine Reaktion auf Ansprache = 1 Punkt*

Beste motorische Reaktion:
– *auf Aufforderung = 6 Punkte*
– *auf Schmerzreiz, gezielt = 5 Punkte*
– *auf Schmerzreiz, abnorme Abwehr = 4 Punkte*
– *auf Schmerzreiz, Beugeabwehr = 3 Punkte*
– *auf Schmerzreiz, Strecksynergismen = 2 Punkte*
– *keine Reaktion auf Schmerzreiz = 1 Punkt*

? Unterscheiden Sie die Primärschäden von den Sekundärschäden beim Schädel-Hirn-Trauma.

! **Der Primärschaden beim Schädel-Hirn-Trauma entsteht beim Trauma und ist einer Behandlung nicht zugänglich. Er beinhaltet die (hämorrhagische) Hirnkontusion, die mechanische Schädigung der Nervenfasern (diffuser Axonschaden) sowie Läsionen intrakranieller Gefäße.**
Den Sekundärschaden können wir durch therapeutische Maßnahmen beeinflussen. Er umfasst sowohl intra- wie extrakranielle Ursachen. Zu den intrakraniellen Ursachen des Sekundärschadens gehören intrakranielle Hämatome und ein sich entwickelndes Hirnödem mit nachfolgender intrakranieller Drucksteigerung. Wesentliche extrakranielle Ursachen sind Hypoxämie und Hypotension. Daher: Hypoxie vermeiden, $SpO_2 > 95\%$; Hypotonie vermeiden ($RR_{syst} > 120$, $MAP > 90$ mmHg; European Brain Injury Consortium).

5.5

Leitsymptom Bewusstseinsstörungen

? An welche 6 Ursachen eines Komas müssen Sie denken?

! – **Hypoxie:**
- **respiratorische Insuffizienz,**
- **Atemstillstand,**
- **Kreislaufstillstand,**
- **schwerer Schock.**
- **Trauma (SHT):**
  - **primäres SHT,**
  - **sekundäres SHT durch Drogen, selbstlimitierende Rhythmusstörungen, vasovagale Synkopen, Hypoglykämie, zerebrale Krampfanfälle.**
- **Neurologische Ursachen:**
  - **zerebraler Krampfanfall,**
  - **Apoplex,**
  - **Subarachnoidalblutung,**
  - **Meningoenzephalitis.**
- **Intoxikation (akzidentell/suizidal)**
  - **Drogen,**
  - **Alkohol,**
  - **Gifte.**
- **Kardiovaskuläre Ursachen:**
  - **vasovagale Synkopen,**
  - **Adam-Stokes-Anfall,**
  - **Rhythmusstörungen.**
- **Metabolische Ursachen:**
  - **Hypo- und Hyperglykämie,**
  - **Hypothyreose,**
  - **Addison-Krise,**
  - **Coma hepaticum.**

? Sie finden einen bewusstlosen Patienten in einer Gartenlaube im Winter auf. Der Raum wurde mittels eines Kohleofens beheizt. Woran sollten Sie denken?

! **An eine CO-Vergiftung.**

i *CO blockiert das Eisen(II) am Hämoglobinmolekühl. In der Folge ist ein Sauerstofftransport nicht mehr möglich. Des Weiteren werden auch zelluläre Enzyme (Atmungskette) gehemmt.*

Symptome: Kopfschmerz (COHb 10 %), Übelkeit, Erbrechen (COHb 20 %), Benommenheit, Atemnot, Erschöpfung (COHb 30 %), Kollaps (COHb 40 %), Koma, Krämpfe (COHb 50 %).

Therapie: Eigenschutz! Entfernen des Patienten aus der toxischen Umgebung. Endotracheale Intubation und Beatmung mit einer F_iO_2 von 1,0. Hyperbare Sauerstofftherapie.

? Sie kommen zu einer 56-jährigen Frau, die initial komatös ist. Im Verlauf bessert sich die Vigilanz. Die Patientin ist in Rettungswagen verwirrt und schläfrig. Im Mund stellen Sie einen Zungenbiss fest. Wie lautet Ihre Diagnose?

! **Generalisierter Krampfanfall.**

i *Sehr häufig findet man einen Patienten bewusstlos vor, ohne den Krampfanfall beobachtet zu haben. Ein Zungenbiss und ein postiktaler schläfriger Zustand werden häufig beobachtet.*

Eine medikamentöse Therapie ist oft nicht mehr notwendig und sollte auch prophylaktisch nicht erfolgen. Eine diagnostische Abklärung bei Erstmanifestation bzw. bei Verdacht auf Schädel-Hirn-Trauma sollte durchgeführt werden. Eine Intoxikation oder Hypoglykämie muss ausgeschlossen werden.

? Sie kommen zu einem 76-jährigen Patienten, der eine Halbseitensymptomatik aufweist und generalisiert gekrampft hat. Der Patient ist schläfrig und nicht in der Lage zu sprechen. Die Pupillen sind isokor, eng und zeigen keine Blickdeviation. Welche Diagnose stellen Sie?

! **Generalisierter Krampfanfall bei einem Patienten mit Zustand nach Schlaganfall mit einer Halbseitensymptomatik als Residuum.**

i *Hier liegt am ehesten ein generalisierter Krampfanfall mit postiktalem Zustand vor. Dies könnte ursächlich für die mangelnde Sprache sein. Wahrscheinlicher ist aber, dass der Patient in der Vergangenheit einen Schlaganfall erlitten hat, dessen Residuen die Halbseitensymptomatik und die Sprachstörung sind. Bei einem frischen Schlaganfall tritt oft ein sogenannter Herdblick, also eine Blickdeviation, auf.*

Sonstige Notfälle

Erol Cavus

Frage 881

? Sie werden zu einer jugendlichen Patientin mit akut aufgetretener Dyspnoe und begleitendem inspiratorischem Stridor gerufen. Welche Verdachtsdiagnose haben Sie?

! **Verlegung der oberen Atemwege.**

i *Leitsymptome:*
- *inspiratorischer Stridor bei Verlegung der oberen Atemwege,*
- *akuter Beginn, z. B. bei Fremdkörperaspiration oder allergischer Reaktion.*

Differenzialdiagnosen:
- *entzündliche Schwellungen von Trachea oder Larynx führen erst innerhalb einiger Stunden zur Dyspnoe,*
- *abszedierende Entzündungen sogar erst innerhalb von Tagen,*
- *eine sich noch langsamer entwickelnde Symptomatik ist verdächtig auf einen Tumor oder eine Larynx-/Trachealstenose.*

Frage 882

? Welche Maßnahmen führen Sie bei einer Fremdkörperaspiration durch?

! **– Sicherung der Atemwege.**
- **Oxygenierung,**
- **ggf. Intubation.**

i *Therapieoptionen:*
- *Patienten bei Bewusstsein können durch aktives Abhusten in Oberkörperhochlagerung ggf. den Fremdkörper eliminieren.*
- *Bei progredienter Dyspnoe Versuch, in Kurznarkose unter Sicht durch Absaugen, manuelle und instrumentelle (Magill-Zange) Hilfe, den Fremdkörper zu entfernen.*
- *Ultima Ratio: Heimlich-Manöver (kontrovers!).*
- *Tief aspirierte Fremdkörper müssen in der Klinik endoskopisch entfernt werden; beim Erwachsenen liegen sie in 80 % im rechten Hauptbronchus.*

Frage 883

? Was ist die Therapie der Wahl bei nicht beherrschbarer Dyspnoe?

! **Die endotracheale (oro- oder nasotracheale) Intubation.**

i *Typische Indikationen:*
- *(Weichteil-)Ödem von Larynx, Pharynx oder Trachea,*
- *beidseitige Rekurrensparese,*
- *starke nasopharyngeale Blutungen (insbesondere bei eingeschränktem Bewusstsein),*
- *Larynxkarzinom,*
- *subglottische Tracheitis,*
- *SHT,*
- *Intoxikationen,*
- *Status asthmaticus,*
- *fulminante Lungenembolie.*

Frage 884

? Ein verunfallter Motorradfahrer hat Gesichtsverletzungen, dabei scheinen Oberkiefer und Nasenrücken mobil zu sein. Welche Verdachtsdiagnose haben Sie?

! **Mittelgesichtsfraktur.**

i *Einteilung der Mittelgesichtsfrakturen nach Le Fort:*
- *Le Fort I = Querfrakturen des Oberkiefers mit horizontaler Absprengung in Höhe des Nasen- und Kieferhöhlenbodens,*
- *Le Fort II = Pyramidalfraktur mit Absprengung des Oberkiefers mit oder ohne Nasenbeteiligung,*
- *Le Fort III = Absprengung des gesamten Mittelgesichtes von der Schädelbasis.*

Frage 885

? Woran müssen Sie bei einem Motorradfahrer mit Mittelgesichtsfrakturen denken?

! **An ein Schädel-Hirn-Trauma.**

i *Patienten mit Mittelgesichtsfrakturen nach Verkehrsunfall haben in ca. ¾ der Fälle ein begleitendes Schädel-Hirn-Trauma.*

Bei Kindern und zweifelhafter Anamnese generell auch an Kindesmisshandlung denken

5.6

Notfälle aus den Bereichen der HNO-, MKG- und Augenheilkunde

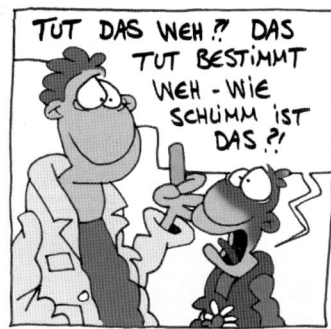
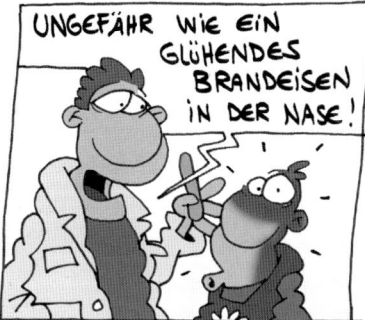
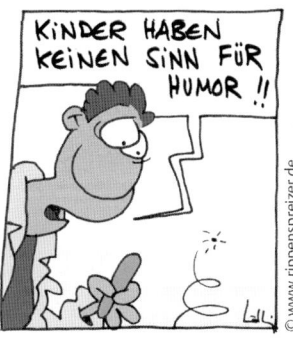

© www.rippenspreizer.de

Frage 886

? Was müssen Sie bei der Versorgung eines Motor-radfahrers mit Mittelgesichtsfraktur beachten?

! – **Sicherung der Atemwege,**
– **HWS-Stabilisierung.**

i *Therapie:*
– *Mittelgesichtstraumen sind häufig kombiniert mit HWS-Verletzungen, so dass die HWS stabilisiert wer-den muss.*
– *Bei bewusstseinsklaren Patienten Blutabfluss gewähr-leisten (Lagerung), kein Blut verschlucken lassen (in-duziert Erbrechen!).*
– *Bei eingeschränktem Bewusstsein zum Aspirations-schutz endotracheale Intubation unter Saugung.*
– *Mittelgesichtstraumen häufig kombiniert mit Schädel-Hirn-Verletzungen (siehe Therapie SHT).*

Frage 887

? Aufgrund des Traumas (Mittelgesichtsfraktur bei einem Motorradfahrer) gelingt Ihnen die endotra-cheale Intubation nicht, ebenso führt die Anwen-dung supraglottischer Atemweghilfen nicht zum Erfolg, die Oxygenierung des Patienten wird kri-tisch. Welche Option haben Sie?

! **Als Ultima Ratio bei Patienten, bei denen sich nicht auf anderem Wege eine ausreichende Oxygenierung er-reichen lässt, kann eine Koniotomie (sehr selten: Tra-cheotomie) durchgeführt werden.**

i *Koniotomie:*
– *Präparation des prätrachealen Gewebes (digital, oder mithilfe eines Spekulums),*
– *Eröffnung des Lig. conicum zwischen Schild- und Ringknorpel,*
– *Vorschieben eines dünnen Trachealtubus/einer Trache-alkanüle,*
– *Alternativ kommerzielle Punktionssets (z. B. Quick-trach, Melker) verwenden.*

Tracheotomie:
– *Fensterung der Trachea auf Höhe der 3. und 4. Tra-chealspange.*

Frage 888

? Auf einem Dorffest werden Sie zu einem alkoholi-sierten Jugendlichen gerufen, in dessen unmittel-barer Nähe mit einer Schreckschusspistole ge-schossen worden sein soll. Der Patient reagiert nicht auf Ansprache, ist aber auf starken Schmerzreiz er-weckbar. Welche Verdachtsdiagnosen haben Sie?

! **Alkoholintoxikation, Knalltrauma.**

i *Akustische Traumata sind Explosionstrauma, Knalltrau-ma und der akute Lärmschaden (Lärmtrauma).*
Knalltrauma:
– *entsteht bei extremen Lautstärken > 150 dB von sehr kurzer Dauer,*
– *meist ist nur ein Ohr betroffen,*
– *Hörminderung mit Tinnitus,*
– *in ca. 50 % bleibende Schäden.*

Frage 889

? Welche therapeutischen und organisatorischen Konsequenzen ziehen Sie bei einem Knalltrauma in Kombination mit einer Alkoholintoxikation?

! **Einweisung in eine Klinik mit HNO-Abteilung.**

i *Therapie:*
– *Überwachung der Vitalzeichen (Alkoholintoxikation),*
– *HNO-Therapie wie beim Hörsturz mit Infusions- und Kortikoidtherapie.*

Der Wert einer hyperbaren Sauerstofftherapie wird kon-trovers beurteilt.

Frage 890

? Welche Gefahr birgt die Manipulation eines ver-meintlich trachealverletzten Patienten?

! **Ein Trachealeinriss kann, z. B. durch Intubationsversu-che, zur vollständigen Kontinuitätsunterbrechung füh-ren (Trachealabriss).**

i *Bei Verdacht auf Trachealabriss vorsichtiges Vorschieben des Tubus oder direkte Intubation des distalen Tracheal-abschnitts.*

? Eine Patientin hat einen schweren Fahrradsturz erlitten, ist über den Lenker geflogen und auf den Kopf gestürzt. Die Patientin äußert Kopfschmerzen, Sehstörungen, zusätzlich fällt Ihnen eine starke Blutung aus der Nase auf. Welche Untersuchungen führen Sie durch?

! **Einen vollständigen, systematischen Traumacheck.**

i *Systematische Erhebung eines Ganzkörperstatus:*
- *Beginnend am Kopf:*
  - *Bewusstsein, Amnesie,*
  - *Okulo- und Pupillomotorik,*
  - *oropharyngeale Inspektion,*
  - *HWS-Trauma,*
  - *Suche nach Frakturen und Hämatomen.*
- *am Thorax:*
  - *Stabilität,*
  - *Prellmarken, Hämatome,*
  - *auskultatorisches Atemgeräusch.*
- *am Abdomen:*
  - *Prellmarken, Hämatome,*
  - *Palpation, Abwehrspannung, Druckdolenz, Pulsation.*
- *an Wirbelsäule, Becken und Extremitäten:*
  - *Stabilität, Krepitation,*
  - *abnorme Beweglichkeit, Fehlstellung,*
  - *Suche nach Frakturen und Hämatomen,*
  - *Pulsstatus.*

? Die Patientin hat eine Anisokorie. Welche Verdachtdiagnose haben Sie?

! **Schädel-Hirn-Trauma (SHT).**

i *Differenzialdiagnosen:*
- *Bulbusprellung,*
- *Augen-OP,*
- *Einklemmung eines Augennervs.*

? Die Patientin spuckt Blut, was machen Sie?

! **Inspektion des Oronasopharyngealraumes.**

i *Therapie:*
- *Abdrücken einer isolierten Blutungsquelle,*
- *Eiskrawatte kann hilfreich sein.*
- *Bei nicht stillbarer Blutung kann eine Nasen-Rachen-Tamponade (Bellocq-Tamponade) in Intubationsnarkose erforderlich sein.*

? Welches ist die vordringlichste Maßnahme bei Verätzungen im Augenbereich?

! **Eine Augenspülung.**

i *Typische Symptome bei Augenverätzungen:*
- *Schmerz,*
- *Fremdkörpergefühl,*
- *Rötung,*
- *Ödem,*
- *Korneatrübung,*
- *Blepharospasmus,*
- *Epiphora.*

Therapie:
- *Spülung mit Wasser über mindestens 10 Minuten.*

Verlauf:
- *Volle Ausbildung erst nach bis zu 2 Tagen, wird initial eher unterschätzt (vor allem bei Laugenverätzungen, Kolliquationsnekrosen).*

? Was sollte mit dem Fremdkörper bei einer perforierenden Augenverletzung gemacht werden?

! **In situ belassen bis zur Klinikaufnahme.**

i - *Keine Repositionsmanöver!*
- *ggf. Stabilisieren und steril abpolstern für Transport,*
- *hohe Infektionsgefahr,*
- *meistens operative Entfernung in der Klinik nötig.*

? Sie werden abends als Notarzt zu einem Patienten gerufen, der über Schmerzen im linken Auge sowie allgemeine Kopfschmerzen klagt. Außerdem hat er sich bereits einige Male übergeben. Im Vorjahr war bereits ein Glaukom diagnostiziert worden, sie haben jetzt Verdacht auf einen akuten Glaukomanfall. Sollte der Patient am nächsten Morgen seinen Augenarzt aufsuchen?

! **Nein, der akute Glaukomanfall ist ein dringender Notfall!**

i *Merke: Der akute Glaukomanfall (Augeninnendruck > 20 mmHg bis > 60 mmHg) ist ein Notfall, der Patient muss sofort in die Klinik gebracht werden.*
Präklinische Therapie:
- *Meist ist eine analgetische Therapie notwendig,*
- *ggf. bereits präklinisch Senkung des Augeninnendrucks mit Acetazolamid (Diamox) 500 mg i. v.*

5.6

Notfälle aus den Bereichen der HNO-, MKG- und Augenheilkunde

Frage 897

? Die Eltern präsentieren Ihnen ihr 4 Jahre altes Kind, das hohes Fieber und einen leidenden Gesamteindruck zeigt. Auffällig sind ein inspiratorischer Stridor sowie ein starker Speichelfluss. Welche Verdachtsdiagnose haben Sie?

! **Epiglottitis.**

i *Ursache:*
– *bakterielle Infektion mit Haemophilus influenzae Typ B (Impfstatus erfragen!)*

Therapie:
– *Die kausale antibiotische Therapie erfolgt in der Klinik.*
– *Jegliche Manipulation an den kindlichen Atemwegen ist obsolet!*
– *beruhigende Maßnahmen für Eltern und Kind,*
– *schonender Transport des Kindes unter Intubationsbereitschaft in die Klinik, Intubation nur bei vitaler Bedrohung, ggf. Koniotomie.*
– *Beim Erwachsenen kann präklinisch Prednisolon 1 g erwogen werden.*

Frage 898

? Ein polytraumatisierter Patient mit großflächiger Abledung der Kopfschwarte hat instabile Kreislaufverhältnisse. Stellen Sie eine Diagnose!

! **Verdacht auf lebensbedrohliche Begleitverletzung.**

i *Weichteil- und Gesichtsverletzungen sind meistens, sofern keine spritzende arterielle Blutung vorliegt, kein Grund für eine Kreislaufinstabilität. Beim Polytrauma sind dafür eher Begleitverletzungen verantwortlich, die nicht übersehen werden dürfen:*
– *Frakturen (Beckenfraktur),*
– *stumpfes oder penetrierendes Bauchtrauma mit intraabdomineller Blutung,*
– *Thoraxtrauma mit Hämatothorax/Spannungspneumothorax,*
– *Abriss größerer Gefäße (Aorta).*

Frage 899

? Ein 11 Monate alter Säugling hat zuhause von seiner 3-jährigen Schwester im Rollenspiel kleine Kügelchen (WC-Reiniger) erhalten. Im Bereich von Mundschleimhaut und Zunge fallen Ihnen schwärzliche Punkte auf, der Säugling schreit, im Hause herrscht große Unruhe. Wie schätzen Sie die Situation ein?

! Offensichlich oropharyngeale Verätzungen. Da tiefer liegende Strukturen vorerst nicht beurteilt werden können, ist eine sofortige Krankenhausaufnahme indiziert.

i *Symptome bei Verätzung:*
– *Hypersalivation,*
– *Schmerzen,*
– *Übelkeit und Erbrechen.*

Maßnahmen und Therapie:
– *Substanz inklusive Verpackung asservieren, Kontakt mit Giftnotrufzentrale aufnehmen.*
– *Präklinisch kann versucht werden, durch Trinken von Wasser eine Verdünnung zu erreichen.*
– *Nicht erbrechen lassen!*
– *Keine Gabe von Aktivkohle!*
– *Bei Flusssäure-Vergiftung Calciumgluconat geben.*
– *Die prophylaktische Gabe von Steroiden wird kontrovers diskutiert.*

Mögliche Komplikationen:
– *Schwellungen mit Atemnot,*
– *Perforationen im oberen Gastrointestinaltrakt,*
– *Strikturenbildung.*

Frage 900

? Sie werden mit dem Stichwort „akute Atemnot" zu einem Patienten in eine Pflegeeinrichtung gerufen. Der Patient ist nach einem früheren Schädel-Hirn-Trauma tracheotomiert und atmet über die Trachealkanüle an der feuchten Nase. Sie sehen jetzt einen schwer dyspnoeischen, zyanotischen Patienten vor sich. An welche möglichen Ursachen denken Sie?

! – **Kanülenfehllage,**
– **Sekretverhalt,**
– **Blutung.**

i *Ursachen:*
– *Kanülenfehllage, Dislokation,*
– *Sekretborken in Kanüle oder Trachea, verstopftes Kanüleninlay,*
– *Blutung aus Granulationen,*
– *Stenose in tieferen Tracheal-/Bronchialabschnitten.*

Therapie:
– *Sauerstoffgabe,*
– *ggf. Borken anlösen mit 0,9 % NaCl, Abhusten durch Patienten oder Absaugen,*
– *korrekte Kanülenplatzierung bei Fehllage oder Kanülenwechsel bei Verstopfung,*
– *bei Blutung blockbare Kanüle verwenden.*

Erol Cavus

Frage 901

? In der Klinik gebräuchliche apparative Methoden der urologischen Diagnostik stehen in der präklinischen Notfallversorgung in der Regel nicht zur Verfügung. Welches ist daher das wichtigste diagnostische Mittel des Notarztes bei urologischen Notfällen?

! **Eine exakte körperliche Untersuchung.**

i *Schmerz als Leitsymptom spielt eine überragende Rolle. Die Art des Schmerzbeginns, Schmerzbeschreibung, Schmerzlokalisation und Ausstrahlung erlauben oft eine Verdachtsdiagnose.*

Ergänzend kann die genaue Betrachtung einer frisch gelassenen Harnprobe weiterführend sein. Therapiemaßnahmen und Entscheidungen, die bereits am Unfallort oder in der Wohnung des Patienten gefällt werden, stellen oft die Weiche für die Erhaltung der Fertilität oder Potenz oder auch zur Abwendung einer drohenden Urosepsis.

Frage 902

? Ein 62-jähriger Mann klagt über einen akuten linksseitigen Flankenschmerz mit Ausstrahlung in den Mittelbauch. Der Patient ist kaltschweißig und wirkt sehr unruhig? Welche Verdachtsdiagnose haben Sie?

! **(Nieren-)Ureterkolik.**

i *Typische Symptome der (Nieren-)Ureterkolik:*
- *akuter Flankenschmerz, häufig stechend, schneidend und wellenartig,*
- *von Frauen oft auch als wehenförmig umschrieben,*
- *zusätzliche vegetative Symptome: Übelkeit und Brechreiz, Darmatonie bis zur Obstipation, Schweißausbruch und Kollapsneigung.*
- *Besonders typisch für eine Kolik der Harnwege ist die motorische Unruhe des Patienten.*

Frage 903

? Ihnen erscheint die Klinik des Patienten charakteristisch für eine Nierenkolik zu sein. Was müssen Sie, vor allem bei subakutem Verlauf, trotzdem tun?

! **Abklärung von Differenzialdiagnosen.**

i *Nicht-urologische Differenzialdiagnosen einer Nieren-/Ureterkolik:*
- *Myokardinfarkt,*
- *Aortendissektion,*
- *Ruptur eines Aortenaneurysmas,*
- *Gallenkolik,*
- *Perforation eines Hohlorgans (Magen-/Darmperforation),*
- *Erkrankungen des Gastrointestinaltrakts (Ileus, Divertikulitis, Appendizitis)*
- *gynäkologische Ursachen (Adnexitis, EUG).*

Frage 904

? Welche Therapie ist präklinisch bei einem Patienten mit einer Nierenkolik angezeigt?

! **Vordringlichste Maßnahme ist eine suffiziente Analgesie.**

i *Analgesie mit Metamizol (bis 30 mg/kg KG), ggf. Opioide und Antiemetika.*

Metamizol wirkt am Ort der Schmerzentstehung und senkt den Druck im Nierenbecken. Weniger wirksam ist N-Butylscopolamin, bei unzureichender Analgesie ist der Einsatz von Opioiden (z. B. Tramadol, Piritramid) zu erwägen.

Als Antiemetika kommen Metoclopramid, Dimenhydrinat (Vomex) oder auch Dehydrobenzperidol (DHB) in Betracht.

Die endgültige Diagnose erfolgt in der Klinik anhand von Urinstatus und radiologischer Diagnostik (Sonographie, Röntgen Abdomen, Ausscheidungsurogramm).

Frage 905

? Nennen Sie urologische Differenzialdiagnosen des akuten Unterbauchschmerzes bzw. des akuten Abdomens.

! **– Nieren-/Ureterkolik,**
– akuter Harnverhalt,
– inkarzerierte Hernie.

i *Urologische Differenzialdiagnosen des akuten Unterbauchschmerzes sind:*
- *Nieren-/Ureterkolik,*
- *postrenale Anurie, akuter Harnverhalt,*
- *Blasentamponade,*
- *Skrotalhernie (bei Inkarzerierung von Darm).*

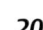

Frage 906

? Sie werden in ein Pflegeheim zu einer 79-jährigen Patientin mit unklarer Bewusstlosigkeit gerufen. Die eigentlich als agil beschriebene Patientin reagiert nicht adäquat auf Ansprache, ist hypoton und tachykard. Die Haut fühlt sich warm an. Der Pflegekurve entnehmen Sie eine Medikation mit einem Gyrasehemmer aufgrund eines Harnweginfekts. Welche Diagnose liegt nahe?

! **Urosepsis mit septischem Schock.**

i *Prädisponierende Faktoren:*
- *Alter,*
- *Abwehrschwäche,*
- *Immunsuppression,*
- *Diabetes mellitus,*
- *Harnstau*

Frage 907

? Welche Therapie ist bei einer Patientin mit Urosepsis und septischem Schock präklinisch dringend angezeigt?

! **Schocktherapie!**

i *Maßnahmen zur Schocktherapie:*
- *großlumiger i. v. Zugang,*
- *Volumengabe,*
- *Sauerstoffgabe, ggf. Intubation und Beatmung,*
- *ggf. Katecholamine (Vasopressoren, ggf. Inotropika),*
- *Intensivstation.*

Frage 908

? Was ist das führende klinische Zeichen der Hodentorsion?

! **Akuter Schmerz, meist aus dem Schlaf heraus.**

i *Weitere Symptome sind:*
- *Hodenhochstand,*
- *Rötung oder livide Verfärbung,*
- *unveränderte Schmerzintensität bei Anheben des Hodens (negatives Prehn-Zeichen),*
- *Altersgipfel: < 2. Lebensjahr oder 15. – 20. Lebensjahr.*

Differenzialdiagnosen:
- *Hydatidentorsion,*
- *Epididymitis,*
- *Epididymoorchitis,*
- *inkarzerierte Leistenhernie.*

Therapie:
- *Schmerzreduktion (darunter gelegentlich spontane Detorquierung),*
- *ggf. manuelle Detorquierung (nach lateral) bei sehr langer präklinischer Zeit (> 6 Stunden), da sonst ein irreversibler Parenchymschaden droht.*

Frage 909

? Nennen Sie Erkrankungen des Penis mit notfallmedizinischer Relevanz.

!
- **Paraphimose,**
- **Priapismus,**
- **Kavernitis.**

Frage 910

? Was ist eine Paraphimose?

! **Einklemmung der Vorhaut hinter der Glans penis mit Vorhautödem (meistens bei Phimose).**

i *Durch die Behinderung des venösen Abstroms aus der Glans kann es zur Gangrän der Glans kommen.*
Ein Zurückstülpen der Glans durch die verengte Vorhaut nach Kompression von Glans und Penisschaft ist dringend angezeigt.

Frage 911

? Was ist ein Priapismus?

! **Schmerzhafte Erektion des Penis ohne sexuelle Stimulation für über 2 Stunden.**

i *Ursachen:*
- *überwiegend idiopathisch,*
- *neurologisch (Querschnittssyndrom),*
- *hämatologisch (Leukämie),*
- *pharmakologisch (unerwünschte Medikamentenwirkung),*
- *autoerotisch (Injektion vasoaktiver Substanzen in den Schwellkörper).*

Frage 912

? Nennen Sie urologische Begleitverletzungen einer Beckenfraktur.

! **Blasen- und Harnröhrenverletzungen.**

i *Bis zu 60 % der Patienten mit Beckenfrakturen haben begleitende Verletzungen von Blase und/oder Harnröhre. Ursachen:*
- *penetrierende Verletzungen durch Knochenfragmente (extraperitoneale Blasenruptur),*
- *intraperitoneale Blasenruptur durch Druckerhöhung (Sicherheitsgurt bei gefüllter Blase, z. B. alkoholisierte Patienten),*
- *Abscherverletzungen der Blase,*
- *Harnröhrenabriss.*

? Nennen Sie die klassische Symptomtrias für urogenitale Verletzungen beim Polytrauma.

! – **Hämaturie,**
   – **Harndrang,**
   – **Schmerzen.**

i Symptome und Befunde bei traumatischen Verletzungen des Urogenitaltraktes:
   – *Hämaturie,*
   – *imperativer Harndrang bei Harnverhalt,*
   – *Unterbauchschmerzen,*
   – *ggf. Hämatome oberhalb der Symphyse,*
   – *Prellmarken.*

? Welche Therapie führen Sie bei einem Polytrauma mit gleichzeitiger traumatischer Verletzung des Urogenitaltraktes durch?

! **Im Wesentlichen Versorgung des Polytraumas, ggf. Schocktherapie.**

i *Cave urethrale Katheterisierung! Wenn überhaupt, sollte eine Katheterisierung sehr vorsichtig erfolgen, um nicht aus einem teilweisen Urethraeinriss einen vollständigen Abriss zu induzieren.*

? Bei einem Patienten mit Fahrradsturz und Prellmarken linksthorakal bzw. in der linken Flanke können Sie keine Hämaturie feststellen. Schließen Sie eine Nierenverletzung aus?

! **Nein.**

i *Bei einem stumpfen oder offenen Abdominaltrauma ist in bis zu 10 % der Fälle auch mit einer Nierenbeteiligung zu rechnen.*
Eine Hämaturie tritt nur bei Verletzung von Hohlräumen auf und wird häufig komplett übersehen.
Bei Verletzungen des Nierenparenchyms ist das ableitende Harnsystem nicht notwendigerweise mit betroffen.
Die Einschätzung erfolgt anhand von Unfallmechanismus, körperlicher Inspektion sowie Kreislaufparametern.

? Welches ist die häufigste urogenitale Verletzung beim stumpfen Abdominaltrauma im Kindesalter?

! **Nierentrauma.**

i *Nierenverletzungen sind bei Kindern häufiger als bei Erwachsenen (im Verhältnis große Organmasse). Die Notfalldiagnostik ist erschwert, da Kreislaufparameter im Kindesalter nur eine geringe Aussagekraft haben.*
Eine Hämaturie ist selten, tritt sie auf, besteht eine Korrelation mit der Schwere der Nierenverletzung.
Therapie:
   – *symptomatisch (Analgesie, Schocktherapie),*
   – *sorgfältige Unfallanamnese ist entscheidend, um eine Nierenverletzung als mögliche Verdachtsdiagnose nicht zu übersehen,*
   – *klinisch nach Möglichkeit konservativ.*

? Welche diagnostischen Möglichkeiten haben Sie im Schockraum für urologische Krankheitsbilder?

! – **Sonographie,**
   – **CT,**
   – **Urogramm.**

i *Urologische Diagnostik im Schockraum:*
   – *Das CT ist als Goldstandard zu bezeichnen.*
   – *Die Sonographie gibt erste Hinweise auf größere Mengen freier abdominaler Flüssigkeit.*
   – *Ein i. v. Urogramm kann bei fehlender CT-Verfügbarkeit sinnvoll sein.*

? Ein Patient gibt Schmerzen im Bereich des Perineums an. Ihre Untersuchung zeigt ein perineales Hämatom. Welche Verdachtsdiagnose haben Sie?

! **Urethraruptur.**

i *Ursache:*
   – *Ruptur der bulbären Harnröhre durch Fall auf das Perineum (Straddle-Injury, z. B. Fall auf die Fahrradstange).*

Versorgung:
   – *Der Patient sollte kein Wasser lassen, um eine oberflächliche Extravasation von Urin zu vermeiden.*
   – *Blasenkathetereinlage erst in der Klinik durch den Urologen.*

5.7

Notfälle aus dem Bereich der Urologie

? Sie werden nach einem Einsatz im Pflegeheim von einer Schwester gebeten, bei einem anderen Patienten mit Harnverhalt einen Dauerkatheter zu legen. Der Patient hat hohes Fieber und gibt perineale Schmerzen an. Wie reagieren Sie?

! **Untersuchung des Patienten, danach Einweisung in die Klinik.**

i *Ursache des akuten, fieberhaften Infekts ist wahrscheinlich eine Prostatitis.*
Symptome der Prostatitis:
– perineale Schmerzen,
– starke Schmerzen bei der rektalen Palpation.

Therapie:
– Die urethrale Katheterisierung ist kontraindiziert, da zusätzlich zu den Schmerzen auch das Risiko einer Bakteriämie besteht.
– Indikation für die Anlage eines suprapubischen Katheters in der Klinik.

? Welche präklinischen Maßnahmen ergreifen Sie bei partiellen oder kompletten Abtrennungen von Penisanteilen?

! – **Kompression,**
– **Verband.**

i *Ursachen für offene Traumata des äußeren Genitale:*
– meistens Arbeitsunfälle mit Schindungs-/Scherverletzungen,
– seltener sexuelle Praktiken (z. B. „Staubsaugerverletzung").

Therapie:
– manuelle Kompression bei starker Blutung,
– steriler Verband.

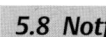

5.8 Notfälle bei terminal niereninsuffizienten Patienten

Imola Gräsner

? Welche anamnestischen Fragen sind für Sie als Notarzt bei Dialysepatienten relevant?

! – **Art des Dialyseverfahrens,**
– **Zeitpunkt der letzten Dialyse und Dialysefrequenz,**
– **Art und Lokalisation des Dialysegefäßzugangs,**
– **Restausscheidung,**
– **Sollgewicht,**
– **Ernährungsbesonderheiten, Trinkmenge,**
– **febrile Infektionen,**
– **Begleiterkrankungen.**

i *Besonderheiten der Anamnese bei Dialysepatienten:*
– Die Anamnese eines dialysepflichtigen Patienten sollte über das übliche Maß hinausgehen. Die Art des Dialyseverfahrens (Hämodialyse, kontinuierliche ambulante Peritonealdialyse, sonstige Verfahren) sowie die Dialysefrequenz (üblicherweise 3-mal die Woche für 4 – 5 Stunden) können Auskunft über die Effektivität der Entgiftung geben. Eine ineffektive Nierenersatztherapie kann häufig z. B. zu Elektrolytentgleisungen führen.

– Eine klassische AV-Fistel bei einem Dialysepatienten wird durch eine operative Verbindung der A. radialis und der V. cephalica am distalen Unterarm hergestellt. Je nach Gefäßsituation ist diese Verbindungsmöglichkeit aber nur weiter proximal möglich, manchmal sogar erst in der Ellenbeuge, oder es müssen Kunststoffprothesen (sog. PTEF-Loops) angelegt werden.
– Das Blut fließt von der Arterie über die Verbindung in die Vene, die sich dadurch kräftig herausbildet und somit zur Punktion für die Hämodialyse eignet.
– Als Soll- und/oder Trockengewicht bezeichnet man in der Nephrologie das individuelle Körpergewicht des Patienten, bei dem der Flüssigkeitshaushalt ausgeglichen ist. Zusammen mit der Restausscheidung und der Trinkmenge des Patienten können die Informationen zum Gewicht Hinweise auf eine Über- oder Unterwässerung geben.
– Dialysepatienten haben ein abgeschwächtes Immunsystem. Harnwegsinfektionen, Dialysekatheterinfektionen, Shuntinfektionen und auch pulmonale Infektionen können auftreten.
– Sehr häufig bestehen bei den Patienten Begleiterkrankungen wie z. B. Diabetes mellitus, arterielle Hypertonie, koronare Herzkrankheit, periphere arterielle Verschlusskrankheit sowie zerebrale Insulte.

(Seitentext: Sonstige Notfälle)

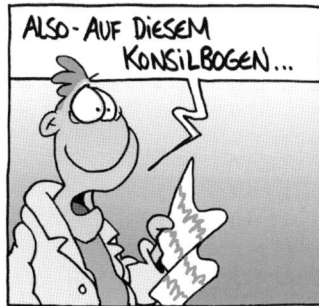
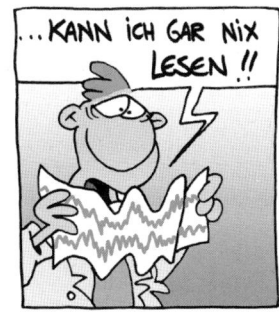
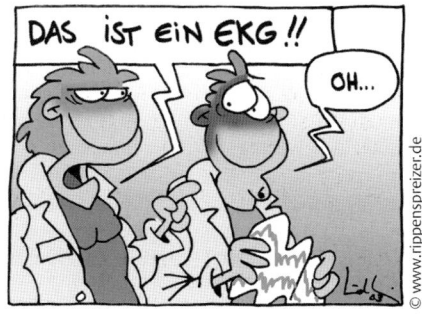

© www.rippenspreizer.de

Frage 922

? Was müssen Sie über den Gefäßzugang bei Dialysepatienten wissen und worauf müssen Sie achten?

! – **Primäre Unterscheidung von AV-Fistel (Shunt) oder Vorhofkatheter als Dialysezugang.**
– **Wenn möglich, sollten alle präklinischen peripher-venösen Zugänge nur auf dem Handrücken angelegt werden.**
– **Die präklinische AV-Fistelpunktion sollte nur bei vital gefährdeten Patienten ohne andere Zugangsoptionen erfolgen.**
– **Die Punktion zentralvenöser Gefäße sollte präklinisch unterbleiben.**
– **Eine intraossäre Punktion ist auch beim Erwachsenen als Alternative zu erwägen.**

i *Die Gefäßzugänge bei Dialysepatienten gestalten sich oft schwierig, da bereits zur Anlage eines Dialyseshunts unter Umständen schon mehrere Gefäßoperationen im Bereich der oberen Extremitäten durchgeführt wurden. Ein venöser Zugang sollte immer an der kontralateralen Seite zum Shunt gelegt werden. Da es im Laufe der Jahre bei einem Dialysepatienten zu einer Shuntdysfunktion oder auch zu einem Shuntverschluss kommen kann, die erneute Gefäßoperationen zur Folge haben, sollten die Venen im Bereich des Unter- und Oberarms für Gefäßzugänge geschont werden. Wenn irgend möglich, sollte nur der Handrücken punktiert werden.*

Generell sind Shuntpunktionen außerhalb des Dialysezentrums möglichst zu vermeiden, da die Gefahr einer Dislokation des Zugangs besteht und mit erheblichen Blutungskomplikationen verbunden sind, die eine vitale Bedrohung des Patienten darstellen. Zusätzlich besteht die Gefahr eines akuten Shuntverschlusses. Nur bei akuter vitaler Bedrohung des Patienten mit extrem schlechten peripheren Venenverhältnissen sollte eine direkte präklinische Punktion des Shunts in Erwägung gezogen werden.

Frage 923

? Welche schnellen klinischen Untersuchungen der AV-Fistel (Dialyseshunt) sollten Sie bei dem Patienten durchführen?

! – **Inspektion,**
– **Palpation,**
– **Auskultation.**

i *Jede AV-Fistel sollte auch präklinisch von Notarzt orientierend untersucht werden. Dazu sollte primär eine Inspektion erfolgen, die Auskunft über ein Aneurysma, eine Infektion oder auch eine mögliche Blutung/Verletzung geben kann. Anschließend kann die Palpation einen wichtigen ersten Hinweis auf einen akuten Shuntverschluss liefern. Bei einer offenen AV-Fistel kann man ein pulsatiles Schwirren über der distalen AV-Fistel-Verbindung palpieren, das sich überwiegend nach proximal fortleiten lässt.*

Manche AV-Fisteln liegen in der Tiefe und sind kaum zu palpieren. Hier ist die Auskultation entscheidend. Bei einer funktionierenden AV-Fistel lässt sich ein pulsatiles Maschinengeräusch langstreckig über der Shuntvene auskultieren.

Frage 924

? Nennen Sie mögliche akute AV-Fistel-(Dialyseshunt-)Komplikationen.

! – **Shuntvenenthrombose,**
– **Shuntinfektion,**
– **Shuntblutungen/-verletzungen.**

i *Die **Shuntvenenthrombose** ist häufig das Resultat einer vorbestehenden Shuntstenose. Klinisch ist sie am fehlenden klassischen „Schwirren" bei der Palpation und Auskultation erkennbar. Außerdem kann man eine Verhärtung im Shuntvenenverlauf tasten. Wenn sich die Thrombose von peripher nach zentral ausbreitet, imponiert das Bild einer oberen Einflussstauung. Durch die präklinische Gabe von 5000 I.E. Heparin i. v. beim Erwachsenen kann das weitere apositionelle Thrombuswachstum verhindert werden.*

Shuntinfektionen imponieren durch Rötung, Schwellung und Schmerzen im Bereich der AV-Fistel. Sie können lokal begrenzt auftreten, aber auch Ursache einer Sepsis sein.
Shuntblutungen aus dem ehemaligen Stichkanal können nach der Dialyse auftreten. Aber auch Shuntverletzungen können mit erheblichen Blutverlusten verbunden sein, da sie fast so stark wie eine arterielle Blutung bluten können. Primäres Behandlungsziel ist die Blutungskontrolle. Diese erreicht man mit einer Kompression des Gefäßes und konsequenter Hochlagerung der betroffenen Extremität. Die verbreitete Meinung, ein Shunt dürfe niemals komprimiert werden, gilt nicht im Fall einer akuten Shuntblutung. Den Blutverlust kann man durch Volumentherapie mit NaCl 0,9 % (cave: Kaliumanteil in z. B. Ringer-Lösung) oder bei erheblichen Blutverlusten mit HES ausgleichen.

Frage 925

? Welchen weiteren Gefäßzugang (außer einer AV-Fistel) gibt es für Dialysepatienten und was ist dessen häufigste Komplikation?

! – **Zentralvenöser Vorhofkatheter,**
– **Kathetersepsis.**

i Bei Patienten, bei denen eine AV-Fistelanlage aufgrund von multiplen Gefäßproblemen oder schwerer Herzinsuffizienz nicht möglich ist, wird ein zentralvenöser Katheter getunnelt unter der Haut in die V. subclavia oder V. jugularis interna gelegt, so dass seine Spitze im oberen Drittel des rechten Vorhofs zu liegen kommt.
Bei unklarem Fieber sollte bei diesen Patienten vor allem an eine Kathetersepsis durch einwandernde Hautkeime an der Austrittsstelle gedacht werden. Spezifische präklinische Maßnahmen gibt es nicht. In der Klinik ist eine Antibiotikatherapie (z. B. mit Vancomycin 1 g i. v.) häufig Mittel der ersten Wahl.

Frage 926

? Welche primäre apparative Diagnostik ist bei allen niereninsuffizienten Patienten erforderlich?

! **12-Kanal-EKG.**

i Ein 12-Kanal-EKG sollte auch unter Notfallbedingungen ohne kardiale Symptome bei Dialysepatienten immer abgeleitet werden. Neben den üblichen Informationen zum Herzrhythmus und Zeichen einer kardialen Ischämie bietet das EKG besonders bei Dialysepatienten oft die Mög-

lichkeit, lebensbedrohliche Entgleisungen des Elektrolythaushalts (z. B. Hyperkaliämie) nachzuweisen, bevor eine Laborkontrolle erfolgen kann.
Morphologisch sind zunächst hohe „zeltförmige T-Wellen" in den Brustwandableitungen erkennbar. Beim weiteren Fortschreiten der Hyperkaliämie sieht man die Abnahme der R-Zacke, eine Verbreiterung des QRS-Komplexes (Rechts- oder Linksschenkelblock ähnlich), eine Verlängerung des PQ-Intervalls und das Verschwinden und Abflachen der P-Welle, so dass bei bestehendem Sinusrhythmus ein AV-Knotenrhythmus vorgetäuscht werden kann. Schließlich ist das EKG „sinuswellenförmig", der QRS-Komplex geht in die T-Welle über (Abb. 5.2).

Frage 927

? Nennen Sie 2 typische Notfälle bei Dialysepatienten, wie sie insbesondere nach einer länger zurückliegenden Dialysebehandlung auftreten können.

! – **Elektrolytentgleisungen, vor allem Hyperkaliämie,**
– **akute Überwässerung mit Lungenödem.**

i Eine länger zurückliegende Dialysebehandlung, z. B. nach einem Wochenende, kann zu Hyperkaliämie oder einem Lungenödem führen.
Die **Hyperkaliämie** ist bezüglich der Höhe des Kaliumspiegels nicht einheitlich definiert. Im Allgemeinen gelten Serumkaliumwerte über 5 – 5,5 mmol/l als erhöht. Dialysepatienten haben jedoch häufig einen chronisch erhöhten Serumkaliumspiegel bis 6 mmol/l und sind daran adaptiert, so dass erst Werte über 6 mmol/l zur klinischen Manifestation führen können.
Prinzipiell gibt es für die Entstehung der Hyperkaliämie 3 Mechanismen:
– eine zu hohe Kaliumzufuhr,
– eine relativ zur Kaliumzufuhr verminderte Kaliumexkretion,
– eine Verschiebung von Kalium aus dem Intra- in den Extrazellulärraum.

Die Hyperkaliämie ist bei Dialysepatienten entweder alimentär durch Diätfehler (Zufuhr kaliumreicher Nahrungsmittel wie z. B. Nüsse, Obst/Trockenobst, Schokolade, Pommes frites etc.) oder durch eine inadäquate Kaliumelimination im Rahmen der Dialysebehandlung (meist auf dem Boden einer Rezirkulation bei Shuntstenose) bedingt.
Die **akute Überwässerung mit Lungenödem** tritt klassischerweise bei Dialysepatienten mit reduzierter Rest-

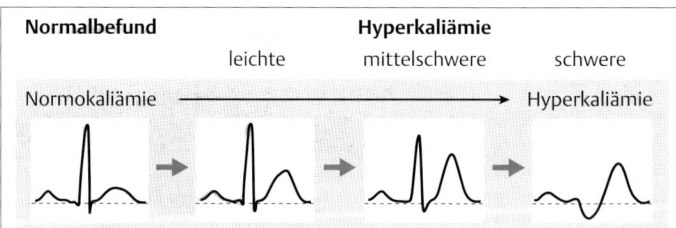

Normalbefund	Hyperkaliämie		
	leichte	mittelschwere	schwere
Normokaliämie ⟶			Hyperkaliämie

Abb. 5.2 12-Kanal-EKG bei einem Dialysepatienten mit Hyperkaliämie.

diurese und mangelnder Trinkmengenrestriktion auf. Aber auch kardiale Ursachen, wie z. B. ein akuter Myokardinfarkt oder eine akute hypertensive Krise, können ein Lungenödem auslösen und sind daher entsprechend in der Notfallsituation als Differenzialdiagnose zu bedenken.

Frage 928

? Welche klinischen Symptome treten bei einer akuten Hyperkaliämie und einem Lungenödem auf?

! **Bei akuter Hyperkaliämie:**
- **neuromuskuläre Beschwerden,**
- **kardiale Symptome mit EKG-Veränderungen und Herzrhythmusstörungen.**

Bei akutem Lungenödem:
- **Dyspnoe,**
- **Orthopnoe,**
- **Tachypnoe,**
- **feuchte Rasselgeräusche über der Lunge,**
- **schaumiger Auswurf,**
- **Hypoxämie.**

i *Die Hyperkaliämie führt überwiegend zu kardialen und neuromuskulären Symptomen. Dies ist durch einen depolarisierenden Effekt der erhöhten extrazellulären Kaliumkonzentration bedingt.*
- *Die neuromuskulären Beschwerden äußern sich häufig durch Muskelschwäche, besonders in den unteren Extremitäten, distal beginnende Parästhesien und in Extremfällen sogar als atonische Paralyse.*
- *Die kardialen Symptome lassen sich mithilfe des EKGs gut ableiten: Es kommt zu Störungen des Herzrhythmus, ventrikulären Blockbildern (Rechts- oder Linksschenkelblock) und Überleitungsstörungen (AV-Blockierungen, sinuatriale Bradykardien). Morphologisch sind zunächst hohe „zeltförmige T-Wellen" in den Brustwandableitungen erkennbar. Beim weiteren Fortschreiten der Hyperkaliämie sieht man die Abnahme der R-Zacke, eine Verbreiterung des QRS-Komplexes (Rechts- oder Linksschenkelblock-ähnlich), eine Verlängerung des PQ-Intervalls und das Verschwinden und Abflachen der P-Welle, so dass bei bestehendem Sinusrhythmus ein AV-Knotenrhythmus vorgetäuscht werden kann. Schließlich ist das EKG „sinuswellenförmig", der QRS-Komplex geht in die T-Welle über (vgl. Abb. 5.2). Ventrikuläre Arrhythmien, Bradykardien, Kammerflimmern und Herzstillstand können daraus resultieren und sind eine nicht seltene gefürchtete Komplikation.*

Bei der akuten Überwässerung mit Lungenödem haben die Patienten primär die oben genannten klassischen pulmonalen Symptome. Cave: Pathologische Auskultationsbefunde können bei Dialysepatienten fehlen, da sich initial nur ein interstitielles Lungenödem ausbildet. Erst im fortgeschrittenen Stadium sind fein- bis grobblasige Rasselgeräusche, typisch für ein alveoläres Lungenödem, auskultierbar. Im ausgeprägten Stadium können diese

auch ohne ein Stethoskop wahrgenommen werden („Distanzrasseln").
Die Ursache ist eine Herzinsuffizienz bei Volumenüberladung. Bei der körperlichen Untersuchung finden sich meist auch Zeichen der Hyperhydratation wie ein erhöhter Blutdruck, periphere oder generalisierte Ödeme, ein deutlich über das Trockengewicht hinaus erhöhtes Körpergewicht und evtl. eine obere Einflussstauung.

Frage 929

? Welche therapeutischen Möglichkeiten bestehen präklinisch bei einer akuten Hyperkaliämie?

! – **Antagonisierung des membrantoxischen Effekts,**
– **Stimulation der zellulären Aufnahme von Kalium,**
– **Entfernung des Kaliums aus dem Organismus.**

i *Alle Sofortmaßnahmen zur präklinischen Behandlung der Hyperkaliämie müssen unter laufender EKG-Überwachung durchgeführt werden.*
- *Ein funktioneller Antagonist des Kaliums, der die Effekte der Hyperkaliämie an der Zellmembran aufhebt, ist 10%iges Kalzium (z. B. Calciumgluconat 10%, 10 – 30 ml i. v.). Die Wirkung tritt sofort ein, hält aber nur 20 – 30 Minuten an. Ein Abfall des Serumkaliumspiegels kann damit nicht erzielt werden.*
- *Zur Stimulation der zellulären Kaliumaufnahme stehen verschiedene Möglichkeiten zur Verfügung:*
  - *β_2-Agonisten, z. B. Suprarenin (5 – 10 µg Boli), Salbutamol (2,5 – 5 mg p. i. mittels Verneblermaske) und Terbutalin (100 – 150 ng/kg KG sehr langsam i. v. oder 7 µg/kg KG s. c.). Die Wirkung tritt schon nach 2 – 5 Minuten bei i. v. Gabe bzw. nach 30 Minuten bei s. c. Applikation ein, die Wirkdauer beträgt etwa 60 Minuten.*
  - *Natriumbicarbonat 8,4%, 50 bis maximal 100 ml über 3 Minuten i. v. Der Wirkungseintritt erfolgt nach ca. 5 – 10 Minuten, die Wirkdauer beträgt ca. 2 Stunden. Allerdings sollte bei der Anwendung eine metabolische Azidose bestehen.*
- *Zur Elimination des Kaliums aus dem Organismus kann man medikamentös bei einer erhaltenden Restdiurese ein Schleifendiuretikum applizieren, z. B. Furosemid 1 mg/kg KG, d. h. 60 – 100 mg i. v. Die Wirkung tritt nach ca. 10 Minuten ein und hält etwa 2 Stunden an.*

Da alle medikamentösen Akuttherapien der Hyperkaliämie nur vorübergehend eine Senkung erzielen und potenziell reversibel sind, besteht die effiziente Therapie der schweren Hyperkaliämie in einer Akutdialyse in einem entsprechenden Dialysezentrum. Daher sollte jeder Patient mit einer Hyperkaliämie, der präklinisch medikamentös behandelt wurde, auf alle Fälle in ein Krankenhaus mit einer Dialyseeinheit gebracht werden.
Die gleichzeitige Insulin-Glukose-Infusion besitzt präklinisch keinen Stellenwert, ebenso wenig die Therapie mit Austauscherharzen. Diese werden ggf. in der Klinik relevant.

5.8

Notfälle bei terminal niereninsuffizienten Patienten

Frage 930

? Welche präklinischen Therapiemaßnahmen beim Lungenödem eines terminal niereninsuffizienten Patienten gibt es?

! – **Lagerung,**
– **Oxygenierung,**
– **Vor- und Nachlastsenkung,**
– **ggf. Therapie des kardiogenen Schocks.**

i *Therapiemaßnahmen bei Lungenödem:*
– *Oberkörperhochlagerung mit abgesenkten Beinen („Herzbettposition").*
– *Oxygenierung:*
  – *Sauerstoffinsufflation je nach Sättigung mittels Nasensonde oder Maske mit Sauerstoffreservoir,*
  – *Bei zunehmender respiratorischer Insuffizienz nichtinvasive Beatmung, z. B. CPAP-Maske, oder Intubation und kontrollierte Beatmung.*
– *Vor- und Nachlastsenkung bei Hypertonie mit:*

– *Nitroglycerin-Spray: 0,8 – 1,6 mg (2 – 4 Hübe) s. l., ggf. wiederholen, und/oder*
– *Urapidil: 10 mg i. v., ggf. wiederholen.*
– *Cave: Die Kombination beider Medikamente kann zu drastischen synergistischen Effekten führen!*
  – *ggf. Schleifendiuretika 40 – 120 mg i. v. bei noch vorhandener Harnausscheidung.*
– *Opiate (z. B. Morphin 3 – 5 mg i. v.) zur Verbesserung der subjektiven Atemnot, Sedierung und Dämpfung des Sympathikotonus.*
– *Bei kardiogenem Schock werden rasch wirkende und gut steuerbare positiv inotrope Sympathomimetika (z. B. Dobutamin) empfohlen.*

Generell sollte der terminal niereninsuffizienten Patient mit einer Hyperhydratation und Lungenödem nach der präklinischen Versorgung umgehend in eine Klinik mit einer Dialyseeinheit gebracht werden.

5.9 Notfälle aus den Bereichen Gynäkologie und Geburtshilfe

Erol Cavus

Frage 931

? Nennen Sie gynäkologische Differenzialdiagnosen des akuten Unterbauchschmerzes bzw. des akuten Abdomens.

! – **Infektion,**
– **Ischämie,**
– **Rupturen,**
– **geburtshilfliche Ursache.**

i *Differenzialdiagnosen des akuten Abdomens in der Gynäkologie:*
– *Infektionen: Adnexitis, Pelveoperitonitis, Tuboovarialabszesse, ggf. mit freier Perforation,*
– *Ischämien: Torsion, Nekrose, Ruptur von gestielten Myomen oder Adnextumoren,*
– *Ruptur einer großen Ovarialzyste,*
– *geburtshilflich: Extrauteringravidität (EUG), vorzeitige Plazentalösung („brettharter" Uterus durch Dauerkontraktion), Uterusruptur, reguläre Wehentätigkeit.*

Frage 932

? Welche Therapie führen Sie beim akuten Abdomen durch?

! **Symptomatisch, z. B. Analgesie, Antiemese, Sedierung, Schocktherapie.**

i *Therapie eines akuten Abdomens aufgrund von Infektionen oder Ischämien:*
– *Symptomatische Behandlung,*
– *Anlage eines i. v. Zugangs mit Infusion sowie Sauerstoffapplikation,*
– *ggf. analgetische, antiemetische und sedierende Medikation.*

Cave: Im Fall einer freien Perforation von Abszess oder EUG, Plazentalösung und Uterusruptur kann es zum septischen oder hämorrhagischen Schock mit Notwendigkeit einer Schocktherapie (Infusionstherapie, Sicherstellung der Oxygenierung, ggf. Intubation) kommen.

Frage 933

? Eine junge Frau (23 Jahre) ist in einen Verkehrsunfall verwickelt. Woran sollten Sie immer zusätzlich denken?

! **An eine mögliche Schwangerschaft.**

i *Bei Patientinnen im gebärfähigen Alter immer an eine mögliche Schwangerschaft denken!*
In der Klinik sollte ein Schwangerschaftstest durchgeführt werden.

Frage 934

? Die Anamnese macht ein stumpfes Bauchtrauma wahrscheinlich. Ab welchem Zeitpunkt einer möglichen Schwangerschaft steigt die Verletzungsgefahr für den graviden Uterus?

! Ungefähr ab der 20. Schwangerschaftswoche.

i In der Frühschwangerschaft ist der Uterus durch den Be-
ckenringgürtel geschützt. Erst mit zunehmender Uterus-
größe steigt die Verletzungsgefahr durch ein abdominel-
les Trauma.
Cave: Die Angaben über den Zeitpunkt sind uneinheitlich
und reichen von der 12. SSW bis zur 24. SSW.

Frage 935

? An welche möglichen Komplikationen beim
stumpfen Bauchtrauma einer graviden Patientin
müssen Sie denken?

! – **Vorzeitige Wehentätigkeit,**
– **uteroplazentare Minderperfusion,**
– **vorzeitige Plazentalösung.**

i Geburtshilfliche Komplikationen des stumpfen Bauchtraumas:
– Auslösen einer vorzeitigen Wehentätigkeit,
– traumatisch bedingte uteroplazentare Minderperfusion,
– uteroplazentare Minderperfusion durch erhöhte endogene Katecholaminfreisetzung,
– vorzeitige Plazentalösung (auch zweizeitig nach bis zu
2 Tagen möglich), Lebensgefahr für den Fetus (Risiko
für intrauterinen Fruchttod bis zu 10 %)!
– fetomaternale Blutung (Inzidenz 8 – 30 %) mit fetaler
Anämie, Tachykardie, Fruchttod,
– fetomaternale Transfusion mit Rhesussensibilisierung
der Mutter.

Frage 936

? Welche therapeutischen Optionen haben Sie bei
einer schwangeren Patientin mit Abdominaltrauma?

! Das Leben der Mutter steht im Vordergrund, generell
haben Sie alle Optionen wie bei nichtschwangeren
Patientinnen.

i Therapieoptionen bei stumpfem Bauchtrauma:
– Bei Alternativen diejenige wählen, bei denen der Fetus
am wenigsten beeinträchtigt wird.
– Stabilisierung des Kreislaufs, ggf. Schocktherapie,
– Volumengabe eher großzügig, da eine okkulte Blutung
aufgrund schwangerschaftsbedingter Hypervolämie
und Hämodilution möglich ist,
– Sicherstellung der Oxygenierung der Mutter (und
damit des Feten!),
– suffiziente Analgesie der Mutter zur Stressminderung:
Die Reduktion der endogenen Katecholaminfreisetzung bewirkt eine bessere uteroplazentare Perfusion,
ein geringerer Sauerstoffverbrauch führt zu höherem
Sauerstoffangebot an den Feten.

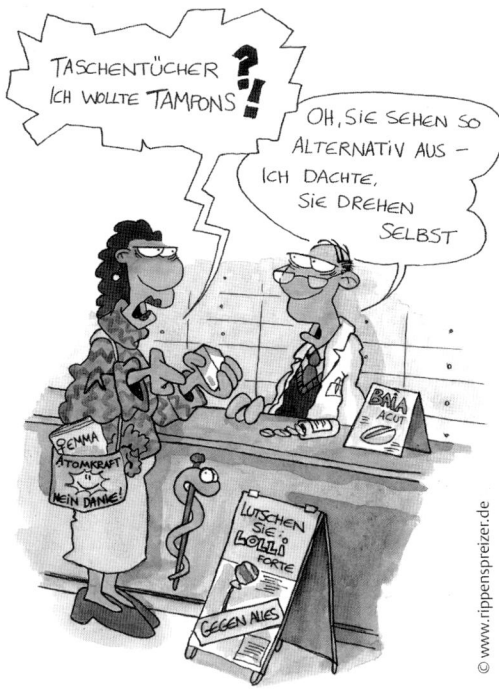

Frage 937

? Nennen Sie Faktoren für eine schnell verlaufende
Geburt (Partus praecipitatus).

! – **Bereits starke Wehentätigkeit,**
– **Mehrfachgebärende,**
– **Zervixinsuffizienz,**
– **Frühgeburtlichkeit (kleines Kind).**

Frage 938

? Sie bereiten eine gravide Patientin für den Transport vor. Wie sollte die Lagerung erfolgen?

! Linksseitenlage zur Vermeidung eines Vena-cava-Kom-
pressionssyndroms. Ggf. erhöhte Lagerung des Beckens, um dem kindlichen Druck auf den Geburtskanal
entgegenzuwirken.

i Beim Vena-cava-Kompressionssyndrom kommt es zur Re-
duzierung des Blutrückstroms zum rechten Herzen aufgrund der Kompression der Vena cava durch den graviden Uterus. Dies kann zur Kreislaufdekompensation mit
folgender Uterus-/Fetusminderperfusion führen.
Cave: Eine uteroplazentare Minderperfusion kann bereits
bei einer asymptomatischen Mutter existent sein!

5.9

Notfälle aus den Bereichen Gynäkologie und Geburtshilfe

Frage 939

? Welche Indikationen kennen Sie für eine akute intravenöse medikamentöse Therapie in der Schwangerschaft?

! – Tokolyse,
– Krampfanfall,
– Hypertension.

i *Eine (intravenöse) medikamentöse Therapie sollte in der Schwangerschaft möglichst vermieden werden. In o. g. Notfallsituationen ist sie jedoch unumgänglich.*

Frage 940

? Welche Substanzklassen setzen Sie bei den Indikationen Tokolyse, Krampfanfall und Hypertension bei Schwangeren ein?

! – Tokolyse: β_2-Sympathomimetika,
– Krampfanfall: Benzodiazepine,
– hypertensiver Notfall: Dihydralazin, Urapidil.

i *Notfall-Tokolyse:*
– β_2-Sympathomimetikum, z. B. Fenoterol (Partusisten) 10 – 25 µg fraktioniert i. v., ggf. 60-160 µg/h als Perfusor, ggf. Dosieraerosol Fenoterol (Berotec) 2 – 5 Hübe à 100 µg,
– alternativ Kalziumantagonist Nifedipin (Adalat) 10 mg bei Normotonie (off-label use) oder neuerdings Oxytocinrezeptor-Antagonist Atosiban.

Krampfanfall:
– Midazolam (Dormicum) 5 mg langsam i. v.,
– alternativ Diazepam (Valium) 10 mg i. v.,
– ggf. Magnesiumgluconat bis 4 g im Bolus (Cave: Areflexie, Ateminsuffizienz).

Hypertensiver Notfall:
– Mittel der Wahl ist Dihydralazin (Nepresol) 6,25 – 12,5 mg langsam i. v. (Cave: Überschießende Blutdrucksenkung, Reflextachykardie, Angina pectoris),
– alternativ Urapidil (Ebrantil) 5 – 50 mg i. v. fraktioniert nach Wirkung,
– ggf. Kalziumantagonist (Nifedipin) oder Glyceroltrinitrat erwägen.

Frage 941

? Nennen Sie mögliche Nebenwirkungen einer Tokolyse.

! – Hypotonie,
– Tachykardie,
– zentralnervöse Störungen (z. B. Unruhe).

i *Indikationen für eine Tokolyse:*
– präklinisch bei drohender Risikogeburt (z. B. fetale Lageanomalie, Nabelschnurvorfall),

– strenge Indikationsstellung bei vorzeitiger Wehentätigkeit nach Trauma (in der Regel selbstlimitierend, ansonsten Zeichen für Uteruspathologie),
– in der Klinik bei vorzeitiger Wehentätigkeit in der Regel ab der 24. SSW bis spätestens zur 34. SSW.

Je größer die Unreife des Feten, desto größer der Gewinn einer Schwangerschaftsverlängerung: In der 25. SSW steigt die Überlebenschance pro Tag um 5 %, in der 28. SSW pro Tag nur um 1 %, ab der 35. SSW ist eine Verlängerung nur im Notfall indiziert.

Nebenwirkungen der Tokolyse:
– Tremor,
– Unruhe, Angstgefühl, Palpitationen,
– Kopfschmerzen, Schwindelgefühl, Übelkeit,
– Schwitzen,
– Hyperglykämie, Hyperkaliämie,
– Hypotonie, Tachykardie, Stenokardien,
– Lungenödem (vor allem in Kombination mit Glukokortikoiden).

Frage 942

? Wägen Sie ab zwischen Transport in die Klinik und Geburt in der Wohnung.

! – Transport bei Risikogeburt anstreben.
– Kein Transport bei regulärer Schwangerschaft, erfolgtem Blasensprung und Wehenintervall < 2 Minuten.

i *– Transport möglich: Weniger als 2 Wehen in 5 Minuten, Blasensprung nicht erfolgt.*
– Transport anstreben, ggf. Tokolyse: Mehrlingsschwangerschaft, Frühgeburtlichkeit, Lageanomalie.
– Transport obligat: Komplikationen einer Hebammengeleiteten Hausgeburt, vorfallende Nabelschnur-/ Kindsteile.

Frage 943

? Wann sollten Sie auf eine Tokolyse im Rettungsdienst verzichten?

! – Austreibungsphase,
– vaginale Blutung,
– Plazentalösung.

i *Keine Tokolyse bei:*
– fortgeschrittener Geburt (Austreibungsphase),
– bei beginnender Geburt und Placenta praevia/vaginaler Blutung (Blutdruckabfall durch Tokolyse!), Notfalltransport in die Klinik vorrangig,
– vorzeitiger Plazentalösung.

? Nennen Sie ein gebräuchliches Verfahren zur standardisierten Beurteilung des Neugeborenen.

! APGAR-Score.

i APGAR-Score (benannt nach der amerikanischen Anästhesistin Virginia Apgar, 1952):
Die Bestimmung sollte nach 1, 5 und 10 Minuten erfolgen. Beurteilt werden der Atemantrieb („A"), die Pulsfrequenz („P"), der Grundtonus der Muskulatur („G"), das Aussehen („A") sowie der Reflexstatus („R") mit jeweils 0 – 2 Punkten, so dass ein gesundes Neugeborenes 9 – 10 Punkte erreicht (siehe auch Frage 956).

? Was ist der häufigste Grund für eine peripartale Blutung?

! Uterusatonie.

i Die Uterusatonie ist mit bis zu 75 % häufigster Grund für eine peripartale Blutung.
Risikofaktoren:
– Überdehnung der Uterusmuskulatur durch Mehrlingsschwangerschaften,
– fetale Makrosomie,
– Polyhydramnion,
– protrahierter Geburtsverlauf.

Weitere Ursachen für peripartale Blutungen:
– plazentare Störungen wie vorzeitige Plazentalösung, Placenta praevia,
– geburtstraumatische Verletzungen wie Zervixrisse, Scheidenrisse, Uterusruptur,
– Abort.

Als Spätfolge kann sich eine Blutung auch aufgrund einer Gerinnungsstörung, z. B. als Folge einer Fruchtwasserembolie oder Verbrauchs-/Verdünnungskoagulopathie, entwickeln.

? Welche Maßnahmen stehen Ihnen bei einer atonen Nachblutung nach der Geburt zur Verfügung?

! – Schocktherapie,
– manuelle Kompression,
– Uterotonika.

i Therapie bei atoner Blutung:
– wie bei allen vaginalen Blutungen: Schocktherapie, Volumenersatz, Sauerstoffzufuhr, ggf. Intubation und Beatmung,
– externe Kompression des Uterus mit manueller Unterstützung des Damms (Fritsch-Handgriff), ggf. zusätzlich transvaginal mit der Faust komprimieren (Zweifel-Handgriff),

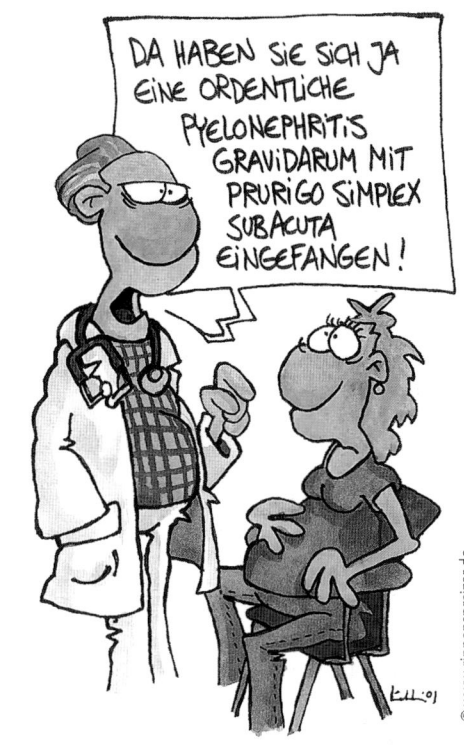

© www.rippenspreizer.de

– Uterotonika: Oxytocin 3 – 6 IE i. v. oder Methyl-Ergotamin 0,1 mg langsam i. v.,
– ggf. uterine Tamponade.

? Nach einer eben abgelaufenen Hausgeburt klagt die 32-jährige Mutter plötzlich über Schwindel und zunehmende Luftnot. Welche Verdachtsdiagnose haben Sie?

! Fruchtwasserembolie.

i Die Fruchtwasserembolie (Amnioninfusionssyndrom) gehört zu den seltenen (1:20 000 – 30 000), aber dramatischen Komplikationen einer Entbindung und kann sub partu oder auch wenige Tage post partum auftreten. Verursacht wird sie durch das Eindringen von Fruchtwasser über einen Eihautdefekt in die mütterliche Zirkulation.

? Nennen Sie typische klinische Symptome einer Fruchtwasserembolie.

! – Akute kardiopulmonale Dekompensation sub partu,
– neurologische Symptome.

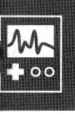

i Als Ursache gilt eine Art anaphylaktoide Reaktion auf fetale Antigene oder Mediatoren im Fruchtwasser.
Symptome bei Fruchtwasserembolie:
- plötzlich und fulminant auftretende kardiopulmonale Dekompensation,
- kardiales Pumpversagen,
- arterielle Hypotension, pulmonale Hypertension, Dyspnoe, Tachypnoe, Zyanose,
- Lungenödem,
- neurologische Symptome (Schwindel, Somnolenz, Bewusstlosigkeit), nicht selten irreversible neurologische Defizite,
- Koagulopathie, disseminierte intravasale Gerinnung (überwiegend als Spätfolge).

Differenzialdiagnosen:
- Lungenembolie,
- Aspiration,
- akutes Linksherzversagen anderer Genese.

Frage 949

? Beschreiben Sie die Pathophysiologie einer Gestose. Welche Organsysteme sind beteiligt?

! **Erhöhter peripherer Widerstand mit Beteiligung von Nieren, Leber, Herz, Plazenta.**

i In der Frühphase der Gestose spricht man im Allgemeinen von schwangerschaftsinduzierter Hypertonie (SIH). Der ebenfalls geläufige Begriff Präeklampsie wird meistens eingesetzt bei SIH mit Auftreten von Proteinurie, Hypoproteinämie und Ödemen. In der Kombination mit neurologischen Symptomen spricht man von Eklampsie.
Ursache ist ein generalisierter Arteriolenspasmus mit erhöhtem peripherem Widerstand. Der genaue Mechanismus ist nicht geklärt, inflammatorische Prozesse (ver-

stärkte Expression von antiangiogenetischem Faktor) mit endothelialer Dysfunktion spielen eine Rolle. Beteiligt sind vor allem Nieren, Leber und Herz. Es kommt bereits frühzeitig zur plazentaren Perfusionsstörung.

Frage 950

? Was sind die potenziellen Risiken einer Gestose?

! **Übergang von Frühformen der Gestose mit schwangerschaftsinduzierter Hypertonie in generalisierte Formen mit Proteinurie und Ödemen, zuletzt HELLP-Syndrom.**

! Schwere Form der Gestose:
- schwangerschaftsassoziierte arterielle Hypertonie,
- Linksherzbelastung bis zur Dekompensation, Lungenödem,
- disseminierte intravasale Gerinnung,
- Hirnödem und Hirndruck mit daraus resultierenden neurologischen Symptomen (Kopfschmerzen, Sehstörungen, Übelkeit), Krampfneigung,
- HELLP-Syndrom als Form der schweren Gestose. HELLP = Hämolyse (hemolysis), erhöhte Leberenzymwerte (elevated liver enzymes), reduzierte Thrombozytenzahl (low platelet count).

Therapie der schweren Gestose:
- i. v. Zugang, ggf. antikonvulsive Therapie mit einem Benzodiazepin (z. B. Diazepam 10 – 20 mg),
- zur Vermeidung neuerlicher Krampfanfälle Transport in die Klinik unter Abschirmung von optischen und akustischen Reizen,
- als Ultima Ratio Vollnarkose mit Intubation und Beatmung zur effektiven Anfallkupierung.

5.10 Notfälle aus dem Bereich der Pädiatrie (inklusive Erstversorgung des Neugeborenen)

Holger Hauch

Frage 951

? Kleinere Kinder sind in nicht in allen Fällen in Begleitung einer Bezugsperson. Beispielsweise bei Verkehrsunfällen kann es notwendig sein, grob das Alter des Patienten abzuschätzen. Welche Möglichkeiten haben Sie?

! - **Meilensteine der Entwicklung,**
- **Zahnstatus.**

i Kinder können in der Regel bis zum 9. Lebensmonat frei sitzen, bis zum 12. Monat stehen und bis zum 18. Monat frei laufen. Ab dem 2. Lebensjahr werden 2-Wort-Sätze gesprochen. Ab dem 3. Lebensjahr ist Dreiradfahren möglich.
Die ersten Milchzähne können ab dem 6. Lebensmonat z. B. getastet werden. Die vollständigen Milch-Schneide-

zähne sind mit 12 – 17 Monaten vorhanden. Erste Lücken im Milchgebiss entstehen ab dem Schulkindalter.

Frage 952

? Welche Grundsätze im Umgang mit kindlichen Patienten sollten Sie als Notarzt in den ersten Minuten des Kontaktes beachten, wenn nicht unmittelbar lebensrettende Maßnahmen durchgeführt werden müssen?

! - **Versuchen, Ängste zu reduzieren.**
- **Nicht laut sprechen oder dem Team Anweisungen zurufen.**
- **Viel lächeln und freundlich sein.**
- **Oft reicht es aus, vorsichtig Blickkontakt aufzunehmen.**

– Situation zunächst beobachten.
– Medizinische Ausstattung nicht vor den Augen der Kinder ausbreiten.
– Nicht sofort mit der körperlichen Untersuchung beginnen.
– Notärztliche Interventionen auf ein Mindestmaß reduzieren.

Frage 953

? Welche anatomischen Besonderheiten im kindlichen Respirationstrakt haben praktische Konsequenzen für die notärztliche Versorgung?

! – Neugeborene und Säuglinge haben einen relativ größeren Kopf, einen kurzen Hals, eine große Zunge und eine hoch ansetzende Glottis.
– Die Epiglottis steht bei Neugeborenen hoch im Pharynx.
– Zwischen Trachea-Eingangsebene und Pharynx besteht ein scharfer Winkel von 40 – 50°.
– Bei Neugeborenen Kopf nur leicht anheben („Schnüffelhaltung") oder waagerecht lagern.
– Bei starker Überstreckung kommt es bei Beatmung zur Überblähung des Magens.
– Engste Stelle der Atemwege ist nicht die Glottis, sondern der Ringknorpel.
– Falls sich der Endotrachealtubus nicht leicht durch die subglottische Enge schieben lässt, sollte ein kleinerer Durchmesser gewählt werden

Frage 954

? Sie werden zu einer notfallmäßigen Erstversorgung in einen Kreißsaal gerufen. Nennen Sie Indikationen zur primären (nasotrachealen) Intubation ohne ein initiales Blähen oder eine initiale Maskenbeatmung.

! – Bauchwanddefekte (Omphalozele, Gastroschisis),
– dringender Verdacht auf Mekoniumaspiration,
– dringender Verdacht auf Pneumothorax,
– Verdacht auf Zwerchfellhernie.

Frage 955

? Welche Möglichkeiten zur präklinischen Anlage venöser Gefäßzugänge bestehen im frühen Kindesalter?

! Generell können Venen an Händen, Füßen und am Kopf punktiert werden. Je nach Altersgruppe gibt es weitere, alternative Methoden:
– bei Neugeborenen: Anlage eines Nabelvenenkatheters (bis zu einem Alter von etwa 1 Woche, auch primäre Kanülierung mit gängigen Zugängen).
– bei Säuglingen/Kleinkindern: intraossärer Zugang, vorwiegend Os tibiae, Vv. saphenae.

Frage 956

? Was ist der sogenannte APGAR-Score?

! Die US-amerikanische Ärztin Virginia Apgar (1909 – 1974) entwickelte ein Bewertungssystem, um die postnatale Vitalität reifer Neugeborener vergleichbar zu beurteilen. Insgesamt besteht der APGAR-Score aus 5 Parametern:
– A: Aussehen (rosig, marmoriert oder zyanotisch).
– P: Puls (>100, <100 oder 0).
– G: Grimassieren (Husten, Verziehen des Gesichts, keines).
– A: Aktivität (aktive Bewegung, geringe Beugung der Extremitäten, keine).
– R: Respiration (kräftiges Schreien, unregelmäßig/ langsam, keine).

Jeder der Parameter erhält einen Wert von 0, 1 oder 2 Punkten (maximal 10 Punkte).

i *Der APGAR-Score wird nach 1, 5 und 10 Minuten bestimmt. Die Punktwerte nach 1 und 5 Minuten allein sind keine Parameter für das Langzeit-Outcome.*

Frage 957

? Was ist die häufigste Ursache für schwere (geschlossene) Schädel-Hirn-Traumata bei Säuglingen?

! Ein Schütteltrauma („shaken baby syndrome").

i *Plötzliches, kräftiges Schütteln kann zu intrakraniellen Blutungen führen. Die Klinik kann je nach Ausmaß der Schäden und wegen der im Säuglingsalter bestehenden Mechanismen (z. B. noch offene Fontanellen) dezent sein. Häufig finden sich in der klinischen Diagnostik retinale Blutungen. Die Anamnese und die Befunde können unspezifisch sein (Ernährungsstörung, häufiges Erbrechen bis hin zur Lethargie, Krampfanfällen und Koma). In unklaren Fällen sollte der Notarzt großzügig eine stationäre Abklärung in die Wege leiten.*

Frage 958

? Wie kann man den Innendurchmesser und die Tubuslänge für einen Endotrachealtubus bei Kindern abschätzen?

! Gebräuchliche Formeln für Kinder >1 Jahr:
Innendurchmesser (in mm) = (16 + Alter [in Jahren])/4
Tubuslänge = 12 cm + ½ cm pro Lebensjahr
(ab Zahnreihe, 20 % mehr für die nasale Intubation).

Notfälle aus dem Bereich der Pädiatrie (inkl. Erstversorgung des Neugeborenen)

i Für Neugeborene und Säuglinge gibt es entsprechende Normogramme (siehe weiterführende Literatur, Seite 221). Die Berechung der Tubuslänge ersetzt natürlich nicht die genaue Lagekontrolle des Tubus. Da die Karina bei Neugeborenen und kleinen Säuglingen symmetrisch ist, sollte (wie immer) eine beidseitige Auskultation erfolgen. Neben der sicheren und dadurch favorisierten Kapnographie/Kapnometrie ist es als apparatelose Methode bis in das Schulkindalter möglich, die Spitze des Tubus im Jugulum zu tasten und so weit vorzuschieben, bis diese hinter dem Sternum verschwindet.

Frage 959

? Sie werden nachts gegen 3:30 Uhr alarmiert und zu einem 3-jährigen Kleinkind gerufen. Die Mutter berichtet, dass ihr Kind seit heute eine Erkältung ohne Fieber hat und aktuell plötzlich hustend aufgewacht ist und um Luft gerungen hat. Das Kind ist stabil aber heiser und spielt lächelnd mit einem Bauklotz. Der Junge hat alle Impfungen nach STIKO (inkl. Hib) erhalten. Bei tiefer Inspiration hören sie einen inspiratorischen Stridor. An welches Krankheitsbild denken Sie primär? Gibt es Differenzialdiagnosen?

! – **Pseudo-Krupp-Anfall,**
– **Epiglottitis,**
– **Fremdkörperaspiration,**
– **Trauma.**

i Aufgrund des fehlenden Fiebers, des guten Allgemeinzustands und der fehlenden Atemnot handelt es sich um einen Pseudo-Krupp-Anfall. Die bakteriell ausgelöste und insgesamt sehr selten gewordene Epiglottitis ist auch aufgrund des kompletten Impfstatus (inklusive Hib) sehr unwahrscheinlich. Anamnestisch fanden sich keine Hinweise für ein Trauma oder ein Fremdkörpergeschehen.

Frage 960

? Können Sie sich Einsatzgeschehen aus dem Bereich der Pädiatrie vorstellen, bei dem eine Anmeldung in der Klinik auch durch ein Notarzt-Klinikarzt-Gespräch sinnvoll sein kann?

! Beispiele dafür sind (vor allem außerhalb der Kernarbeitszeiten):
– **Verdacht auf Epiglottitis (Anwesenheit eines erfahrenen pädiatrischen Intensivmediziners, eines Anästhesisten und ggf. eines Kinderchirurgen sowie mittelbar ein Platz auf einer Intensivstation notwendig),**
– **„laufende" kardiopulmonale Reanimation,**
– **Verdacht auf Waterhouse-Friderichsen-Syndrom (Alarmierung von zusätzlichem klinischem Personal),**
– **(Tabletten-)Intoxikation (Absprache mit Giftinformationszentralen),**
– **(chronisch) kranker, in der Klinik bekannter Patient.**

Frage 961

? Sie werden als Notarzt zu einem Einsatz im Hauptbahnhof gerufen. Eine Frau hat auf einer Toilette ein ca. 3 kg schweres Kind entbunden. Bei Eintreffen am Einsatzort ist das Neugeborene etwa 15 Minuten alt. Die Frau ist den Rettungsassistenten als vermutlich heroinabhängig bekannt. Das Neugeborene ist schlapp, zyanotisch und hypopnoeisch (APGAR 3). Die Frau ist somnolent, erweckbar und erscheint primär stabil. Welche medizinischen und organisatorischen Schritte leiten Sie ein?

! 1. Alarmierung eines zweiten Notarztes und RTW, falls zeitlich akzeptabel „Baby-NAW" und/oder Transportinkubator durch Rettungsassistent/Rettungssanitäter (RA/RS) veranlassen.
2. Beim Neugeborenen: Absaugen/Freimachen der Atemwege (Mekoniumabgang?), Abnabeln, Sauerstoffvorlage, SaO$_2$-Messung, ggf. Maskenbeatmung, Wärmeerhalt, kontinuierliche Beobachtung, Dauertropfinfusion-Anlage, Blutzucker-Messung.
3. Bei der Mutter (z. B. unter Notarzt-Supervision, primär durch RA/RS): Vitalzeichenkontrolle, SaO$_2$-Messung, Blutzucker-Kontrolle, Wärmeerhalt, Dauertropfinfusion-Anlage, kontinuierliche Beobachtung und Kontrolle der Nachgeburt, falls möglich rascher Transport mit Notarzt-Begleitung.
4. Bei ausbleibender Besserung beim Neugeborenen:
   – Naloxon 0,01 – 0,1 mg/kg KG i. v./i. m.
   – Flumazenil 0,1 mg/kg KG i. v.
5. Sicherstellen, dass beim Neugeborenen die Blutzucker-Kontrolle durchgeführt wurde.
6. Ggf. Intubation und Beatmung, rascher Transport in eine geeignete Klinik.

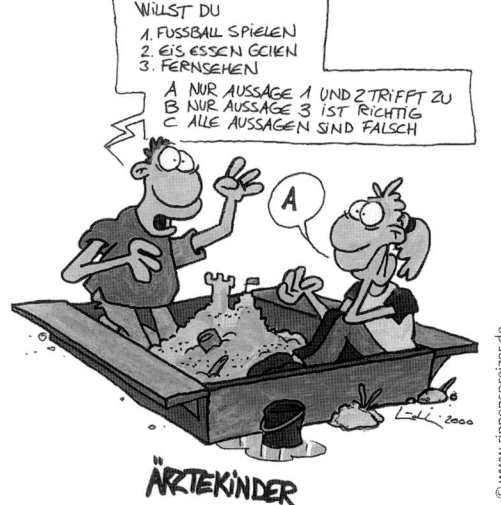

Frage 962

? Nennen Sie reversible Ursachen für eine klinische Verschlechterung eines Kindes mit notwendiger kardiopulmonaler Reanimation.

! – Die „4 Hs": Hypoxämie, Hypothermie, Hyper-/Hypokaliämie, Hypovolämie.
– Die „4 Ts": Tamponade, Thromboembolie, Toxine, Spannungspneumothorax (Tension).

Frage 963

? Sie werden im Januar zu einem 4-jährigen Patienten unter dem Stichwort „Atemnot" in eine Einrichtung für Asylbewerber gerufen. Das Kind ist albanischer Abstammung, wirkt krank, hat Fieber (39,7 °C), ausgeprägten Speichelfluss, ist blass und atmet flach und schnell. Das Kind ist erst seit wenigen Wochen in Deutschland und noch nicht geimpft worden. Sie hören einen leisen inspiratorischen Stridor. Das Kind hat seit 2 Stunden die Beschwerden und seitdem nichts getrunken oder gegessen. Der Patient sitzt leicht nach vorne gebeugt. An welches Krankheitsbild denken Sie? Welche Maßnahmen leiten Sie ein und was lassen Sie bleiben?

! – Verdacht auf Epiglottitis.
– Aufregung vermeiden, schonende körperliche Untersuchung (Auskultation, SaO$_2$-Messung), rasch O$_2$-Vorlage, zügiger Transport in eine geeignete Kinderklinik (siehe auch Frage 950), bei Ateminsuffizienz Maskenbeatmung (lange Inspirationszeit, hoher angepasster Druck sinnvoll).
– Kind bei Mutter/Vater lassen, nicht hinlegen (Epiglottis kann zurückfallen), keine tiefe Racheninspektion, Intubation möglichst vermeiden.

Frage 964

? Während einer Geburt kommt es zum Mekoniumabgang. Wie gehen Sie vor?

! Absaugen des Naso- und Oropharynx.

i *Ein kindliches Absaugen während des Geburtsvorganges von Oro- und Nasopharynx wird in den Empfehlungen des ILCOR (International Liaison Committee on Resuscitation) 2010 nicht als Routinemaßnahme bei Neugeborenen empfohlen, die aus Mekonium-haltigem Fruchtwasser geboren werden. Auf der anderen Seite konnte durch ein konsequentes Absaugen des Pharynx die Inzidenz eines Mekonium-Aspirationssyndroms gesenkt werden. Die Entscheidung verbleibt wie immer beim verantwortlichen Arzt. Das intranatale Absaugen des Pharynx ist eine wenig invasive Prozedur, durch die die postnatale Mekoniumaspiration verhindert werden kann. Die Versorgung von nicht vitalen NG („non vigorous"), die aus mekoniumhaltigem FW geboren werden, besteht aus Absaugen (inkl. intratrachealem Absaugen/ILCOR 2010).*

Frage 965

? Ein 9-jähriges Mädchen wird von einem Pony in den Bauch getreten. Bei Eintreffen ist die Patientin bewusstseinsklar und gibt Schmerzen im Oberbauch an. Der Blutdruck beträgt 120/70 mmHg, die Herzfrequenz 140/min, die Rekapillarisierungszeit 2,5 Sekunden. Wie gestalten Sie die **initiale** Volumentherapie?

! Bei der Patientin liegen Zeichen eines Schockzustandes vor. Aufgrund des Verletzungsmechanismus muss man den Verdacht auf eine intraabdominelle Blutung haben. Nach Anlage von großlumigen Venenverweilkanülen werden 20 ml/kg KG isotone kristalline Lösung im Bolus infundiert. Bei ausbleibendem Erfolg kann die Maßnahme wiederholt werden.

i *Die wichtigste Maßnahme überhaupt ist, den Schock als solchen zu erkennen. Im Kindesalter kann trotz Volumenmangel über einen gewissen Zeitraum eine scheinbar normale Kreislaufsituation aufrecht erhalten werden, bevor es akut zu einer Dekompensation kommt. Es gibt wenig gesicherte Erkenntnisse über die Volumentherapie bei hämodynamischem Schock im Kindesalter. Eine Cochrane-Analyse (Vergleich kristalline/kolloidale Volumentherapie) zeigte keinen Überlebensvorteil (bei Erwachsenen) für die kolloidalen Volumenersatzmittel. Zur Volumentherapie mit hyperonkotischen Salzlösungen mit oder ohne kolloidale Komponenten liegen nach aktueller Erkenntnis für das Kindesalter ebenfalls keine großen randomisierten kontrollierten Studien vor. In der Praxis muss deswegen die individuelle Strategie für den Patienten gefunden werden. Hierbei bewegt sich der Notarzt im Spannungsfeld zwischen Themen wie „golden hour of shock", „permissive Hypotension" und Dilutionskoagulopathie durch kolloidale Volumenersatzmittel (siehe auch weiterführende Literatur, Seite 221).*

Frage 966

? Sie werden zu einem 3-jährigen Patienten unter dem Stichwort „bewusstlose Person" gerufen. Bei Eintreffen sehen Sie ein schläfriges Kleinkind in stabilem Allgemeinzustand, Temperatur 38,9 °C. Die panisch wirkenden Eltern berichten von einem plötzlichen Atemstillstand und Bewusstlosigkeit. Das Kind sei blau angelaufen und habe dann gezuckt. Außerdem besteht ein starker Husten mit Fieber. Vorerkrankungen sind keine bekannt. An welches Krankheitsbild denken Sie?

! „Fieberkrampf" oder Gelegenheitskrampfanfall bei Fieber.

i *Definition „Fieberkrampf":*
– *häufigste Manifestationsform zerebraler Anfälle,*
– *Kinder älter als 1 Monat,*
– *fieberhafte Erkrankung liegt vor,*
– *keine anderen symptomatischen Ursachen für Krampfanfälle zu finden,*
– *keine Vorgeschichte mit Neugeborenen-Krämpfen.*

5.10

Notfälle aus dem Bereich der Pädiatrie (inkl. Erstversorgung des Neugeborenen)

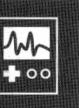

? Wie gehen Sie bei einem Fieberkrampf vor?

! – **Kontrolle der Vitalfunktionen,**
  – **anamnestisch Ursache für das Fieber finden (hier Infekt der oberen Luftwege/Pneumonie),**
  – **kurze, orientierende körperliche Untersuchung,**
  – **Fieber senken mit z. B. Paracetamol 10 – 20 mg/kg KG rektal/p. o. oder Ibuprofen 10 mg/kg KG rektal/p. o.**
  – **Einweisung/Begleitung des Patienten in die Kinderklinik,**
  – **bei erneutem Krampfanfall 5 mg Diazepam rektal.**

? Sollten alle Kinder nach einem unkomplizierten Gelegenheitsanfall bei Fieber in die Kinderklinik gebracht werden?

! Ja.

i *Der Notarzt sollte nach einem unkomplizierten Gelegenheitsanfall bei Fieber das Kind immer einer Kinderklinik zuweisen.*
  – *Ursache für das Fieber abklären lassen (Meningitis, Harnwegsinfekt, Pneumonie, Sepsis).*
  – *Ggf. muss eine antiinfektive Therapie ambulant oder stationär eingeleitet werden.*
  – *Die Eltern können meist in der ersten Stresssituation (zeitliche Nähe zur Todesangst um ihr Kind, Anwesenheit zum Teil vieler Helfer) nicht adäquat über das Krankheitsbild aufgeklärt werden.*
  – *Letztlich sind auch rechtliche Aspekte zur Absicherung im persönlichen Interesse des Notarztes denkbar.*

? Was bedeutet SID und wie wird die Diagnose gestellt?

! **SID steht für Sudden Infant Death (plötzlicher Kindstod). Die Ursache(n) ist/sind bis heute nicht bekannt. Es gibt verschiedene Definitionen (Seattle-Kriterien, San-Diego-Kriterien). Ein SID ist eine Ausschlussdiagnose. SID wird diagnostiziert, wenn es im 1. Lebensjahr zu einem unerwarteten Tod kommt, ohne dass sich durch eine Anamnese und eine Obduktion mit histologischen, mikrobiologischen oder toxikologischen Analysen eine Ursache feststellen lässt.**

? Wie sollten Sie sich als Notarzt in einem Einsatz mit SID grundlegend verhalten?

! – **Bei fehlenden sicheren Todeszeichen: kardiopulmonale Reanimation (CPR) nach PALS (Pediatric Advanced Life Support).**
  – **Falls keine CPR oder Abbruch der CPR: Todesfeststellung lege artis.**
  – **Eltern möglichst nicht ausgrenzen.**
  – **Zuständige Kriminalpolizei/Kriminalwache informieren.**
  – **Eltern darauf vorbereiten (auch evtl. Obduktion).**
  – **Betreuung der verwaisten Eltern (Vorwürfe gegen sich, den Notarzt und/oder den Kinderarzt entkräftigen, Information, dass wahrscheinlich ein SID vorliegt und das dieser ein unvorhersehbares Ereignis ist).**
  – **Kriseninterventionsdienst hinzuziehen.**
  – **Versuchen, wahrhaftig und präsent zu sein.**

? Fallen Ihnen Sätze ein, die Sie bei einem SID-Einsatz *nicht* gegenüber den Eltern aussprechen sollten?

! – „Sie können ja weitere Kinder haben.“
  – „Wir haben eine kardiopulmonale Reanimation durchgeführt, konnten aber den Kreislauf nicht wieder etablieren.“
  – „Wir müssen die Polizei informieren. Man weiß ja nie ...“
  – „Ich habe das schon öfters erlebt. Das geht auch wieder vorbei.“
  – „Gehen Sie mal hier raus. Sie können ja eh nichts mehr tun.“

? Welche Risikofaktoren für einen SID sind Ihnen bekannt?

! – Bauchlage,
  – Nikotinabusus der Eltern,
  – Frühgeburtlichkeit,
  – hohe Zimmertemperatur,
  – niedriger sozioökonomischer Status der Eltern,
  – Alter der Mutter < 30 Jahre,
  – > 3 Lebendgeburten,
  – niedriges Geburtsgewicht.

? Neugeborene und Säuglinge sind besonders gefährdet, rasch auszukühlen. Welche Maßnahmen fallen Ihnen für ein Einsatzgeschehen ein, um eine Auskühlung zu minimieren?

! – **Mütze aufsetzen (relativ großer Kopf),**
– **ggf. Wärmflasche von Eltern befüllen lassen (cave: Temperatur überprüfen!), alternativ angewärmte Infusionen aus der RTW-Schublade verwenden,**
– **bei Verkehrsunfall: Feuerwehr bitten, Halogenstrahler einzurichten (erzeugt viel Wärme),**
– **RTW rechtzeitig maximal vorheizen,**
– **Wärmeschutzfolie verwenden,**
– **die Thoraxexkursionen sollten sichtbar sein,**
– **bei Neugeborenen evtl. an Inkubatortransport denken,**
– **nach im Haushalt befindlichen Infrarotlampen fragen.**

? Wann sollten Sie einem kindlichen Notfallpatienten eine ⅓ oder ⅔ isotone Infusionslösung (z. B. sogenannte Paed I/II Lösungen) geben?

! **Gar nicht, denn:**
– **Paed-Lösungen sind hypoton.**
– **Der Elektrolytstatus des Kindes ist präklinisch nicht bekannt, ebenso nicht die Nierenfunktion.**
– **Glukose-haltige Infusionslösungen sollten nur bei nachgewiesener Hypoglykämie gegeben werden.**

i *Paed I Lösung enthält 18 mmol Kalium/l.*

? Sie werden zu einer 13-jährigen Patientin gerufen. Die Mutter berichtet, dass das Mädchen seit wenigen Stunden über Kopfschmerzen und Übelkeit klagt und hohes Fieber hat. Die Vorgeschichte ist leer. Sie sehen eine krank wirkende Jugendliche mit mehreren petechialen Blutungen an den Beinen und am Stamm. An welches Krankheitsbild denken Sie als Notarzt zunächst?

! **Sepsis/Meningitis, z. B. ausgelöst durch Neisseria meningitidis.**

? Welche medizinischen und organisatorischen Maßnahmen leiten Sie bei einem Patienten mit Verdacht auf Meningokokken-Sepsis/Meningitis ein?

! – **Kontrolle der Vitalfunktionen,**
– **rasche Anlage eines großvolumigen Zuganges, Infusion isotoner kristalliner Lösung im Bolus, z. B. 20 ml/kg KG,**
– **parallel Information an die zuständige Klinik,**
– **sofortiger zügiger Transport, evtl. noch Anlage eines zweiten Zuganges,**
– **engmaschige Überwachung,**
– **nach Übergabe Rücksprache mit Klinik, ob eine meldepflichtige Erkrankung vorliegt (ggf. rasche Ergebnisse zu Antigen-Tests),**
– **Umgebungsprophylaxe nach den entsprechenden Empfehlungen einnehmen,**
– **unbedingt Zeitverlust vermeiden, besonnen und rasch handeln!**

i – *Das klinische Bild von invasiven Meningokokken-Infektionen variiert sehr stark.*
– *Bei invasiver Meningokokken-Infektion: 25 % Meningitis, 25 % Sepsis und 50 % Mischform.*
– *Verdachtsdiagnose aufgrund der klinischen Symptomatik stellen.*
– *Diagnose durch Nachweis des Erregers in Kultur, Antigen-Nachweis oder PCR (Polymerasekettenreaktion).*
– *Prognose: 10 % Letalität insgesamt, bei Sepsis 50 %, bei isolierter Meningitis 1 %, variable Spätfolgen (Hörstörungen, psychomotorische Auffälligkeiten, Krampfleiden, Hydrozephalus und Amputationen).*

? Welche Symptome können bei Kindern mit einem Schädel-Hirn-Trauma vorliegen?

! – **Keine im beschwerdefreien Intervall!**
– **Bewusstseinstörung,**
– **Krampfanfall,**
– **äußere, selten offene Schädelverletzungen,**
– **Schwindel,**
– **Kopfschmerzen,**
– **fokal neurologische Auffälligkeiten,**
– **Pupillendifferenz,**
– **Liquorrhö.**

5.10

Notfälle aus dem Bereich der Pädiatrie (inkl. Erstversorgung des Neugeborenen)

? Welche anatomischen und physiologischen Besonderheiten sind bei Kindern mit Schädel-Hirn-Trauma zu beachten?

! – Der Kopf ist bei Kindern relativ größer als bei Erwachsenen.
– Säuglinge und Kleinkinder können aufgrund intrakranieller Blutungen einen Volumenmangelschock erleiden.
– Der Anteil des Gehirngewichts beträgt bei Neugeborenen 10 % des Körpergewichts (bei Erwachsenen 2 %).
– Höhere Elastizität des Schädelknochens (Rate an Subarachnoidalblutungen und Hirnödemen höher).
– Schnelleres Versagen der zerebralen Autoregulation als bei Erwachsenen.
– Weichteile der Halswirbelsäule sind schwächer ausgebildet (relativ häufige Mitverletzung der HWS).

? Nennen Sie die Grundprinzipien der Erstversorgung bei einem kindlichen Patienten mit Schädel-Hirn-Trauma.

! Die Versorgungsstrategie richtet sich nach der Schwere des SHT:
– Unfallmechanismus (Aufprallenergie, Richtung) klären.
– Anamnese (Vorerkrankungen, Helm getragen) erheben.
– Klinischer Untersuchungsbefund (modifizierte Glasgow Coma Scale für Kinder, siehe weiterführende Literatur, Seite 221).
– Bei einem schweren SHT (GCS-Score 3 – 8):
  – Kontrolle der Vitalfunktionen,
  – rasche neurologische Erstuntersuchung (inkl. GCS-Score),
  – parallel durch Rettungsassistent/Rettungssanitäter und Leitstelle geeignete Klinik finden und evtl. RTH nachfordern,
  – zügige körperliche Untersuchung auf Begleitverletzungen (z. B. gemäß ATLS),
  – Hypoxie vermeiden (großzügige O₂-Gabe),
  – i. v. Zugang (oder auch i.o. Zugang, immer Blutzucker messen lassen),
  – ggf. an Blutdruck angepasste Analgosedierung, um Gegenpressen zu vermeiden,
  – Intubation (z. B. bei GCS-Score <9/8) unter HWS-Schonung.
  – Anlage einer HWS-Schienung (z. B. Stifneck Pediatric, Stifneck Baby, Vakuummatratze),
  – Beatmung mit FᵢO₂ 1,0,
  – falls möglich Kapnometrie/-graphie (Hyperkapnie vermeiden),
  – Hypotonie vermeiden (aggressive Volumengabe, ggf. Katecholamine)
  – Lagerung mit Oberkörperhochlage (z. B. 30°), Kopf in Mittelposition,
  – rascher schonender Transport (z. B. mit RTH) in eine geeignete Klinik (mit Neurochirurgie, CT, „guter" Kinderintensivstation).

? Sie werden zu einem 11-jährigen Jungen gerufen. Das Einsatzstichwort ist „Atemnot auf dem Bauernhof". Die Betreuerin (Reitlehrerin) berichtet, dass der Junge plötzlich angefangen hat zu husten und dann über Luftnot klagte. Vorerkrankungen sind fremdanamnestisch nicht zu klären. Der Junge ist stark dyspnoeisch, kann kaum sprechen, wirkt an den Lippen leicht zyanotisch. Der Patient kennt ähnliche Attacken, die aber nie so schlimm waren. Im Frühling hat er häufiger solche Zustände. Sie sehen ein Kind im reduzierten Allgemeinzustand, Atemfrequenz 25/min, SaO₂ 85 %, leises Atemgeräusch mit exspiratorischem Stridor. An welches Krankheitsbild denken Sie?

! Schwerer Asthma-Anfall, vermutlich extrinsischer Genese (z. B. Pferdehaarallergie).

? Wie gehen Sie bei einem 11 Jahre alten Kind mit einem schweren allergischen Asthma-Anfall therapeutisch vor?

! – Parallel zu allen anderen Maßnahmen versuchen, den Patienten zu beruhigen (Maßnahmen erklären, besonnen sprechen, „klare Schiene fahren").
– O₂-Gabe hochdosiert (Hypoxie ist das Problem).
– Inhalation von Salbutamol Dosieraerosol, falls vorhanden über Spacer, 2 – 4 Hübe.
– i. v. Zugang legen, isotone Lösung anhängen.
– Glukokortikoid (z. B. Prednisolon 5 mg/kg KG i. v.) geben.
– Ggf. s. c. Behandlung („quaddeln" mit Terbutalin 0,005 – 0,01 mg/kg KG oder Adrenalin 1:10 000 Lösung 0,1 ml/kg KG, auch wiederholbar nach 20 Minuten).
– Theophyllin-Gabe ist obsolet!
– Falls trotz aller Maßnahmen eine bedrohliche Hypoxie entsteht (sehr selten), präklinische Narkose (z. B. mit Ketamin) und Intubation mit anschließender Beatmung.
– Voranmelden in der Klinik.

? Sie werden als Notarzt zu einem 8-jährigen Mädchen gerufen. Das Einsatzstichwort lautet „bewusstlose Person". Sie sehen ein bewusstloses, nicht atmendes Mädchen, sehr blass, mit Alopezie, liegender PEG-Sonde, zentralem Venenkatheter, Nasenbrille mit O₂-Gerät und Pulsoxymetrie (Alarm, keine Messung). Die Eltern sind völlig aufgelöst, zunächst sprachlos, wünschen, dass Sie alles tun. Wie gehen Sie vor?

Sonstige Notfälle

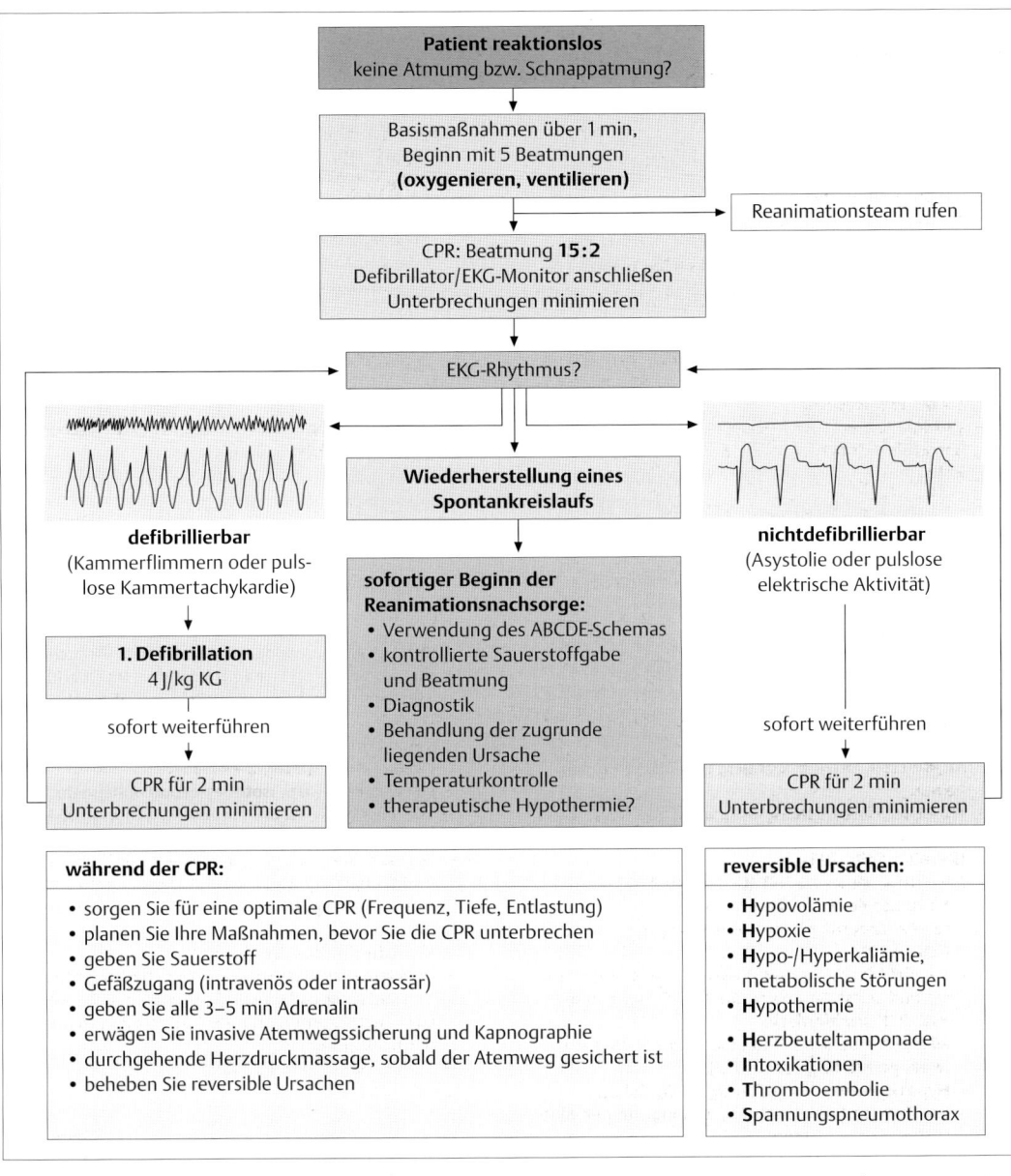

Patient reaktionslos
keine Atmumg bzw. Schnappatmung?

↓

Basismaßnahmen über 1 min,
Beginn mit 5 Beatmungen
(oxygenieren, ventilieren)

→ Reanimationsteam rufen

↓

CPR: Beatmung **15:2**
Defibrillator/EKG-Monitor anschließen
Unterbrechungen minimieren

↓

EKG-Rhythmus?

defibrillierbar
(Kammerflimmern oder pulslose Kammertachykardie)

↓

1. Defibrillation
4 J/kg KG

↓ sofort weiterführen

CPR für 2 min
Unterbrechungen minimieren

**Wiederherstellung eines
Spontankreislaufs**

**sofortiger Beginn der
Reanimationsnachsorge:**
• Verwendung des ABCDE-Schemas
• kontrollierte Sauerstoffgabe
  und Beatmung
• Diagnostik
• Behandlung der zugrunde
  liegenden Ursache
• Temperaturkontrolle
• therapeutische Hypothermie?

nichtdefibrillierbar
(Asystolie oder pulslose
elektrische Aktivität)

↓ sofort weiterführen

CPR für 2 min
Unterbrechungen minimieren

während der CPR:

• sorgen Sie für eine optimale CPR (Frequenz, Tiefe, Entlastung)
• planen Sie Ihre Maßnahmen, bevor Sie die CPR unterbrechen
• geben Sie Sauerstoff
• Gefäßzugang (intravenös oder intraossär)
• geben Sie alle 3–5 min Adrenalin
• erwägen Sie invasive Atemwegssicherung und Kapnographie
• durchgehende Herzdruckmassage, sobald der Atemweg gesichert ist
• beheben Sie reversible Ursachen

reversible Ursachen:

• **H**ypovolämie
• **H**ypoxie
• **H**ypo-/Hyperkaliämie,
  metabolische Störungen
• **H**ypothermie
• **H**erzbeuteltamponade
• **I**ntoxikationen
• **T**hromboembolie
• **S**pannungspneumothorax

Abb. 5.3 Kardiopulmonale Reanimation bei Kindern (Quelle: Leitlinien zur Reanimation 2010 des European Resuscitation Council).

! In dieser schwierigen Situation gibt es kein Pauschalkonzept.
– Zeit (Sekunden) gewinnen (z. B. Vitalfunktionen kontrollieren lassen).
– „Blitz-Anamnese": metastasiertes Neuroblastom-Rezidiv, daher infauste Prognose.
– Im Zweifelsfall erwägen, zunächst eine kardiopulmonale Reanimation zu beginnen.
– CPR-Algorithmus (Abb. 5.3) nicht in jedem Fall komplett durchführen.

– Mehr Informationen erhalten (nochmals Eltern ansprechen, Kinderarzt, Palliativteam, Pflegedienst anrufen lassen).
– Reanimation nicht begonnen bzw. abgebrochen: Todesfeststellung lege artis (z. B. auch nach telefonischer Rücksprache mit Rufdienst des behandelnden kinderonkologischen Teams).
– Eltern nicht alleine lassen und die o. g. Strukturen in Anspruch nehmen.
– Anbieten, einen Geistlichen hinzuzuziehen.

Notfälle aus dem Bereich der Pädiatrie (inkl. Erstversorgung des Neugeborenen)

i Wenn pädiatrisch-onkologische Patienten zu Hause versterben, sind sie meist in ein Netzwerk verschiedener Versorgungsstrukturen (z. B. Brückenteam, Palliativteam, Pflegedienst, Kinderarzt, Psychosozialer Dienst) eingebunden. Dies kann sich auch der Notarzt zunutze machen. So sollten Eltern in dem geschilderten Fall einen „DNR"-Brief (Do Not Resuscitate) zu Hause haben. Sollten keine adäquaten Informationen in dieser kurzen Zeitspanne zu erhalten sein, wird sich der Notarzt je nach Kenntnisstand für den Beginn einer kardioplumonalen Reanimation entscheiden. Unabhängig von der Langzeitprognose (in diesem Fall infaust) wurde bei Kindern mit onkologischen Erkrankungen in mehreren retrospektiven Studien ein Überleben des Kreislaufstillstandes bzw. ein ROSC (return of spontaneous circulation) von 0 % berichtet.

Frage 983

? Was ist eine Fallot-Tetralogie?

! Ein angeborener Herzfehler (Anteil 10 %, häufigstes zyanotisches Vitium), der 4 Entitäten beinhaltet:
- Pulmonalstenose,
- konsekutive rechtsventrikuläre Hypertrophie,
- großer Ventrikelseptumdefekt (VSD),
- über dem VSD reitende Aorta.

Frage 984

? Wie gehen Sie therapeutisch bei einem zyanotischen Anfall (z. B. bei Fallot-Tetralogie) vor?

!
- Gebeugtes Knie gegen Bauch pressen (Taschenmesser-Griff),
- Sauerstoff-Gabe,
- Morphin 0,02 – 0,05 mg/kg KG i. v., bzw. 0,1 mg/kg KG i. m.,
- oder Midazolam 0,05 – 0,1 mg/kg KG i. v. (auch intranasale Gabe möglich),
- Volumengabe (z. B. 20 ml isotone kristalline Lösung/ kg KG im Bolus),
- Begleitung in eine geeignete Kinderklinik (Voranmeldung!).

Frage 985

? Wie unterscheidet sich die Defibrillation von Kindern von der bei Erwachsenen?

!
- Sie ist sehr viel seltener nötig (meist respiratorische Ursache für einen Kreislaufstillstand),
- kleinere Paddels/kleinere Klebe-Pads (bis 10 kg KG/ bzw. im 1. Lebensjahr),
- Energiewahl nach kg KG (jeweils 4 J/kg KG).

Frage 986

? Was sind die häufigsten Ursachen für einen Herz-Kreislauf-Stillstand im Kindesalter?

!
- Verletzungen (Verkehrsunfälle, Ertrinken, Vergiftungen oder Verbrennungen),
- Ersticken, Rauchgasinhalation
- SID,
- Infektionen,
- Misshandlungen,
- angeborene/erworbene Herzerkrankungen
- anaphylaktoide Reaktionen.

Frage 987

? Bei paroxysmalen supraventrikulären Tachykardien im Kindesalter ist das Herz meistens strukturell unauffällig. Die Erstmanifestation ereignet sich in 50 % der Fälle im 1. Lebensjahr. Welche Symptome würden Sie bei einer paroxysmalen supraventrikulären Tachykardie bei einem Säugling erwarten?

! Die Symptome können sehr unspezifisch sein, z. B.:
- Trinkunlust,
- Tachypnoe,
- Blässe bis Zyanose,
- Irritabilität,
- Hepatomegalie.

Frage 988

? Welche Infusionslösungen sind bei einem 13-monatigen Kind mit einer schweren Dehydratation (Exsikkose) kontraindiziert und warum?

! Generell sind hypotone Infusionslösungen (z. B. Glukose 5%) kontraindiziert. Durch die rasche Glukoseverwertung entsteht freies Wasser, was zu einem bedrohlichen Hirnödem führen kann (vor allem bei hyponatriämischer Dehydratation/gesteigerter Permeabilität der Blutgefäße während Exsikkose).

Frage 989

? Sie werden zu einem 12-jährigen Jungen in die heimliche Wohnung gerufen. Das Einsatzstichwort lautet „Atemnot". Die Mutter berichtet, dass plötzlich ohne erkennbaren Grund das Gesicht des Jungen angeschwollen sei. Außerdem wird immer wieder über Bauchschmerzen und Durchfall geklagt. Die Ärzte hätten keine Ursache gefunden. Allergien sind nicht bekannt, kein aktueller Infekt, kein Insektenstich oder Medikamenteneinnahme. Vor einem Jahr gab es schon mal eine Schwellung im Gesicht, die spontan nach einem Tag abklang (ohne Atemnot). Der Junge wirkt stabil, hat ein Ödem im Bereich des Gesichts mit Betonung der Augen und der Lippen. Sie hören einen inspiratorischen Stridor, SaO_2 93 %. An welches seltene Krankheitsbild denken Sie?

! Hereditäres angioneurotisches Ödem (HAE).

? Wie gehen Sie therapeutisch bei einem Kind mit der Diagnose hereditäres angioneurotisches Ödem (HAE) vor?

! Falls die Diagnose korrekt ist, hilft effektiv kein auf dem RTW/NEF befindliches Medikament. Sie können Folgendes tun:
– den Patienten beruhigen,
– O$_2$ Gabe,
– ggf. vorsichtig sedieren,
– Zugang legen und Versuch mit Steroiden – falls doch ein anaphylaktoides Geschehen vorliegt (das ist im Gegensatz zum HAE wesentlich häufiger),
– bei Verschlechterung Adrenalin (inhalativ/i. v. wie bei Anaphylaxie) versuchen (hilft evtl. kurzzeitig),
– im Extremfall mit nicht beherrschbarer Hypoxie präklinische Narkose mit Intubation und Beatmung.

? Wie sind die „Kennzahlen" für den PALS (Pediatric Advanced Life Support) bis zum Eintritt der Pubertät für Profis (Druckpunkt, Drucktiefe, Druckfrequenz, Rhythmus)?

! – Druckpunkt: untere Hälfte des Sternums,
– Drucktiefe: ca. ⅓ des Thoraxdurchmessers,
– Druckfrequenz: 100 – 120/min,
– Rhythmus: 15:2 (Herzdruckmassage/Ventilation).

? Wie sind die „Kennzahlen" für die kardiopulmonale Reanimation unmittelbar nach Geburt (Druckpunkt, Drucktiefe, Druckfrequenz, Rhythmus)?

! – Druckpunkt: untere Hälfte des Sternums,
– Drucktiefe: ca. ⅓ des Thoraxdurchmessers,
– Frequenz: 90 Kompressionen/min, 30 Ventilationen/min.,
– Rhythmus: 3:1 (Herzdruckmassage/Ventilation).

? Welche Medikamente kommen nach den aktuellen Empfehlungen der ILCOR (International Liaison Committee on Resuscitation) 2010 bei PALS (Pediatric Advanced Life Support) zur Anwendung?

! Adrenalin alle 3 – 5 Minuten als Standardmedikament (Dosis 10 μg/kgKG i. v./i. o.), ansonsten:
– Amiodaron bei therapieresistentem Kammerflimmern/Kammertachykardie,
– Magnesium (Torsade de pointes oder bewiesene Hypomagnesiämie),
– kein Natriumbikarbonat routinemäßig,
– Lidocain/Procainamid als Second-line-Therapie oder nach speziellen Erwägungen,

– Atropin (bei Bradykardie wegen erhöhtem vagalen Tonus oder NW von cholinergen Pharmaka).
– Vasopressin/Terlipressin als second line bei Hypotension, die Adrenalin refraktär sind.
– Calcium bei bewiesener Hypocalciämie/Hypermagnesiämie oder Hyperkaliämie.

? Welche Indikation sehen Sie für eine präklinische Magenspülung?

! – Hochgradiger Verdacht auf eine lebensbedrohliche p. o. Intoxikation (z. B. Alkylphosphate, Betablocker),
– gesicherter Atemweg,
– passendes Zeitfenster (Ingestion < 30 Minuten und nicht innerhalb des Zeitfensters in Behandlungsreichweite einer geeigneten Klinik.

? Welcher Alkohol ist für Kinder besonders gefährlich?

! Methanol.

i Schon geringe Mengen an Methanol (5 ml) sind bei Kindern ohne Behandlung letal. Methanol selbst ist wenig toxisch. Durch den enzymatischen Umbau zu Formaldehyd und Ameisensäure steigt die Toxizität deutlich an. Es kommt zunächst – je nach aufgenommener Menge – zu einem euphorischen Stadium (geringer ausgeprägt als bei Ethanol). In einem beschwerdearmen Intervall entstehen die toxischen Abbauprodukte und es entwickelt sich eine metabolische Azidose (Bewusstseinsstörung, Übelkeit, Erbrechen, Kopfschmerzen, Sehstörung, Atemlähmung).

? Wie lange dauert es bei akut erhöhtem Hirndruck, bis sich ein Papillenödem entwickelt?

! 24 – 48 Stunden.

? Sie werden zu einem 5-jährigen Jungen gerufen. Das Einsatzstichwort lautet „Bewusstseinsstörung". Die Mutter berichtet, dass der Junge seit 12 – 18 Stunden Fieber, Erbrechen und Durchfall hat. In den letzten 2 Stunden entwickelte sich eine zunehmende Bewusstseinsstörung mit Apathie. Der Junge habe sehr wenig getrunken. Aus der Vorgeschichte ist eine X-chromosomale Adrenoleukodystrophie bekannt. In 2 Monaten ist eine hämatopoetische Stammzelltransplantation geplant. Welche Probleme hat der Patient akut?

5.10

Notfälle aus dem Bereich der Pädiatrie (inkl. Erstversorgung des Neugeborenen)

! – Dehydratation,
  – möglicherweise Hypoglykämie,
  – Hypokortisolismus, evtl. Elektrolytstörung.

i Ursache der Adrenoleukodystrophie ist ein Defekt des peroxisomalen ABC-Transporters ABCD 1. Es kommt zu einer Akkumulation überlangkettiger Fettsäuren, u. a. zur Demyelinisierung im ZNS und adrenalen Insuffizienz.

? Wie gehen Sie bei einem Kind mit der Diagnose X-chromosomale Adrenoleukodystrophie und zunehmender Vigilanzminderung vor?

! – Kontrolle der Vitalfunktionen,
  – nach Notfallausweis und Notfallset fragen,
  – ggf. telefonisch Kontaktaufnahme mit zuständiger Klinik (da eine Stammzelltransplantation geplant ist, ist der Patient wahrscheinlich in einem entsprechenden Zentrum bekannt),
  – Anlage eines Zuganges, Blutzucker-Kontrolle,
  – isotone kristalline Infusion 20 ml/kg KG in 30 Minuten,
  – Gabe von Hydrocortison (z. B. im Notfallset des Patienten) 3 mg/kg KG i. v., ansonsten ein auf dem Fahrzeug verfügbares Glukokortikoid in äquivalenter Dosis.

? Was ist das Münchhausen by proxy Syndrom (MSBP) und welche Symptome können hinweisend sein?

! Bei MSBP werden von Bezugspersonen der Kinder Krankheiten vorgetäuscht oder bewusst erzeugt, die Ursachen sind unbekannt.

i Kennzeichnend sind:
  – wiederkehrende Episoden eines verwirrenden klinischen Zustandsbildes,
  – mehrfache Konsultationen verschiedener Ärzte,
  – mütterliche Isolation durch wenig unterstützenden Lebenspartner,
  – sehr kooperative Eltern/Elternteil,
  – überdurchschnittlich gutes medizinisches Wissen der Eltern/eines Elternteils,
  – Symptome verschwinden unter Beobachtung im Krankenhaus.

? Welche Symptome können auf eine Misshandlung hinweisen?

! – Rundliche Verbrennungsnarben,
  – Bisswunden, Striemen,
  – Verletzungen am Lippenbändchen,
  – verschieden alte Hämatome,
  – Hämatome am Stamm oder oberhalb der Hutlinie,
  – Frakturen
    – Schädel/Femur bei Säuglingen,
    – posterior gelegene Rippenfrakturen,
    – Skapula-Fraktur,
    – metaphysär gelegene Frakturen.

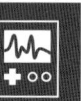

Sonstige Notfälle

Arntz HR, Bossaert LL, Danchin N et al. Initiales Management des akuten Koronarsyndroms. Sektion 5 der Leitlinien zur Reanimation 2010 des European Resuscitation Council. Notfall Rettungsmed 2010; 13: 621–634

Beckers SK, Rörtgen D, Skorning MH et al. Erweiterte kardiopulmonale Reanimation in besonderer Situation, Teil 1. Anaesthesist 2008; 57: 297–310

Biarent D, Bingham R, Eich C et al. Lebensrettende Maßnahmen bei Kindern („paediatric life support"). Sektion 6 der Leitlinien zur Reanimation 2010 des European Resuscitation Council. Notfall Rettungsmed 2010; 13: 635–664

Böbel M, Dürner P, Lederer S et al. Kapnometrie in der präklinischen Notfallmedizin. Rettungsdienst 1996; 4: 24–28

Brambrink AM. Die CO_2-Messung im Atemgas. Ein wichtiger Globalmonitor in der Notfallmedizin: theoretischer Hintergrund, Indikationen und Übersicht über verfügbare, transportable Messsysteme. Anaesthesist 1997; 46: 604–612

Czech K, Dangel P, de Pay AW et al. Pädiatrische Notfälle im Rettungsdienst. Klinische und Experimentelle Notfallmedizin 9. München: Zuckschwerdt 1988

Davies CR et al. Neurologic outcome following pediatric resuscitation. J Neurosci Nurs 1987; 19: 205–210

Deakin CD, Nolan JP, Soar J et al. Erweiterte Reanimationsmaßnahmen für Erwachsene („advanced life support"). Sektion 4 der Leitlinien zur Reanimation 2010 des European Resuscitation Council. Notfall Rettungsmed 2010; 13: 559–620

Deakin CD, Nolan JP, Sunde K et al. Elektrotherapie: automatisierte externe Defibrillatoren, Defibrillation, Kardioversion und Schrittmachertherapie. Sektion 3 der Leitlinien zur Reanimation 2010 des European Resuscitation Council. Notfall Rettungsmed 2010; 13: 543–558

Donoghue AJ et al. Out-of-hospital pediatric cardiac arrest: an epidemiologic review and assessment of current knowledge. Ann Emerg Med 2005; 46: 512–22

Gielen S, Sandri M, Schuler C. Akute Herzinsuffizienz: rationale Diagnostik in der Praxis und der Notaufnahme. Herz 2006; 31: 736–747

Grüber C, Barker M. Akute Atemnot bei Kindern. Notfall Rettungsmed 2009; 12: 147–156

Hansmann G, Humpl T, Zimmermann A et al. Neue Reanimationsrichtlinien der ILCOR bei Früh- und Reifgeborenen: Kritische Diskussion und Vorschläge zur praktischen Umsetzung. Klin Pädiatr 2007; 219: 50–57

Jöhr M. Kinderanästhesie. 4. Aufl. Lübeck: Gustav Fischer; 1998

Koczulla AR, Vogelmeier C. Differenzialdiagnose Dyspnoe. Internist 2007; 48: 1389–1400

Koster RW, Baubin MA, Bossaert LL et al. Basismaßnahmen zur Wiederbelebung Erwachsener und Verwendung automatisierter externer Defibrillatoren. Sektion 2 der Leitlinien zur Reanimation 2010 des European Resuscitation Council. Notfall Rettungsmed 2010; 13: 523–542

Langeron O, Masso E, Huraux C et al. Prediction of difficult mask ventilation. Anesthesiology 2000; 92: 1229–1123

Lasarzik SI, Kretz FJ. Respiratorische Notfälle im Kindesalter. Anästhesiol Intensivmed Notfallmed Schmerzther 2005; 40: 664–686

Layon AJ, Modell JH. Drowning: Update 2009. Anesthesiology 2009; 110: 1390–1401

Mayatepek E. Pädiatrie. 1. Aufl. München: Urban & Fischer; 2007

Michalk D, Schönau E. Differentialdiagnose Pädiatrie. 2. Aufl. München: Urban & Fischer; 2005

Michels G, Hoppe UC. Respiratorische Notfälle. In: Brokmann J, Rossaint R, Hrsg. Repetitorium Notfallmedizin. Berlin, Heidelberg, New York: Springer; 2007

Nolan JP, Soar J, Zideman DA et al. Kurzdarstellung. Sektion 1 der Leitlinien zur Reanimation 2010 des European Resuscitation Council. Notfall Rettungsmed 2010; 13: 515–522

Perel P, Roberts I. Colloids versus crystalloids for fluid resuscitation in critically ill patients. Cochrane Database Syst Rev 2007; 4: CD 000 567

Polin R, Ditmar M. Pediatric Secrets. 4th ed. Philadelphia: Elsevier Mosby; 2005

Reißig A, Kroegel C. Therapeutisches Vorgehen bei akuter Lungenembolie. Internist 2004; 45: 540–548

Richmond S, Wyllie J. Versorgung und Reanimation des Neugeborenen. Sektion 7 der Leitlinien zur Reanimation 2010 des European Resuscitation Council. Notfall Rettungsmed 2010; 13: 665–678

Roos R, Proquitte H, Genzel-Boroviczeny O. Checkliste Neonatologie – Das Neo-ABC. Stuttgart: Thieme; 2000

Scholz H, Belohradsky BH, Heininger U et al. DGPI Handbuch Infektionen bei Kindern und Jugendlichen. 5. Aufl. Stuttgart: Thieme; 2009

Scholz J, Sefrin P, Böttiger B et al. Notfallmedizin. 2. Aufl. Stuttgart: Thieme; 2008

Schreier H. Error in Munchausen by proxy defined. Pediatrics 2004; 113: 1851–1852

Schreier H. Munchausen by proxy defined. Pediatrics 2002; 110: 985–988

Sefrin P, Schua S. Hexal Notfall Manual. 6. Aufl. München: Elsevier, Urban & Fischer; 2007

Sirotnak AP, Grigsby T, Krugman RD. Physical abuse of children. Pediatr Rev 2004; 25: 264–277

Spöhr F. Fehler und Gefahren der perioperativen Lysetherapie. Anaesthesist 2005; 54: 485–494

Von Hintzenstern U. Notarztleitfaden. 5. Aufl. München: Urban & Fischer; 2007

Wagner K. Kindernotfälle im Rettungsdienst. Augsburg: Hofman-Verlag; 1993

Wagner U, Vogelmeier C. Akute Dyspnoe. Internist 2005; 46: 965 – 973

Walther A. Diagnose, Therapie und Sekundärprophylaxe der akuten Lungenembolie, Vorstellung und Kommentierung der neuen Leitlinien der ESC 2008. Anaesthesist 2009; 58: 1048 – 1054

Quellenverzeichnis

Abb. 1.1: DRF Luftrettung

Abb. 1.6: Weinmann Geräte für Medizin GmbH + Co. KG, Hamburg

Abb. 1.7: Philips GmbH Unternehmensbereich Healthcare, Hamburg

Abb. 2.2: Hofstetter C. Anatomie des oberen Respirationstraktes und anatomische Prädiktoren des schwierigen Atemwegs. In: Dörges V, Byhan C, Krier C, Hrsg. Memorix AINS: Atemwegsmanagement. Stuttgart: Thieme; 2010: 1 – 12

Abb. 2.3: Adams HA, Flemming A, Friedrich L et al. Taschenatlas Notfallmedizin. Stuttgart: Thieme; 2007

Abb. 2.4: Dörges V, Byhahn C. Atemwegsmanagement. In: Scholz J, Sefrin P, Böttiger BW et al., Hrsg. Notfallmedizin. 2. Aufl. Stuttgart: Thieme; 2008: 69 – 80

Abb. 2.5: Leitlinien zur Reanimation 2010 des European Resuscitation Council. https://www.erc.edu

Abb. 3.1: Meybohm P, Böhm R. Medikamenteneinsatz beim akuten Koronarsyndrom. Teil 1: Präklinische Notfalltherapie. Notfallmed up2date 2009; 4: 278 – 280

Abb. 3.2: Böhm P, Meybohm P. Medikamenteneinsatz beim akuten Koronarsyndrom. Teil 2: Innerklinische Notfalltherapie. Notfallmed up2date 2010; 5: 2 – 4

Abb. 3.3: Rupp P. Kardiologische Notfälle. In: Scholz J, Sefrin P, Böttiger BW et al., Hrsg. Notfallmedizin. 2. Aufl. Stuttgart: Thieme; 2008: 136 – 167

Abb. 3.4: Meybohm P, Böhm R. Antihypertensiva bei hypertensiver Krise/Notfall. Notfallmed up2date 2010; 5: 94 – 96

Abb. 4.7: Bernhard M, Helm M, Mutzbauer T et al. Invasive Notfalltechniken: Intraossäre Punktion, Notfallkoniotomie und Thoraxdrainage. Notfallmed up2date 2010; 5: 41 – 59

Abb. 5.3: Leitlinien zur Reanimation 2010 des European Resuscitation Council. https://www.erc.edu